CHEMISTRY

편입 일반화학
기출 올인원

박인규 편저

도서출판 **오스틴북스**

contents

01 화학의 기초 5
02 원자 분자 23
03 화학양론 43
04 용액의 화학양론 57
05 기체 81
06 열화학 107
07 원자 오비탈, 주기적 성질 131
08 루이스 구조, 분자 오비탈 165
09 상전이, 고체 201
10 용액과 총괄성 233
11 반응 속도 257
12 화학 평형 295
13 산과 염기 311
14 산 염기 평형 329
15 용해도 평형, 착화합물 평형 359
16 화학 열역학 375
17 전기화학 421
18 배위 화합물 457
19 핵화학 501
20 점군 511
21 분광학 523
22 약대 전공화학 549

해설링크 모음/ 질문:
다음카페 박인규 일반화학

단원별 해설링크 모음

회차별 해설링크 모음

〈원소의 주기율표〉

	1	2	3	4	5	6	7	8	9	10	11	12	13	14	15	16	17	18	
1	$_1$H 1.0																	$_2$He 4.0	1
2	$_3$Li 6.9	$_4$Be 9.0											$_5$B 10.8	$_6$C 12.0	$_7$N 14.0	$_8$O 16.0	$_9$F 19.0	$_{10}$Ne 20.2	2
3	$_{11}$Na 23.0	$_{12}$Mg 24.3											$_{13}$Al 27.0	$_{14}$Si 28.1	$_{15}$P 31.0	$_{16}$S 32.1	$_{17}$Cl 35.5	$_{18}$Ar 39.9	3
4	$_{19}$K 39.1	$_{20}$Ca 40.1	$_{21}$Sc 45.0	$_{22}$Ti 47.9	$_{23}$V 50.9	$_{24}$Cr 52.0	$_{25}$Mn 54.9	$_{26}$Fe 55.8	$_{27}$Co 58.9	$_{28}$Ni 58.7	$_{29}$Cu 63.5	$_{30}$Zn 65.4	$_{31}$Ga 69.7	$_{32}$Ge 72.6	$_{33}$As 74.9	$_{34}$Se 79.0	$_{35}$Br 79.9	$_{36}$Kr 83.8	4
5	$_{37}$Rb 85.5	$_{38}$Sr 87.6	$_{39}$Y 88.9	$_{40}$Zr 91.2	$_{41}$Nb 92.9	$_{42}$Mo 95.9	$_{43}$Tc [98]	$_{44}$Ru 101.1	$_{45}$Rh 102.9	$_{46}$Pd 106.4	$_{47}$Ag 107.9	$_{48}$Cd 112.4	$_{49}$In 114.8	$_{50}$Sn 118.7	$_{51}$Sb 121.8	$_{52}$Te 127.6	$_{53}$I 126.9	$_{54}$Xe 131.3	5
6	$_{55}$Cs 132.9	$_{56}$Ba 137.3	$_{71}$Lu 175.0	$_{72}$Hf 178.5	$_{73}$Ta 180.9	$_{74}$W 183.9	$_{75}$Re 186.2	$_{76}$Os 190.2	$_{77}$Ir 192.2	$_{78}$Pt 195.1	$_{79}$Au 197.0	$_{80}$Hg 200.6	$_{81}$Tl 204.4	$_{82}$Pb 207.2	$_{83}$Bi 209.0	$_{84}$Po [209]	$_{85}$At [210]	$_{86}$Rn [222]	6
7	$_{87}$Fr [223]	$_{88}$Ra [226]	$_{103}$Lr [260]																7

란탄 계열	$_{57}$La 138.9	$_{58}$Ce 140.1	$_{59}$Pr 140.9	$_{60}$Nd 144.2	$_{61}$Pm [145]	$_{62}$Sm 150.4	$_{63}$Eu 152.0	$_{64}$Gd 157.3	$_{65}$Tb 158.9	$_{66}$Dy 162.5	$_{67}$Ho 164.9	$_{68}$Er 167.3	$_{69}$Tm 168.9	$_{70}$Yb 173.0
악티늄 계열	$_{89}$Ac [227]	$_{90}$Th 232.0	$_{91}$Pa [231]	$_{92}$U 238.0	$_{93}$Np [237]	$_{94}$Pu [244]	$_{95}$Am [243]	$_{96}$Cm [247]	$_{97}$Bk [247]	$_{98}$Cf [251]	$_{99}$Es [252]	$_{100}$Fm [257]	$_{101}$Md [258]	$_{102}$No [259]

기출 올인원 교재 효율적 이용방법/ 주의사항

1. 핸드폰/ 태블릿으로 해설영상 보는 방법
    1) 유튜브 채널 '박인규 일반화학'의 '호랑이 사냥꾼' 멤버십에 가입한다.
    2) 다음카페 '박인규 일반화학'에 가입하고 '최우수회원'으로 등업신청 한다.
    3) 각 단원의 가장 앞 페이지에 있는 QR코드를 스캔한다.
        (1) QR코드를 스캔하면 다음카페 '박인규 일반화학'의 메뉴 중 '기출올인원 단원별 해설링크 모음'으로 이동함
    4) 원하는 문제의 해설링크를 클릭하면 유튜브 영상 중 해당 문제의 풀이 시작 시점으로 이동한다.

2. PC로 해설영상 보는 방법
    1) 유튜브 채널 '박인규 일반화학'의 '호랑이 사냥꾼' 멤버십에 가입한다.
    2) 다음카페 '박인규 일반화학'에 가입하고 '최우수회원'으로 등업신청 한다.
    3) 카페 메뉴 중 '기출올인원 단원별 해설링크 모음'을 찾아간다.
    4) 원하는 문제의 해설링크를 클릭하면 유튜브 영상 중 해당 문제의 풀이 시작 시점으로 이동한다.

3. 문제 난이도/ 중요도 표시
    1) 문제번호 오른쪽의 대문자 알파벳(A~D)은 문제의 난이도를 의미한다.
        A: 틀리면 안되는 매우 기본적인 문제. 99% 풀 수 있어야 함
        B: 핵심적이고 기본적인 문제. 반복·숙달 필요, 90%는 풀 수 있어야 함
        C: 완전 필수는 아니지만 실력이 된다면 도전해 볼 만한 문제, 80%는 풀 수 있어야 함
        D: 과도하게 어렵거나 지엽적이라서 스킵해도 되는 문제. '이런 것도 있구나~' 참고만 하면 됨

    2) 문제번호 맨 오른쪽의 ★는 중요도를 의미한다.
        ★ 중요
        ★★ 매우 중요
        ★★★ 매우, 매우 중요

    3) 문제별 난이도/중요도는 참고용일 뿐, 절대적 기준이 아님
        (1) 개인별 실력, 목표하는 학교에 따라 중요도와 우선순위가 달라질 수 있음
            ① (예): 크로마토그래피 등의 약대 전공문제는 특정 학교에서만 출제됨. 모든 학교에서 중요하지는 않음
            ② (예): '점군'은 거의 원광대에서만 출제됨. 원광대를 목표로 하지 않는다면 점군을 공부할 필요 없음
            ③ 기본적이고 핵심적인 문제를 숙달하지 못했다면, 지엽적인 문제를 공부하는 것이 의미 없음
        (2) 각자의 상황에서 가장 중요한 내용을 우선적으로 선별해서 공부할 수 있는 능력을 갖춰야 함
            ① 스스로의 약점과 강점을 알고,
            ② 목표하는 학교의 출제 스타일을 알아낸 후에,
            ③ 가장 효율적이고 확실한 방법으로 대비해야 함

4. 문제배치 특징
    1) 비슷한 유형의 문제끼리 모여있음: 더욱 효율적이고 입체적으로 공부할 수 있음
    2) (예): 전기+침전 스타일 문제가 어렵게 느껴진다. → 비슷한 유형 문제들 중 쉬운 것 부터 차근차근 풀어보면 쉽게 해결 가능

질문/ 상담 : 다음카페 박인규 일반화학

01

화학의 기초

해설 링크 모음

01. 화학의 기초 핵심 써머리

1. **화학**
    1) 물질은 원자로 이루어져 있다.
    2) 원자의 종류와 개수는 변하지 않으며 화학 반응 전, 후에 원자의 결합 상태는 변할 수 있다.
        (1) 원자(atom): 물질을 구성하는 기본 입자
        (2) 원소(element): 물질을 이루는 성분의 종류
    3) 화학은 물질의 구조와 변화에 대한 과학이다.

2. **측정 단위**
    1) SI 단위계: 가장 널리 쓰이는 단위 체계
        (1) 기본단위: 7가지(질량 kg, 길이 m, 시간 s, 온도 K, 전류 A, 물질의 양 mol, 조명도 cd)
        (2) 기본단위로부터 여러 가지 유도단위들이 유도된다.

3. **측정의 불확정성**
    1) 측정치: 숫자와 단위로 구성, 불확실성을 포함
    2) 정밀도: 측정치들이 얼마나 가깝게 모여있는가
    3) 정확도: 측정값이 얼마나 참값에 가까운가
        (1) 측정의 불확실성은 유효 숫자를 이용하여 나타낸다.
        (2) 유효 숫자=확실한 자릿수 + 불확실한 첫 번째 자릿수
    4) 지수 표기법=과학적 표기법 : (예) 3.20×10^{-3}

4. **유효 숫자와 계산**
    1) 유효 숫자를 세는 규칙
        (1) 0이 아닌 정수는 모두 유효 숫자이다.
        (2) 0이 아닌 숫자 앞에 오는 모든 0은 유효 숫자가 아님
        (3) 0이 아닌 숫자들의 중간에 있는 0은 모두 유효 숫자
        (4) 수의 끝에 있는 0들이 소수점 다음에 있으면 항상 유효 숫자

    2) 반올림 규칙 〈줌달 일반화학 기준〉
        (1) 마지막 유효 숫자의 오른쪽 첫 번째 숫자만 사용
            ① 반올림하는 숫자가 5보다 작으면 버린다.
            ② 반올림하는 숫자가 5이상이면 그 앞자리 수에 1을 더한다.
        (2) 여러 계산을 연속적으로 할 때는 항상 마지막에 한 번만 반올림
        (3) 교재/ 출처에 따라 반올림 규칙이 다른 경우도 있음

    3) 유효숫자의 계산
        (1) 곱셈이나 나눗셈에서 답은 원래 두 수의 어느 것보다도 더 많은 유효숫자 개수를 가질 수 없다.
        (2) 덧셈이나 뺄셈에서 답은 원래 두 수의 어느 것보다도 소수점 오른쪽에 더 많은 유효숫자 개수를 가질 수 없다.

(3) 대수와 음의 대수: log 504 = 2.702 (2:지표, 702:가수)

log 504를 표시할 때 가수의 숫자는 504의 유효숫자인 3자리수에 맞추어 표시한다.

(ex) log (5.403×10⁻⁸) = −7.2674

(ex) [H⁺] = 1.0×10⁻⁹ → pH = 9.00

(ex) K_a = 5.4×10⁻⁸ → pK_a = 7.27

5. 차원 분석

1) 디멘션(차원)이 같으면 같은 물리적 의미를 가진다.
2) 문제를 풀 때는 항상 단위를 써야 한다.
3) 환산 인자(단위 인자, unit factor)를 이용하여 단위를 바꿀 수 있다.

6. 온도

1) 온도의 척도에는 섭씨 온도(T_C, ℃)와 절대 온도(T_K, K) 등이 있다.

   (1) $T_K = T_C + 273.15$

   (2) $T_C = T_K - 273.15$

7. 밀도

1) 밀도(density) = $\dfrac{\text{질량}}{\text{부피}}$

8. 물질의 분류

1) 물질은 세 가지 상태(고체, 액체, 기체)로 존재할 수 있다.
2) 혼합물은 물리적 변화(증류, 거름, 크로마토그래피…)를 통해서만 분리할 수 있다.
3) 화합물은 화학적 변화를 통해서만 원소로 분해할 수 있다.

   (1) 원소: 한 가지 종류의 원자로만 이루어진 물질 (O_2, H_2)

   (2) 화합물: 두 가지 종류 이상의 원자로 이루어진 물질

   (3) 동소체: 한 종류의 원자로만 이루어졌지만, 다른 물질 (흑연, 다이아몬드)

4) 크기성질: 시료의 크기에 의존하는 성질
5) 세기성질: 시료의 크기와 무관한 성질

9. 물질 분리법의 종류

1) 재결정법: 용해도 차이를 이용하는 고체의 분리법
2) 증류: 끓는점 차이를 이용하여 분리
3) 추출: 화합물이 두 상(phase)사이에 분배하는 성질을 이용
4) 크로마토그래피법: 물질의 고정상과 이동상에 대한 상호작용 차이를 이용하여 분리하는 방법

   (1) R_f값 = $\dfrac{\text{시료의 이동거리}}{\text{전개용매의 이동거리}}$

   ① R_f값이 클수록 이동상과의 친화도↑

   ② R_f값이 작을수록 고정상과의 친화도↑

5) 고정상-이동상이 비슷할수록 분석물질의 용리속도는 빨라진다.

심화주제 1-1: 크로마토그래피 (더 자세한 내용은 22장 참고)

1. **크로마토그래피 법**
   물질의 고정상과 이동상에 대한 작용차이를 이용하여 분리하는 방법

2. **크로마토그래피의 분류**
   1) 고정상과 이동상에 따라
      ① 액체 크로마토그래피(LC): 이동상이 액체
      ② 박층 크로마토그래피(TLC): 고정상은 실리카겔이 도포된 유리판, 이동상은 각종 유기용매들의 혼합 용액
      ③ 기체 크로마토그래피(GC): 이동상이 기체
      ④ 초임계 크로마토그래피(SFC): 이동상이 초임계유체

3. **크로마토그래피의 응용**
   1) 정성분석: 표준물질과 미지물질의 머무름 시간 비교
   2) 정량분석: 표준물질과 분석물의 피크 높이(면적) 비교

4. **고성능 액체 크로마토그래피(HPLC)**
   1) HPLC의 분류

종류	이동상	고정상	분리기전
분배	액체	액체	고정상/이동상에 대한 용해도 차이
흡착	액체	고체	흡착제에 의한 흡착력 차이
이온교환	액체	이온교환수지	이온교환수지에 대한 이온교환능력의 차이
크기배제	액체	다공성입자	다공성 충전제의 세공에 대한 침투능력의 차이

   2) 순상 크로마토그래피: 극성 고정상, 비극성 이동상
   3) 역상 크로마토그래피: 비극성 고정상, 극성 이동상
   4) 고정상-이동상이 비슷할수록 분석물질의 용리속도는 빨라진다.
      (1) 순상 크로마토그래피: 이동상 극성↑ → 용리속도↑
      (2) 역상 크로마토그래피: 이동상 비극성↑ → 용리속도↑
   5) HPLC를 구성하는 장치
      이동상 송액용 펌프 → 시료 도입부 → 칼럼 → 검출기

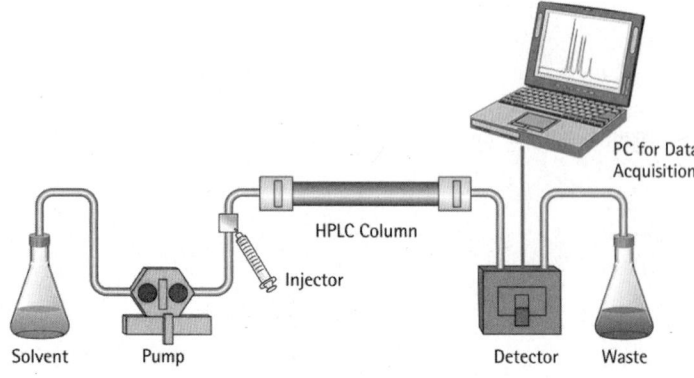

〈HPLC의 장치 구성〉

5. 기체 크로마토그래피(GC)

1) 기체 크로마토그래피의 종류

(1) 기체-고체 크로마토그래피: 고정상이 용질을 흡착하는 고체임

(2) 기체-액체 크로마토그래피: 고정상은 미세 고체 지지체 위 혹은 칼럼의 내부에 입혀진 비휘발성 액체임

6. 기체 크로마토그래피를 구성하는 기기

1) 운반기체 공급기

(1) 운반기체: 화학적으로 비활성인 He, N_2, H_2 등

2) 시료주입기

3) 칼럼

(1) 충전칼럼

(2) 열린 모세관 칼럼 : 폴리아미드나 알루미늄으로 입힌 용융 실리카로 제작, 내부지름 일반적으로 1mm미만, 관길이는 2m~50m까지 다양, 지름 10~30cm의 코일형태로 감겨있음

4) 칼럼의 온도조절

5) 검출기

(1) 열전도도 검출기 (TCD)

(2) 불꽃이온화 검출기 (FID)

(3) 전자포획 검출기 (ECD)

(4) 질소/인 검출기(NPD)

(5) 불꽃 광도 검출기 (FPD)

(6) 황 화학발광 검출기 (SCD)

(7) 질량 분석 검출기 (MSD)

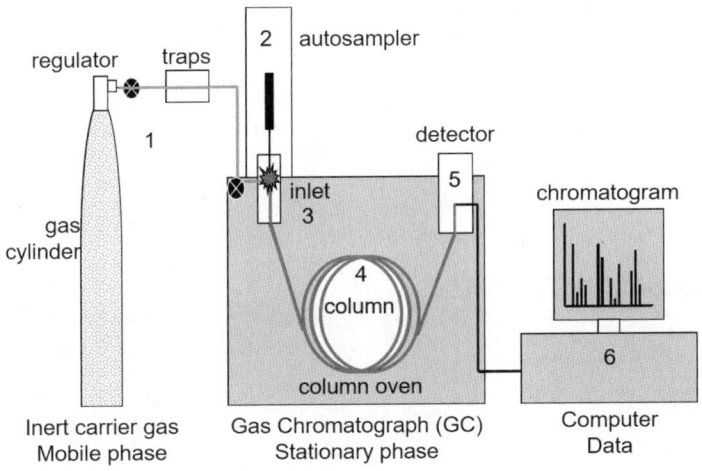

〈기체 크로마토그래피의 장치 구성〉

심화주제 1-2: 실험오차

1. 계통오차
1) 계통오차는 가측오차라고도 하며, 결과의 정확도에 영향을 주며, 확인되고 보정될 수 있는 재현성 있는 오차이다.
2) 계통오차는 기기오차, 방법오차, 개인오차 등의 3가지 종류가 있다.
   (1) 기기오차는 기기의 비이상적인 거동, 잘못된 검정, 또는 부적절한 조건에서의 사용에 의하여 생긴다.
      예) 잘못 표준화된 pH미터, 검정되지 않은 뷰렛을 사용하는 경우 등 장비의 결함에서 온다.
   (2) 방법오차는 분석 시스템에서 비이상적인 물리적 거동으로 인하여 생긴다.
      예) 지시약의 색변화로 당량점을 인지하게 하는 과정에서 약간의 과량을 추가로 넣음으로써 생긴다.
   (3) 개인오차는 실험자의 경솔함, 부주의, 개인적 성향으로부터 생긴다.

3) 계통오차를 검출하는 방법
   (1) 표준 기준물질과 같은 조성을 아는 시료를 분석한다.
   (2) 분석할 성분이 들어있지 않은 바탕 시료를 분석한다. (공시험=바탕시험)
   (3) 같은 양을 측정하기 위하여 여러 가지 다른 방법을 이용한다.
   (4) 같은 시료를 각기 다른 실험실과 다른 실험자가 같은 방법 또는 다른 방법을 이용하여 분석한다.
      예상한 우연오차 이외에 일치하지 않는 결과가 계통오차이다.

2. 우연오차
1) 우연오차는 불가측 오차이며, 측정의 정밀도에 영향을 준다.
   (1) 측정할 때 조절하지 않은 변수의 효과로부터 발생한다.
   (2) 이 오차는 항상 존재하며, 보정될 수 없다.
   (3) 주관적인 관점으로 눈금을 읽을 때의 오차이다.
   (4) 기기의 전기적 잡음에 기인하는 오차이다.
   (5) 음과 양의 변동은 근사적으로 같은 빈도로 일어나며 완전히 없앨 수는 없다.
      하지만 더 나은 실험으로 그것을 줄일 수는 있다.

3. 정확도와 정밀도
1) 정확도
   (1) 정확도는 측정값이 참값에 얼마나 가까운지를 나타낸다.
   (2) 만일 값이 알려진 표준물질이 있으면, 정확도는 그 알려진 값이 측정값과 얼마나 가까우냐이다.
   (3) 정확도는 상대오차 또는 절대오차로 나타낸다.

2) 정밀도
   (1) 정밀도는 결과에 대한 재현성을 나타낸다.
   (2) 만약 한 가지 측정을 여러 번 반복하여 서로 아주 가까운 값을 얻었다면 그 측정은 정밀하다.
   (3) 측정값이 넓게 변하면 그 측정은 그다지 정밀하지 않다.
   (4) 정밀도는 상대편차 또는 절대편차로 나타낸다.

심화주제 1-3: 반올림 규칙, 일반화학 기본서별 차이 비교

1. 줌달 반올림 규칙
    1) 반올림하는 숫자가 5보다 작으면 버린다.
        1.3<u>3</u> : 유효숫자 2개로 반올림→ 1.3
    2) 반올림하는 숫자가 5이상이면 그 앞자리 수에 1을 더한다.
        1.3<u>6</u> : 유효숫자 2개로 반올림→ 1.4

2. 맥머리 반올림 규칙
    1) 제거하려는 첫 숫자가 5보다 작으면 버리고 그 다음 숫자들도 모두 버린다.
        5.66<u>4525</u> : 유효숫자 3개로 반올림→ 5.66
    2) 제거하려는 첫 숫자가 6이상이면 왼쪽에 있는 숫자에 1을 더하여 반올림한다.
        5.6<u>64525</u> : 유효숫자 2개로 반올림→ 5.7
    3) 제거하려는 첫 숫자가 5이고 다음에 0이 아닌 숫자가 더 있으면 올린다.
        5.664<u>525</u> : 유효숫자 4개로 반올림→ 5.665
    4) 제거하려는 숫자가 5이고 다음에 아무것도 없으면 버린다.
        5.66452<u>5</u> : 유효숫자 6개로 반올림→5.66452

3. 옥스토비 반올림 규칙
    1) 만약 첫번째 버린 숫자가 5보다 작다면 남은 숫자는 그대로 둔다.
        168.3<u>41</u> : 유효숫자 4개로 반올림→ 168.3
    2) 만약 첫 번째 버린 숫자가 5이상이고 0이 아닌 숫자가 뒤에 온다면 마지막 자리에 1을 더한다.
        168.3<u>64</u> : 유효숫자 4개로 반올림→ 168.4
        168.3<u>503</u> : 유효숫자 4개로 반올림→ 168.4
    3) 만약 첫 번째 버려지는 숫자가 5이고 뒤에 오는 숫자가 모두 0이라면, 남은 숫자의 마지막 자리는 가장 가까운 짝수로 반올림 또는 반내림 한다. (바로 앞자리 숫자가 홀수이면 반올림하고 짝수이면 버린다.)
        168.3<u>5</u> : 유효숫자 4개로 반올림→ 168.4
        168.4<u>5</u> : 유효숫자 4개로 반올림→ 168.4

심화주제 1-3: 반올림 규칙, 일반화학 기본서별 차이 비교

단위, 접두사, 상식

1-1B. CFM820 화학의 기초/23연세 기출복원5번

다음 중 세기 성질이 아닌 것은?

① 압력
② 농도
③ 표준 기전력
④ 깁스 자유 에너지
⑤ 비열

1-2A. CS상식/24경성기출복원1

다음 중 SI 접두사에 대한 설명이 옳은 것을 〈보기〉에서 있는 대로 고른 것은?

─〈보기〉─
ㄱ. femto $-$ 10^{-15}
ㄴ. nano $-$ 10^{-6}
ㄷ. pico $-$ 10^{-12}

① ㄱ
② ㄴ
③ ㄱ, ㄷ
④ ㄴ, ㄷ
⑤ ㄱ, ㄴ, ㄷ

1-3B. CS상식/24경성추가문제1-1

다음 중 100pm에 가장 가까운 것은?

① 양성자의 반지름
② 파란색 가시광선의 파장
③ 탄소 원자의 반지름
④ 물 속에서 수소결합의 길이
⑤ 풀러렌의 반지름

1-4B. CS상식/24경성추가문제1-2

다음 중 1 atto초 동안 빛이 진행하는 거리는?
(단, 광속은 3×10^8 m/s이다.)

① 30 pm
② 30 Å
③ 0.3 nm
④ 0.3 μm
⑤ 300 mm

1-5C. CFU 상식/24원광모의 2회7번

다음은 2023년 노벨 물리학상 관련 뉴스 기사이다.

> 2023년 노벨 물리학상의 영예는 아토초(attosecond) 단위의 빛 펄스를 생성하는 방법을 시연한 과학자 3명에게 돌아갔다.
>
> 스웨덴 왕립과학원 노벨위원회는 피에르 아고스티니(70) 미국 오하이오주립대 교수, 페렌츠 크라우스(61) 독일 막스플랑크 양자과학연구소 교수, 안 륄리에(65) 스웨덴 룬드대 교수 등 3명을 올해 노벨 물리학상 공동 수상자로 결정했다고 발표했다.
>
> 노벨위원회는 "수상자들은 실험을 통해 아토초 단위로 측정할 수 있을 정도로 짧은 빛의 펄스를 만들고, 이런 펄스가 원자와 분자 내부 과정의 이미지를 제공하는데 사용될 수 있음을 입증했다"고 설명했다.

다음 중 아토(atto)초를 지수 표기로 옳게 나타낸 것은?

① 10^{-9}초 ② 10^{-12}초 ③ 10^{-15}초
④ 10^{-18}초 ⑤ 10^{-21}초

물질의 분류/ 분리

1-6A. CSS754 상식/24원광모의 3회4번

다음은 네 가지 물질의 화학식이다.

$$CO_2 \quad O_2 \quad O_3 \quad NH_4Cl$$

이에 대한 설명으로 옳은 것만을 <보기>에서 있는 대로 고를 때, 그 개수는?

―――――<보 기>―――――
○ CO_2는 화합물이다.
○ O_2는 원소이다.
○ O_2와 O_3는 서로 동위 원소이다.
○ NH_4Cl는 분자이다.

① 1개 ② 2개 ③ 3개 ④ 4개 ⑤ 0개

1-7A. CF상식/23중앙기출1번

다음 <보기>의 실험 기구와 사용 목적이 올바르게 짝지어진 것은?

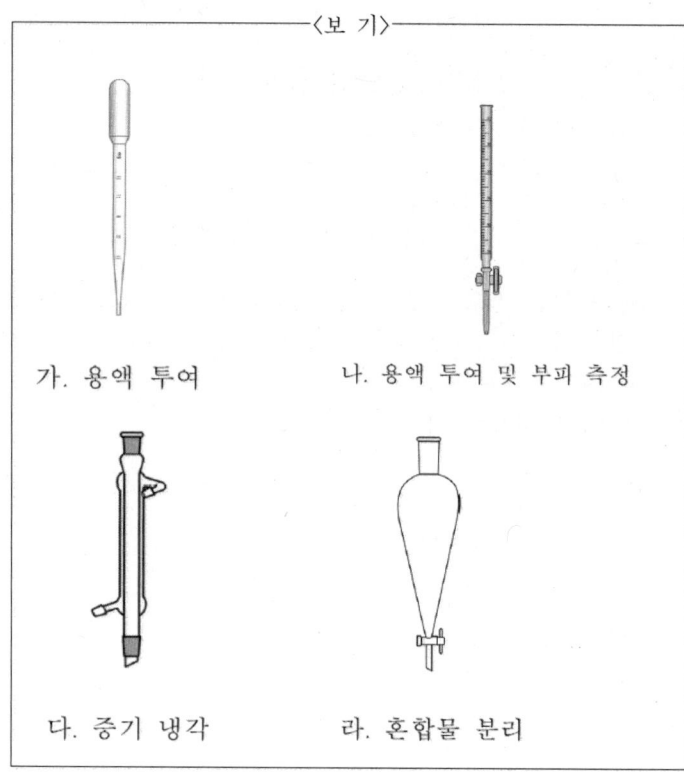

─ <보 기> ─

가. 용액 투여
나. 용액 투여 및 부피 측정
다. 증기 냉각
라. 혼합물 분리

① 가, 나
② 나, 라
③ 가, 나, 라
④ 가, 나, 다, 라

1-8B. CFM011/JH326 크로마토그래피/24연세모의 2회7번

그림 (가)~(다)는 A~C의 혼합물을 박층 크로마토그래피(TLC)로 분리한 결과이다. (가)~(다)에서 이동상은 각각 용액 1~3 중 하나이다.

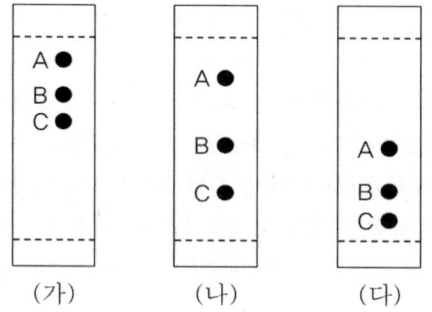

이동상	ethyl acetate	n-Hexane
용액 1	10%	90%
용액 2	50%	50%
용액 3	80%	20%

이에 관한 설명으로 옳은 것만을 <보기>에서 있는 대로 고른 것은?

─ <보 기> ─

ㄱ. A~C 중 가장 극성인 물질은 A이다.
ㄴ. (가)는 용액 1을 사용하여 전개된 결과이다.
ㄷ. 가장 이상적으로 분리된 것은 (나)이다.

① ㄱ
② ㄷ
③ ㄱ, ㄴ
④ ㄴ, ㄷ
⑤ ㄱ, ㄴ, ㄷ

1-9C. CF크로마토그래피/19중앙기출25★

<보기>의 4가지 혼합화합물을 실리카겔로 이루어진 TLC에서 헥세인과 에틸아세테이트 혼합용액을 이용하여 전개하였더니 다음과 같은 spot들을 얻었다. Spot (나)로 추측되는 화합물은?

<보기>
C_6H_5CHO (benzaldehyde)
$C_6H_5NH_2$ (aniline)
$C_6H_5CH_2OH$ (benzyl alcohol)
C_6H_5COOH (benzoic acid)

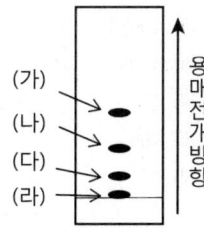

① benzaldehyde
② aniline
③ benzyl alcohol
④ benzoic acid

유효 숫자

1-10B. CF420 유효 숫자/24원광모의 2회6번

1.20M NaOH(aq)를 뷰렛에 넣고 콕을 조금씩 열어 적정하였더니 그림과 같이 액면의 높이가 변했다.

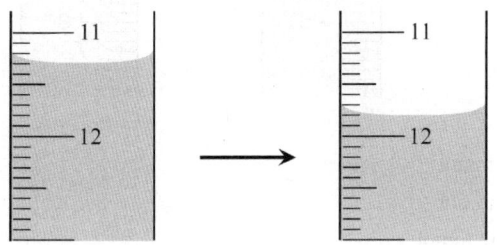

다음 중 적정한 NaOH의 양(mol)을 유효 숫자에 맞게 나타낸 것으로 가장 적절한 것은? (단, 숫자가 새겨진 눈금 단위는 mL이다.)

① 6×10^{-4} mol
② 6.0×10^{-4} mol
③ 6.00×10^{-4} mol
④ 6.000×10^{-4} mol
⑤ 6.0000×10^{-4} mol

1-11B. CF유효숫자/19중앙기출3

HCl 수용액의 농도 적정을 위해 아래와 같이 뷰렛에 2.40 M NaOH 수용액을 넣은 후, 밸브를 열어 (가)에서 (나)로 변화시켰다. 다음 중 HCl에 들어간 NaOH의 mol 수를 바르게 표기한 것은?

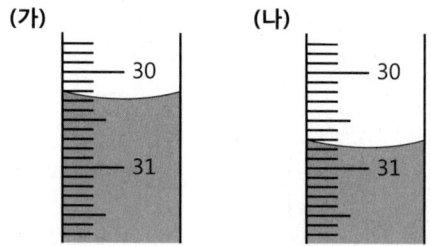

① 10 mmol
② 12 mmol
③ 12.0 mmol
④ 12.00 mmol

1-12B. CF상식/22중앙기출1

같은 기기를 이용하여 여러 번 실험을 수행할 때, 정확도(accuracy)와 정밀도(precision)에 대한 <보기>의 설명 중 옳은 것만을 모두 고른 것은?

―――――<보 기>―――――
가. 실험을 잘하는 연구자는 정확도가 있는 결과를 얻는다.
나. 실험을 반복해도 비슷한 결과가 나오는 경우 정밀도가 높은 실험이라 한다.
다. 정밀한 데이터를 얻기 위해서는 실험기기가 중요한 요소이다.

① 가, 나
② 나
③ 나, 다
④ 가, 나, 다

1-13A. CFGM14유효숫자/24동덕 추가문제12-10

유효숫자의 개념을 적용하여 HCl의 분자량을 구하면 얼마인가? (단, H의 원자량은 1.00794로 측정되었고, Cl의 원자량은 35.453으로 측정되었다)

① 36.46094
② 36.4609
③ 36.461
④ 36.460
⑤ 36.46

1-14A. CF유효숫자/24연세 기출복원5

어떤 물체의 질량은 10.00g이고 부피는 20.0mL이다. 유효 숫자를 고려하여 밀도를 계산했을 때 가장 적절한 것은?

① 0.5 g/mL
② 0.50 g/mL
③ 0.500 g/mL
④ 0.5000 g/mL
⑤ 0.50000 g/mL

1-15B. CFHR75유효숫자/24동덕 기출복원12

다음 중 유효 숫자를 고려하여 옳게 계산한 것을 모두 고른 것은?

가. $\dfrac{26.14}{37.62} \times 4.38 = 3.04$

나. $\dfrac{26.14}{37.62 \times 10^8} \times 4.38 \times 10^{-2} = 3.04 \times 10^{-10}$

다. $\log(3.98 \times 10^4) = 4.600$

라. $10^{-6.31} = 4.9 \times 10^{-7}$

① 가, 나, 다
② 가, 다
③ 나, 라
④ 라
⑤ 가, 나, 다, 라

1-16B. CFHB12유효숫자/24동덕 추가문제12-1★

log504의 값을 유효 숫자에 근거하여 옳게 나타낸 것은?

① 3
② 2.7
③ 2.70
④ 2.702
⑤ 2.7024

1-17B. CFHB12유효숫자/24동덕 추가문제12-2★

$\log(5.403 \times 10^{-8})$의 값을 유효 숫자에 근거하여 옳게 나타낸 것은?

① -7.3
② -7.27
③ -7.267
④ -7.2674
⑤ -7.26736

1-18B. CFHB12유효숫자/24동덕 추가문제12-3★

$10^{7.823}$의 값을 유효숫자에 맞게 나타낸 것은?

① 7×10^7
② 6.7×10^7
③ 6.65×10^7
④ 6.653×10^7
⑤ 6.6527×10^7

1-19B. CFU유효숫자/24동덕 추가문제12-4★

$[H^+]=1.25 \times 10^{-4}$M인 용액의 pH를 유효숫자에 맞게 나타낸 것은?

① 4
② 3.9
③ 3.90
④ 3.903
⑤ 3.9031

1-20B. CF유효숫자/24동덕 추가문제12-5★

pH=3.903일 때, $[H^+]$를 유효숫자에 맞게 나타낸 것은?

① 1.3×10^{-4}
② 1.25×10^{-4}
③ 1.250×10^{-4}
④ 1.2502×10^{-4}
⑤ 1.25025×10^{-4}

1-21B. CF유효숫자/24동덕 추가문제12-6★

pH= 7.00인 용액의 $[H^+]$를 유효숫자에 맞게 나타낸 것은?

① 1×10^{-7}M
② 1.0×10^{-7}M
③ 1.00×10^{-7}M
④ 1.000×10^{-7}M
⑤ 1.0000×10^{-7}M

1-22A. CF유효숫자/24충남 기출복원5

유효숫자에 대한 다음 설명 중 옳은 것만을 〈보기〉에서 있는 대로 고른 것은?

〈보 기〉
ㄱ. 0.387450의 유효숫자 수는 6이다.
ㄴ. 0.0038745의 유효숫자 수는 6이다.
ㄷ. 0.0038746을 유효숫자 3개로 만든다면 0.00388이다.

① ㄱ   ② ㄴ   ③ ㄱ, ㄷ
④ ㄴ, ㄷ   ⑤ ㄱ, ㄴ, ㄷ

1-23A. CFZDTB유효숫자/24충남 추가문제5-1

계산기로 계산하여 0.045006700을 얻었다. 유효숫자 4개로 만들었을 때 옳은 것은?

① 0.4567
② 0.4501
③ 0.0450
④ 0.04500
⑤ 0.04501

1-24A. CFHR75유효숫자/24충남 추가문제5-2

다음 중 괄호 안에 표시된 유효 숫자의 수로 반올림한 것으로 옳지 않은 것은?

① 1.2367 (4) → 1.237
② 1.2384 (4) → 1.238
③ 0.1352 (3) → 0.135
④ 2.051 (2) → 2.1
⑤ 2.0049 (3) → 2.01

1-25D. CFOX1138HR63유효숫자/24충남 추가문제5-3★

다음은 반올림에 대한 설명이다. 때로는 다른 방식들이 이용되기도 하지만, 아래의 설명에 근거하여 괄호 안에 표시된 숫자의 수로 반올림한 것으로 적절하지 않은 것은?

> 반올림은 먼저 유효하지 않은 숫자를 버리고 나서 남은 마지막 자리 숫자를 조정하는 것이다.
>
> (1) 만약 첫 번째 버린 숫자가 5보다 작다면 남은 숫자는 그대로 둔다.
> (2) 만약 첫 번째 버린 숫자가 5보다 크거나 5와 같고 0이 아닌 한 또는 그 이상의 숫자가 오른쪽에 온다면 마지막 자리에 1을 더한다.
> (3) 만약 첫 번째 버려지는 숫자가 5이고 뒤에 오는 숫자가 모두 0이라면, 남은 숫자의 마지막 자리는 가장 가까운 짝수로 반올림 또는 반내림 한다. 즉, 바로 앞자리 숫자가 홀수이면 반올림하고, 짝수이면 버린다.

① 43.53 (3) → 43.5
② 1.427 (3) → 1.43
③ 168.35 (4) → 168.4
④ 168.45 (4) → 168.4
⑤ 2.0050 (3) → 2.01

1-26A. CFZDTB유효숫자/24충남 추가문제5-4

23.68과 4.12가 있다. 두 수의 합은 x개의 유효 숫자를 가지며, 두 수의 곱은 y개의 유효 숫자를 가진다. x와 y가 모두 옳은 것은?

	x	y
①	3	3
②	4	4
③	3	4
④	4	3
⑤	5	4

1-27B. CFHR61유효숫자/24충남 추가문제5-5

유효 숫자를 고려하여 다음을 계산한 것으로 가장 적절한 것은?

$$1.632 \times 10^5 + 4.107 \times 10^3 + 0.984 \times 10^6$$

① 11.51307×10^5
② 11.5131×10^5
③ 11.513×10^5
④ 11.51×10^5
⑤ 11.5×10^5

1-28A. CFHR62유효숫자/24충남 추가문제5-6

유효 숫자를 고려하여 다음을 계산한 것으로 가장 적절한 것은?

$$4.3179 \times 10^{12} \times 3.6 \times 10^{-19}$$

① 1.5544×10^{-6}
② 1.554×10^{-6}
③ 1.55×10^{-6}
④ 1.6×10^{-6}
⑤ 2×10^{-6}

1-29B. CFHR62유효숫자/24충남 추가문제5-7★

유효 숫자를 고려했을 때 다음 중 옳지 않은 것은?

① $\log 0.001237 = -2.9076$
② $\log 1237 = 3.0924$
③ $10^{4.37} = 2.3 \times 10^4$
④ $\log 3.2 = 0.51$
⑤ $10^{-2.600} = 2.512 \times 10^{-3}$

1-30B. CFOX679유효숫자/24충남 추가문제5-8★

25°C 순수한 물에서 $[H^+] = 1.0 \times 10^{-7}$M이다. 유효숫자를 고려하여 pH로 가장 적절하게 나타낸 것은?

① 7
② 7.0
③ 7.00
④ 7.000
⑤ 7.0000

1-31B. CFOX679유효숫자/24충남 추가문제5-9★

25°C에서 오렌지 주스의 pH가 2.85이다. 유효 숫자를 고려하여 $[H^+]$를 가장 적절하게 나타낸 것은?

① 1.4125×10^{-3} M
② 1.413×10^{-3} M
③ 1.41×10^{-3} M
④ 1.4×10^{-3} M
⑤ 1×10^{-3} M

문제번호	정답		
1	4		
2	3		
3	3		
4	3		
5	4		
6	2		
7	4		
8	2		
9	2		
10	2		
11	2		
12	3		
13	3		
14	3		
15	5		
16	4		
17	4		
18	3		
19	4		
20	2		
21	2		
22	1		
23	5		
24	5		
25	5		
26	4		
27	4		
28	4		
29	5		
30	3		
31	4		

1장 해설 링크 모음

02

원자와 분자

해설 링크 모음

02. 원자와 분자 핵심 써머리

1. 기본적인 화학 법칙
   1) 질량 보존의 법칙
   2) 일정 성분비의 법칙
   3) 배수 비례 법칙

2. Dalton의 원자론
   1) 모든 원소는 원자로 이루어진다.
   2) 주어진 원소의 모든 원자는 동일하다.
   3) 원자 간 결합으로 화합물이 생성된다.
   4) 화학 반응에서 원자 자체는 변하지 않으며, 단지 결합 유형만 바뀐다.

3. 원자에 대한 초기 실험들
   1) 톰슨 모형
   2) 밀리컨의 실험
   3) 러더퍼드의 실험

4. 원자 구조에 대한 현대적 관점: 소개
   1) 높은 밀도의 작은 핵은 양성자와 중성자로 이루어져 있다.
   2) 양성자는 양전하를 가지며, 중성자는 전하를 가지지 않는다.
   3) 전자는 비교적 큰 부피를 차지하며 핵의 바깥 공간에 퍼져있다.
   4) 전자 : 음전하, 작은 질량(양성자의 1/1840)
   5) 동위 원소는 원자 번호는 같지만, 질량수가 다르다. (^{12}C, ^{13}C)

5. 화학결합
   1) 공유 결합 : 원자가 전자를 공유할 때 형성
      (1) 분자: 공유 결합으로 연결된 원자들의 집합체
      (2) 분자는 화학식으로 나타낼 수 있다.
      (3) 화학식은 원자의 종류와 수를 나타낸다.
      (4) 구조식, 공-막대 모형, 공간-채움 모형

   2) 이온 결합
      (1) 양이온 : 전자를 잃어서 생성, 양전하
      (2) 음이온 : 전자를 얻어서 생성, 음전하
      (3) 이온 결합 : 양이온과 음이온 사이의 인력으로 생성
      (4) 이온 결합 화합물은 상온에서 주로 결정성 고체

   3) 금속 결합 : 금속 양이온과 자유전자(금속 전체에 고르게 퍼져있는 전자) 사이의 인력으로 형성

〈대표적인 다원자 이온과 명명법〉

이온	이름 (~이온)	이온	이름 (~이온)
NH_4^+	암모늄	CO_3^{2-}	탄산
NO_2^-	아질산	HCO_3^-	중탄산
NO_3^-	질산	ClO^-	하이포염소산
SO_3^{2-}	아황산	ClO_2^-	아염소산
SO_4^{2-}	황산	ClO_3^-	염소산
HSO_4^-	황산수소	ClO_4^-	과염소산
OH^-	수산화	$C_2H_3O_2^-$	아세트산
CN^-	사이안화	MnO_4^-	과망가니즈산
PO_4^{3-}	인산	$Cr_2O_7^{2-}$	중크롬산
HPO_4^{2-}	인산수소	CrO_4^{2-}	크로뮴산
$H_2PO_4^-$	인산 이수소	O_2^{2-}	과산화
SCN^-	싸이오사이안화	$C_2O_4^{2-}$	옥살산
		$S_2O_3^{2-}$	싸이오황산

6. 주기율표에 대한 소개
1) 주기율표는 원자번호가 증가하는 순서로 원소를 배열하여 조직화한다.
2) 같은 족 원소는 비슷한 성질을 가진다. 대부분 원소는 금속(양이온을 형성하려는 경향)
3) 일부 원소는 비금속(음이온을 형성하려는 경향)

7. 간단한 화합물의 명명법
1) 이온 화합물의 명명법
2) 이성분 화합물(두 종류의 비금속 원자로 구성된 공유 화합물)의 명명법

심화주제 2-1: 주족원소의 성질

주족 원소
1) 화학적 성질은 그들의 s와 p 원자가 전자 배치에 의해 결정된다.
2) 금속성은 주기 아래쪽으로 내려갈수록 증가한다.
3) 1A족에서 수소는 비금속이지만 다른 원소들은 활성이 큰 금속들이다.

1A족 원소(알칼리 금속)
1) ns^1의 원자가 전자 배치를 갖는다.
2) 수소를 제외하고, 한 개의 전자를 쉽게 잃어 비금속과 형성하는 화합물 내에서 M^+ 이온을 형성한다.
3) 물과 격렬하게 반응하여 M^+와 OH^- 이온 및 수소 기체를 형성한다.
   (1) 물과의 반응에서 환원력: Li(E^0_{red} = -3.1V) 〉 K(E^0_{red} = -2.9V) 〉 Na(E^0_{red} = -2.7V)
   (1) 물과의 반응속도(격렬한 정도): K 〉 Na 〉 Li
4) M_2O(산화물), M_2O_2(과산화물), MO_2(초과산화물)와 같은 여러 가지 산화물을 만든다.
5) 수소는 비금속과 결합한 화합물을 만든다.
6) 수소는 반응성이 큰 금속과 H^- 이온을 가지는 수소화물(예: NaH)을 형성한다.

2A족 원소(알칼리 토금속)
1) ns^2의 원자가 전자 배치를 갖는다.
2) 알칼리 금속에 비하여 물과 덜 격렬하게 반응한다.
   (1) Ca, Sr, Ba은 상온의 물과 격렬하게 반응하여 $H_2(g)$와 OH^-를 생성한다.
   (2) Mg은 끓는물과는 반응한다.
3) 무거운 알칼리 토금속은 질화물과 수소화물을 형성한다.
4) 센물은 Ca^{2+}와 Mg^{2+} 이온을 포함한다.
   (1) 비누와 침전을 형성한다.
   (2) 일반적으로 Ca^{2+}와 Mg^{2+} 이온은 Na^+ 이온과 대체하는 이온 교환 수지에 의해서 제거된다.

3A족 원소
1) $ns^2\ np^1$ 원자가 전자 배치를 갖는다.
2) 족 아래쪽으로 내려갈수록 금속성이 증가한다.
3) 붕소는 비금속으로서, 전자가 크게 부족하여 큰 반응성을 보이는 보레인을 포함한 여러 종류의 공유 결합 화합물을 형성한다.
4) BH_3는 불안정하며, B_2H_6를 형성한다.
   (1) B_2H_6는 2개의 삼중심 B-H-B다리 결합과 네 개의 보통 B-H 결합을 가진다.
5) 금속인 알루미늄, 갈륨, 인듐은 약간의 공유성 성질을 보여준다.

심화주제 2-1: 주족원소의 성질

4A족 원소

1) $ns^2 np^2$ 원자가 전자 배치를 갖는다.
2) 가벼운 원소들은 비금속이며, 무거운 원소들은 금속이다.
3) 이 족의 모든 원소는 비금속과 공유 결합을 형성한다.
4) 탄소는 여러 다양한 화합물을 형성하며, 대부분은 유기 화합물로 분류된다.
5) 탄소의 동소체에는 흑연, 다이아몬드, 풀러렌, 탄소나노튜브, 그래핀 등이 있다.
6) CO_2와 SiO_2의 구조는 완전히 다르다.
   (1) Si는 O와 π결합을 이루기 어려우며, $SiO_2(s)$는 단일결합만을 포함하는 공유그물형 고체이다.

5A족 원소

1) 원소들은 매우 다양한 화학적 성질을 보여준다.
2) 질소와 인은 비금속이다.
3) 안티모니와 비스무트, Sb^{5+}와 Bi^{5+}를 갖는 이온 결합 화합물은 알려져 있지 않지만, 금속성 성질이 있다. Sb(V)와 Bi(V)를 갖는 화합물들은 이온성이라기보다는 분자성이다.
4) N을 제외한 모든 5A족 원소는 다섯 개의 공유 결합을 가진 분자를 형성한다.
5) 질소 아래부터 π 결합을 형성하는 능력이 급격하게 감소한다.
6) 질소(N)의 화학
   (1) 대부분의 질소를 포함하는 화합물은 열을 방출하면서 분해되며 매우 안정한 N_2 분자가 생성된다. 이것으로 질소를 포함하는 폭약의 힘을 설명할 수 있다.
   (2) 몇 단계 과정으로 구성된 질소 순환은, 질소가 자연 환경에서 어떻게 순환되는지를 보여준다.
   (3) 질소 고정은 대기 중의 N_2가 식물에 유용한 화합물로 변환되는 것이다.
      ① Haber 공정은 질소 고정의 합성 방법이다.
      ② 자연계에서 질소 고정은 특정 식물의 뿌리에 있는 질소 고정 박테리아에 의해서 일어나고 대기 중에서는 번개를 통하여 일어난다.
   (6) 암모니아는 질소의 가장 중요한 수소화물이다.
      ① 삼각뿔 형태의 NH_3 분자
      ② 광범위하게 사용되는 비료
   (7) 하이드라진(N_2H_4)는 강력한 환원제이다.
   (8) 질소는 N_2O, NO, NO_2와 N_2O_5 등을 포함한 다양한 산화물을 형성한다.
   (9) 질산(HNO_3)은 Oswald 공정으로 제조되는 매우 중요한 강산이다.
7) 인(P)의 화학
   (1) 인은 백린(P_4 분자를 포함), 적린, 흑린의 세 가지 원소 형태로 존재한다.
   (2) 포스핀(PH_3)는 90°에 가까운 결합각을 갖는다.
   (3) 인은 P_4O_6와 P_4O_{10}를 포함하는 산화물을 형성한다.(이것이 물에 용해되면 산이 생성된다).
      ① $P_4O_6 + 6H_2O \rightarrow 4H_3PO_3$ (아인산, 2양성자산)
      ② $P_4O_{10} + 6H_2O \rightarrow 4H_3PO_4$ (인산, 3양성자산)

6A족 원소

1) 족에서 아래로 내려갈수록 금속성이 증가하지만 어느 원소도 전형적인 금속처럼 행동하지 않는다.
2) 가벼운 원소는 두 개의 전자를 얻어 금속과의 화합물에서 X^{2-} 이온을 형성하는 경향이 있다.
3) 산소(O)의 화학
   (1) 원소 형태로 O_2와 O_3가 있다.
   (2) 산소는 매우 다양한 산화물을 형성한다.
   (3) O_2와 특히 O_3는 강력한 산화제이다.
4) 황(S)의 화학
   (1) 사방황과 단사황 등 두 가지 원소 형태가 있으며, 두 가지 모두 S_8 분자를 갖는다.
   (2) 가장 중요한 산화물은 물에서 H_2SO_3를 생성하는 SO_2와 물에서 H_2SO_4를 생성하는 SO_3이다.
   (3) 황은 +6, +4, +2, 0, -2 등의 다양한 산화 상태를 갖는 다양한 화합물을 형성한다.

7A족 원소 (할로젠 원소)

1) 모두 비금속
2) 물에서 약산인 HF 이외에 센 산으로 행동하는 HX 형태의 수소화물을 형성한다.
   ① 산의세기: HI > HBr > HCl >> HF
3) 할로젠의 산소산은 산소 원자의 수가 증가할수록 센 산이 된다.
4) 상온에서 $F_2(g)$, $Cl_2(g)$, $Br_2(l)$, $I_2(s)$이다.
4) 약간의 예외적인 경향성이 있다.
   (1) F의 전자친화도(절댓값)가 예외적으로 Cl보다 작다.
   (2) F-F의 결합 에너지가 예외적으로 약하다.
      ① 결합 에너지: Cl_2 > Br_2 > F_2 > I_2
      ② F_2 분자에서 두 원자는 너무 가깝고 전자간 반발력이 크기 때문이다.

8A족 원소 (비활성 기체)

1) 모든 원소가 단원자 기체이며 일반적으로 반응성이 거의 없다.
2) 무거운 원소들은 전기음성도가 큰 플루오린과 산소 같은 원소들과 화합물을 형성한다.
3) 라돈($_{86}Rn$)은 방사능 핵종으로 폐암을 유발하는 주요 원인이다.

원자모형 상식

2-1B. AM원자, 분자/20중앙기출2

〈보기〉의 설명 중 옳은 것만을 모두 고른 것은?

〈보기〉
가. 돌턴의 원자 모형으로 기체 반응의 법칙을 완벽히 설명할 수 있었다.
나. J. J. 톰슨은 음극선 실험을 통해 전자의 전하량을 최초로 규명하였다.
다. 러더퍼드는 α입자 산란 실험을 통해 원자의 양전하가 핵에 집중되어 있는 것으로 제안하였다.
라. 동위원소는 같은 수의 양성자를 가지지만 질량수가 다르다.

① 가, 나
② 나, 다
③ 나, 라
④ 다, 라

주족 화합물의 명명법

2-2B. AMZD70명명법/24충남 기출복원1

다음 중 $KClO_4$의 명명법으로 옳은 것은?

① potassium(I) perchlorate
② potassium perchlorate
③ potassium chlorate
④ potassium(I) chlorate
⑤ potassium chlorite

2-3B. AMZD78화합물명명법/24충남 추가문제1-1

다음 중 명명법이 옳은 것의 개수는?

가. $FeCl_3$, iron chloride
나. NO_2, nitrogen(IV) oxide
다. CaO, calcium(II) monoxide
라. Al_2S_3, dialuminum trisulfide

① 1
② 2
③ 3
④ 4
⑤ 0

2-4B. AMZD78화합물명명법/24충남 추가문제1-2

다음 중 명명법이 옳은 것의 개수는?

나. P_2S_5, phosphorus sulfide
다. Na_2O_2, sodium oxide
라. HNO_3, nitrate acid
마. H_2S, sulfuric acid

① 1
② 2
③ 3
④ 4
⑤ 0

2-5B. AMZDTB명명법/24충남 추가문제1-3

다음 중 N^{3-}을 옳게 명명한 것은?

① nitride ion
② nitrogen ion
③ nitrogen(III) ion
④ nitro(III) ion
⑤ nitrite ion

2-6B. AMZDTB명명법/24충남 추가문제1-4★

다음 중 calcium bisulfate는?

① $Ca(SO_4)_2$
② CaS_2
③ $Ca(HSO_4)_2$
④ Ca_2HSO_4
⑤ Ca_2S

2-7B. AMZDTB명명법/24충남 추가문제1-5★

다음 중 calcium hydrogen phosphate는?

① $CaHPO_4$
② $Ca(HPO_4)_2$
③ CaH_2PO_4
④ Ca_2HPO_4
⑤ $Ca_2H_2PO_4$

2-8B. AMZDTB명명법/24충남 추가문제1-6

다음 중 명명법이 옳지 않은 것은?

① $Pb(NO_3)_2$, lead(II) nitrate
② NH_4ClO_4, ammonium perchlorate
③ PO_4^{3-}, phosphate ion
④ $Mg(OH)_2$, magnesium hydroxide
⑤ NO_3^-, nitrite ion

2-9B. AMZDTB명명법/24충남 추가문제1-7★

다음 중 명명법이 옳지 않은 것은?

① SO_4^{2-}, sulfate ion
② $S_2O_3^{2-}$, thiosulfate ion
③ PO_4^{3-}, phosphate ion
④ ClO_3^-, chlorite ion
⑤ CN^-, cyanide ion

2-10B. AMZDTB명명법/24충남 추가문제1-8

다음 중 명명법이 옳지 않은 것은?

① $Mg(OH)_2$: magnesium dihydroxide
② CaO : calcium oxide
③ NH_4NO_3 : ammonium nitrate
④ K_3PO_4 : potassium phosphate
⑤ $MgSO_3$: magnesium sulfite

2-11B. CF467 상식, 명명법/24단국모의 1회1번

다음 중 화학종의 이름이 옳은 것의 개수는?

- $CaCl_2$: 염화 칼슘
- $CuCl$: 염화 구리
- HgO : 산화 수은(II)
- $Na_2Cr_2O_7$: 크로뮴산 소듐
- NO_2 : 이산화 일질소

① 1개 ② 2개 ③ 3개
④ 4개 ⑤ 5개

주족 원소들의 성질 (상식)

2-12B. CS41008/4975 상식/24원광모의 1회9번

다음 중 옳은 설명의 개수는?

> ○ 알칼리 금속은 순수한 원소 형태로 지표에서 발견된다.
> ○ 갈륨(Ga)은 매우 높은 녹는점을 갖는 금속 중 하나이다.
> ○ 칼슘 금속은 상온에서 물과 반응하여 $H_2(g)$를 생성한다.
> ○ $AlCl_3$가 물에 녹으면 산성 용액이 된다.
> ○ 리튬은 과량의 O_2와 반응하여 초과산화 리튬(LiO_2)을 생성한다.

① 1개 ② 2개 ③ 3개
④ 4개 ⑤ 5개

2-13B. CF467 명명법/ 상식/24원광모의 2회8번

다음 화합물에서 밑줄 친 원소들의 산화수를 모두 더한 값은?

> ○ 하이포염소산 소듐 중 $\underline{Cl}$
> ○ 크로뮴산 포타슘 중 $\underline{Cr}$
> ○ 아질산 소듐 중 $\underline{N}$
> ○ 싸이오황산 나트륨 중 $\underline{S}$

① 9 ② 10 ③ 11
④ 12 ⑤ 13

2-14C. CS4337/ 4966 상식/24원광모의 2회16번

몇 가지 주족 원소에 대한 설명이다. 옳은 설명의 개수는?

> ○ 금속 Na은 반응성이 매우 커서 공기 중의 산소와 접촉을 피하기 위해 석유 속에 보관한다.
> ○ NaCl 수용액을 전기 분해하면 환원 전극에서 Na 금속이 석출된다.
> ○ SiO_2는 선형 분자로 존재한다.
> ○ B_2H_6(다이보레인)은 자발적으로 더 안정한 BH_3로 분해된다.

① 1 ② 2 ③ 3
④ 4 ⑤ 0

2-15C. CS4996 상식/24원광모의 3회10번

할로젠 원소에 대한 다음 설명 중 옳지 않은 것은?

① Br_2의 정상 끓는점은 25°C보다 높다.
② 정상 끓는점은 HF>HCl>HBr이다.
③ 결합 에너지는 HF>HCl>HBr
④ 산화력의 세기는 $F_2>Cl_2>Br_2$이다.
⑤ 산의 세기는 HBr>HCl>HF

2-16B. CFDK22/22단국기출11

14족(4A족) 원소인 탄소와 규소는 산화물을 형성할 수 있다. 탄소의 산화물은 실험식은 CO_2이며, 안정한 화합물로 단분자 형태로 존재한다. 한편 규소의 산화물의 실험식은 SiO_2이지만 CO_2와 같은 독립적으로 분리된 분자 형태를 가지지 않고, 규소에 4개의 산소가 결합된 그물구조 형태를 이루고 있다. 이와 같은 현상이 나타나는 이유를 가장 적절하게 설명한 것은?

① 동일 분자 내 규소와 산소와의 σ 결합이 불안정하기 때문이다.
② 탄소는 규소보다 전기음성도가 작아서 산소와의 결합이 효과적이기 때문이다.
③ SiO_2 분자 내 규소는 동일 분자 내 산소와의 π 결합 형성에서 궤도함수의 중첩이 효과적이지 않기 때문이다.
④ 규소는 산소 원자보다 다른 규소 원자와 결합하는 것을 선호하기 때문이다.
⑤ SiO_2는 고체 상태를 선호하고, CO_2는 기체 상태를 선호하기 때문이다.

2-17B. CSF194 상식/24단국모의 2회5

다음은 시약을 다룰 때 주의해야 할 사항을 설명한 것이다. 옳은 것만을 〈보기〉에서 있는 대로 고를 때, 그 개수는?

〈 보 기 〉

○ 진한 황산: 진한 황산을 묽힐 때는 폭발의 위험이 있으므로 반드시 물을 황산에 서서히 가하면서 잘 저어주어야 한다.

○ 진한 질산: 진한 질산은 센 산으로 매우 강한 산화력을 가지며 금속과 반응하여 갈색의 이산화질소 기체를 발생시킨다.

○ 진한 염산: 휘발성이 크기 때문에 흡입하지 않도록 주의 하여야 한다.

○ 수산화나트륨: 수산화나트륨 수용액은 공기 중의 이산화탄소를 쉽게 흡수하여 탄산염을 만든다. 그러므로 수산화나트륨 수용액은 항상 사용하기 직전에 조제하여야 한다.

① 1개   ② 2개   ③ 3개   ④ 4개   ⑤ 0개

2-18B. CS상식/24단국 기출복원9★★

다음 중 옳은 설명의 개수는?

> ○ CaCl$_2$는 제설제로 사용된다.
> ○ CH$_3$(CH$_2$)$_{16}$COONa는 계면 활성제로 사용된다.
> ○ Mg(OH)$_2$는 제산제로 사용된다.
> ○ 니트로글리세린(C$_3$H$_5$N$_3$O$_9$)은 다이너마이트의 활성성분이며, 협심증 치료제로도 사용된다.

① 0개
② 1개
③ 2개
④ 3개
⑤ 4개

2-19B. CSZD981상식/24단국 추가문제9-1★

질소 화합물에 대한 다음 설명 중 옳지 않은 것은?

① 대부분의 이성분 질소 화합물이 질소(N$_2$)로 분해되는 반응은 발열 반응이다.
② N$_2$가 열역학적으로 안정하기 때문에 나이트로글리세린이 강한 폭발력을 가지게 된다.
③ Haber 공정으로 암모니아를 합성할 때, 수율을 높이기 위해 온도와 압력을 높인다.
④ 번개에 의해 자연적으로 질소 고정이 일어난다.
⑤ 자동차 엔진에서 생성되는 NO 및 NO$_2$는 광화학 스모그의 주요 원인 물질이다.

2-20B. CSZD982상식,기체양론/24단국 추가문제9-2

니트로글리세린(nitroglycerin, C$_3$H$_5$N$_3$O$_9$)은 다이너마이트의 주성분으로서, 다음 반응식과 같이 매우 빠르게 분해된다.

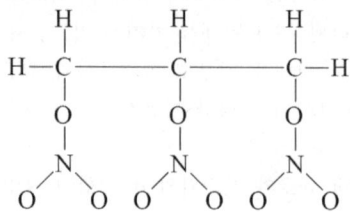

$4C_3H_5N_3O_9(l) \rightarrow 6N_2(g) + 12CO_2(g) + 10H_2O(g) + O_2(g) + $ energy

553g의 니트로글리세린이 폭발하여 233℃, 10atm의 기체 혼합물을 생성하였다. 이 기체 혼합물의 부피(L)에 가장 가까운 것은? (단, 니트로글리세린의 몰질량은 227g/mol이며, 233℃에서 RT는 41L·atm/mol이다.)

① 33
② 72
③ 15
④ 54
⑤ 88

2-21B. CSCH917상식/24단국 추가문제9-3★

다음 설명에 모두 해당하는 물질은?

- 비료로 사용된다.
- 폭발성이 있다.
- 물에 녹일 때 흡열반응이 진행되어 냉각제로 사용된다.

① 요소
② 질산 나트륨
③ 질산 암모늄
④ 황산 암모늄
⑤ 과인산 석회

2-22B. CSCH상식/24단국 추가문제9-4★

다음 설명에 모두 해당하는 물질은?

- 공기보다 무거운 방사성 기체로 무색, 무취, 무미의 성질을 가진다.
- 자연에서는 우라늄과 토륨의 자연 붕괴에 의해 발생된다.
- 이 기체를 흡입하면 폐의 건강을 위협할 수 있다.

① 제논(Xe)
② 라돈(Rn)
③ 라듐(Ra)
④ 세슘(Cs)
⑤ 폴로늄(Po)

2-23B. CSZD986상식/24단국 추가문제9-5★

다음 설명에 모두 해당하는 물질은?

- 흔히 '웃음 기체'라고 부르며 치과에서 온화한 마취제로 사용된다.
- 지방에 잘 용해되기 때문에 휘핑 크림의 에어로졸 용기에 넣어서 분무제로 널리 사용된다.
- 적외선을 매우 강하게 흡수하여 온실 기체로 작용한다.

① 암모니아(NH_3)
② 하이드라진(N_2H_4)
③ 아산화 질소(N_2O)
④ 삼산화 이질소(N_2O_3)
⑤ 이산화 질소(NO_2)

2-24B. CSZD984상식/24단국 추가문제9-6★

다음 설명에 모두 해당하는 물질은?

- 무색이며 암모니아 냄새를 가진 액체이다.
- 강력한 환원제로 로켓 연료로 널리 사용되어 왔다.
- 기체 상태에서는 신체에 쉽게 흡수되어 매우 강한 독성을 나타낸다.

① 암모니아(NH_3)
② 하이드라진(N_2H_4)
③ 아산화 질소(N_2O)
④ 삼산화 이질소(N_2O_3)
⑤ 이산화 질소(NO_2)

2-25A. CSZD985상식/24단국 추가문제9-7

다음 중 질소 화합물에서 질소가 가질 수 있는 산화수가 아닌 것은?

① -3
② -2
③ -1
④ $+5$
⑤ $+6$

2-26B. CSZD987상식/24단국 추가문제9-8

다음 중 Ostwalt 공정의 최종 생성 물질은?

① NH_3
② HNO_3
③ NO
④ NO_2
⑤ H_2SO_4

2-27C. CSZD985상식/24단국 추가문제9-9★

질소 산화물에 대한 다음 설명 중 옳지 않은 것은?

① N_2O는 웃음기체라고 부르며, 마취제나 휘핑가스로 이용된다.
② NO는 상자기성이다.
③ NO는 쉽게 산화되어 NO^+를 생성한다.
④ NO_2는 홀전자를 가지며 굽은 모양이다.
⑤ NO_2 두 분자가 결합하여 N_2O_4를 형성하는 반응의 평형상수 K는 온도가 높아질수록 증가한다.

2-28C. CSZD983상식/24단국 추가문제9-10

다음 중 질소 고정(nitrogen fixation)의 요인이 아닌 것은?

① 번개
② 뿌리혹 박테리아
③ 자동차 내연기관에서의 연소
④ Haber process
⑤ Ostwalt process

2-29A. CSZD989상식/24단국 추가문제9-11★

인(P)과 그 화합물에 대한 설명으로 옳지 않은 것은?

① 백린은 사면체 분자 P_4로 이루어져 있다.
② 공기 중에서 백린은 인화성을 가지므로 보통 물 속에 보관한다.
③ 적린은 공기 중에서 안정하다.
④ 물에 대한 용해도는 포스핀(PH_3)이 암모니아(NH_3)보다 크다.
⑤ 결합각은 포스핀(PH_3)이 암모니아(NH_3)보다 작다.

2-30A. CSZD989상식/24단국 추가문제9-14

다음 중 자연계에서 인(P)이 발견되는 가장 흔한 형태는?

① 적린
② 백린
③ 흑린
④ 포스핀
⑤ 광물 중 인산(PO_4^{3-}) 이온

2-31B. CSZD992상식/24단국 추가문제9-15

다음 중 오존(O_3)에 대한 설명으로 옳지 않은 것은?

① 자연계에서는 주로 성층권에서 존재한다.
② 산소보다 훨씬 더 센 산화제이다.
③ 오존을 이용하여 물을 정수할 때 독성 잔여물이 생성된다.
④ 25℃, 1atm에서 매우 불안정하다.
⑤ 자동차 배기가스로부터 생성되는 공해물질 중 하나이다.

2-32B. CSZD994상식/24단국 추가문제9-16

황(S)은 공기 중에서 밝은 푸른색의 불꽃을 내면서 연소된다. 이 때 생성되는 화합물은?

① SO
② SO_2
③ SO_3
④ H_2SO_3
⑤ H_2SO_4

2-33C.

다음 중 결합의 세기가 가장 큰 것은?

① F_2
② Cl_2
③ Br_2
④ I_2
⑤ At_2

2-34B.

다음 중 결합의 세기가 가장 큰 것은?

① HF
② HCl
③ HBr
④ HI

2-35C.

다음 설명에 모두 해당하는 물질은?

> ○ 염소(Cl_2) 기체를 찬물에 녹일 때, 불균등화반응에 의해 생성된다.
> ○ 센 산화제이다.
> ○ 가정용 표백제나 방충제로 사용된다.

① 염소산($HClO_3$)
② 아염소산($HClO_2$)
③ 하이포염소산($HClO$)
④ 과염소산($HClO_4$)

2-36C.

다음 8A족 원소 중 화합물을 형성할 수 있는 원소 수는?

He, Ne, Ar, Kr, Xe, Rn

① 1
② 2
③ 3
④ 4
⑤ 5

2-37C.

다음 중 알려진 화합물이 아닌 것은?

① XeF_2
② KrF_2
③ $ArBr_4$
⑤ XeO_3
④ XeO_4

2-38B.

다음 중 온실 효과(greenhouse effect)를 유발할 수 있는 기체가 아닌 것은?

① H_2
② CO_2
③ CH_4
④ H_2O
⑤ CFCs

2-39B.

다음 중 온실기체로 작용할 수 있는 기체의 수는?

| CO, | NO, | NO_2, | Cl_2, | H_2, | Ne |

① 1
② 2
③ 3
④ 4
⑤ 5

2-40B.

다음 자료에서 설명하는 원소들은 모두 몇 족 원소인가?

○ 수돗물의 소독에 사용된다.
○ 상처나 피부를 소독하는 데 사용된다.
○ 충치 예방 목적으로 주로 치약에 사용된다.
○ 사진 필름의 감광제에 사용된다.

① 1족
② 2족
③ 16족
④ 17족
⑤ 18족

2-41B. CS상식/24단국 기출복원10★

다음은 탄소(C)의 세 가지 동소체 (가)~(다)에 대한 설명이다. (가)~(다)가 모두 옳은 것은?

(가)는 주로 탄소 원자 60개가 축구공 모양으로 결합하여 이루어진 구조(C_{60})를 말한다. 12개의 5원환과 20개의 6원환으로 이루어져 있으며, 각각의 5원환에는 5개의 6원환이 인접해 있다.

(나)는 탄소 원자들이 모여 2차원 평면을 이루고 있는 구조이다. 각 탄소 원자들은 육각형의 벌집 모양 격자를 이루며 육각형의 꼭짓점에 탄소 원자가 위치하고 있다.

(다)는 정사면체의 중심에 있는 탄소 원자가 정사면체의 꼭짓점에 있는 다른 탄소 원자 4개와 결합하며 그물 구조를 이룬다.

	(가)	(나)	(다)
①	그래핀	풀러렌	다이아몬드
②	풀러렌	그래핀	다이아몬드
③	풀러렌	흑연	다이아몬드
④	그래핀	풀러렌	흑연
⑤	다이아몬드	그래핀	풀러렌

2-42B. PTSN11606고체, 상식/24단국 추가문제10-1

다음은 어떤 탄소 동소체에 대한 설명이다.

이 동소체는 흑연에서 분리된 한 층이며, 탄소 원자가 연결된 육각형 벌집 모양의 2차원 평면 구조이다. 이것은 구부릴 수 있고 열과 전기 전도성이 우수하다.

이 탄소 동소체의 구조로 가장 적절한 것은?

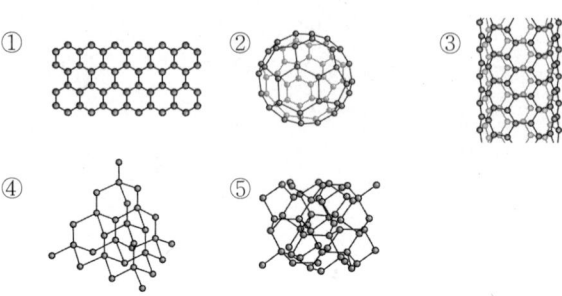

2-43B. PTSN11406고체, 상식/24단국 추가문제10-2

그림 (가)~(다)는 탄소로만 구성된 물질의 구조를 모형으로 나타낸 것이다.

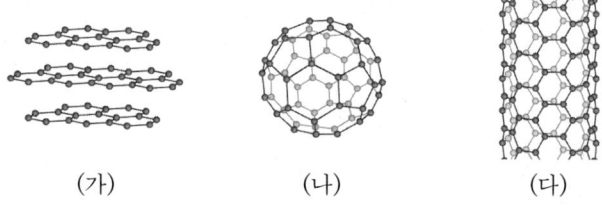

이에 대한 설명으로 옳은 것만을 〈보기〉에서 있는 대로 고른 것은?

〈보 기〉
ㄱ. (가)는 연필심의 주성분이다.
ㄴ. (가)와 (나)에서 탄소 원자 사이의 결합은 공유 결합이다.
ㄷ. (나)와 (다)에서 탄소 원자 1개와 결합한 탄소 원자의 수는 같다.

① ㄴ   ② ㄷ   ③ ㄱ, ㄴ
④ ㄱ, ㄷ   ⑤ ㄱ, ㄴ, ㄷ

2-44B. PTGM21고체, 상식/24단국 추가문제10-3

그림은 탄소로만 구성된 물질의 구조를 모형으로 나타낸 것이다.

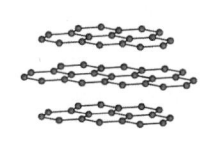 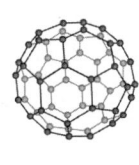 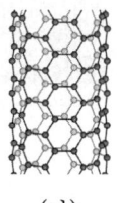

(가)　　　　　(나)　　　　　(다)

이에 대한 설명으로 옳은 것은?

① (가)는 풀러렌이다.
② (가)의 탄소 층 사이의 인력은 C-C 결합보다 강하다.
③ (나)는 층상구조로 연필심에 사용된다.
④ (다)는 전류가 흐르지 않는 물질이다.
⑤ (가), (나), (다) 모두 한 개의 탄소는 이웃 탄소 원자 3개와 시그마 결합을 형성한다.

2-45B. PTMO11고체, 상식/24단국 추가문제10-4

다음 탄소의 동소체 중에서 전기 저항이 가장 큰 것은?

① 다이아몬드
② 흑연
③ 그래핀
④ 탄소나노튜브
⑤ 풀러렌

2-46B. PTMO12BR466고체,상식/24단국 추가문제10-5

다음은 다이아몬드 및 흑연에 포함된 결합 길이이다. 크기 비교가 옳은 것은?

(가) 다이아몬드에서 가장 가까운 이웃 원자 사이의 거리
(나) 흑연의 한 판상 구조에서 가장 가까운 이웃 원자 사이의 거리
(다) 흑연에서 판과 판 사이의 최단 거리

① (가) > (나) > (다)
② (가) > (다) > (나)
③ (나) > (가) > (다)
④ (다) > (가) > (나)
⑤ (다) > (나) > (가)

문제번호	정답	문제번호	정답
1	4	41	2
2	2	42	1
3	5	43	5
4	5	44	5
5	1	45	1
6	3	46	4
7	1		
8	5		
9	4		
10	1		
11	2		
12	2		
13	4		
14	1		
15	2		
16	3		
17	3		
18	5		
19	3		
20	2		
21	3		
22	2		
23	3		
24	2		
25	5		
26	2		
27	5		
28	5		
29	4		
30	5		
31	3		
32	2		
33	2		
34	1		
35	3		
36	3		
37	3		
38	1		
39	3		
40	4		

2장 해설 링크 모음

03

화학양론

해설 링크 모음

03. 화학양론 핵심 써머리

1. **화학 양론**
   1) 화학 반응에서 소비되거나 생성되는 물질의 양을 다룬다.
   2) 시료의 질량 측정 $\xrightarrow{\text{몰질량}}$ 시료의 입자 수 측정

2. **몰**
   3) 정의: 12g의 순수한 ^{12}C에 포함된 원자 수
   2) 물질 1mol = 물질 6.02×10^{23}단위 (아보가드로 수: $N_A = 6.02 \times 10^{23}$)
   3) 원자량이 a :
      → 원자 1mol의 질량 = ag
      → ag/mol

3. **몰질량**
   1) 화합물 또는 원소 1mol의 질량(g)
   2) 화합물의 몰질량 : 구성 원자의 원자량의 합

4. **조성 백분율(질량 백분율)**
   1) 화합물에서 각 원소가 차지하는 질량 백분율
   2) 질량 백분율 $= \dfrac{\text{물질 1mol 중 원소 질량}}{\text{물질 1몰의 질량}} \times 100(\%)$
   3) 질량 백분율로부터 실험식을 구할 수 있다.

5. **실험식**
   1) 화합물에 포함된 각 원자의 가장 간단한 정수비
   2) 질량 백분율로부터 실험식을 구할 수 있다.
   3) 연소분석으로 질량 백분율을 알 수 있다.

   연소분석 → 질량 백분율 → 실험식 $\xrightarrow{\text{몰질량}}$ 분자식

6. **화학식**
   1) 분자성 물질
      (1) 분자 1개를 구성하는 원자의 종류와 수를 나타냄
      (2) 분자식 = (실험식)×정수

   2) 이온성 물질
      (1) 물질을 구성하는 원소들의 최소 정수비(실험식)로 화학식을 나타낸다.

7. 화학 반응
1) 반응물은 화살표 왼쪽에, 생성물은 화살표 오른쪽에 표시
2) 반응물에 포함된 모든 원자는 생성물에도 보존된다. (질량 균형)
3) 반응물의 전하 총합=생성물의 전하 총합 (전하 균형)

8. 화학반응식의 특징
1) 반응물과 생성물 사이의 정수 관계를 알 수 있다.
2) 모든 양론 계산의 중심

9. 화학양론적 계산
1) 소비되는 반응물의 양과 생성되는 생성물의 양은 균형 반응식으로부터 구할 수 있다.
2) 한계 시약: 가장 먼저 소비되는 반응물, 생성물의 양을 결정
3) $\dfrac{\text{mol 수}}{\text{계수}}$가 가장 작은 반응물이 한계 반응물

10. 수득량
1) 이론적 수득량: 한계 시약으로부터 얻을 수 있는 최대량
2) 실제 수득량: 실제로 얻은 생성물의 양
3) 퍼센트 수득률: $\dfrac{\text{실제 수득량}}{\text{이론적 수득량}} \times 100(\%)$

기본적인 양론문제

3-1A. ST4139 화학양론/23연세 기출복원7번

$n-C_4H_{10}$ 5.00g을 완전히 연소시키는데 필요한 O_2의 질량은? (단, H, C, O의 원자량은 각각 1, 12, 16이다.)

① 12.5g
② 22.4g
③ 15.6g
④ 17.9g
⑤ 18.4g

3-2A. STMO2011 양론/24연세모의 1회11번

뷰테인(C_4H_{10}) 5.80g을 CO_2와 H_2O로 완전히 연소시키기 위해 필요한 $O_2(g)$의 최소 부피는 STP 조건에서 몇 L인가? (단, H, C, O의 원자량은 각각 1, 12, 16이다.)

① 8.5　　② 10.2　　③ 12.4
④ 14.6　　⑤ 19.3

3-3B. ST화학양론/22중앙기출3번

탄산수소 나트륨($NaHCO_3$)은 약 80℃ 이상으로 가열할 때 열분해를 일으켜 탄산 나트륨(Na_2CO_3), 물, 이산화탄소를 형성한다. 이러한 성질을 이용하여 탄산수소 나트륨을 빵, 과자 등을 만들 때 밀가루 반죽을 부풀게 하는 팽창제로 사용할 수 있다. 42g의 탄산수소 나트륨을 가열하여 얻을 수 있는 이산화 탄소의 최대 질량으로 옳은 것은?

① 9g
② 11g
③ 20g
④ 22g

3-4B. ST화학양론/23중앙기출2번

인산일수소소듐(Na_2HPO_4) 7.1 g이 녹아있는 수용액에 0.2 M 염산 수용액 500 mL를 첨가하였을 때 당량점에 도달하였다. 이로부터 구할 수 있는 인(P)의 원자량으로 옳은 것은?

① 27
② 28
③ 31
④ 35

3-5A. ST화학양론/19중앙기출2

질소와 수소 기체분자의 혼합물이 밀폐된 용기 안에서 반응하여 암모니아 기체를 형성하였다. 반응이 종결되었을 때 질소, 수소, 암모니아 분자가 모두 3 mol의 기체 상태로 존재한다면, 반응 전에는 몇 mol의 질소와 수소분자가 있었는가?

	수소분자 (mol)	질소분자 (mol)
①	9	6
②	8	5
③	7.5	4.5
④	6	4

3-6A. ST화학양론/20중앙기출3

뷰테인(C_4H_{10})은 연소 반응에 의해 이산화탄소와 물을 생성한다. 3.48 g의 뷰테인과 8.32 g의 산소가 반응하면 최대 몇 g의 이산화탄소가 발생할 수 있는지 구하시오.

① 10.56 g
② 7.04 g
③ 5.40 g
④ 5.12 g

3-7B. ST양론/24계명 기출복원5

$KO_2(s)$와 $CO_2(g)$는 2 : 1의 몰비로 반응하여 $K_2CO_3(s)$와 $O_2(g)$를 생성한다. 과량의 KO_2가 18.0g의 CO_2와 반응할 때 생성되는 $O_2(g)$의 최대질량(g)은? (단, C, O, K의 원자량은 각각 12, 16, 39이다.)

① 12.3
② 15.4
③ 19.6
④ 24.3
⑤ 54.2

3-8B. ST양론GM19/24계명 추가문제5-2★

다음은 암모니아와 이산화탄소가 반응하여 요소가 생성되는 균형 반응식이다.

$$2NH_3 + CO_2 \rightarrow CO(NH_2)_2 + H_2O$$

NH_3 850g과 CO_2 880g을 반응시켰을 때 생성된 요소의 질량은 1000g이었다. 이 반응의 한계 반응물과 퍼센트 수득률은?
(단, H, C, N, O의 원자량은 각각 1, 12, 14, 16이다.)

① NH_3, 66.7%
② CO_2, 66.7%
③ NH_3, 83.3%
④ CO_2, 83.3%
⑤ CO_2, 100%

3-9B. ST양론GM23/24계명 추가문제5-3★★

산소(O_2)와 질소(N_2)가 몰비가 1 : 4인 혼합기체를 이용하여 프로페인(C_3H_8)을 연소시킨다. 44kg의 프로페인을 완전히 연소시키는 데 필요한 혼합기체의 질량(kg)은? (단, H, C, N, O의 원자량은 각각 1, 12, 14, 16이다.)

① 640
② 680
③ 720
④ 760
⑤ 780

3-10A. ST화학양론/24연세 기출복원2

다음은 황(S)과 산소(O_2)가 반응하여 삼산화황(SO_3)를 생성하는 반응의 불균형 반응식이다.

$$S(s) + O_2(g) \rightarrow SO_3(g) \quad (불균형)$$

황과 산소가 각각 9.6g씩 반응했을 때 삼산화황이 7.2g 생성되었다면, 퍼센트 백분율은? (단, O와 S의 원자량은 각각 16, 32이다.)

① 40%
② 42%
③ 45%
④ 47%
⑤ 50%

3-11B. ST화학양론/24중앙기출7★

1000℃에서 암모니아 기체(NH_3)는 산소와 반응하여 NO와 물을 생성한다. 이 반응에 대한 균형이 맞지 않은 반응식은 아래 〈보기〉와 같다. 34 g의 암모니아가 180 g의 산소와 반응하여 100% 수득을 보였다면 생성된 물의 질량은?

〈보기〉
$$NH_3(g) + O_2(g) \rightarrow NO(g) + H_2O(g)$$

① 36 g
② 54 g
③ 72 g
④ 108 g

3-12B. ST화학양론/24충남 기출복원7★★

메탄올(CH_3OH)은 산소(O_2)와 반응하여 이산화탄소(CO_2)와 물(H_2O)을 생성한다. CH_3OH 48mol과 O_2 30mol이 혼합되어 반응이 완결되었을 때, 남은 물질과 그 양이 옳은 것은?

① CH_3OH 28mol
② CH_3OH 16mol
③ CH_3OH 8mol
④ O_2 8mol
⑤ O_2 16mol

질량 백분율 문제

3-13C. STMO2011/4140 양론/24연세모의 1회8번

질량으로 39%의 K를 포함하는 KCl과 KBr의 혼합물 시료가 있다. 이 시료에서 KCl의 질량 백분율은 얼마인가?
(단, K, Cl, Br의 원자량은 각각 39, 35.5, 80이다.)

① 12%   ② 24%   ③ 32%
④ 61%   ⑤ 82%

3-14B. STMO23 양론/24단국모의 1회8번

표는 원소 X와 Y로 이루어진 화합물 (가)와 (나)에서 각 원소별 질량 백분율 자료이다. X, Y는 임의의 원소 기호이다.

화합물	질량 백분율(%)	
	X	Y
(가)	60.0	40.0
(나)	33.3	66.7

(가)의 분자식이 X_2Y일 때, (나)의 실험식은?

① XY_2 ② XY_3 ③ X_2Y_3
④ X_3Y_2 ⑤ X_2Y_5

3-15B. ST화학양론,질량백분율/24고려 기출복원1

표는 화합물 A와 B에서 질소(N)와 규소(Si)의 질량 백분율 자료이다. N과 Si의 원자량은 각각 14, 28이다.

화합물	N (%)	Si (%)
A	33.3	66.6
B	40	60

(1) A와 B 각각에서 질소 1g에 결합한 Si의 양(g)은?

(2) 화합물 B의 화학식이 Si_3N_4일 때, A의 실험식을 써라.

3-16A. ST화학양론,질량백분율/24고려 추가문제1-2

화합물 XY_2에서 원소의 질량 조성은 X 75%, Y 25%이다. 화합물 X_2Y_3에서 원소의 질량 조성으로 옳은 것은? (단, X와 Y는 임의의 원소 기호이다.)

① X 60%,   Y 40%
② X 66.7%, Y 33.3%
③ X 80%,   Y 20%
④ X 87.5%, Y 12.5%

3-17B. ST화학양론,질량백분율/24고려 추가문제1-3

순수한 어떤 시료물질을 분석한 결과 황과 산소가 각각 50.1%, 49.9%의 질량비로 포함되어 있다. 이 화합물의 실험식으로 옳은 것은? (단, 황의 몰질량은 32.1g/mol, 산소의 몰질량은 16.0g/mol 이다.)

① SO_2
② SO_3
③ S_2O_3
④ S_2O_4

3-18A. ST화학양론,질량백분율/24고려 추가문제1-6

질량 백분율이 N 64%, O 36%인 화합물의 실험식은? (단, N, O의 몰 질량(g/mol)은 각각 14, 16이다)

① N_2O
② NO
③ NO_2
④ N_2O_5

3-19C. ST화학양론,질량백분율/24고려 추가문제1-7

몰질량이 56g/mol인 금속 M 112g을 산화시켜 실험식이 M_xO_y인 산화물 160g을 얻었을 때, 미지수 x와 y를 각각 구하면? (단, O의 몰질량은 16g/mol이다)

① x = 2,   y = 3
② x = 3,   y = 2
③ x = 1,   y = 5
④ x = 1,   y = 2

3-20B. ST화학양론,질량백분율/24고려 추가문제1-8

990g의 미지 시료를 분석했을 때 558g의 인(P)과 432g의 산소(O)가 들어 있고, 다른 원소는 검출되지 않았다. 이 시료의 실험식은? (단, P와 O의 원자량은 각각 31과 16이다.)

① PO_3
② P_2O_3
③ P_2O_5
④ P_3O_5

연소분석 문제

3-21B. STMO12 양론/24연세모의 2회9번

어떤 화합물은 탄소, 수소, 산소만으로 구성되어 있다. 이 화합물 92g을 완전 연소하였을 때 이산화탄소 176g과 물 108g이 생성되었다. 이 화합물의 실험식은 무엇인가?

① C_2H_5O
② $C_2H_3O_2$
③ C_2H_6O
④ C_3H_8O
⑤ CH_2O

3-22B. ST양론GM16/24계명 추가문제5-1

C, H, O로 구성된 어떤 물질 128g을 완전 연소시켰더니 176g의 이산화탄소(CO_2)와 144g의 물(H_2O)이 생성되었다. 이 물질의 실험식은? (단, H, C, O의 원자량은 각각 1, 12, 16이다.)

① CH_2O
② CH_4O
③ C_2H_4O
④ C_2H_6O
⑤ $C_2H_4O_2$

3-23C. ST화학양론,질량백분율/24고려 추가문제1-1

아스코르브산(비타민 C)은 괴혈병 치료제이다. 이 화합물은 탄소(C) 40.92%, 수소(H) 4.58%, 산소(O) 54.50%의 질량조성 백분율로 구성되어 있다. 다음 중 아스코르브산의 실험식은? (단, C, H, O의 원자량은 각각 12.01 g/mol, 1.008 g/mol, 16.00 g/mol이다)

① C_2H_6O
② $C_3H_4O_3$
③ $C_4H_{10}O_2$
④ $C_6H_8O_6$

3-24B. ST화학양론,질량백분율/24고려 추가문제1-4

탄소(C), 수소(H), 산소(O)로 이루어진 화합물 X 23g을 완전 연소시켰더니 CO_2 44g과 H_2O 27g이 생성되었다. 화합물 X의 화학식은? (단, C, H, O의 원자량은 각각 12, 1, 16이다)

① HCHO
② C_2H_5CHO
③ C_2H_6O
④ CH_3COOH

3-25B. ST화학양론,질량백분율/24고려 추가문제1-5

미지 원소 X가 연소하여 산소와 결합하면 분자식이 X_2O_3인 산화물이 된다. 56 g의 X가 96 g의 산소와 결합하였다면 미지 원소 X의 원자량은? (단, 산소의 원자량은 16이다)

① 12
② 14
③ 28
④ 56

특이한 유형의 양론문제

3-26C. STMO1006-1 양론/24원광모의 1회22번

다음은 철광석(Fe_2O_3)으로부터 철(Fe)을 얻는 과정과 관련된 두 반응식이다.

⟨반응 1⟩ $2C(s) + O_2(g) \longrightarrow 2CO(g)$ (수득률 100%)
⟨반응 2⟩ $Fe_2O_3(s) + 3CO(g) \longrightarrow 2Fe(s) + 3CO_2(g)$

$C(s)$ 600g, $O_2(g)$ 960g, $Fe_2O_3(s)$ 20mol을 반응시켜 Fe(s) 20mol을 얻었다. 두 번째 반응의 퍼센트 수득률은? (단, C와 O의 원자량은 각각 12, 16이며, 제시되지 않은 반응은 고려하지 않는다.)

① 40%   ② 50%   ③ 60%
④ 70%   ⑤ 80%

3-27C. STS469 양론/24단국모의 2회6번

다음은 탄산 납(Ⅱ)과 염산을 이용하여 납의 원자량을 측정하는 실험이다.

〈실험 과정〉
(가) 순수한 탄산 납(Ⅱ) 시료 $w$mg을 준비한다.
(나) 과량의 염산으로 탄산 납(Ⅱ)을 모두 반응시킨다.
(다) 이 과정에서 발생한 이산화탄소 기체의 부피를 측정한다.

〈실험 결과 및 자료〉
○ (다)에서 생성된 이산화탄소의 양 : T℃, 1기압에서 50mL
○ T℃, 1기압에서 이상 기체 1몰의 부피 : 25L

실험에서 구한 납의 원자량(g/mol)은? (단, 온도는 T℃로 일정하다. C와 O의 원자량은 각각 12와 16이다. 기체는 이상 기체와 같은 거동을 하며, 기체의 용해도는 무시한다.)

① $\frac{w}{2} - 50$ ② $\frac{w}{2} - 120$ ③ $\frac{w}{4} - 60$

④ $\frac{w}{4} - 30$ ⑤ $\frac{w}{2} - 60$

3-28B. STCFS738 상식/24원광모의 3회22번

표는 자연계에 존재하는 염소(Cl)의 동위 원소 존재 비율에 대한 자료이다.

동위 원소	존재 비율(%)
^{35}Cl	75
^{37}Cl	25

이 자료를 근거로 계산한 $\dfrac{\text{분자량이 70인 Cl}_2\text{의 비율}}{\text{분자량이 72인 Cl}_2\text{의 비율}}$ 은?

① $\dfrac{3}{2}$ ② $\dfrac{2}{3}$ ③ 3

④ $\dfrac{3}{4}$ ⑤ $\dfrac{9}{4}$

3-29C. STKH22/22경희기출1번

다음은 HCl 수용액과 Mg 금속의 반응에 관련된 자료이다.

- 반응 온도는 300K이고 압력은 2.00 atm이다.
- HCl 수용액의 농도는 0.500M이고 부피는 200mL이다.
- HCl 수용액에 가한 Mg의 질량은 20.0g이다.

반응이 완결되어 생성되는 수소 기체의 부피는? (단, 기체 상수는 0.082L atm K^{-1} mol^{-1}이고 수소 기체는 이상 기체이다. H, Cl, Mg의 원자량은 각각 1, 35.5, 24.3이다.)

① 0.154L
② 0.308L
③ 0.615L
④ 1.23L
⑤ 2.46L

3-30D. STKH22/22경희기출15번

다음은 H, N, O로 이루어진 이온 화합물 A의 수용액에 대한 설명이다.

- A에 존재하는 H, N, O의 질량비는 1 : 7 : 12이다.
- 8g의 A를 500mL의 물에 녹인 수용액의 삼투압은 27℃에서 9.84 atm이다.
- A의 용해열은 25.69kJ mol^{-1}이다.
- 순수한 물의 밀도는 1.00g mL^{-1}이다.
- 순수한 물의 비열은 4.18 J g^{-1} ℃$^{-1}$이다.
- 열용량계의 열용량은 364 J ℃$^{-1}$이다.

열용량계 안에서 온도가 27℃인 물 200mL에 16.0g의 이온 화합물 A를 녹였을 때 도달하는 수용액의 온도에 가장 근접한 값은? (단, 0℃는 273K이고 기체 상수는 0.082 L atm K^{-1} mol^{-1}이다. H, N, O의 원자량은 각각 1, 14, 16이다.)

① 4.30℃
② 18.6℃
③ 23.7℃
④ 26.6℃
⑤ 31.3℃

3-31B. STDK22화학양론/22단국기출2번

다음의 반응식에 의해서 인산칼슘으로부터 인(P_4)을 제조 할 수 있다. 이 반응에서 투입한 반응물의 양과 몰질량은 다음과 같다.

$$2Ca_3(PO_4)_2 + 10C + 6SiO_2 \rightarrow 6CaSiO_3 + 10CO + P_4$$

반응물	$Ca_3(PO_4)_2$	C	SiO_2
반응물의 양	3100g	600g	1440g
반응물의 몰질량	310g/mol	12g/mol	60g/mol

이 반응에서 한계반응물인 것은 무엇인가?

① $Ca_3(PO_4)_2$
② C
③ SiO_2
④ $Ca_3(PO_4)_2$, SiO_2
⑤ C, SiO_2

3-32C.

다음은 암모니아(NH_3)와 일산화 이질소(N_2O)가 반응하여 질소(N_2)와 물(H_2O)을 생성하는 반응의 화학 반응식이다.

$$2NH_3(g) + aN_2O(g) \rightarrow 4N_2(g) + bH_2O(l) \quad (a, b: 반응 계수)$$

그림은 NH_3와 n mol의 N_2O가 반응하여 반응이 완결되었을 때, 생성된 H_2O의 질량을 초기 NH_3의 양에 따라 나타낸 것이다.

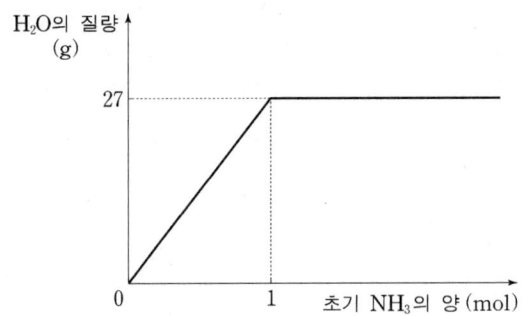

이에 대한 설명으로 옳은 것만을 <보기>에서 있는 대로 고른 것은? (단, H_2O의 분자량은 18이고, N_A는 아보가드로 수이다.)

―〈보 기〉―
ㄱ. $a = 2$이다.
ㄴ. $n = 1.5$이다.
ㄷ. 초기 NH_3의 양이 2mol일 때, 생성된 N_2 분자 수는 $2N_A$이다.

① ㄱ   ② ㄴ   ③ ㄱ, ㄷ
④ ㄴ, ㄷ   ⑤ ㄱ, ㄴ, ㄷ

3-33C.

다음은 탄화수소 C_2H_n의 연소 반응의 균형 화학 반응식이다.

$$C_2H_n(g) + aO_2(g) \rightarrow 2CO_2(g) + bH_2O(l) \quad (a, b: 반응 계수)$$

그림은 xg의 C_2H_n을 완전 연소시킬 때, O_2의 초기 질량에 따른 생성물의 질량을 나타낸 것이다. (가)와 (나)는 각각 CO_2와 H_2O 중 하나이다.

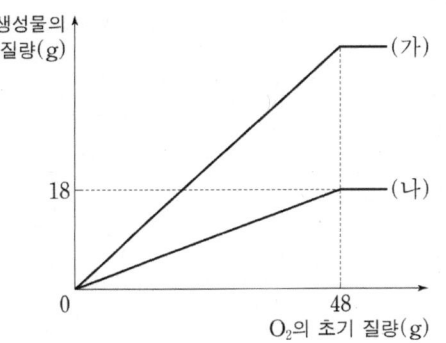

이에 대한 설명으로 옳지 않은 것은? (단, H, C, O의 몰질량(g/mol)은 각각 1, 12, 16이다.)

① $a = 3$이다.
② (가)는 CO_2이다.
③ $x = 14$이다.
④ O_2의 초기 질량이 24g일 때 완전 연소 후 남아있는 반응물의 양은 0.25mol이다.
⑤ O_2의 초기 질량이 60g일 때 완전 연소 후 생성된 CO_2의 양은 1.25mol이다.

문제번호	정답	문제번호	정답
1	4		
2	4		
3	2		
4	3		
5	3		
6	2		
7	3		
8	4		
9	3		
10	3		
11	2		
12	1		
13	3		
14	3		
15	주관식		
16	3		
17	1		
18	1		
19	1		
20	2		
21	3		
22	2		
23	2		
24	3		
25	2		
26	3		
27	5		
28	1		
29	3		
30	3		
31	3		
32	4		
33	5		

3장 해설 링크 모음

04

용액의 화학양론

해설 링크 모음

04. 용액의 화학양론 핵심 써머리

1. 전해질
    1) 강전해질: 100%해리되어 이온으로 완전히 분리됨
    2) 약전해질: 용해된 분자 중 일부만 이온으로 분리됨
    3) 비전해질: 녹아있는 물질이 이온으로 분리되지 않음

2. 산과 염기
    1) 아레니우스 산염기 모형
        (1) 산: 물에 녹아 H^+ 생성
        (2) 염기: 물에 녹아 OH^- 생성
    2) 브뢴스테드-로우리 모형
        (1) 산: H^+ 주개
        (2) 염기: H^+ 받개
    3) 강산: H^+와 음이온으로 완전히 분리
    4) 약산: 일부만 이온화됨

3. 몰농도
    1) 몰농도(M) = $\dfrac{용질의 \ mol수}{용액의 \ 부피(L)}$
    2) 표준 용액: 정확한 몰농도를 아는 용액

4. 묽힘
    1) 용매를 더해 몰농도를 감소시키는 것
    2) 묽히기 전 용질의 몰수 = 묽힌 후 용질의 몰수
    $M_1 V_1 = M_2 V_2$

5. 용액 반응을 나타내는 반응식의 종류
    1) 화학식 반응식: 모든 반응물, 생성물을 완전한 화학식으로 표시
    2) 완전 이온 반응식: 센 전해질에서 해리된 모든 이온을 표시
    3) 알짜 이온 반응식: 완전 이온 반응식에 구경꾼 이온을 제외

6. 용해도 규칙
    1) 실험 관찰에 근거한 규칙
    2) Na^+, K^+, Li^+, NH_4^+, NO_3^-를 포함하는 이온 화합물은 항상 강전해질
    3) 대표적인 침전
        (1) $AgCl$, $AgBr$, AgI(노란색), Ag_2CrO_4(붉은색),
        (2) $BaSO_4$, $BaCO_3$, $CaCO_3$, $CaSO_4$, CaF_2
        (3) Hg_2Cl_2, $Mg(OH)_2$, $Al(OH)_3$, $Pb(OH)_2$
        (4) MgO, Al_2O_3, PbO, NiS, PbS, Ag_2S, CuS, MnS

7. 중요한 용액 반응의 유형
   1) 산-염기 반응: 물질 사이에 H+ 이온의 이동
   2) 침전 반응: 이온끼리 결합하여 불용성 고체 형성
   3) 산화-환원 반응: 물질 사이에 전자의 이동

8. 적정
   1) 시료 용액에 들어있는 물질과 반응하는 데 필요한 표준 용액(적정 시약)의 부피를 측정
   2) 종말점: 지시약이 변색하는 시점
   3) 당량점: 분석하려고 하는 물질과 정확히 반응할 수 있을 만큼 적정시약이 가해진 시점
   4) 종말점은 대개 당량점과 매우 가까움

9. 산화-환원 반응
   1) 산화수 규칙 등을 사용하여 전자의 이동을 추적
   2) 산화: 전자를 잃음(산화수 증가)
   3) 환원: 전자를 얻음(산화수 감소)
   4) 산화제: 다른 물질을 산화시킴, 스스로는 전자를 얻음
   5) 환원제: 다른 물질을 환원시킴, 스스로는 전자를 잃음
   6) 산화-환원 반응 균형 맞추는 방법
      (1) 산화수법
      (2) 반쪽 반응법
      (3) mix 방법(산화수법과 반쪽반응법의 장점을 합친 방법)

심화주제 4-1: 대표적인 산화제와 환원제

1. 대표적인 산화제와 환원제

산화제	생성물
MnO_4^-	산성: Mn^{2+}, 염기성: $MnO_2(s)$
$Cr_2O_7^{2-}$	Cr^{3+}
CrO_4^{2-}	
CrO_3	
H_2O_2	H_2O
HNO_3	NO, NO_2
ClO^-	Cl^-
ClO_3^-	Cl^-
BrO_3^-	Br^-
O_2	H_2O
O_3	H_2O
Cl_2	Cl^-
Br_2	Br^-
$I_2 = I_3^-$	I^-
$S_2O_8^{2-}$	SO_4^{2-}

환원제	생성물
Na	Na^+
K	K^+
Li	Li^+
H_2	H^+
Sn^{2+}	Sn^{4+}
Cl^-	Cl_2
I^-	$I_2 = I_3^-$
Zn	Zn^{2+}
Fe^{2+}	Fe^{3+}
H_2O_2	O_2
$H_2C_2O_4$	CO_2
$S_2O_3^{2-}$	$S_4O_6^{2-}$
아스코르브산	–

심화주제 4-2: 다양한 이온화합물의 용해도

⟨수용액에서 용해도 규칙, 위로 갈수록 우선순위↑⟩

가용성(soluble)	불용성(insoluble)
알칼리 금속, NH_4^+	X
Cl^-, Br^-, I^-	예외 → Ag^+, Hg_2^{2+}, Pb^{2+}
NO_3^-, ClO_4^-, HCO_3^-, CH_3COO^-, ClO_3^-	X
SO_4^{2-}	예외 → Sr^{2+}, Ba^{2+}, Hg_2^{2+}, Pb^{2+}, Ca^{2+}, Ag^+
X	CO_3^{2-}, PO_4^{3-}, CrO_4^{2-}, S^{2-}
Ca^{2+}, Sr^{2+}, Ba^{2+} ← 예외	OH^-

⟨물에서 이온화합물들의 용해도⟩

Solubilities of Ionic Compounds in Water

Anion	Soluble†	Slightly Soluble	Insoluble
NO_3^- (nitrate)	All	—	—
CH_3COO^- (acetate)	Most	—	$Be(CH_3COO)_2$
ClO_3^- (chlorate)	All	—	—
ClO_4^- (perchlorate)	Most	$KClO_4$	—
F^- (fluoride)	Group I, AgF, BeF_2	SrF_2, BaF_2, PbF_2	MgF_2, CaF_2
Cl^- (chloride)	Most	$PbCl_2$	$AgCl$, Hg_2Cl_2
Br^- (bromide)	Most	$PbBr_2$, $HgBr_2$	$AgBr$, Hg_2Br_2
I^- (iodide)	Most	—	AgI, Hg_2I_2, PbI_2, HgI_2
SO_4^{2-} (sulfate)	Most	$CaSO_4$, Ag_2SO_4, Hg_2SO_4	$SrSO_4$, $BaSO_4$, $PbSO_4$
S^{2-} (sulfide)	Groups I and II, $(NH_4)_2S$	—	Most
CO_3^{2-} (carbonate)	Group I, $(NH_4)_2CO_3$	—	Most
SO_3^{2-} (sulfite)	Group I, $(NH_4)_2SO_3$	—	Most
PO_4^{3-} (phosphate)	Group I, $(NH_4)_3PO_4$	—	Most
OH^- (hydroxide)	Group I, $Ba(OH)_2$	$Sr(OH)_2$, $Ca(OH)_2$	Most

심화주제 4-3: 활동도 계수

1. 활동도
1) 활동도(activity)는 활동도 계수(activity coefficient)가 포함된 농도이다.

$$a_A = [A]\gamma_A$$

a_A: A의 활동도,   [A]: A의 몰농도, γ_A: A의 활동도 계수

2) 한 화학종의 활동도는 그 화학종의 유효농도의 척도이다.
3) 화학종 A의 활동도와 활동도 계수는 이온세기에 따라 변하는데. 평형상수 식에 [A]대신 a_A를 사용하면 평형 상수 값은 이온세기에 무관하다.

2. 이온세기
1) 용액의 이온세기 $\mu = \dfrac{1}{2}\sum c_i z_i^2$

c_i: i 화학종의 몰농도, z_i: i 화학종의 전하

3. Debye-Huckel(디바이 휘켈) 식
1) 전해질 용액에서 이온들의 활동도 계수를 계산하는 식

$$\log\gamma = \frac{-\alpha z^2\sqrt{\mu}}{1+\beta r\sqrt{\mu}} = \frac{-0.51 z^2\sqrt{\mu}}{1+(\alpha\sqrt{\mu}/305)} \ (25℃)$$

α: 유효수화반경

4. 활동도 계수의 성질
1) 활동도 계수는 이상적인 값에서 벗어나는 거동의 척도이며, 활동도 계수가 1이면 이상적인 거동이다.
2) 이온세기가 증가하면 활동도 계수는 감소한다.
    (1) 이온세기가 높아질수록 이온 간의 상호작용이 증가하여 활동도 계수가 감소한다.
    (2) 이로 인해, 용액이 이상적인 상태에서 벗어나게 된다.
    (3) 무한히 묽은 용액에서 활동도 계수는 1이고 보통 용액에서 $\gamma < 1$이다.
3) 이온의 전하가 증가할수록 활동도 계수는 작아지지만 그 부호에는 무관하다.
4) 전하를 가지지 않는 중성분자의 활동도 계수는 이온세기에 따라 변하지 않고 거의 1이다.
5) 대부분의 기체에 대해서 활동도 계수는 1이다.
6) 이온의 전하수가 같은 경우 수화반경이 작을수록 활동도 계수가 작아진다.
    (1) 이온의 반지름이 작고, 전하가 클수록 수화반경이 크다.
        ① 이온 반지름이 작을수록 이온이 물 분자에 의해 더 강하게 둘러싸이게 되어 수화반경이 커진다.
    (2) 수화반경의 크기
        ① $Li^+ \rangle Na^+ \rangle K^+ \rangle Rb^+$
        ② $F^- \rangle Cl^- \rangle Br^- \rangle I^-$
        ③ $Sn^{4+} \rangle In^{3+} \rangle Cd^{2+} \rangle Rb^+$

산화수, 산화-환원 반응

4-1B. LRM144 화학 반응의 종류/23연세 기출복원6번

다음 화합물에서 밑줄 친 원소들의 산화수를 모두 더한 값은?

$$\underline{\text{Na}}\text{H},\quad \text{Ba}\underline{\text{O}}_2,\quad \text{H}_2\underline{\text{O}}_2,\quad \text{K}_2\underline{\text{S}}_2\text{O}_8,\quad \underline{\text{P}}_4\text{O}_{10}$$

① 10
② 11
③ 12
④ 14
⑤ 15

4-2A. LR산화수/22중앙기출11번

다음 〈보기〉의 네 가지 화합물과 이온에 명시된 원소들의 산화수(oxidation number)의 총합은?

―〈보 기〉―
가. K_2SO_4 중 S
나. SO_3^{2-} 중 S
다. H_3PO_4 중 P
라. $HClO_2$ 중 Cl

① 16
② 17
③ 18
④ 19

4-3B. LR산화환원 반응/23중앙기출13번

다음 〈보기〉의 화합물 중 산소에 의한 산화 반응이 진행될 수 없는 화합물의 개수는?

―〈보 기〉―
CO_2, SO_2, NO_2, P_4O_{10}

① 1개
② 2개
③ 3개
④ 4개

4-4B. LR산화환원 반응/21중앙기출4번

포름산(HCOOH)은 산성 수용액에서 과망가니즈산 이온(MnO_4^-)과 반응하여 이산화 탄소(CO_2)와 망가니즈 이온(Ⅱ)(Mn^{2+})을 형성한다. 이 반응에 대한 〈보기〉의 설명 중 옳은 것만을 모두 고른 것은?

―〈보 기〉―
가. 포름산이 포함하는 탄소의 산화수는 +2이다.
나. 2mol의 포름산이 반응해 5mol의 망가니즈 이온(Ⅱ)를 형성한다.
다. 반응이 진행될수록 용액의 pH는 증가한다.
라. 과망가니즈산 이온 1개가 반응하여 이산화 탄소 1개가 생성된다.

① 가, 나
② 가, 다
③ 나, 라
④ 다, 라

4-5C. LRM149 활동도 서열/23연세 기출복원17번

금속의 활동도 서열을 이용할 때, 다음 중 자발적으로 일어날 것으로 예상되는 것은?

① $2Na^+(aq) + Zn(s) \longrightarrow 2Na(s) + Zn^{2+}(aq)$
② $2HCl(aq) + Pt(s) \longrightarrow H_2(g) + PtCl_2(aq)$
③ $3Ag^+(aq) + Au(s) \longrightarrow 3Ag(s) + Au^{3+}(aq)$
④ $2H^+(aq) + Sn(s) \longrightarrow H_2(g) + Sn^{2+}(aq)$
⑤ $Zn^{2+}(aq) + Hg(l) \longrightarrow Zn(s) + Hg^{2+}(aq)$

산화-환원반응 균형 맞추기 기본 유형

4-6B. LRU 산화환원 균형맞추기/23원광 기출복원19번

산성 용액에서 다음 반응이 진행된다. ($a \sim d$는 계수)

$$aMnO_4^-(aq) + bSn^{2+}(aq) + cH^+(aq)$$
$$\longrightarrow aMn^{2+}(aq) + bSn^{4+}(aq) + dH_2O(l)$$

농도를 모르는 $SnCl_2$ 시료 용액 30.0mL를 적정하는 데 0.010M $KMnO_4(aq)$ 120.0mL가 소모되었다.

이에 관한 설명으로 옳은 것만을 〈보기〉에서 있는 대로 고른 것은?

─── 〈보 기〉 ───
ㄱ. 적정 과정에서 MnO_4^-는 산화된다.
ㄴ. $a+b+c+d = 31$이다.
ㄷ. $SnCl_2$ 시료 용액의 농도는 0.10M이다.

① ㄱ ② ㄴ ③ ㄱ, ㄷ
④ ㄴ, ㄷ ⑤ ㄱ, ㄴ, ㄷ

4-7A. LR산화환원 균형맞추기/23중앙기출19번

다음 산화−환원 반응이 염기성 수용액에서 진행될 때, <보기>의 반응식에서 각 계수의 총합($a+b+c+d$)으로 옳은 것은? (단, 반응식에서 H_2O, OH^-는 생략되어 있다.)

<보 기>
$a\text{MnO}_4^-(aq) + b\text{I}^-(aq) \rightarrow c\text{MnO}_2(s) + d\text{I}_2(s)$

① 13
② 14
③ 15
④ 16

4-8A. LRH17-1 산화 환원 반응/24원광모의 1회12번

다음은 염기성 수용액에서 진행되는 불균등화 반응식이다. ($a \sim d$는 계수)

$$S_8 + a\text{OH}^- \rightarrow b\text{S}^{2-} + c\text{S}_2\text{O}_3^{2-} + d\text{H}_2\text{O}$$

$a+b+c$는?

① 15   ② 16   ③ 17   ④ 18   ⑤ 19

4-9B. LRS223 산화 환원 반응/24원광모의 2회14번

다음은 염기성 수용액에서 일어나는 균형 반응식이다. ($a \sim e$는 계수)

$$a\text{CN}^-(aq) + b\text{OCl}^-(aq) + c\text{OH}^-(aq)$$
$$\rightarrow N_2(g) + d\text{CO}_3^{2-}(aq) + b\text{Cl}^-(aq) + e\text{H}_2\text{O}(l)$$

염기성 조건에서 농도를 모르는 $KCN(aq)$ 10mL를 완전히 적정하는데 0.010M $NaOCl(aq)$ 50mL가 소모되었다. $KCN(aq)$의 농도(M)는?

① 0.010   ② 0.015   ③ 0.020
④ 0.025   ⑤ 0.030

4-10C. LRS765 산화 환원 반응/24원광모의 3회12번

다음은 산성 수용액에서 진행되는 두 가지 균형 반응식이다. ($a \sim d$는 반응 계수)

$\text{Cr}_2\text{O}_7^{2-} + a\text{I}^- + b\text{H}^+ \rightarrow 2\text{Cr}^{3+} + c\text{I}_2 + d\text{H}_2\text{O}$
$2\text{S}_2\text{O}_3^{2-} + \text{I}_2 \rightarrow 2\text{I}^- + \text{S}_4\text{O}_6^{2-}$

산성 조건에서 0.0010mol의 $K_2Cr_2O_7$을 과량의 KI와 반응시켜 I_2를 생성시켰다. 생성된 I_2를 모두 소모시키는데 xM $Na_2S_2O_3$ 용액 60.0mL가 소모되었을 때, x는?

① 0.02   ② 0.04   ③ 0.05
④ 0.08   ⑤ 0.1

4-11B. LRMO12 산화-환원 반응/24연세모의 2회10번

염기성 수용액에서 CrO_2^-는 ClO^-와 반응하여 CrO_4^{2-}와 Cl^-를 생성한다. 이 반응식의 계수를 가장 간단한 정수로 맞추었을 때, ClO^-의 계수와 OH^-의 계수를 더한 값은?

① 5 ② 6 ③ 7
④ 8 ⑤ 9

4-12B. LRS220-1 산화 환원 반응/24단국모의 1회3번

다음은 과망가니즈산 칼륨($KMnO_4$)과 진한 염산(HCl)이 반응하는 산화·환원 반응의 균형 반응식이다. $a \sim e$는 반응 계수이다.

$$a\,KMnO_4(aq) + b\,HCl(aq) \longrightarrow$$
$$c\,KCl(aq) + d\,MnCl_2(aq) + e\,H_2O(l) + 5Cl_2(g)$$

이에 관한 설명으로 옳은 것만을 <보기>에서 있는 대로 고른 것은?

─── <보 기> ───
ㄱ. $KMnO_4(aq)$는 산화된다.
ㄴ. H^+는 구경꾼 이온이다.
ㄷ. $\dfrac{b}{a} = 8$이다.

① ㄱ ② ㄴ ③ ㄷ
④ ㄱ, ㄷ ⑤ ㄴ, ㄷ

4-13B. LRKH21/21경희기출12번

다음은 고체 산화 납이 암모니아 가스와 반응하여 질소 가스, 물, 고체 납을 생성하는 반응에 대한 균형 화학 반응식이다.

$$aPbO(s) + bNH_3(g) \rightarrow cN_2(g) + dH_2O(l) + ePb(s)$$
(a~e: 반응 계수)

이에 대한 설명으로 옳은 것만을 <보기>에서 모든 고른 것은?

─── <보 기> ───
ㄱ. $a = 3$이다.
ㄴ. 암모니아 가스 1mol 당 전자 3 mol이 이동한다.
ㄷ. 2 mol의 고체 산화 납과 과량의 암모니아 가스 간의 반응이 완결되었을 때 생성된 질소 가스는 0.3 mol이다.

① ㄱ
② ㄷ
③ ㄱ, ㄴ
④ ㄴ, ㄷ
⑤ ㄱ, ㄴ, ㄷ

4-14B. LRKH22/22경희기출6번

다음은 염산 수용액에서 발생하는 산화·환원 반응에 대한 균형 반응식이고, a~d는 반응 계수이다.

$$aAs_2S_3 + bClO_3^- + 36H_2O$$
$$\rightarrow cH_3AsO_4 + dSO_4^{2-} + bCl^- + 18H_3O^+$$

이 반응에 대한 설명으로 옳은 것만을 〈보기〉에서 모두 고른 것은?

―〈보 기〉―
ㄱ. As_2S_3 1 mol 당 전자 28 mol이 이동한다.
ㄴ. ClO_3^-는 산화제로 작용 한다.
ㄷ. a + b + c + d = 32이다.

① ㄱ
② ㄴ
③ ㄱ, ㄴ
④ ㄱ, ㄷ
⑤ ㄱ, ㄴ, ㄷ

4-15A. LR산화환원반응 균형맞추기/22중앙기출12번

다음 산화-환원 반응이 산성 수용액에서 진행될 때 계수의 총합 $(a + b + c + d)$은? (단, 반응식에서 H_2O, H^+는 생략되어 있다.)

―〈보 기〉―
$$aMnO_4^-(aq) + bC_2O_4^{2-}(aq) \rightarrow cMn^{2+}(aq) + dCO_2(g)$$

① 15
② 17
③ 19
④ 22

4-16B. LR산화환원반응/24연세 기출복원8

다음은 염기성 수용액에서 진행되는 반응의 불균형 반응식이다.

$$MnO_4^-(aq) + CN^-(aq) \rightarrow CNO^-(aq) + MnO_2(s)$$

최소 정수로 균형을 맞추었을 때, 모든 반응물과 생성물의 계수 총합은?

① 12
② 13
③ 14
④ 15
⑤ 16

4-17B. LR산화환원반응/24원광 기출복원8★★

다음은 산성 용액에서 진행되는 산화·환원 균형 반응식이다. ($a \sim f$: 계수)

$$a\text{Cr}^{3+}(aq) + b\text{BiO}_3^-(aq) + c\text{H}^+(aq) \rightarrow$$
$$d\text{Bi}^{3+}(aq) + e\text{Cr}_2\text{O}_7^{2-}(aq) + f\text{H}_2\text{O}(l)$$

산화제 1몰이 반응할 때 생성되는 물(H_2O)은 몇 몰인가?

① $\dfrac{1}{3}$ ② $\dfrac{2}{3}$ ③ 1 ④ $\dfrac{1}{2}$ ⑤ $\dfrac{3}{2}$

4-18B. LR산화환원반응/24원광 추가문제8-1(15미트)

다음은 황산 수용액에서 $KH(IO_3)_2$와 KI의 반응에 대한 불균형 반응식이다.

$$\text{KH(IO}_3)_2 + \text{KI} + \text{H}_2\text{SO}_4 \rightarrow \text{I}_2 + \text{K}_2\text{SO}_4 + \text{H}_2\text{O}$$

이에 대한 설명으로 옳은 것만을 〈보기〉에서 있는 대로 고른 것은?

―〈보 기〉―
ㄱ. $KH(IO_3)_2$에서 I의 산화수는 +5이다.
ㄴ. KI 1몰당 전자 2몰이 이동한다.
ㄷ. 균형 반응식에서 $KH(IO_3)_2$와 I_2의 계수 비는 1 : 6이다.

① ㄱ   ② ㄴ   ③ ㄱ, ㄷ
④ ㄴ, ㄷ   ⑤ ㄱ, ㄴ, ㄷ

4-19B. LR산화환원반응/24원광 추가문제8-2(14피트)

다음은 수용액에서 일어나는 어떤 산화·환원 반응에 대한 균형 반응식이며 $a \sim d$는 반응 계수이다.

$$a\text{IO}_3^- + b\text{I}^- + c\text{H}^+ + 6\text{Cl}^- \rightarrow 3\text{ICl}_2^- + d\text{H}_2\text{O}$$

이 반응에 대한 설명으로 옳은 것만을 〈보기〉에서 있는 대로 고를 때, 그 개수는?

―〈보 기〉―
○ $a=2$이다.
○ I^-은 환원제로 작용한다.
○ IO_3^- 1몰 당 전자 2몰이 이동한다.
○ Cl의 산화수는 증가한다.

① 1개   ② 2개   ③ 3개   ④ 4개   ⑤ 5개

4-20B. LR산화환원반응/24단국 기출복원19

다음은 세 가지 화학 반응식이다.

(가) $2Ca(s) + O_2(g) \rightarrow 2CaO(s)$

(나) $NH_4NO_3(s) \rightarrow N_2O(g) + 2H_2O(l)$

(다) $2Sn(s) + 10H^+(aq) + 2NO_3^-(aq)$
$\rightarrow 2Sn^{4+}(aq) + N_2O(g) + 5H_2O(l)$

이에 대한 설명으로 옳은 것만을 〈보기〉에서 있는 대로 고른 것은?

―〈보 기〉―
ㄱ. (가)에서 Ca는 산화제로 작용한다.
ㄴ. (나)에서 N_2O 1몰 당 전자 4몰이 이동한다.
ㄷ. (다)에서 NO_3^-는 환원된다.

① ㄱ ② ㄷ ③ ㄱ, ㄴ
④ ㄴ, ㄷ ⑤ ㄱ, ㄴ, ㄷ

4-21B. LR산화환원 반응/24단국 기출복원12★

다음은 산성 수용액에서 중크롬산 이온($Cr_2O_7^{2-}$)과 에탄올(C_2H_5OH)의 산화·환원 반응 균형식이다. ($x \sim z$, a:반응 계수)

$x\,Cr_2O_7^{2-}(aq) + y\,C_2H_5OH(aq) + z\,H^+(aq)$
$\rightarrow 2x\,Cr^{3+}(aq) + y\,CH_3COOH + a\,H_2O(l)$

$x+y+z$는?

① 7
② 10
③ 18
④ 21
⑤ 25

4-22B. LR산화환원 반응/24단국 기출복원12-1(16미트)

다음은 과황산 이온($S_2O_8^{2-}$)이 포름산(HCOOH)을 분해하는 반응에 대한 균형 반응식이다.

반응 (1)　$S_2O_8^{2-} \rightarrow 2SO_4^-$

반응 (2)　$aSO_4^- + bHCOOH \rightarrow cSO_4^{2-} + dCO_2 + eH^+$

이에 대한 설명으로 옳은 것만을 〈보기〉에서 있는 대로 고른 것은?

―〈보 기〉―
ㄱ. 반응 (1)에서 S는 환원된다.
ㄴ. 반응 (2)에서 C의 산화수는 +2에서 +4로 변한다.
ㄷ. 반응 (2)에서 $a : b = 2 : 1$이다.

① ㄱ ② ㄷ ③ ㄱ, ㄴ
④ ㄴ, ㄷ ⑤ ㄱ, ㄴ, ㄷ

4-23B. LR산화환원 적정/24경희 추가문제12-1(18미트)★

그림은 산성 조건에서 0.200M의 과망가니즈산 포타슘($KMnO_4$) 수용액으로 미지 농도의 과산화수소(H_2O_2) 수용액 100 mL를 산화-환원 적정하는 실험과 두 반쪽 반응식을 나타낸 것이다. 종말점까지 사용된 $KMnO_4$ 수용액의 부피는 5.00 mL이다.

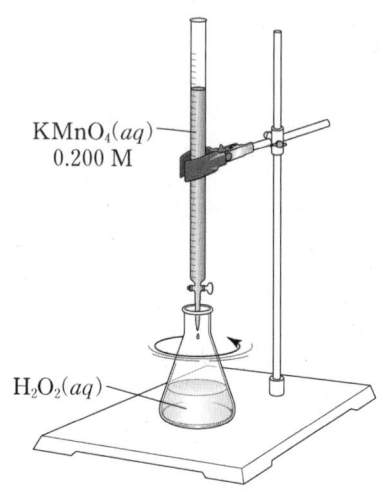

$MnO_4^-(aq) + 8H^+(aq) + 5e^- \rightarrow Mn^{2+}(aq) + 4H_2O(l)$
$H_2O_2(aq) \rightarrow O_2(g) + 2H^+(aq) + 2e^-$

이에 대한 설명으로 옳지 <u>않은</u> 것은?

① MnO_4^-는 산화제이다.
② MnO_4^-와 H_2O_2는 5 : 2의 몰비로 반응한다.
③ O_2 기체가 발생한다.
④ H_2O_2에서 O의 산화수는 -1이다.
⑤ 초기 H_2O_2 수용액의 농도는 0.0250M이다.

산화-환원반응 균형 맞추기 변칙적 유형

4-24C. LRMO15 산화-환원 반응 양론/24연세모의 2회11번

어떤 구리 광석에는 구리가 모두 $CuCO_3$ 형태로 존재한다. 이 구리 광석 시료 0.50g을 산에 완전히 녹인 후, 과량의 KI 용액을 가했더니 다음과 같은 반응이 일어났다.

$$2Cu^{2+}(aq) + 5I^-(aq) \rightarrow I_3^-(aq) + 2CuI(s)$$

이 때 생성된 I_3^-를 모두 I^-로 바꾸기 위해서 다음 반응을 진행시켰더니, 0.02M $Na_2S_2O_3(aq)$ 30.0mL를 넣었을 때 당량점에 도달하였다.

$$I_3^-(aq) + 2S_2O_3^{2-}(aq) \rightarrow 3I^-(aq) + S_4O_6^{2-}(aq)$$

구리 광석 중 $CuCO_3$의 질량 백분율에 가장 가까운 것은? (단, $CuCO_3$의 실험식량은 124g/mol이다. 제시되지 않은 반응은 고려하지 않는다.)

① 10%   ② 15%   ③ 20%
④ 25%   ⑤ 30%

4-25C. LRHG704 농도환산/24연세모의 2회17번

질량 백분율 98.0%, 비중 1.8인 진한 황산 용액 50mL를 취한 다음, 증류수로 희석하여 1L의 새로운 묽은 황산 용액을 만들었다. 농도를 모르는 80.0mL의 NaOH 수용액을 당량점까지 적정하는 데 이 묽은 황산용액 40.0mL가 소모되었다면, NaOH 수용액의 농도(M)는? (단, 황산(H_2SO_4)의 몰질량은 98g/mol이다.)

① 0.30 ② 0.45 ③ 0.60
④ 0.90 ⑤ 1.20

4-26C. LRS226 용액의 양론/24단국모의 1회15번

다음은 싸이오황산 소듐($Na_2S_2O_3$) 용액의 농도를 결정하는 실험이다.

〈실험 과정〉

(가) 0.1M KIO_3 표준 용액 25mL에 과량의 $KI(s)$와 $H_2SO_4(aq)$을 가하여 다음 반응을 완결시킨다.

$$a\text{IO}_3^-(aq) + b\text{I}^-(aq) + c\text{H}^+(aq) \to d\text{I}_3^-(aq) + e\text{H}_2\text{O}(l)$$

(나) 과정 (가)의 용액에 녹말 지시약을 소량 가한 후 파란색이 없어질 때까지 xM $Na_2S_2O_3$ 용액으로 I_3^-를 적정한다.

$$\text{I}_3^-(aq) + 2\text{S}_2\text{O}_3^{2-}(aq) \to 3\text{I}^-(aq) + \text{S}_4\text{O}_6^{2-}(aq)$$

〈실험 결과〉

(나)에서 종말점까지 가한 $Na_2S_2O_3$ 용액의 부피는 25mL이다.

(나)에서 x는?

① 0.20 ② 0.40 ③ 0.60 ④ 0.80 ⑤ 0.90

4-27C. LRS685 용액의 화학양론/24단국모의 2회7번

다음은 산성 수용액에서 중크로뮴산 이온($Cr_2O_7^{2-}$)과 에탄올(C_2H_5OH)의 산화·환원 반응 균형식이다. ($a \sim d$: 반응 계수)

$$aCr_2O_7^{2-}(aq) + C_2H_5OH(aq) + bH^+(aq)$$
$$\rightarrow cCr^{3+}(aq) + 2CO_2(g) + dH_2O(l)$$

산성 조건에서 혈액 시료 30g을 적정 하는데 0.03M $K_2Cr_2O_7(aq)$ 50mL가 소모되었다면 혈액 시료에서 에탄올의 질량 백분율(%)은? (단, 제시되지 않은 반응은 고려하지 않는다. 에탄올의 몰질량은 46이다.)

① $\dfrac{5 \times 46}{2000}$ ② $\dfrac{3 \times 46}{2000}$ ③ $\dfrac{46}{1000}$

④ $\dfrac{2 \times 46}{3000}$ ⑤ $\dfrac{3 \times 46}{4000}$

4-28C. LR용액의 화학양론/19중앙기출12

경수 시료에 있는 Ca^{2+}와 Mg^{2+}의 양을 결정하기 위하여 EDTA 용액으로 다음과 같은 적정 실험을 하였다. 이 경우 Ca^{2+}와 Mg^{2+}의 농도는 각각 얼마인가?

<실험 과정 및 결과>
가. 경수 0.100 L를 1.00 mM Na_2EDTA 용액으로 적정할 때 종말점에 도달하기 위하여 Na_2EDTA 용액 31.5 mL가 필요하였다.
나. 경수 0.100 L를 황산이온으로 처리하여 생긴 침전물을 제거한 후, 1.00 mM Na_2EDTA 용액 18.7 mL를 여과액에 첨가할 때 지시약이 변색되었다.

	Ca^{2+}(mM)	Mg^{2+}(mM)
①	0.256	0.374
②	0.128	0.187
③	0.187	0.128
④	0.374	0.256

4-29C. LR산화환원 반응 양론/24경희기출12★

아래는 과망가니즈산 포타슘($KMnO_4$)을 이용한 과산화수소(H_2O_2)의 적정 반응이다.

$$aKMnO_4(aq) + bH_2O_2(aq) + cH_2SO_4(aq)$$
$$\rightarrow dMnSO_4(aq) + eO_2(g) + fK_2SO_4(aq) + gH_2O(l)$$

H_2O_2 수용액 25 mL를 증류수로 희석하여 500 mL로 만들었다. 이 희석 용액에서 25 mL를 취해 200 mL 증류수와 3.0 M H_2SO_4 수용액 20 mL와 섞은 후 0.020 M $KMnO_4$ 수용액으로 적정했다. 적정시 당량점이 25 mL이었을 때 H_2O_2 수용액의 초기 몰농도에 가장 가까운 값을 고른 것은?

① 0.020 M
② 0.025 M
③ 0.050 M
④ 1.0 M
⑤ 1.2 M

4-30C. LRS227산화환원 적정/24경희 추가문제12-2

다음은 25℃, 산성 수용액에서 일어나는 두 가지 불균형 산화·환원 반응식이다.

$$H_2C_2O_4 + MnO_2 + H^+ \rightarrow Mn^{2+} + H_2O + CO_2$$
$$H_2C_2O_4 + MnO_4^- + H^+ \rightarrow Mn^{2+} + H_2O + CO_2$$

x mol의 $MnO_2(s)$를 산성 조건에서 0.1M $H_2C_2O_4(aq)$ 50mL로 완전히 반응시켰다. 반응 후 남아있는 $H_2C_2O_4$를 모두 적정하는데 0.01M $KMnO_4(aq)$ 40mL가 소모되었다.
x는? (단, 온도는 25℃로 일정하고, 제시되지 않은 반응은 고려하지 않는다.)

① 4×10^{-3}
② 1.5×10^{-3}
③ 2×10^{-2}
④ 5×10^{-2}
⑤ 2.5×10^{-3}

4-31B. LR산화환원반응/24고려 기출복원5 (의도적 오타포함)

산성 수용액에서 진행되는 다음 두 가지 산화-환원 반응의 불균형 반응식의 균형을 맞추시오.

(1) $Cu(s) + NO_3^-(aq) \rightarrow Cu^{2+} + NO(g)$

(2) $Cr_2O_7^{2-}(aq) + Cl^-(aq) \rightarrow Cr^{3+}(aq) + Cl_2(g)$

4-32B. LR18MO산화환원반응/24단국 추가문제12-2

산성 수용액에서 다음의 산화-환원 반응식을 완결할 때, $H_2SO_3(aq)$ 1몰 당 생성되는 $H_2O(l)$의 몰수는?

$$H_2SO_3(aq) \rightarrow S(s) + HSO_4^-(aq)$$

① $\frac{1}{4}$몰

② 1몰

③ $\frac{2}{3}$몰

④ $\frac{1}{3}$몰

⑤ 2몰

4-33C. LRSN12307산화환원반응/24단국 추가문제12-3

다음은 금속 M과 관련된 산화-환원 반응에 대한 자료이다.

○ 화학 반응식: ($a \sim c$는 반응 계수)
$$aM^{2+} + BrO_n^- + bH^+ \rightarrow aM^{n+} + Br^- + cH_2O$$

○ Br의 산화수는 6만큼 감소한다.

$\dfrac{a+b}{c}$는? (단, M은 임의의 원소 기호이다.)

① 1
② 2
③ 3
④ 4
⑤ 5

4-34C. LRSN12204산화환원반응/24단국 추가문제12-4

다음은 어떤 산화-환원 반응에 대한 자료이다.

○ 화학 반응식: ($a \sim d$는 반응 계수)
$$aMO_4^- + bCl^- + cH^+ \rightarrow aM^{n+} + 5Cl_2 + dH_2O$$
○ M의 산화수는 5만큼 감소한다.

$\dfrac{b+d}{a+c}$는? (단, M은 임의의 원소 기호이다.)

① 1
② 2
③ 3
④ 4
⑤ 5

4-35C. LR산화환원반응/24원광 추가문제8-3(15피트)

다음은 염기성 수용액에서 어떤 금속 M의 수산화물 M(OH)$_3$과 염소산 이온 ClO$_3^-$ 사이에서 일어나는 산화·환원 반응에 대한 균형 반응식이다. a와 b는 반응 계수이다.

$$ClO_3^- + aM(OH)_3 + bOH^- \rightarrow Cl^- + aMO_4^{x-} + 5H_2O$$

$b+x$는?

① 5   ② 6   ③ 7   ④ 8   ⑤ 9

4-36C. LQ변칙적인 산화환원반응/24단국 추가문제19-1★

다음은 구리(Cu)가 질산(HNO$_3$)에 의해 산화되는 균형 반응식이다. ($a \sim c$는 반응 계수)

$$aCu + bHNO_3 \rightarrow aCu(NO_3)_2 + 2HNO_2 + 2NO + cH_2O$$

$a+b$는?

① 9
② 16
③ 19
④ 23
⑤ 24

4-37D. LQ산화환원반응/24단국 추가문제19-2(24미트)★

다음은 요소(H$_2$NCONH$_2$) 수용액으로 이산화 질소(NO$_2$)를 분해시키는 단계적 과정에 대한 균형 반응식 (가)와 (나)를 나타낸 것이다.

(가) $H_2NCONH_2(aq) + H_2O(l) \rightarrow 2NH_3(aq) + CO_2(g)$

(나) $aNH_3(aq) + bNO_2(g) + O_2(g) \rightarrow cN_2(g) + dH_2O(l)$

이에 대한 설명으로 옳은 것만을 <보기>에서 있는 대로 고른 것은? (단, $a \sim d$는 10보다 작은 정수이다.)

<보 기>
ㄱ. (가)에서 N의 산화수는 감소한다.
ㄴ. 요소 1몰당 NO$_2$ 2몰이 분해된다.
ㄷ. (나)에서 이동하는 전자의 몰수는 NO$_2$ 1몰당 6이다.

① ㄱ   ② ㄴ   ③ ㄷ
④ ㄱ, ㄷ   ⑤ ㄴ, ㄷ

기타 다양한 산화-환원 반응 문제

4-38C. LRMO23021714 화학반응의 종류/24연세모의 1회2번

염소 산화물은 소독, 표백, 살균 등의 성질을 가진다. 이산화염소(ClO_2)의 정상 끓는점은 11℃이고, 0℃에서 증기압은 490mmHg이다.

(1) 이산화염소의 증발 엔탈피를 계산하는 식을 쓰시오. (계산은 하지 않아도 됨)

(2) 이산화염소의 루이스 구조식을 그리고, VSEPR 모형을 이용하여 분자 모양을 예측하시오.

(3) 이산화염소는 아염소산소듐과 염소기체를 반응시켜 제조할 수 있다. 이 반응의 균형 반응식을 쓰시오.

(4) 이산화염소는 염기성 수용액에서 자신들끼리 산화-환원 반응을 하여(불균등화 반응) Cl의 산화수가 1만큼 증가한 염소산 화학종과, 1만큼 감소한 염소산 화학종을 형성한다. 각각의 반쪽 반응식과 전체 화학 반응식을 나타내시오.

4-39A. LR수용액 반응 상식/24충남 기출복원4

다음은 진한 HCl(aq)을 희석시켜 만든 HCl(aq)을 표준화하는 실험 과정이다.

<실험 과정>
(가) 진한 HCl(aq)을 ㉠ 으로 4.2mL 취하여 ㉡ 에 넣는다.
(나) (가)의 ㉡ 에 소량의 물을 넣고 흔들어 섞은 후 500mL 눈금까지 물로 채운다.
(다) ㉡ 를 마개로 막고 용액을 잘 섞는다.
(라) (다)의 용액 25mL를 ㉢ 에 넣고, 페놀프탈레인 지시약 두 세 방울 가한다.
(마) 미리 준비한 0.10M $NaHCO_3$ 표준 용액을 ㉣ 에 넣고 (라)의 용액을 적정한다.

이 실험에서 사용하는 실험기구 ㉡과 ㉣로 가장 적절한 것은?

	㉡	㉣
①	부피 플라스크	뷰렛
②	부피 플라스크	피펫
③	삼각 플라스크	스포이트
④	삼각 플라스크	피펫
⑤	눈금 실린더	뷰렛

4-40A. LR수용액 반응 상식/24충남 추가문제4-1(19피트)

다음은 1M HNO_3 수용액을 묽혀 100mM HNO_3 수용액을 제조하는 실험 과정이다.

(가) 실험 기구 ㉠ 을 이용하여 1M HNO_3 수용액 ㉡ mL를 취한다.
(나) (가)에서 취한 수용액을 100mL 부피 플라스크에 넣는다.
(다) (나)의 부피 플라스크에 100mL 눈금까지 물로 채운다.
(라) (다)의 부피 플라스크를 마개로 막고 용액을 잘 섞는다.

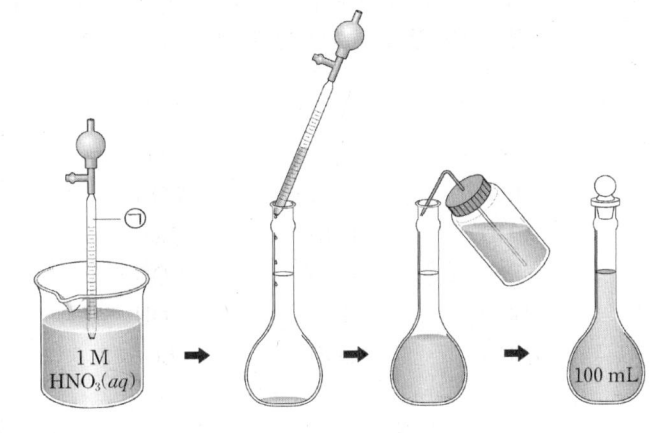

㉠과 ㉡으로 가장 적절한 것은? (단, 온도는 일정하다.)

	㉠	㉡
①	피펫	5
②	피펫	10
③	피펫	15
④	뷰렛	5
⑤	뷰렛	10

4-41B. LRGM22산화환원반응/24충남 기출복원11★

다음 화학 반응식은 산성 용액에서 과망가니즈산 이온과 철 이온 사이의 반응을 나타낸 것이다.

$$a\,MnO_4^-(aq) + b\,Fe^{2+}(aq) + c\,H^+(aq)$$
$$\to d\,Fe^{3+}(aq) + e\,Mn^{2+}(aq) + f\,H_2O(l)$$

이에 대한 설명으로 옳은 것만을 모두 고르면? (단, $a \sim f$는 최소 정수비를 가진다)

─〈보 기〉─

ㄱ. Fe^{2+} 이온은 환원제로 사용되었다.
ㄴ. $a+b+d+e = 14$이다.
ㄷ. $H_2O(l)$ 1 mol이 생성될 때, 전자 $\frac{5}{4}$mol이 이동한다.

① ㄱ   ② ㄴ   ③ ㄱ, ㄷ
④ ㄴ, ㄷ   ⑤ ㄱ, ㄴ, ㄷ

4-42C. LR산화환원반응/24충남 추가문제11-1(12피트)

다음은 염기성 수용액에서 MnO_4^-와 I^-의 산화·환원 반응에 대한 균형 화학 반응식이다. (가)는 Mn 산화물이며, $a \sim c$는 계수이다.

$$aMnO_4^-(aq) + bH_2O(l) + 6I^-(aq) \rightarrow$$
$$a\boxed{(가)} + 3I_2(aq) + cOH^-(aq)$$

(가)와 a로 모두 옳은 것은?

	(가)	a
①	$MnO(s)$	1
②	$MnO(s)$	2
③	$MnO(s)$	3
④	$MnO_2(s)$	1
⑤	$MnO_2(s)$	2

4-43B. LRGM07BOD,COD/24충남 추가문제11-2★

다음은 수질오염 지표에 대한 설명이다. 이 설명과 수질오염 지표를 바르게 짝지은 것은?

> ㉠ 이 값은 수온, 기압, 기타 조건에 따라 달라지며 수온이 높아지면 기체의 용해도가 감소하므로 그 양이 적어지고 공기 중에 산소가 많아지면 증가한다.
>
> ㉡ 수중의 유기 물질을 호기성 세균이 산화시켜 분해시키는 데 사용하는 산소의 양을 나타낸 것으로서 이 값이 높으면 그 물속에 분해되기 쉬운 유기물이 많음을 의미한다.
>
> ㉢ 수중의 유기물질을 산화시키기 위해 필요한 과망간산칼륨이나 중크롬산칼륨 등의 산화제 양에 상당하는 산소의 양을 나타낸 것이다.

	㉠	㉡	㉢
①	DO	COD	BOD
②	COD	BOD	DO
③	DO	BOD	COD
④	BOD	DO	COD
⑤	BOD	COD	DO

4-44C. LR산화환원반응,COD/24충남 추가문제11-3(13미트)★

화학적 산소 요구량은 산소(O_2)가 오염 물질을 산화시킨 후 O^{2-}으로 환원되는 데 필요한 산소의 양을 화학적 산화제로부터 산출한 값이다. 산성 조건에서 MnO_4^-은 오염 물질을 산화시켜 Mn^{2+}으로 환원되며 이 때 소모된 MnO_4^-의 양을 측정하면 동일한 양의 오염 물질에 대한 화학적 산소 요구량을 계산할 수 있다. 표는 몇 가지 망간 화합물의 환원 반쪽 반응식과 25℃에서의 표준 환원 전위(E^0)를 나타낸 것이다.

환원 반쪽 반응식	E^0(V)
$MnO_4^-(aq)+8H^+(aq)+5e^- \rightleftharpoons Mn^{2+}(aq)+4H_2O(l)$	(가)
$MnO_4^-(aq)+4H^+(aq)+3e^- \rightleftharpoons MnO_2(s)+2H_2O(l)$	1.70
$MnO_2(s)+4H^+(aq)+2e^- \rightleftharpoons Mn^{2+}(aq)+2H_2O(l)$	1.23

이에 대한 설명으로 옳은 것만을 <보기>에서 있는 대로 고른 것은?

―〈보 기〉―
ㄱ. MnO_2에서 Mn의 산화 상태는 +4이다.
ㄴ. (가)는 1.70+1.23이다.
ㄷ. 화학적 산소 요구량 계산에서 0.20mol의 MnO_4^-은 0.25mol의 O_2로 환산된다.

① ㄱ   ② ㄴ   ③ ㄱ, ㄷ
④ ㄴ, ㄷ   ⑤ ㄱ, ㄴ, ㄷ

4-45C. LRGM산화환원반응COD/24충남 추가문제11-4★★

폐수 20mL를 취하여 산성 과망간산칼륨법으로 분석하였더니 0.005M−$KMnO_4$ 용액의 적정량이 4mL이었다. 이 폐수의 COD(mg/L)는? (단, 공시험값=0mL, 0.005M−$KMnO_4$용액의 f=1.00이다.)

① 16
② 40
③ 60
④ 80
⑤ 100

문제번호	정답	문제번호	정답
1	2	41	3
2	3	42	5
3	2	43	3
4	2	44	3
5	4	45	2
6	4		
7	1		
8	4		
9	3		
10	5		
11	1		
12	3		
13	3		
14	5		
15	3		
16	2		
17	2		
18	3		
19	1		
20	4		
21	4		
22	4		
23	2		
24	2		
25	4		
26	3		
27	1		
28	2		
29	4		
30	1		
31	주관식		
32	4		
33	4		
34	1		
35	2		
36	3		
37	3		
38	주관식		
39	1		
40	2		

4장 해설 링크 모음

05

기체

해설 링크 모음

05. 기체 핵심 써머리

1. 기체 상태
1) 기체는 4가지 변수로 표현된다.
    (1) 압력(P), 부피(V), 온도(T), 몰수(n)
2) 압력의 단위
    (1) 1torr = 1mmHg
    (2) 1atm(1기압) = 760torr

2. 기체 법칙
1) 보일의 법칙: 압력과 부피는 반비례
2) 샤를의 법칙: 부피는 절대 온도에 정비례
3) 아보가드로의 법칙: 부피는 몰수에 정비례, 입자 종류와 무관
4) 이상 기체 법칙:
    (1) $PV = nRT$ (P, V, n, T 중 특정값을 구할 때 주로 이용)
    (2) $\dfrac{P_1 V_1}{n_1 T_1} = \dfrac{P_2 V_2}{n_2 T_2}$ (두 기체의 P, V, n, T 상대 비율을 구할 때 주로 이용)
5) 돌턴의 부분압 법칙: 혼합 기체의 전체 압력= 각 성분의 부분 압력의 합
    (1) 부분압: 혼합 기체에서 어떤 특성 성분만이 나타내는 압력

3. 분자 운동론
1) 이상 기체의 거동을 설명하는 모형
2) 분자 운동론의 가정
    (1) 기체 입자의 부피는 0이다.
    (2) 입자간 상호작용은 없다.
    (3) 입자들은 일정한 운동을 하며, 용기 벽에 충돌하여 압력을 나타낸다.
    (4) 기체 입자의 평균 운동 에너지는 절대온도에 정비례한다.
3) 기체 입자는 일정 범위의 속도 분포를 갖는다.
4) 기체의 제곱평균근 속력(v_{rms}) = $\sqrt{\dfrac{3RT}{M}}$
5) 확산(diffusion): 둘 이상 기체의 자발적 혼합 (확산 속도: 거리/시간)
6) 분출(effusion): 작은 구멍을 통해 빈 공간으로 빠져나감 (분출 속도: 입자수/시간)
7) 일정한 온도와 압력에서 확산 속도와 분출 속도는 분자량의 제곱근에 반비례 (그레이엄의 법칙)
8) 분자-단위면적 벽면과의 충돌 빈도(Z)는 단위부피당 분자 수($\dfrac{N}{V}$)와 분자의 평균 속도(v_{rms})의 곱에 비례한다.

$$Z \propto \dfrac{N}{V} v_{rms}$$

4. 실제기체의 거동

1) 실제기체는 분자간의 인력, 분자의 크기를 가진다. → 이상기체 거동과 편차가 나타남
2) 실제기체는 높은 온도, 낮은 압력일수록 이상적으로 거동한다.
3) 반데르발스 식: 실제 기체의 거동을 묘사하는 식, 이상기체 방정식에 분자간 인력과 분자의 크기를 보정하여 얻음

$$(P+a(\frac{n}{V})^2) \times (V-bn) = nRT$$

   (1) a: 분자간 인력 크기에 비례하는 반데르발스 상수
   (2) b: 분자 입자 크기에 비례하는 반데르발스 상수

4) 압축인자($Z = \frac{PV}{nRT} = \frac{V_{실제기체}}{V_{이상기체}}$): 실제기체와 이상기체의 거동 편차를 나타내는 척도

   (1) $Z<1$: 인력이 반발력보다 우세
   (2) $Z>1$: 반발력이 인력보다 우세
   (3) $Z=1$: 인력과 반발력 상쇄, 이상기체처럼 거동

심화주제 5-1: 기체의 속력 종류

1) 가장 잦은 속력(most probable speed): $v_{mp} = \sqrt{\frac{2RT}{M}}$ (M: 몰질량)

2) 평균 속력(average speed): $v_{av} = \sqrt{\frac{8RT}{\pi M}}$

3) 평균 제곱 속력(제곱 평균근 속력, root-mean-square speed): $v_{rms} = \sqrt{\frac{3RT}{M}}$

4) $v_{mp} < v_{av} < v_{rms}$

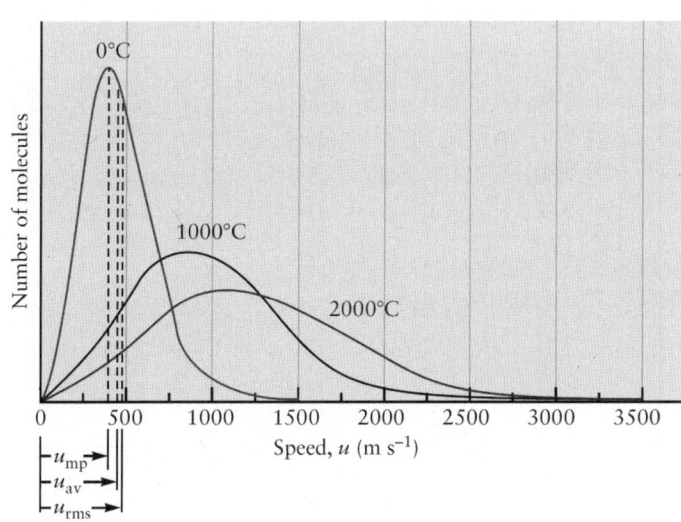

간단한 기체법칙 문제

5-1B. GS4247 기체/23연세 기출복원12번

어떤 기체 화합물 98.9g이 25℃, 745torr에서 53.6L의 부피를 차지한다. 이 기체는 다음 중 어느 것인가? (단, 모든 기체는 이상 기체와 같이 거동한다.)

① O_2
② H_2O
③ SO_2
④ CH_4
⑤ NO_2

5-2A. GS기체/22중앙기출2번

27℃에서 40L 부피를 갖는 용기에 기체를 3 atm이 되도록 주입하였다. 이때 기체를 질소로 채웠을 때와 헬륨으로 채웠을 때, 질량의 차이는 대략 어느 정도인가? (단, 두 기체 모두 이상기체로 가정한다.)

① 120g
② 100g
③ 60g
④ 50g

5-3A. GS기체양론/24경희기출10

표준 온도와 기압 조건에서 0.540 g의 알루미늄(Al)이 아래 반응식에 따라 모두 반응할 때 발생되는 수소(H_2) 기체의 부피에 가장 가까운 값은? (Al의 원자량은 27이다.)

$$2Al(s) + 6HCl(aq) \rightarrow 2AlCl_3(aq) + 3H_2(g)$$

① 168 mL
② 336 mL
③ 504 mL
④ 672 mL
⑤ 840 mL

5-4B. CB루이스 구조/24경희기출10-1★

니켈을 정제하기 위하여 아래 반응식과 같이 니켈을 일산화탄소와 반응시켜 테트라카보닐니켈($Ni(CO)_4$)로 전환시킨다. 이때 얻어진 $Ni(CO)_4$는 43℃에서 기체이다.

$$Ni(s) + 4CO(g) \rightarrow Ni(CO)_4(g)$$

이 반응으로 니켈을 다른 고체 불순물로부터 분리할 수 있다. 43℃에서 88.04 g의 Ni이 모두 반응하여 4.00 L 부피의 고압 용기에 얻어진 $Ni(CO)_4$의 부분 압력(atm)에 가장 가까운 값은? (단, Ni의 원자량은 58.7이다.)

① 5.6
② 6.5
③ 8.4
④ 9.8
⑤ 15.4

5-5B. GS18MO기체양론/24경희 추가문제10-2★

1.955g의 알칼리 금속이 0℃, 1기압, 0.56L의 할로젠 기체와 화학양론적으로 모두 반응하여 이성분 화합물을 만들었다면 이 알칼리 금속은 무엇인가?

① Li (6.9g/mol)
② Na (23g/mol)
③ K (39g/mol)
④ Rb (85g/mol)
⑤ Cs (133g/mol)

5-6B. GS17GM기체양론/24경희 추가문제10-3★

배출 가스에 포함된 SO_2 기체는 $CaCO_3$에 열을 가하여 생성되는 CaO와 반응하여 $CaSO_3$ 형태로 제거된다. 0℃, 1기압에서 150.0g의 $CaCO_3$로 제거할 수 있는 SO_2 기체의 최대 부피(L)는? (단, C, O, S, Ca의 원자량은 각각 12.0, 16.0, 32.0, 40.0이고, SO_2 기체는 이상 기체로 가정한다.)

① 33.6
② 44.8
③ 56.0
④ 67.2
⑤ 144.0

5-7B. GS22GM기체양론/24경희 추가문제10-4★

LiOH가 CO_2와 반응하면 Li_2CO_3와 H_2O가 생성된다. 12kg의 LiOH가 모두 반응할 때, 소모되는 CO_2의 질량(kg)은? (단, H, Li, C, O의 원자량은 각각 1, 7, 12, 16이다.)

① 2.75
② 5.5
③ 11
④ 22
⑤ 35

5-8C. GS14SN12210기체양론/24경희 추가문제10-5★★

다음은 금속 A, B와 관련된 실험이다. A, B의 원자량은 각각 24, 27이고, t ℃, 1 atm에서 기체 1 mol의 부피는 25 L이다.

[화학 반응식]
○ $A(s) + 2HCl(aq) \rightarrow ACl_2(aq) + H_2(g)$
○ $2B(s) + 6HCl(aq) \rightarrow 2BCl_3(aq) + 3H_2(g)$

[실험 과정 및 결과]
○ t ℃, 1 atm에서 충분한 양의 HCl(aq)에 ㉠ 금속 A와 B의 혼합물 12.6 g을 넣어 모두 반응시켰더니 15 L의 $H_2(g)$가 발생하였다.

㉠에 들어 있는 B의 양(mol)은? (단, A와 B는 임의의 원소 기호이고, 온도와 압력은 일정하다.)

① 0.05
② 0.1
③ 0.15
④ 0.2
⑤ 0.3

5-9B. ST12MO기체양론/24경희 추가문제10-6★

전자배치가 [Ne]3s² 인 원소 Z 19g과 6M 염산 수용액 100mL이 반응하여 염을 생성하며 수소 기체를 발생한다. 이 반응이 완결되었을 때 발생된 수소 기체가 STP 조건에서 차지하는 부피는? (단, Z의 원자량은 24.3이다.)

$$xZ(s) + yHCl(aq) \rightarrow Z_xCl_y(s) + \frac{y}{2}H_2(g)$$

① 17.5 L
② 13.4 L
③ 6.7 L
④ 3.35 L
⑤ 11.5 L

5-10B. GS14GM기체양론/24경희 추가문제10-7

기압 0.293atm, 온도 293K에서 8.2L의 염소기체가 11.5g의 칼륨(K) 금속과 반응하면 몇 g의 염화칼륨(KCl)이 생성되는가? (단, K의 몰질량은 39.1g/mol이고 KCl의 몰질량은 74.5g/mol이다. 염소기체는 이상기체로 가정하고, 이상기체 상수는 0.082(L·atm)/(mol·K)이다.)

① 14.9
② 18.9
③ 22.9
④ 26.9
⑤ 30.9

콕 여는 기체 문제

5-11A. GS기체/20중앙기출1

다음 그림과 같이 3 종의 이상기체가 들어 있는 플라스크가 연결되어 있다. 잠금 꼭지를 모두 열고 난 후의 내부 압력과 <u>가장 가까운 값</u>을 고르시오. (단, 세 플라스크의 초기 온도는 같고 잠금 꼭지 개폐 전후에 온도 변화는 없다고 가정한다. 연결하고 있는 관의 부피는 무시한다.)

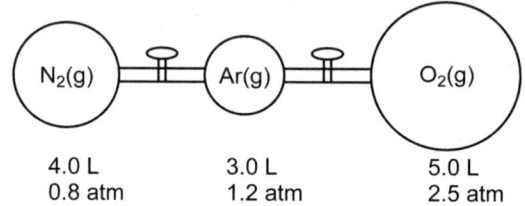

$N_2(g)$	$Ar(g)$	$O_2(g)$
4.0 L	3.0 L	5.0 L
0.8 atm	1.2 atm	2.5 atm

① 1.1 atm
② 1.5 atm
③ 1.9 atm
④ 2.3 atm

5-12A. GS기체/24경희기출5

일정한 온도에서 그림과 같이 크기가 다른 용기에 He과 Ne 기체를 각각 1기압이 되도록 넣은 후 콕을 충분한 시간 동안 열어 혼합했다.

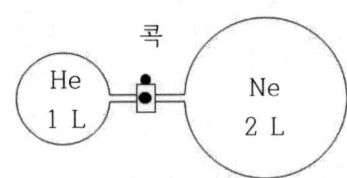

혼합 후의 기체에 대한 설명으로 옳은 것을 <보기>에서 모두 고른 것은? (단, 두 기체는 서로 반응하지 않으며 He과 Ne의 원자량은 각각 4, 20이다.)

─── <보 기> ───
ㄱ. He 기체의 분자수는 Ne 기체의 2배이다.
ㄴ. 용기 내의 전체 압력은 1기압이다.
ㄷ. Ne 기체의 밀도는 He 기체의 10배이다.
ㄹ. He 기체와 Ne 기체의 부분 압력은 모두 같다.

① ㄱ ② ㄱ, ㄴ ③ ㄱ, ㄴ, ㄷ
④ ㄴ, ㄷ ⑤ ㄴ, ㄷ, ㄹ

5-13B. GS기체/24경희 추가문제5-1(18미트)

그림은 244K에서 콕으로 분리된 두 용기에 H_2와 1.2g의 기체 A를 각각 채운 상태를 나타낸 것이다.

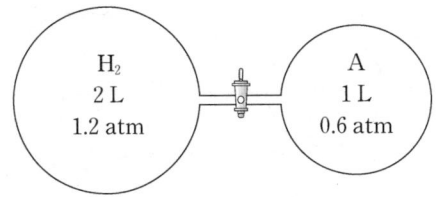

콕을 열고 기체의 이동을 허용하여 244K에서 평형에 도달하게 하였을 때, 이 평형 상태에 대한 설명으로 옳은 것만을 <보기>에서 있는 대로 고른 것은? (단, 두 기체는 서로 반응하지 않는 이상 기체이며, 244K에서 $RT = 20\,atm\cdot L/mol$이다.)

─── <보 기> ───
ㄱ. A의 분자량은 40이다.
ㄴ. H_2의 분압은 1.0atm이다.
ㄷ. 기체의 총량은 0.15mol이다.

① ㄱ ② ㄴ ③ ㄱ, ㄷ
④ ㄴ, ㄷ ⑤ ㄱ, ㄴ, ㄷ

5-14B. GSSN20710기체/24경희 추가문제5-3★

그림과 같이 콕으로 연결된 강철 용기에 수소와 헬륨이 들어 있다. 콕을 열고 두 기체가 충분히 혼합된 후 온도를 300K로 유지했다.

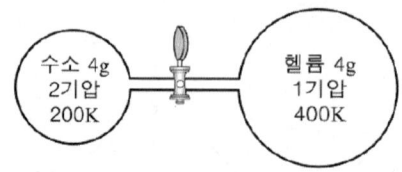

이에 대한 옳은 설명을 <보기>에서 모두 고른 것은? (단, 원자량은 H=1, He=4이며, 수소와 헬륨은 이상 기체로 간주한다.)

―――<보 기>―――
ㄱ. 혼합 전 헬륨의 부피는 수소의 2배이다.
ㄴ. 혼합 전 수소 기체의 평균 운동 속력은 헬륨과 같다.
ㄷ. 300K 혼합 기체에서 수소 기체의 부분 압력은 1기압이다.

① ㄱ   ② ㄴ   ③ ㄱ, ㄷ
④ ㄴ, ㄷ   ⑤ ㄱ, ㄴ, ㄷ

5-15C. GSSN22407기체/24경희 추가문제5-4★

그림은 3개의 강철 용기에 기체가 들어 있는 것을 나타낸 것이다.

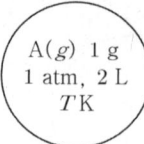 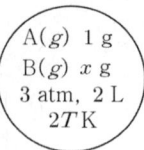

x는? (단, A와 B는 반응하지 않는다.)

① 1   ② 2   ③ 3
④ 4   ⑤ 5

5-16C. GSSN22204기체/24경희 추가문제5-5★

그림은 용기에 같은 질량의 A(g), B(g)가 각각 들어 있는 것을 나타낸 것이다. 분자량은 A가 B의 2배이다.

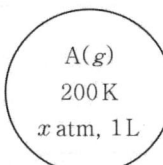
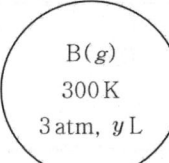

$\dfrac{x}{y}$는?

① 1   ② 2   ③ $\dfrac{9}{4}$ ④ 4   ⑤ $\dfrac{9}{2}$

복합적인 유형의 기체양론 문제

5-17B. GSSN20610기체/24경희 추가문제5-2★★

부피가 같은 두 개의 용기에 수소(H_2) 기체와 산소(O_2) 기체가 그림과 같이 들어있다. 콕을 열어 기체를 혼합시킨 다음 점화 장치를 이용하여 두 기체를 완전히 반응시켰다.

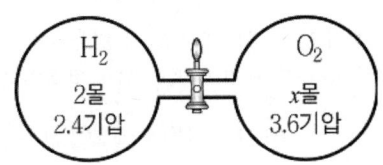

실험에 대한 옳은 설명으로 〈보기〉에서 모두 고른 것은? (단, 반응 전·후 기체의 온도는 400K를 유지하였으며, 연결관의 부피는 무시한다.)

─〈보 기〉─
ㄱ. 반응 전 산소의 몰수(x)는 3몰이다.
ㄴ. 반응 전 혼합 기체의 전체 압력은 3.0 기압이다.
ㄷ. 반응 후 혼합 기체의 전체 압력은 2.4 기압이다.

① ㄱ   ② ㄱ, ㄴ   ③ ㄱ, ㄷ
④ ㄴ, ㄷ   ⑤ ㄱ, ㄴ, ㄷ

5-18B. GS기체양론/24원광 추가문제2-1(10미트)★

그림은 기체 A와 B가 각각 0.40기압, 0.60기압으로 실린더에 들어 있는 반응 전의 상태를 나타낸 것이다.

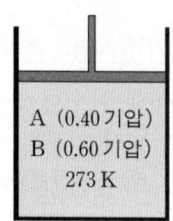

273K, 1기압이 유지된 상태에서 한계 반응물이 완전히 소모될 때 까지 다음 화학 반응식과 같이 A와 B가 반응하였다.

$$2A(g) + B(g) \rightarrow 2C(g)$$

이에 대한 설명으로 옳은 것만을 <보기>에서 있는 대로 고른 것은? (단, A와 B의 몰질량은 각각 60g/몰과 30g/몰이고, 모든 기체는 이상 기체이며, 273K에서 RT=22.4기압·L/몰이다.)

─── <보 기> ───
ㄱ. 반응 전 혼합 기체의 밀도는 2.0g/L이다.
ㄴ. 반응 후 기체 C의 부분 압력은 0.5기압이다.
ㄷ. 반응 후 혼합 기체의 부피는 반응 전보다 작다.

① ㄱ ② ㄷ ③ ㄱ, ㄴ
④ ㄴ, ㄷ ⑤ ㄱ, ㄴ, ㄷ

5-19B. GS기체양론/24원광 추가문제2-2(19피트)★

그림 (가)는 강철 용기에 황(S)과 산소(O_2)가 들어 있는 것을, (나)는 (가)에서 S와 O_2의 반응이 완결된 후의 상태를 나타낸 것이다.

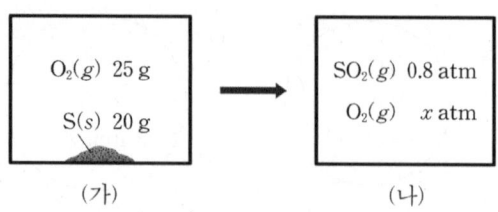

x는? (단, O와 S의 원자량은 각각 16과 32이고, 모든 기체는 이상 기체와 같은 거동을 한다.)

① 0.2 ② 0.4 ③ 0.6 ④ 0.8 ⑤ 1.0

5-20B. GSKR23 기체/23고려 기출복원2번

다음은 A와 B가 반응하여 C를 생성하는 균형 반응식이다.

$$2A(g) + B(g) \longrightarrow C(g)$$

그림은 일정한 압력에서 피스톤 달린 실린더에 $A(g)$와 $B(g)$가 들어있는 초기 상태를 나타낸 것이다.

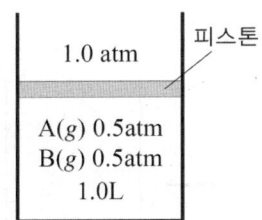

$A(g)$와 $B(g)$의 초기 부분압력은 각각 0.5atm이며 혼합 기체의 부피는 1L이다. 온도 273K, 대기압 1atm이 유지된 상태에서 한계 반응물이 완전히 소모될 때까지 반응하였다. (단, 기체는 이상기체이며 피스톤의 무게와 마찰은 무시한다. 273K에서 $RT = 22.4$ L·atm/mol이다.)

(a) 반응 완결 후 혼합기체의 부피는?

(b) 반응 완결 후 C의 부분압력은?

5-21B. GS4253 기체의 양론/24원광모의 1회23번

그림은 두 플라스크에 $NH_3(g)$와 $O_2(g)$가 각각 들어있는 초기 상태를 나타낸 것이다.

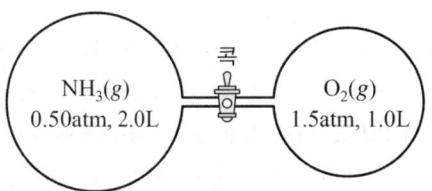

콕을 열면 $NH_3(g)$와 $O_2(g)$가 반응하여 $NO(g)$와 $H_2O(g)$를 생성한다. 한계 반응물이 모두 소모되어 반응이 완결된 후, 혼합 기체의 전체 압력(atm)은? (단, 온도는 일정하며, 모든 기체는 이상 기체와 같이 거동한다. 제시되지 않은 반응은 고려하지 않는다.)

① $\dfrac{5}{6}$ ② $\dfrac{11}{12}$ ③ $\dfrac{2}{3}$

④ $\dfrac{3}{4}$ ⑤ $\dfrac{5}{12}$

5-22C.

다음은 A와 B가 반응하여 C를 생성하는 균형 반응식이다.

$$aA(g) + B(g) \rightarrow 2C(g) \quad (a는 계수)$$

부피가 10L인 강철 용기에 A(g) 2.0몰과 B(g) 1.0몰을 넣고 한계 반응물 A(g)가 모두 소모될 때까지 반응시켰을 때, 혼합 기체의 압력은 5.0atm이었다. 반응 완결 후, 혼합 기체에서 C(g)의 부분압력(atm)은? (단, 온도는 일정하다. 반응 용기의 온도에서 RT는 30L·atm/mol이다.)

① 1.0 ② 2.0 ③ 3.0
④ 4.0 ⑤ 5.0

5-23C.

다음은 A가 반응하여 B와 C를 생성하는 균형 반응식이다.

$$2A(g) \rightarrow bB(g) + C(g) \quad (b: 반응 계수)$$

그림 (가)는 피스톤이 달린 실린더에 A를 넣은 초기 상태를, (나)는 반응이 진행되어 A와 B의 부분압이 같아진 상태를, (다)는 A가 모두 소모되어 반응이 완결된 상태를 나타낸 것이다.

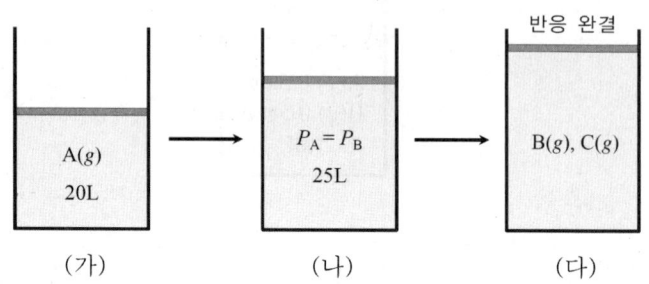

$\dfrac{(다)에서\ C의\ 부분압}{(나)에서\ C의\ 부분압}$ 은? (단, 온도와 대기압은 일정하다. 피스톤의 무게와 마찰은 무시한다. 모든 기체는 이상 기체와 같이 거동한다.)

① 1 ② $\dfrac{4}{3}$ ③ $\dfrac{5}{3}$ ④ 2 ⑤ $\dfrac{8}{3}$

5-24C. GSS23 기체, 양론/24단국모의 1회10번

그림은 $2A(g) + B(g) \rightarrow 2C(g)$ 반응에서 같은 질량의 기체 A와 B를 실린더에 넣고 반응시켰을 때, 반응 전·후의 모습을 나타낸 것이다. 반응 후 A는 완전히 소모되었고, 남은 B와 생성된 C의 질량비는 3 : 11이었다.

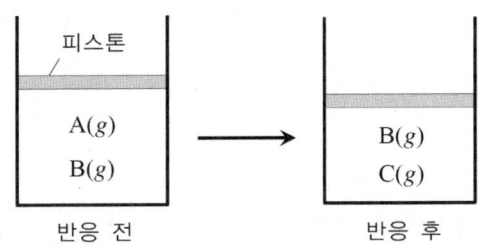

이에 관한 설명으로 옳은 것만을 〈보기〉에서 있는 대로 고른 것은? (단, 온도와 대기압은 일정하다. 피스톤의 무게와 마찰은 무시하며 모든 기체는 이상 기체와 같이 거동한다.)

―〈보 기〉―
ㄱ. A와 B의 분자량 비는 7 : 8이다.
ㄴ. 반응 후 실린더에서 B와 C의 몰수 비는 3 : 8이다.
ㄷ. 반응 전과 후 실린더 속 혼합 기체의 밀도 비는 11 : 15이다.

① ㄱ ② ㄴ ③ ㄱ, ㄷ
④ ㄴ, ㄷ ⑤ ㄱ, ㄴ, ㄷ

5-25D. GSS715 기체 양론/24단국모의 2회15번

다음은 이산화황(SO_2)이 연소되어 삼산화황(SO_3)이 생성되는 균형 반응식이다.

$$2SO_2(g) + O_2(g) \rightarrow 2SO_3(g)$$

(가)는 피스톤 달린 실린더에 기체가 들어있는 초기 상태를, (나)는 반응이 완결된 후의 상태를 나타낸 것이다. (가)에서 혼합 기체의 밀도(d)는 1.2g/L이다.

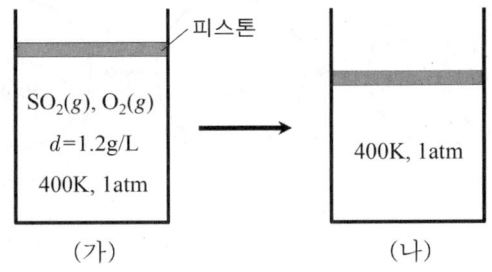

(나)에서 $SO_3(g)$의 부분 압력(atm)은? (단, 400K에서 $RT = 32L·atm/mol$이다. O와 S의 원자량은 각각 16, 32이다. 온도와 대기압은 일정하고 모든 기체는 이상 기체와 같이 거동하며 피스톤의 무게와 마찰은 무시한다.)

① $\dfrac{5}{6}$ ② 0.4 ③ $\dfrac{2}{9}$

④ $\dfrac{7}{9}$ ⑤ $\dfrac{2}{7}$

5-26D. GSS726 기체 양론/24단국모의 2회16번

다음은 A와 B가 반응하여 C를 생성하는 반응의 화학 반응식이다.

$$A(g) + bB(g) \rightarrow 2C(g) \quad (b: \text{반응 계수})$$

(가)는 강철 용기에 A와 B를 넣은 초기 상태를, (나)는 반응이 진행 중인 상태를, (다)는 A가 모두 소모되어 반응이 완결된 상태를 나타낸 것이다.

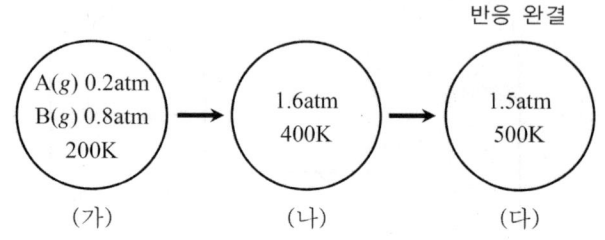

(나)에서 C의 부분 압력(atm)은? (단, 모든 기체는 이상 기체와 같이 거동한다.)

① 0.1 ② 0.2 ③ 0.3
④ 0.4 ⑤ 0.5

5-27C. GS기체/24경희 추가문제5-6(23미트)★

다음은 $A(g)$와 $B(g)$로부터 $C(g)$가 생성되는 반응의 균형 반응식이다.

$$aA(g) + B(g) \rightarrow 2C(g)$$

그림 (가)는 온도 T에서 피스톤이 달린 실린더에 $A(g)$와 $B(g)$가 들어 있는 초기 상태를, (나)는 한계 반응물이 소진되어 반응이 완결된 상태를 나타낸 것이다.

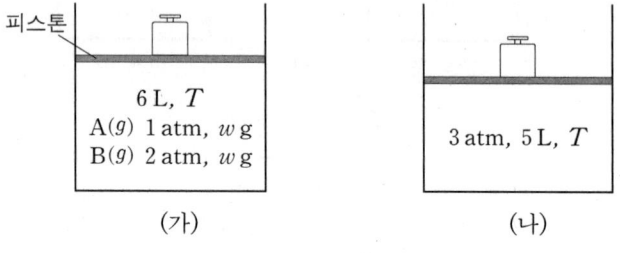

이에 대한 설명으로 옳은 것만을 〈보기〉에서 있는 대로 고른 것은? (단, 기체는 이상 기체로 거동한다.)

―〈보 기〉―
ㄱ. (나)에서 혼합 기체의 밀도는 $0.4w$ g/L이다.
ㄴ. (나)에서 $C(g)$의 부분압력은 1.2atm이다.
ㄷ. 분자량은 C가 A의 1.5배이다.

① ㄱ ② ㄷ ③ ㄱ, ㄴ
④ ㄴ, ㄷ ⑤ ㄱ, ㄴ, ㄷ

5-28B. GSF205-5기체양론/24원광 기출복원2★★

다음은 A와 B가 반응하여 C를 생성하는 균형 반응식이다. (b : 계수)

$$A(g) + bB(g) \rightarrow 2C(g)$$

그림 (가)는 대기압 1기압에서 피스톤이 달린 실린더에 A와 B가 들어있는 초기 상태를, (나)는 반응이 완결된 후의 상태를 나타낸 것이다. (가)에서 A(g)와 B(g)의 평균 속력(v_{rms})은 2 : 1이다.

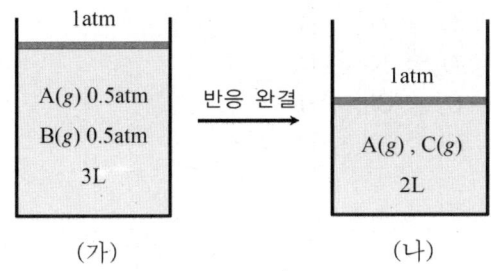

(나)에서 $\dfrac{\text{C의 질량}}{\text{A의 질량}}$ 은? (단, 온도와 대기압은 일정하다. 피스톤의 무게와 마찰은 무시한다. 모든 기체는 이상 기체와 같이 거동한다.)

① $\dfrac{13}{2}$ ② $\dfrac{11}{2}$ ③ $\dfrac{9}{2}$ ④ $\dfrac{11}{3}$ ⑤ $\dfrac{10}{3}$

5-29B. GS기체양론/24원광 추가문제2-3(16피트)★★★

그림은 온도 320K에서 $C_5H_{12}(g)$과 $O_2(g)$가 실린더에 들어 있는 상태를 나타낸 것이다.

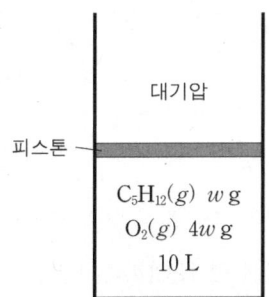

모든 $C_5H_{12}(g)$를 완전 연소시킨 후, 실린더의 온도를 400K로 유지하였더니 혼합 기체의 부피는 xL가 되었다.

x는? (단, 대기압은 일정하고 피스톤의 질량과 마찰은 무시하며, 모든 기체는 이상 기체와 같은 거동을 한다. C_5H_{12}와 O_2의 분자량은 각각 72와 32이다.)

① 10 ② 12 ③ 13 ④ 15 ⑤ 16

5-30C. GS기체양론/24원광 추가문제2-4(15피트)★★★

그림은 300K에서 부피가 같은 두 용기에 산소(O_2)와 메탄올(CH_3OH)이 들어 있는 것을 나타낸 것이다.

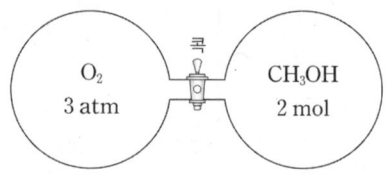

콕을 열어 CH_3OH을 모두 완전 연소시킨 후, 온도를 400K로 유지하였을 때 혼합 기체 중 $H_2O(g)$의 몰분율은 $\frac{4}{9}$이었다.

400K에서 $CO_2(g)$의 부분압력(atm)은? (단, 연결관의 부피는 무시하며, 모든 기체는 이상 기체와 같은 거동을 한다.)

① $\frac{1}{2}$ ② $\frac{2}{3}$ ③ 1 ④ $\frac{4}{3}$ ⑤ $\frac{3}{2}$

기체분자운동론 문제

5-31A. GS기체,평균속도/24계명 기출복원3

상온에서 기체의 평균 속도가 빨라지는 순서대로 나열된 것은?

① $He < N_2 < O_2 < Cl_2$
② $Cl_2 < N_2 < O_2 < He$
③ $Cl_2 < O_2 < N_2 < He$
④ $N_2 < O_2 < Cl_2 < He$
⑤ $O_2 < N_2 < Cl_2 < He$

5-32A. GS기체,평균속도/24계명 기출복원2

같은 온도에서 평균 속도가 질소(N_2)의 2배인 기체의 분자량(g/mol)은? (단, N의 원자량은 14이다.)

① 2
② 7
③ 14
④ 28
⑤ 56

5-33A. GSMO1005 기체/24원광모의 1회24번

동일한 온도와 압력 조건에서 $X(g)$는 $N_2(g)$보다 1.3배 빨리 확산한다. 다음 중 $X(g)$로 가장 적합한 것은?

① $He(g)$
② $Ne(g)$
③ $CH_4(g)$
④ $H_2(g)$
⑤ $CO_2(g)$

5-34C. GSMD245 기체/24원광모의 2회12번

표는 실험 (가)와 (나)에 대한 자료이다. 각 실험에서 작은 구멍이 있는 10L 강철 용기에 $He(g)$과 $CH_4(g)$를 함께 넣고 진공 중으로 분출시킬 때, 각 기체의 초기 분출 속도를 측정하였다.

실험	온도 (K)	용기에 넣은 초기 양(mol)	
		$He(g)$	$CH_4(g)$
(가)	T	1	1
(나)	$4T$	1	2

이에 관한 설명으로 옳은 것만을 <보기>에서 있는 대로 고른 것은? (단, 모든 기체는 이상 기체와 같이 거동한다. H, He, C의 원자량은 각각 1, 4, 12이다.)

─<보 기>─

ㄱ. (가)에서 $\dfrac{He의 분출 속도}{CH_4의 분출 속도} = \sqrt{2}$ 이다.

ㄴ. (나)에서 $\dfrac{He의 분출 속도}{CH_4의 분출 속도} = 1$ 이다.

ㄷ. $\dfrac{(나)에서 CH_4의 분출 속도}{(가)에서 CH_4의 분출 속도} = 4$ 이다.

① ㄱ　　② ㄷ　　③ ㄱ, ㄴ
④ ㄴ, ㄷ　　⑤ ㄱ, ㄴ, ㄷ

5-35D. GS5424 기체 분자 운동론/23연세 기출복원15번

일정한 온도와 압력에서 $^{235}UF_6(g)$의 분출 속도는 $^{238}UF_6(g)$의 분출 속도의 몇 배인가? (단, F의 원자량은 19.00이다.)

① 1.004
② 1.008
③ 0.996
④ 1.016
⑤ 0.984

5-36B. GSMO2011 기체/24연세모의 1회10번

부피가 일정한 강철 용기에 일정량의 비활성 기체를 넣고 밀봉한 후 온도를 25℃에서 100℃로 높였다.

이에 관한 설명으로 옳은 것만을 <보기>에서 있는 대로 고른 것은?

─<보 기>─

ㄱ. 기체의 평균 운동 에너지는 증가한다.
ㄴ. 분자 간 평균 거리는 증가한다.
ㄷ. 분자가 충돌과 충돌 사이에 이동한 평균 거리(평균 자유 행로, mean free path)는 증가한다.

① ㄱ　　② ㄷ　　③ ㄱ, ㄴ
④ ㄴ, ㄷ　　⑤ ㄱ, ㄴ, ㄷ

5-37C. GSM014 기체 분자 운동론/24연세모의 2회15번

표는 부피와 모양이 동일한 두 개의 강철 용기 (가)와 (나)에 동일한 질량의 A(g)와 B(g)를 각각 넣었을 때, 각 기체의 온도와 압력 자료이다.

강철 용기	기체	온도(K)	압력(atm)
(가)	A	T	P
(나)	B	$4T$	$2P$

동일한 시간 동안, $\dfrac{B(g)와 벽면의 충돌수}{A(g)와 벽면의 충돌수}$는?

① 1 ② 2 ③ $\dfrac{1}{2}$

④ $\sqrt{2}$ ⑤ $\dfrac{1}{\sqrt{2}}$

5-38C. GSSN20710기체,분출속도/24경성 추가문제2-2★

그림은 25°C에서 헬륨(He)과 메테인(CH_4)을 넣은 용기 (가)와 진공인 용기 (나)가 연결된 모습을 나타낸 것이다.

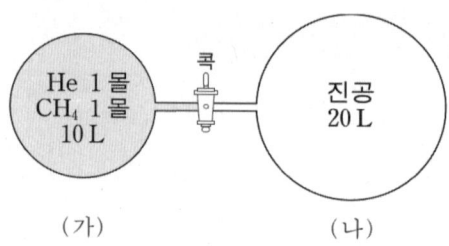

콕을 열었을 때, (가)에서 일어나는 He의 몰분율 변화로 가장 타당한 것은? (단, He과 CH_4의 분자량은 각각 4와 16이고, 온도 변화는 무시한다.)

① 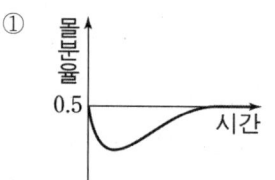 ②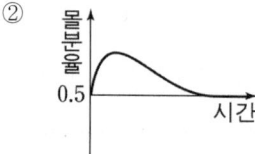

③ 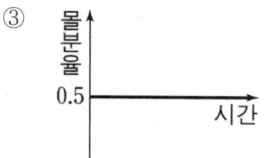 ④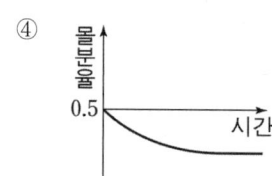

⑤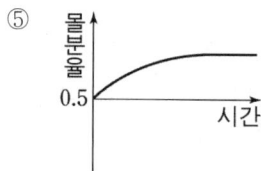

5-39B. GSSN20704기체/24단국 추가문제18-5★

그림 (가)는 확산 속도 측정 장치에 기체 A와 B를, (나)는 기체 A와 C를 각각 넣고 양쪽 콕을 동시에 열어 흰 연기가 생성된 위치까지의 거리를 측정하여 나타낸 것이다.

(가)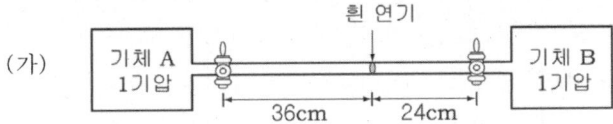

(나)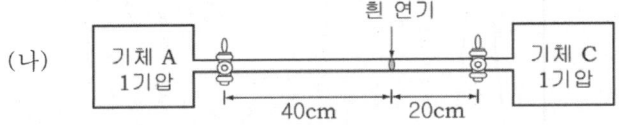

B의 분자량 : C의 분자량은? (단, (가)와 (나)의 온도는 같다.)

① 4 : 9
② 9 : 4
③ 9 : 16
④ 3 : 4
⑤ 1 : 4

5-40B. GSSN208기체, 분출속도/24단국 추가문제18-6★

그림은 온도가 같은 기체 A와 B가 각각 들어 있는 동일한 두 개의 실린더에 같은 질량의 추로 압력을 가할 때 기체가 분출되는 모습을 나타낸 것이다. 두 피스톤이 동일한 높이에서 바닥에 닿을 때까지 걸린 시간은 기체 B인 경우가 기체 A인 경우의 2배이다.

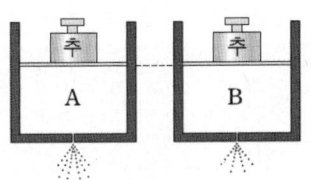

A의 분자량 : B의 분자량은? (단, 기체 온도는 일정하며, 피스톤의 마찰은 무시한다.)

① 1 : 2
② 1 : 4
③ 2 : 1
④ 4 : 1
⑤ 1 : 9

5-41D. GS기체의 분출속도/22중앙기출19번

아래는 그레이엄의 분출 법칙을 이용한 기체 농축 장치를 묘사한 그림이다. 초기 기체 혼합물의 수소, 산소, 헬륨 기체의 몰 분율이 각각 0.4, 0.5, 0.1이었다면, 기체 혼합물이 다공성 장벽을 두 번 통과하였을 때 수소 기체가 가질 수 있는 최대 몰 분율은? (단, 다공성 장벽의 길이는 무시한다.)

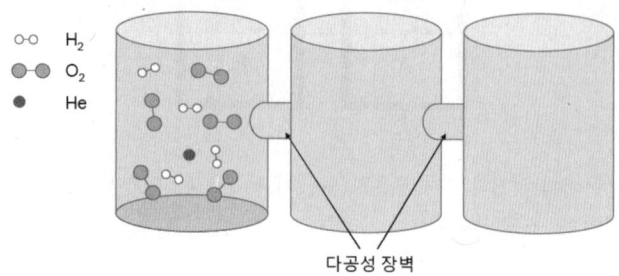

① $\dfrac{16}{25}$

② $\dfrac{16}{21}$

③ $\dfrac{64}{77}$

④ $\dfrac{1024}{1093}$

5-42D. GS기체분자운동론/23중앙기출24번

아래의 그래프와 수식은 일정 온도에서 임의의 기체 분자의 속력 분포($f(u)$)와 속력 분포 함수식이다. 이로부터 구할 수 있는 최빈 속력(most probable speed)으로 옳은 것은? (단, m은 분자의 질량, u는 분자의 속력, k_B는 볼츠만 상수, T는 온도이다.)

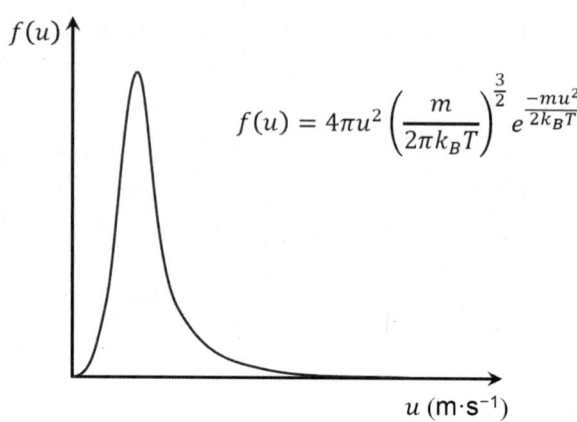

$$f(u) = 4\pi u^2 \left(\dfrac{m}{2\pi k_B T}\right)^{\frac{3}{2}} e^{\frac{-mu^2}{2k_B T}}$$

① $\sqrt{\dfrac{2k_B T}{m}}$

② $\sqrt{\dfrac{8k_B T}{\pi m}}$

③ $\sqrt{\dfrac{3k_B T}{m}}$

④ 정답 없음

실제기체, 반데르발스 식

5-43B. GSZD237실제기체/24단국 기출복원18

다음은 반데르발스 식이다.

$$(P+a(\frac{n}{V})^2)(V-nb)=nRT$$

표는 기체 (가)~(다)에 대한 반데르발스 상수 자료이다. (가)~(다)는 각각 He, N_2, CH_4 중 하나이다.

기체	a (atm·L²/mol²)	b (L/mol)
(가)	0.0341	0.0237
(나)	2.25	0.0428
(다)	1.39	0.0391

이에 대한 설명으로 옳은 것만을 <보기>에서 있는 대로 고른 것은?

―――――< 보 기 >―――――
ㄱ. 기체 1mol 당 분자 자체의 부피가 가장 큰 것은 (나)이다.
ㄴ. 분자 간 상호작용이 가장 큰 것은 (다)이다.
ㄷ. (가)는 He이다.

① ㄱ   ② ㄴ   ③ ㄱ, ㄷ
④ ㄴ, ㄷ   ⑤ ㄱ, ㄴ, ㄷ

5-44B. GSF23-1 실제기체/24단국 추가문제18-1★

그림은 T에서 압력에 따른 기체의 압축 인자(Z)를 나타낸 것이다. A~C는 각각 $H_2(g)$, $N_2(g)$, $CO_2(g)$ 중 하나이다.

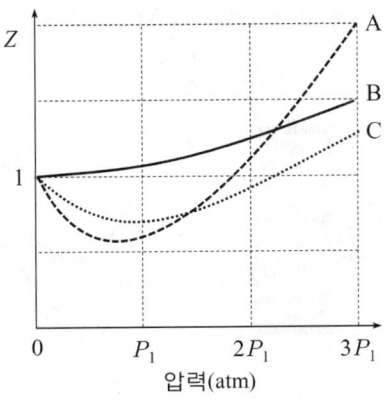

온도 T에서 이에 대한 설명으로 옳은 것만을 <보기>에서 있는 대로 고른 것은? (단, H_2, N_2, CO_2의 분자량은 각각 2, 28, 44이다.)

―――――< 보 기 >―――――
ㄱ. B는 $H_2(g)$이다.
ㄴ. 반데르발스 상수 b가 가장 큰 것은 B이다.
ㄷ. P_1atm에서 1L에 들어있는 분자 수가 가장 큰 것은 CO_2이다.

① ㄱ   ② ㄴ   ③ ㄱ, ㄷ
④ ㄴ, ㄷ   ⑤ ㄱ, ㄴ, ㄷ

5-45B. GSSN20709실제기체/24단국 추가문제18-2★★

그림 (가)는 어떤 기체를 밀폐된 용기에 넣고 조건을 변화시킨 것을 나타낸 것이고, 그림 (나)는 이 기체의 압력과 $\dfrac{PV_m}{RT}$ 과의 관계를 나타낸 것이다. 여기서 V_m은 몰당 부피이다.

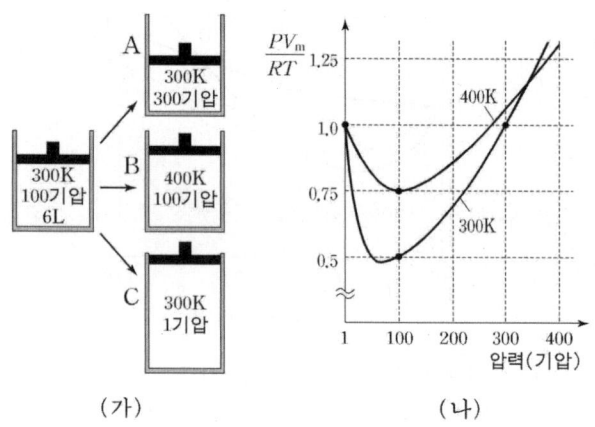

(가)　　　　　　　　(나)

그림 (나)의 자료를 이용하여 그림 (가)의 최종 상태 A, B, C의 부피를 구한 것으로 옳은 것은?

	A	B	C
①	2L	8L	600L
②	2L	12L	600L
③	2L	12L	1200L
④	4L	8L	1200L
⑤	4L	12L	1200L

5-46C. GSS30 실제기체/24원광모의 3회24번

그림은 온도 T에서 세 가지 기체에 대하여 압력에 따른 압축 인자(Z)를 나타낸 것이다. A~C는 각각 H_2, CH_4, C_2H_4 중 하나이다.

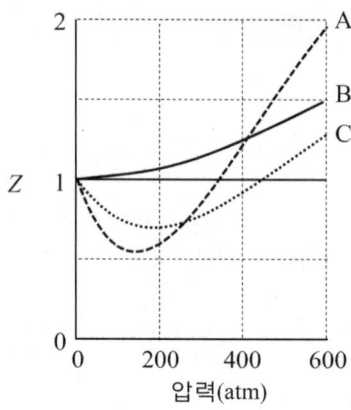

온도 T에서 이에 대한 설명으로 옳은 것만을 <보기>에서 있는 대로 고른 것은? (단, H와 C의 원자량은 각각 1과 12이다.)

─────<보 기>─────
ㄱ. 200기압에서 분자 간 평균 거리는 H_2 < C_2H_4이다.
ㄴ. 400기압에서 CH_4 분자 사이의 인력이 척력보다 우세하다.
ㄷ. 600기압에서 $\dfrac{CH_4(g)의 밀도}{H_2(g)의 밀도} > 8$이다.

① ㄱ　　② ㄷ　　③ ㄱ, ㄴ
④ ㄴ, ㄷ　　⑤ ㄱ, ㄴ, ㄷ

5-47C. GSSN1110 실제 기체/24단국모의 2회30번

그림은 300K에서 기체 A의 압력에 따른 압축 인자($Z=\dfrac{PV}{nRT}$)를 나타낸 것이다.

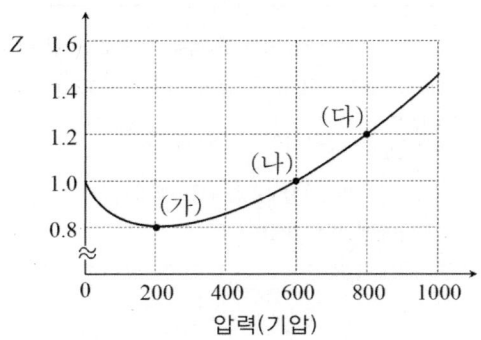

이에 대한 설명으로 옳은 것만을 〈보기〉에서 있는 대로 고른 것은?

―〈보 기〉―
ㄱ. 1mol의 부피는 (나)에서가 (가)에서의 $\dfrac{1}{3}$ 배이다.
ㄴ. 밀도는 (나)에서가 (다)에서의 $\dfrac{9}{10}$ 배이다.
ㄷ. 400K, 200기압에서 압축 인자는 0.8보다 크다.

① ㄱ   ② ㄷ   ③ ㄱ, ㄴ
④ ㄴ, ㄷ ⑤ ㄱ, ㄴ, ㄷ

5-48B. GS실제기체/19중앙기출22

압축인자(compressibility factor)는 이상기체의 압력에 대한 실제기체의 압력을 나타낸 것으로, 기체들이 이상적인 거동에서 벗어나 어떻게 상호작용하는지 유추할 수 있는 중요한 데이터이다. 아래와 같은 압축인자를 갖는 실제기체 A, B, C에 대해 녹는점을 높은 순서로 바르게 나열한 것은?

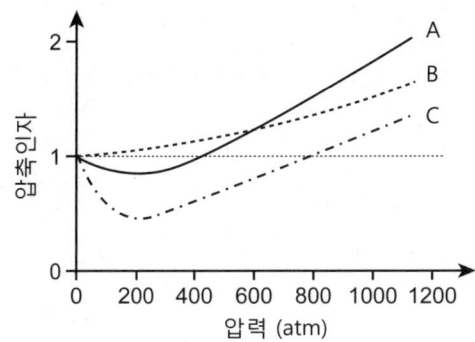

① A > B > C
② C > B > A
③ B > A > C
④ C > A > B

5-49B. GS실제기체/23중앙기출14번

실제 기체에 관련된 van der Waals 상태 방정식과 압축 인자(z)는 각각 $(P + a\frac{n^2}{V^2})(V - nb) = nRT$, $z = \frac{PV}{nRT}$로 표현된다. 다음 <보기>의 설명 중 옳은 것을 모두 고른 것은?

― <보 기> ―
- 가. a는 압축 인자를 1보다 크게 하며 b는 압축 인자를 1보다 작게 한다.
- 나. a는 분자간 인력, b는 분자가 반발력과 관련된 상수다.

① 가
② 나
③ 가, 나
④ 없음

5-50D. GS실제기체/21중앙기출16번

500K, 100atm의 메테인(CH_4) 기체가 가지는 몰부피를 측정했더니 0.36 L mol^{-1}이 얻어졌다. 이 조건에서 이 기체에 대한 <보기>의 설명 중 옳은 것만을 모두 고른 것은?

― <보 기> ―
- 가. 이 기체의 거동을 van der Waals 식으로 표현할 때, van der Waals 상수 a와 b 중 a항은 무시하고 b만 이용하여 $P = \frac{nRT}{V - nb}$로 근사하여 쓸 수 있다.
- 나. 이 분자들 사이의 주된 상호작용 에너지는 분자들 사이의 거리의 6제곱에 반비례한다.

① 가
② 나
③ 가, 나
④ 없음

5-51C. GS실제기체/20중앙기출4★★

25 ℃에서 1 L 용기에 이산화탄소가 44 g 들어있다. 이산화탄소가 van der Waals 식을 따르는 실제기체라고 할 때, 이상기체인 경우와 비교하여 분자간 인력에 의해 감소하는 압력과 반발력에 의해 증가하는 압력을 순서대로 바르게 나열한 것은? (단, 이산화탄소의 van der Waals 상수는 각각 a = 4atm·L²·mol⁻², b = 0.2 L·mol⁻¹이다.)

① 4 atm, 3 atm
② 4 atm, 6 atm
③ 6 atm, 4 atm
④ 6 atm, 16 atm

5-52C. GSGM13실제기체/24단국 추가문제18-3★

어떤 기체 4mol이 8.2L 부피의 용기에 들어있을 때, 온도는 600K이고 압력은 36atm이다. 이 기체의 압축인자에 가장 가까운 것은? (단, 기체상수 R=0.082L·atm/mol·K이다.)

① 1.0
② 1.2
③ 1.5
④ 2.0
⑤ 2.5

5-53D. GSF174-15기체/24단국 추가문제18-4★

다음은 반데르발스 식이고, 표는 실제 기체 A(g)의 반데르발스 상수 a와 b의 자료이다.

$$(P+a(\frac{n}{V})^2)(V-nb)=nRT$$

○ a = 16 atm·L²/mol²
○ b = 0.10 L/mol

절대온도 T에서 부피가 1.0L인 강철 용기에 A(g) 1.0몰을 넣었다. 이에 대한 설명으로 옳은 것만을 <보기>에서 있는 대로 고른 것은? (단, 절대온도 T에서 RT=27L·atm/mol이다. A(g)는 응축하지 않는다.)

<보 기>
ㄱ. A(g)의 압력은 14 atm이다.
ㄴ. A(g)의 압축 인자(Z)는 $\frac{14}{27}$이다.
ㄷ. A(g) 분자 간 인력이 척력보다 우세하다.

① ㄱ
② ㄴ
③ ㄱ, ㄷ
④ ㄴ, ㄷ
⑤ ㄱ, ㄴ, ㄷ

문제번호	정답	문제번호	정답
1	5	41	3
2	1	42	1
3	4	43	3
4	4	44	3
5	3	45	5
6	1	46	4
7	3	47	4
8	4	48	4
9	3	49	2
10	1	50	2
11	2	51	2
12	4	52	3
13	3	53	5
14	5		
15	2		
16	1		
17	5		
18	4		
19	1		
20	주관식		
21	2		
22	4		
23	3		
24	5		
25	3		
26	4		
27	3		
28	1		
29	4		
30	2		
31	3		
32	2		
33	3		
34	4		
35	1		
36	1		
37	5		
38	1		
39	3		
40	2		

5장 해설 링크 모음

06

열화학

해설 링크 모음

06 열화학 핵심 써머리

1. **에너지 (E)**
    1) 일을 하거나 열을 발생시킬 수 있는 능력
    2) 에너지는 보존되며(열역학 제1법칙), 상태함수이다.
    3) 한 가지 형태에서 다른 형태로 바뀔 수 있다.
        (1) 퍼텐셜 에너지(위치 에너지) : 위치, 조성에 저장된 에너지
        (2) 운동 에너지 : 물체의 운동에 따른 에너지
    4) 계의 내부 에너지: 계의 모든 에너지의 총합
    5) 내부 에너지 변화($\triangle E$) = $E_{나중} - E_{처음}$
    6) 계의 내부 에너지는 열과 일에 의해 변화한다.
        $$\triangle E = q + w$$
    7) 열과 일은 계와 주위 사이의 에너지 전달 방식임
        (1) $\triangle E < 0$: 반응계의 내부 에너지가 감소하여 주위로 열의 형태로 에너지를 잃는다. (발열 과정)
        (2) $\triangle E > 0$: 주위로부터 열의 형태로 에너지를 흡수하여 반응계의 내부 에너지가 증가한다. (흡열 과정)

2. **일(w)**
    1) 일반적인 일의 정의: 힘과 이동 거리의 곱
    2) 화학에서의 일: 팽창 일(PV일)=팽창하는 기체에 의한 일
        $$w = -P\triangle V \text{ (일정 압력 조건)}$$
    3) 일은 경로함수

3. **열(q)**
    1) 온도 차이에 의한 자발적 에너지 흐름 방식
    2) 발열 과정: 계로부터 열이 흘러나가 에너지를 잃음
    3) 흡열 과정: 계로 열이 흘러들어와 에너지를 얻음
    4) 열은 경로함수
    5) 화학 반응에서의 열은 열량계로 측정
        (1) 일정 압력 열량계(커피컵 열량계)
        (2) 일정 부피 열량계(통 열량계)

4. 엔탈피 (H)
   1) $H = E + PV$
   2) $\triangle H = q_p$, $\triangle E = q_V$
   3) 엔탈피는 에너지의 한 종류
      (1) $\triangle H < 0$: 발열 과정
      (2) $\triangle H > 0$: 흡열 과정
   4) 엔탈피는 상태함수
   5) Hess의 법칙: 엔탈피 변화량은 반응 경로와 무관하다.
   6) 표준 생성 엔탈피($\triangle H_f^0$)는 반응 엔탈피($\triangle H_{반응}^0$)를 구할 때 사용할 수 있다.
      $\triangle H_{반응}^0$ =(생성물의 $\triangle H_f^0$ 총합)-(반응물의 $\triangle H_f^0$ 총합)
   7) 연소 엔탈피: 어떤 물질 1몰이 완전히 연소될 때의 $\triangle H$
   8) 중화 엔탈피: 산과 염기가 중화되어 $H_2O(l)$ 1mol을 생성할 때의 $\triangle H$

5. $\triangle E$와 $\triangle H$의 변환
   1) $\triangle E$와 $\triangle H$를 변환하기 위해 다음의 두 공식 중 하나를 이용할 수 있다.
      (1) $\triangle E = \triangle H - P \triangle V$ (일정압력)
      (2) $\triangle E = \triangle H - \triangle nRT$ (일정온도, $\triangle n$:기체 계수 총합 변화량)

헤스의 법칙 기본유형

6-1A. HASH215 열화학/24원광모의 3회11번

다음은 25 °C, 표준 상태에서의 열화학 반응식이다.

화학 반응식	ΔH^0 (kJ)
$2Al(s) + 6HBr(aq) \rightarrow 2AlBr_3(aq) + 3H_2(g)$	−1061
$HBr(g) \rightarrow HBr(aq)$	−81.15
$H_2(g) + Br_2(l) \rightarrow 2HBr(g)$	−72.80
$AlBr_3(s) \rightarrow AlBr_3(aq)$	−368

이 자료로부터 구한 $AlBr_3(s)$의 표준 생성 엔탈피(kJ/mol)는?

① −376 ② −515 ③ −65
④ +188 ⑤ +376

6-2A. HA열화학/24동덕 기출복원2

다음은 두 가지 열화학 자료이다.

> ○ $3N_2H_4(l) \rightarrow 4NH_3(g) + N_2(g)$ $\Delta H^0 = -473kJ$
> ○ $NH_3(g)$의 표준 생성 엔탈피 = $-80kJ/mol$

이로부터 구한 $N_2H_4(l)$의 표준 생성 엔탈피(ΔH_f^0)로 가장 적절한 것은?

① −51 kJ/mol
② 51 kJ/mol
③ 264 kJ/mol
④ 131 kJ/mol
⑤ −131 kJ/mol

6-3B. HA열화학/24동덕 추가문제2-1(23미트)★★

표는 25℃에서 하이드라진(N_2H_4)과 관련된 반응의 반응식과 표준 반응 엔탈피(ΔH^0)를 나타낸 것이다.

반응식	ΔH^0(kJ)
$3N_2H_4(l) \to 4NH_3(g) + N_2(g)$	-330
$N_2H_4(l) + 2NH_3(g) \to 2N_2(g) + 5H_2(g)$	40
$N_2H_4(g) \to N_2(g) + 2H_2(g)$	-95
$N_2H_4(g) + H_2(g) \to 2NH_3(g)$	a

25℃에서 이에 대한 설명으로 옳은 것만을 〈보기〉에서 있는 대로 고른 것은?

―〈보 기〉―
ㄱ. $N_2H_4(g)$의 표준 생성 엔탈피는 -95 kJ/mol이다.
ㄴ. $N_2H_4(l)$의 표준 기화 엔탈피는 45 kJ/mol이다.
ㄷ. a는 -275 kJ이다.

① ㄴ　　② ㄷ　　③ ㄱ, ㄴ
④ ㄱ, ㄷ　　⑤ ㄴ, ㄷ

6-4B. HA열화학/24원광 기출복원9

다음은 25℃, 1atm에서 세 가지 열화학 자료이다.

○ $C_3H_8(g)$의 연소 엔탈피 : akJ/mol
○ $H_2(g)$의 연소 엔탈피 : bkJ/mol
○ $CO_2(g)$의 표준 생성 엔탈피 : ckJ/mol

이 자료로부터 구한 25℃에서 $C_3H_8(g)$의 표준 생성 엔탈피(kJ/mol)은?

① $-a+4b+3c$
② $-a+3b+4c$
③ $a-4b-3c$
④ $a+4b+3c$
⑤ $-2a+2b+3c$

6-5A. HAS140열화학/24원광 추가문제9-2(20피트)★

다음은 25℃에서 탄소(C)와 관련된 반응의 열화학 반응식이다.

> ○ $2CO(g) \rightarrow 2C(s, 흑연) + O_2(g)$ $\quad \Delta H^0 = a\,kJ/mol$
> ○ $CO_2(g) \rightarrow C(s, 다이아몬드) + O_2(g)$ $\quad \Delta H^0 = b\,kJ/mol$
> ○ $2CO(g) + O_2(g) \rightarrow 2CO_2(g)$ $\quad \Delta H^0 = c\,kJ/mol$

25℃에서 $C(s, 다이아몬드)$의 표준 생성 엔탈피(kJ/mol)는?

① $-\dfrac{1}{2}a + b + \dfrac{1}{2}c$

② $-\dfrac{1}{2}a - b - \dfrac{1}{2}c$

③ $-a + 2b + c$

④ $a + b - \dfrac{1}{2}c$

⑤ $a + b - c$

6-6A. HAS157열화학/24원광 추가문제9-4(21피트)★

다음은 온도 T에서 3가지 연소 반응의 열화학 반응식이다.

> ○ $CH_4(g) + O_2(g) \rightarrow HCHO(g) + H_2O(g)$ $\quad \Delta H^0 = a\,kJ/mol$
> ○ $CH_4(g) + 2O_2(g) \rightarrow CO_2(g) + 2H_2O(l)$ $\quad \Delta H^0 = b\,kJ/mol$
> ○ $HCHO(g) + O_2(g) \rightarrow CO_2(g) + H_2O(g)$ $\quad \Delta H^0 = c\,kJ/mol$

T에서 $H_2O(l)$의 표준 증발 엔탈피(kJ/mol)는?

① $\dfrac{1}{2}(a+b+c)$

② $\dfrac{1}{2}(a-b+c)$

③ $\dfrac{b}{2} - a - c$

④ $a - \dfrac{b}{2} + c$

⑤ $a + b + c$

6-7B. HAHS101-1. 열화학/24원광모의 1회11번

표는 몇 가지 물질들의 연소 엔탈피와 물에 대한 용해 엔탈피를 나타낸 것이다.

물질	화학식	연소엔탈피 (kJ/mol)	물질	화학식	용해엔탈피 (kJ/mol)
(가)	$CH_4(g)$	-890	(다)	$NH_4NO_3(s)$	26.2
(나)	$C_2H_2(g)$	-1300	(라)	$HCl(g)$	x

이에 관한 설명으로 옳은 것만을 〈보기〉에서 있는 대로 고른 것은?

〈보 기〉
ㄱ. (가)와 (나) 중 일정한 압력에서 1g을 연소시켰을 때 더 많은 열을 방출하는 것은 (나)이다.
ㄴ. (다)를 물에 녹이면 수용액의 온도가 올라간다.
ㄷ. $x < 0$이다.

① ㄱ   ② ㄴ   ③ ㄷ
④ ㄱ, ㄷ   ⑤ ㄴ, ㄷ

6-8A. HA열화학Hess의법칙/24충남 기출복원9

표는 세 가지 균형 반응식과 반응 엔탈피(ΔH^0) 자료이다.

$$2C(s) + H_2(g) \to C_2H_2(g) \qquad \Delta H^0 = 227 \text{ kJ}$$
$$C_2H_2(g) + H_2(g) \to C_2H_4(g) \qquad \Delta H^0 = -175 \text{ kJ}$$
$$2H_2O(l) \to 2H_2(g) + O_2(g) \qquad \Delta H^0 = 572 \text{ kJ}$$

위의 자료로부터 계산한 다음 반응의 ΔH^0(kJ)는?

$$2C(s) + 2H_2O(l) \to C_2H_4(g) + O_2(g)$$

① -293
② -520
③ -530
④ 572
⑤ 624

6-9A. HA열화학/24단국 추가문제20-1(11피트예비)

다음은 25℃에서 C(s,흑연)와 $CH_4(g)$의 연소 반응식과 표준 연소 엔탈피를 나타낸 것이다.

> ○ C(s,흑연) + $O_2(g)$ → $CO_2(g)$
> $\Delta H^0_{연소}$(C(s,흑연)) = −393.5kJ/mol
>
> ○ $CH_4(g)$ + $2O_2(g)$ → $CO_2(g)$ + $2H_2O(l)$
> $\Delta H^0_{연소}$($CH_4(g)$) = −890.8kJ/mol

이 자료 외에 25℃에서의 한 가지 자료만을 더 사용하여 $CH_4(g)$의 표준 생성 엔탈피($\Delta H^0_{생성}$)를 구하려고 할 때, 다음 중 그 자료로 옳은 것은?

① $H_2(g)$의 표준 연소 엔탈피
② $O_2(g)$의 표준 생성 엔탈피
③ $CO_2(g)$의 표준 생성 엔탈피
④ $H_2O(g)$의 표준 생성 엔탈피
⑤ $H_2O(l)$의 표준 증발 엔탈피

6-10B. HADK22/22단국기출13번

표는 25℃에서 $H_2(g)$와 $C_2H_2(g)$의 표준 연소 엔탈피와 $CO_2(g)$와 CO(g)의 표준 생성 엔탈피 자료를 나타낸 것이다.

$H_2(g)$의 표준 연소 엔탈피	−290 kJ/mol
$C_2H_2(g)$의 표준 연소 엔탈피	−1300 kJ/mol
$CO_2(g)$의 표준 생성 엔탈피	−390 kJ/mol
CO(g)의 표준 생성 엔탈피	−110 kJ/mol

다음은 두 가지 화학 반응에 대한 열화학 반응식이다.

> 반응 1 : CO(g) + 1/2 $O_2(g)$ → $CO_2(g)$ ΔH°_1
> 반응 2 : 2 C(s.흑연) + $H_2(g)$ → $C_2H_2(g)$ ΔH°_2

25℃에서 두 가지 반응과 관련된 설명으로 옳지 않은 것은?

① $H_2O(l)$의 표준 생성 엔탈피는 290 kJ/mol이다.
② C(s.흑연)의 표준 연소 엔탈피 −390 kJ/mol이다.
③ ΔH°_1는 −280 kJ/mol이다.
④ ΔH°_2는 230 kJ/mol이다.
⑤ 반응 1에서 내부에너지 크기 ($|\Delta E^\circ_1|$)는 표준 엔탈피 크기 ($|\Delta H^\circ_1|$) 보다 작다.

6-11B HAF22-1 열화학/24원광모의 1회21번★★

다음은 298K에서 4가지 화학 반응식과 열화학 자료이다. $\triangle H_1 \sim \triangle H_3$는 각각 $a \sim c$ 중 하나이며, $a < b < c$이다.

화학 반응식	표준 반응 엔탈피 ($\triangle H^0$)
$H_2O(l) \rightarrow H_2O(g)$	x
$H_2(g) + \dfrac{1}{2}O_2(g) \rightarrow H_2O(g)$	$\triangle H_1$
$H_2O(l) \rightarrow 2H(g) + O(g)$	$\triangle H_2$
$H_2(g) + \dfrac{1}{2}O_2(g) \rightarrow 2H(g) + O(g)$	$\triangle H_3$

x는?

① $-a-b+c$ ② $a+b-c$ ③ $-2a+b+c$
④ $a-b+c$ ⑤ $a-b-2c$

6-12B. HA열화학/24계명 기출복원7★★

반응 (가)~(라)의 반응 엔탈피($\triangle H$) 부호가 모두 옳은 것은?

(가) $2NO_2(g) \rightarrow N_2O_4(g)$
(나) $2F(g) \rightarrow F_2(g)$
(다) $Mg^{2+}(g) + 2Cl^-(g) \rightarrow MgCl_2(s)$
(라) $HBr(g) \rightarrow H^+(g) + Br^-(g)$

	(가)	(나)	(다)	(라)
①	+	+	−	−
②	−	−	+	+
③	−	−	−	+
④	−	+	+	+
⑤	+	−	−	+

6-13B. HAMO17 열화학/24연세모의 2회12번 ★★

다음은 세 가지 발열 반응의 균형 반응식과 반응 엔탈피이다.

- $4NH_3(g) + 3O_2(g) \rightarrow 2N_2(g) + 6H_2O(l)$　　$\triangle H_1$
- $4NH_3(g) + 5O_2(g) \rightarrow 2NO(g) + 6H_2O(l)$　　$\triangle H_2$
- $4NH_3(g) + 7O_2(g) \rightarrow 2NO_2(g) + 6H_2O(l)$　　$\triangle H_3$

다음 중 반응 엔탈피의 절댓값이 커지는 순서대로 옳게 나타낸 것은? (단, $NO(g)$와 $NO_2(g)$의 표준 생성 엔탈피($\triangle H_f^0$)는 각각 90kJ/mol과 34kJ/mol이다.)

① $|\triangle H_1| < |\triangle H_2| < |\triangle H_3|$
② $|\triangle H_1| < |\triangle H_3| < |\triangle H_2|$
③ $|\triangle H_2| < |\triangle H_3| < |\triangle H_1|$
④ $|\triangle H_3| < |\triangle H_2| < |\triangle H_1|$
⑤ $|\triangle H_3| < |\triangle H_1| < |\triangle H_2|$

난이도 있는 헤스의 법칙 문제

6-14B HAKH23/23경희기출6번

다음은 화합물 생성 반응식과 표준 반응 엔탈피($\triangle H_{rxn}^0$)이다.

- $C(s) + 2H_2(g) + \frac{1}{2}O_2(g) \rightarrow CH_3OH(l)$
　　　　　　　　　　$\triangle H_{rxn}^0 = -240.0 \text{ kJmol}^{-1}$
- $C(s) + O_2(g) \rightarrow CO_2(g)$
　　　　　　　　　　$\triangle H_{rxn}^0 = -390.0 \text{ kJmol}^{-1}$
- $H_2(g) + \frac{1}{2}O_2(g) \rightarrow H_2O(l)$
　　　　　　　　　　$\triangle H_{rxn}^0 = -300.0 \text{ kJmol}^{-1}$
- $CH_3OH(l) + \frac{3}{2}O_2(g) \rightarrow CO_2(g) + H_2O(l)$
　　　　　　　　　　$\triangle H_{rxn}^0 = Y \text{ kJmol}^{-1}$

위 반응에 대한 열역학 자료를 이용하여 계산된 Y 값은?

① $-650.0 \text{ kJ mol}^{-1}$
② $-700.0 \text{ kJ mol}^{-1}$
③ $-750.0 \text{ kJ mol}^{-1}$
④ $-800.0 \text{ kJ mol}^{-1}$
⑤ $-850.0 \text{ kJ mol}^{-1}$

6-15B.

다음은 네 가지 엔탈피 자료와 세 가지 열화학 반응식이다.

엔탈피	ΔH^0 (kJ/mol)
$CO(g)$의 표준생성엔탈피	-110
$C(s)$의 표준연소엔탈피	-393
$CH_4(g)$의 표준생성엔탈피	-75
$CH_4(g)$의 표준연소엔탈피	-890

$$CO(g) + \frac{1}{2}O_2(g) \rightarrow CO_2(g) \qquad \Delta H_1^0$$

$$CH_4(g) \rightarrow C(s흑연) + 2H_2(g) \qquad \Delta H_2^0$$

$$C(s흑연) + H_2O(l) \rightarrow CO(g) + H_2(g) \qquad \Delta H_3^0$$

이에 대한 설명으로 옳은 것만을 〈보기〉에서 있는 대로 고른 것은? (단, 온도는 25℃로 일정하다.)

〈보 기〉

ㄱ. $\Delta H_1^0 = 283$ kJ이다.

ㄴ. $\Delta H_2^0 = 75$ kJ이다.

ㄷ. $\Delta H_3^0 = 176$ kJ이다.

① ㄱ　　② ㄴ　　③ ㄱ, ㄷ
④ ㄴ, ㄷ　　⑤ ㄱ, ㄴ, ㄷ

6-16C.

그림은 298K에서 몇 가지 반응의 엔탈피(H) 관계를 나타낸 것이다. $CH_4(g)$와 $CO_2(g)$의 표준 생성 엔탈피는 각각 -74kJ/mol과 -394kJ/mol이다.

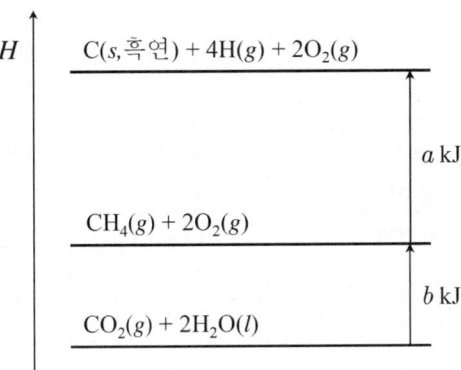

이에 관한 설명으로 옳은 것만을 〈보기〉에서 있는 대로 고른 것은?

〈보 기〉

ㄱ. H_2의 결합 엔탈피는 $\dfrac{a-74}{2}$ kJ/mol이다.

ㄴ. $H_2O(l)$의 표준 생성 엔탈피는 $\dfrac{320-b}{2}$ kJ/mol이다.

ㄷ. $a+b < 394$이다.

① ㄱ　　② ㄴ　　③ ㄱ, ㄴ
④ ㄴ, ㄷ　　⑤ ㄱ, ㄴ, ㄷ

6-17D. HAKH23/23경희기출12번

다음은 협심증의 혈관 확장을 위한 약물로 사용될 수 있는 트라이나이트로글리세린($C_3H_5N_3O_9$)의 분해 반응에 대한 균형 반응식이고, a~d는 반응 계수이다.

$$aC_3H_5N_3O_9(l) \rightarrow bN_2(g) + cCO_2(g) + dH_2O(l) + O_2(g)$$

다음은 온도 25℃에서 몇몇 물질들의 표준 생성 엔탈피($\triangle H_f^0$)자료이다.

물질	화학식	$\triangle H_f^0$(kJmol^{-1})
일산화탄소	$CO(g)$	-110.5
이산화탄소	$CO_2(g)$	-393.5
물	$H_2O(l)$	-285.8
트라이나이트로글리세린	$C_3H_5N_3O_9(l)$	-353.6

이 반응에 대한 설명으로 옳은 것만을 <보기>에서 모두 고른 것은? (단, 온도는 25℃로 일정하며, 트라이나이트로글리세린($C_3H_5N_3O_9$)의 분자량은 227이다.)

―――――――<보 기>―――――――
ㄱ. $a+b+c+d=32$이다.
ㄴ. 산소(O_2) 기체의 표준 생성 엔탈피는 0이다.
ㄷ. 227mg 트라이나이트로글리세린이 표준 상태에서 분해될 때 발생하는 열량은 6165.6J이다.

① ㄱ   ② ㄷ   ③ ㄱ, ㄴ
④ ㄴ, ㄷ   ⑤ ㄱ, ㄴ, ㄷ

결합에너지 관련 열화학 문제

6-18B. HAMO2012 열화학/24연세모의 1회14번

다음은 어떤 기체 반응의 균형 반응식과 25℃에서의 열역학 자료이다.

$$C_3H_8(g) + Cl_2(g) \rightarrow C_3H_7Cl(g) + HCl(g)$$

결합	C−H	Cl−Cl	C−Cl	H−Cl
결합 에너지(kJ/mol)	413	242	339	432

화합물	$C_3H_8(g)$	$HCl(g)$
표준 생성 엔탈피(kJ/mol)	-104	-92

이 자료로부터 계산한 $C_3H_7Cl(g)$의 표준 생성 엔탈피(kJ/mol)는? (단, 온도는 25℃로 일정하다.)

① -80 ② -104 ③ -128
④ -168 ⑤ -214

6-19B. HAS676 열화학/24단국모의 2회13번

다음은 298K에서 $H_2O(l)$의 증발 과정에 대한 열화학 반응식이다.

$$H_2O(l) \rightarrow H_2O(g) \qquad \triangle H = x \text{ kJ/mol}$$

표는 각 물질에 존재하는 결합의 종류와 결합 에너지를 나타낸 것이다.

물질	O_2	H_2	H_2O
결합의 종류	O=O	H-H	O-H
결합 에너지(kJ/mol)	a	b	c

이 자료로부터 구한 298K에서 $H_2O(l)$의 표준 생성 엔탈피(kJ/mol)는?

① $\dfrac{a}{2}+b-c-x$

② $\dfrac{a}{2}+b-2c+x$

③ $\dfrac{a}{2}+b-2c-x$

④ $a+b-2c+x$

⑤ $a+2b-4c-2x$

연소엔탈피 관련 열화학 문제

6-20B. HAHG899 열화학/24단국모의 1회4번★

표는 25℃, 표준 상태에서 세 가지 물질에 대한 자료이다.

물질	표준 생성 엔탈피(kJ/mol)	연소 엔탈피(kJ/mol)
$C_2H_6(g)$	x	a
$H_2(g)$		b
$CO_2(g)$	c	

이 자료로부터 구한 x는? (단, 온도는 25℃로 일정하다.)

① $-a+3b+2c$

② $-a-3b+2c$

③ $a+3b+2c$

④ $a+3b-2c$

⑤ $a-3b+2c$

6-21B. HAS157열화학/24원광 추가문제9-3★★

다음은 25℃, 1기압에서 화합물 A와 B에 관련된 3가지 열화학 반응식이다. $a \sim e$는 반응 계수이다.

- $a\text{C}(s,\text{흑연}) + b\text{H}_2(g) \rightarrow \text{A}(g)$ $\Delta H = -126\text{kJ}$
- $\text{B}(g) + c\text{O}_2(g) \rightarrow d\text{CO}_2(g) + e\text{H}_2\text{O}(l)$ $\Delta H = -2880\text{kJ}$
- $\text{A}(g) \rightarrow \text{B}(g)$ $\Delta H = -8\text{kJ}$

25℃, 1기압에서 이에 대한 설명으로 옳은 것만을 〈보기〉에서 있는 대로 고른 것은?

─〈보 기〉─
ㄱ. $\text{A}(g)$의 표준 생성 엔탈피는 -126kJ/몰이다.
ㄴ. 결합 에너지의 총합은 $\text{A}(g)$가 $\text{B}(g)$보다 크다.
ㄷ. $\text{A}(g)$의 연소 엔탈피는 -2872kJ/몰이다.

① ㄱ ② ㄴ ③ ㄱ, ㄷ
④ ㄴ, ㄷ ⑤ ㄱ, ㄴ, ㄷ

6-22B. HA열화학/24단국 추가문제20-2(15미트)★

표는 25℃ 표준 상태에서 4가지 물질의 생성 및 연소 엔탈피를 나타낸 것이다.

	표준 생성 엔탈피 (kJ/mol)	표준 연소 엔탈피 (kJ/mol)
$\text{H}_2\text{O}(l)$	(가)	−
$\text{C}(s,\text{흑연})$	−	-390
$\text{CH}_3\text{CH}_2\text{OH}(l)$	-280	-1370
$\text{CH}_3\text{OCH}_3(l)$	−	-1460

이에 대한 설명으로 옳은 것만을 〈보기〉에서 있는 대로 고른 것은?

─〈보 기〉─
ㄱ. $\text{CO}_2(g)$의 표준 생성 엔탈피는 -390kJ/mol이다.
ㄴ. (가)는 -290이다.
ㄷ. $\text{CH}_3\text{CH}_2\text{OH}(l) \rightarrow \text{CH}_3\text{OCH}_3(l)$의 표준 반응 엔탈피는 90kJ/mol이다.

① ㄴ ② ㄷ ③ ㄱ, ㄴ
④ ㄱ, ㄷ ⑤ ㄱ, ㄴ, ㄷ

열량계, △E와 △H 비교문제

6-23A. HAKH21/21경희기출2번

열량계에서 8.0℃의 물 100g을 78.0℃까지 가열했다. 이 때 물이 흡수하는 열에너지는? (단, 물의 비열용량은 4.2J $g^{-1}℃^{-1}$이다.)

① 11.4kJ
② 20.4kJ
③ 29.4kJ
④ 39.4kJ
⑤ 45.4kJ

6-24A. HAKH23/23경희기출4번

다음 정보들을 활용하여 −10℃에서의 얼음 180g을 120℃의 수증기로 기화하는데 필요한 열(heat)에 가장 가까운 것은?

- 얼음과 수증기의 비열(specific heat capacity)은 모두 2.00J$g^{-1}K^{-1}$이다.
- 물의 비열은 4.00J$g^{-1}K^{-1}$이다.
- H_2O의 분자량은 18.0이다.
- H_2O의 용융열(molar heat of fusion)과 증발열(molar heat of vaporization)은 각각 6.00, 40.0kJmol^{-1}이다.

① 542.8 kJ
② 482.8 kJ
③ 470.8 kJ
④ 410.8 kJ
⑤ 400.0 kJ

6-25A. HA열화학/24연세 기출복원13

일정한 온도, 압력에서 어떤 반응이 일어날 때 $q = -17\text{kJ}$, $w = 21\text{kJ}$ 이었다. 이에 대한 설명으로 옳지 않은 것은?

① 계의 부피는 감소한다.
② 계의 내부 에너지는 증가한다.
③ 계의 엔탈피는 17kJ 감소한다.
④ 계는 주위에 21kJ의 일을 한다.
⑤ 주위의 엔트로피는 증가한다.

6-26B. HAS147열화학/24원광 추가문제9-1(22피트)★★★

다음은 2가지 연소 반응의 화학 반응식과 온도 T, 1atm에서의 반응 엔탈피($\triangle H$)와 내부 에너지 변화($\triangle E$)이다.

> - $C(s, 흑연) + O_2(g) \rightarrow CO_2(g)$ $\quad \triangle H = -394\text{kJ/mol}$
> - $2CO(g) + O_2(g) \rightarrow 2CO_2(g)$ $\quad \triangle E = -564\text{kJ/mol}$

T, 1atm에서 $CO(g)$의 생성 엔탈피(kJ/mol)는? (단, R는 기체상수이고 $RT = 2\text{kJ/mol}$이며, 모든 기체는 이상 기체와 같은 거동을 한다.)

① -960
② -677
③ -675
④ -113
⑤ -111

6-27B. HA4275 열화학/23원광 기출복원15번

다이보레인($B_2H_6(g)$)은 반응성이 매우 큰 붕소수소화물로 로켓 연료로 사용되기도 한다. 다음은 25℃에서 네 가지 화학 반응식과 내부 에너지(ΔU) 자료이다.

화학 반응식	ΔU (kJ)
$2B(s) + \frac{3}{2}O_2(g) \rightarrow B_2O_3(s)$	a
$B_2H_6(g) + 3O_2(g) \rightarrow B_2O_3(s) + 3H_2O(g)$	b
$H_2(g) + \frac{1}{2}O_2(g) \rightarrow H_2O(l)$	c
$H_2O(l) \rightarrow H_2O(g)$	d

이로부터 구한 $B_2H_6(g)$의 표준 생성 엔탈피(kJ/mol)는?
(단, 25℃에서 $RT = 2.5$ kJ/mol이다.)

① $a-b+3c+3d-7.5$
② $a-b+3c+3d-5$
③ $a-b+2c-3d+5$
④ $a-b+3c+2d+7.5$
⑤ $a-b+2c+3d-5$

6-28B. HA열화학/24충남 기출복원8★

다음은 수소가 연소되어 물을 생성하는 균형 반응식이다.

$$2H_2(g) + O_2(g) \rightarrow 2H_2O(l)$$

100kPa, 300K에서 위 반응을 통해 $H_2O(l)$ 2mol이 생성되었을 때, 주위가 계에 한 일의 크기(|q|)에 가장 가까운 것은?

① 7.5 kJ
② 12.0 kJ
③ 14.5 kJ
④ 16.5 kJ
⑤ 18.0 kJ

6-29B. HAS154열화학,일과 열/24충남 추가문제8-1★★

다음은 A와 B가 반응하여 C를 생성하는 열화학 반응식과 온도 T K에서 피스톤이 달린 실린더에 A(g)와 B(g)가 들어있는 초기 상태를 나타낸 것이다.

$$A(g) + 3B(g) \rightarrow 2C(g) \qquad \Delta H^0 = -180kJ$$

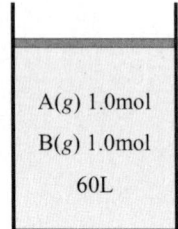

한계 반응물이 모두 소모되어 반응이 완결될 때, 반응계가 주위에 방출한 열의 크기와 반응계가 주위로부터 받은 일의 크기가 모두 옳은 것은? (단, 온도는 T K로 일정하며, 대기압은 1기압이다. T K에서 RT=30L·atm/mol이며, 1L×1atm=100J이다. 피스톤의 무게와 마찰은 무시한다. 모든 기체는 이상 기체와 같이 거동한다.)

	열의 크기(kJ)	일의 크기(kJ)
①	180	4
②	180	2
③	60	4
④	60	2
⑤	60	3

6-30B. HAS154열화학,일과 열/24충남 추가문제8-2★

다음은 X와 Y가 반응하여 Z를 생성하는 열화학 반응식과 온도 T K에서 강철 용기에 X(g)와 Y(g)가 들어있는 초기 상태를 나타낸 것이다.

$$X(g) + 2Y(g) \rightarrow Z(g) \qquad \Delta H^0 = -160kJ$$

X(g) 1.0mol
Y(g) 1.0mol

한계 반응물이 모두 소모되어 반응이 완결되는 동안, 반응계가 주위에 방출한 열의 크기는? (단, 온도는 T K로 일정하며, T K에서 RT=3kJ/mol이다. 모든 기체는 이상 기체와 같이 거동한다.)

① 160 kJ
② 80 kJ
③ 154 kJ
④ 77 kJ
⑤ 60 kJ

6-31C. HAS149 열화학/24원광모의 2회9번

다음은 A와 B가 반응하여 C를 생성하는 균형 반응식과 반응 엔탈피 자료이다. 다음과 같이 〈실험 1〉과 〈실험 2〉를 진행하였다.

$$A(g) + 2B(g) \rightarrow C(g) \qquad \triangle H = -100.0 \text{kJ}$$

〈실험 1〉 300K, 일정 압력에서 $A(g)$ 1.0몰과 $B(g)$ 1.0을 혼합하여 반응이 완결될 때, akJ의 열이 방출되었다.

〈실험 2〉 300K, 일정 부피에서 $A(g)$ 1.0몰과 $B(g)$ 1.0을 혼합하여 반응이 완결될 때, bkJ의 열이 방출되었다.

이에 관한 설명으로 옳은 것만을 〈보기〉에서 있는 대로 고른 것은? (단, 300K에서 $RT = 2.5$kJ/mol이다. 기체는 이상 기체와 같이 거동한다.)

〈보 기〉
ㄱ. 〈실험 1〉에서 기체는 주위로부터 일을 받는다.
ㄴ. 〈실험 2〉에서 내부 에너지 변화량과 엔탈피 변화량은 같다.
ㄷ. 〈실험 1〉에서가 〈실험 2〉에서보다 5.0kJ 만큼 더 많은 열을 방출한다. ($a - b = 5.0$)

① ㄱ ② ㄷ ③ ㄱ, ㄴ
④ ㄴ, ㄷ ⑤ ㄱ, ㄴ, ㄷ

6-32B. HAKR23 열화학/23고려 기출복원3번

다음은 A와 B의 열화학 반응식이다. 모든 기체는 이상기체이며, $R = 8$J/mol·K이다.

$$2A(g) + B(g) \longrightarrow C(g) \qquad \triangle H^0 = -10\text{kJ/mol}$$

300K, 1atm에서 $A(g)$와 $B(g)$가 1몰씩 반응했다.

(a) 방출하는 열(kJ)은?

(b) 기체가 주위로부터 받는 일(kJ)은?

(c) 내부 에너지 변화량(kJ)은?

격자 에너지 관련 문제

6-33A. HAS162 열화학/24원광모의 2회18번

표는 25℃에서 몇 가지 반응식과 $\triangle H$ 자료이다.

반응식	$\triangle H$ (kJ)
$Na(s) + 1/2Cl_2(g) \to NaCl(s)$	-411
$Na(s) \to Na(g)$	$+107$
$Na(g) \to Na^+(g) + e^-$	$+496$
$1/2Cl_2(g) \to Cl(g)$	$+122$
$Cl(g) + e^- \to Cl^-(g)$	-349

이 자료로부터 계산한 $NaCl(s)$의 격자 에너지(kJ/mol)는?

① 787 ② 783 ③ 349
④ 411 ⑤ 675

6-34A. HA격자에너지/24연세 기출복원4

다음 자료를 이용하여 $LiF(s)$의 격자 에너지를 구한 것으로 옳은 것은?

LiF의 표준생성 엔탈피	-617kJ/mol
Li의 이온화 에너지	520kJ/mol
F의 전자 친화도	-328kJ/mol
F_2의 결합 에너지	154kJ/mol
Li의 승화 엔탈피	161kJ/mol

① -947 kJ/mol
② -857 kJ/mol
③ -1257 kJ/mol
④ -1137 kJ/mol
⑤ -1047 kJ/mol

6-35B. CB격자에너지/24중앙기출24★

격자 에너지는 결정을 그 성분 원자, 분자, 이온으로 분리하는데 필요한 에너지이다. 다음 <보기>의 열역학 자료를 이용하여 M^+와 X^-로 구성된 이온 결정 $MX(s)$의 격자 에너지(kJ/mol)를 옳게 계산한 것은?

<보기>
○ M의 이온화 에너지 = A kJ/mol
○ X의 전자 친화도 = B kJ/mol
○ $M(s)$의 승화 엔탈피 = C kJ/mol
○ $X_2(g)$의 결합 해리 엔탈피 = D kJ/mol
○ $MX(s)$의 표준 생성 엔탈피 = E kJ/mol

① A−B+C+0.5D−E
② A+B+C+0.5D−E
③ A−B+C+D−E
④ A−B+C+D+E

다양한 유형의 문제

6-36C. HAS772열화학,Hess의법칙/24충남 추가문제9-1★

다음은 298K에서 4가지 열화학 자료이다.

○ $NO(g)$의 표준 생성 엔탈피(ΔH_f^0)는 a이다.
○ $2NO(g) + O_2(g) \to 2NO_2(g)$의 $\Delta H^0 = b$이다.
○ $N_2(g)$의 결합 엔탈피는 c이다.
○ $O_2(g)$의 결합 엔탈피는 d이다.

이 자료로부터 구한, NO_2에서 N과 O의 평균 결합 엔탈피는?

① $\dfrac{-2a-b+c+2d}{2}$
② $\dfrac{2a-b+c+2d}{4}$
③ $\dfrac{-2a-b+c+2d}{4}$
④ $\dfrac{-2a-b+c+2d}{2}$
⑤ $\dfrac{2a-b-c+2d}{4}$

6-37C. HAS143 열화학/24단국모의 1회6번

다음은 온도 T에서 물과 관련된 자료이다.

- $H_2O(l)$의 표준 생성 엔탈피 : -285 kJ/mol
- $H_2O(l)$의 기화 엔탈피 : 50 kJ/mol
- $H-H$의 결합 에너지 : 440 kJ/mol
- $O-H$의 결합 에너지 : 460 kJ/mol

이 자료로부터 구한 $O_2(g)$의 결합 에너지(kJ/mol)는?

① 290 ② 390 ③ 490
④ 590 ⑤ 960

6-38C. HA열화학/19중앙기출14

270 nm 파장의 빛을 조사하여 다음과 같은 해리 반응을 유도하였다. 이 실험 결과와 다음 〈보기〉에 제시된 25℃에서 측정된 여러 표준 반응 엔탈피를 이용하여 흑연의 표준 기화 엔탈피를 구하면? (단, 270 nm 파장 빛의 에너지가 C−H 화학결합을 끊는 데에만 쓰였다고 가정한다.)

$$CH_4(g) \xrightarrow{270\,nm} CH_3(g) + H(g)$$

〈보기〉

$CH_4(g)$의 표준 생성 엔탈피 : $\Delta H_f^0 = -80$ kJ·mol^{-1}

$H(g)$의 표준 생성 엔탈피 : $\Delta H_f^0 = 220$ kJ·mol^{-1}

① 100 kJ·mol^{-1}
② 355 kJ·mol^{-1}
③ 740 kJ·mol^{-1}
④ 1210 kJ·mol^{-1}

6-39C. HA열화학/20중앙기출25

화학반응은 화학결합이 끊어지고 새로운 결합이 만들어지는 과정이다. 레이저를 이용하면 화학반응을 조절할 수 있다. 아래 데이터를 이용해 암모니아(NH_3)의 N-H 결합 하나를 끊는데 필요한 레이저의 진동수(frequency)를 계산하시오.

$3H_2 + N_2 \rightarrow 2NH_3$	$\triangle H^0 = -125$ kJ·mol^{-1}
H_2 결합 에너지	436 kJ·mol^{-1}
N_2 결합 에너지	941 kJ·mol^{-1}

① 9×10^{13} Hz
② 1×10^{15} Hz
③ 6×10^{16} Hz
④ 4×10^{18} Hz

문제번호	정답	문제번호	정답
1	2		
2	2		
3	1		
4	1		
5	1		
6	2		
7	3		
8	5		
9	1		
10	1		
11	4		
12	3		
13	3		
14	3		
15	4		
16	3		
17	3		
18	3		
19	3		
20	1		
21	1		
22	5		
23	3		
24	1		
25	4		
26	5		
27	2		
28	1		
29	4		
30	4		
31	1		
32	주관식		
33	1		
34	5		
35	2		
36	3		
37	3		
38	3		
39	2		

6장 해설 링크 모음

07
원자 오비탈, 주기적 성질

해설 링크 모음

07 원자오비탈, 주기적 성질 핵심 써머리

1. **전자기 복사(빛)**
   1) 파장(λ), 진동수(ν), 속도(c)를 가짐 (파동성)
      $$\lambda\nu = c$$
   2) 개개의 광자는 $h\nu$의 에너지를 가진다. (입자성)
      $$E = h\nu$$

2. **광전 효과**
   1) 빛을 금속 표면에 쪼일 때, 전자가 방출되는 현상
   2) 전자기 복사를 광자의 흐름으로 볼 수 있는 증거

3. **수소의 선 스펙트럼**
   1) 수소의 선 스펙트럼 → 수소의 전자가 특정한 에너지를 가지고 있음을 의미

4. **보어의 수소 원자 모형**
   1) 전자가 양자화된 원형 궤도를 따라 돌고 있는 원자 모형 제안
   2) n번째 궤도에서 전자의 에너지 준위 : $E_n = -k\dfrac{1}{n^2}$
   3) 궤도 사이에서 전자 1개의 양자도약 → 광자 1개 흡수 또는 방출
   4) 이후에 완전히 틀린 것임이 증명됨 (궤도를 가지지 않음)

5. **파동(양자)역학 모형**
   1) 전자를 양자화된 정상파(파동함수=오비탈)로 기술한다.
   2) 파동함수의 진폭의 제곱(Ψ^2)은 어떤 위치에서 전자가 발견될 확률 분포값을 의미한다.
   3) 하이젠버그의 불확정성 원리: 어떤 입자(전자 포함)의 위치와 운동량을 동시에 정확히 알 수 없다.
   4) 확률 분포를 이용하여 오비탈의 모양을 정의한다.
   5) 오비탈은 양자수 n, l, m_l에 의하여 특성화된다.

6. **전자 스핀**
   1) 전자는 스핀 양자수(m_s) $+\dfrac{1}{2}$ 또는 $-\dfrac{1}{2}$를 가질 수 있다.
   2) 파울리의 배타 원리: 한 원자에서 어떤 두 원자도 n, l, m_l, m_s가 모두 같을 수는 없다.

7. **주기율표**
   1) 주기율표의 전체 모양은 양자역학 모형으로부터 얻은 오비탈들의 배치(쌓음 원리)를 이용하여 설명할 수 있다.
   2) 주기적 성질: 원소의 몇 가지 성질은 주기율표에서의 상대적 위치와 밀접한 관련을 가진다.
      (1) 이온화 에너지
      (2) 전자 친화도
      (3) 원자 및 이온의 반지름
      (4) 유효 핵전하

심화주제 7-1: 광전효과

1. **광전효과**
   1) 금속에 자외선을 쪼여주었을 때 전자가 튀어나오는 현상을 말한다.
      (1) 입자간의 충돌처럼 전자가 튀어나온다.
      (2) 에너지와 운동량은 교환된다.
      (3) 방출되는 광전자의 운동에너지는 0보다 크다.
      (4) 입사 복사선이 그의 진동수에 비례하는 에너지를 가진 광자로 되어 있다.
   2) 아인슈타인은 광전효과를 분석하여 전자기 복사를 $h\nu$의 에너지를 가진 입자(광자)의 흐름으로 볼 수 있다고 제안하였다.

2. **실험적으로 밝혀진 광전효과의 특성**
   1) 쪼여주는 빛의 진동수가 각 금속의 고유한 어떤 문턱 값(문턱 진동수, ν_0)을 넘어야만 전자가 튀어나오며, 문턱 값 아래의 진동수에서는 아무리 센 빛을 쪼여주어도 전자가 튀어나오지 않는다.
   2) 튀어나오는 전자의 운동 에너지는 쪼여주는 빛의 진동수에 따라 선형적으로 증가하며 전자의 운동에너지는 빛의 세기와 무관하다.
   3) 진동수가 문턱 값을 넘어서면 빛의 세기가 약하더라도 전자가 순간적으로 튀어 나온다.

3. **광전자의 운동 에너지**
   1) 광자가 $h\nu$의 에너지를 가진 입자라면 에너지 보존법칙에 의해서 튀어나온 전자(광전자)는 다음과 같은 운동 에너지를 가져야 할 것이다.

   $$E_k = \frac{1}{2}m_e v^2 = h\nu - \Phi, \qquad \Phi = h\nu_0 \text{ (일함수)}$$

   (1) $h\nu > \Phi$ 이면 전자가 튀어나온다.
   (2) $h\nu < \Phi$ 이면 전자가 튀어나오지 못한다. 광자의 에너지가 충분하지 못하기 때문이다.
   (3) 튀어나온 전자의 운동 에너지는 빛의 진동수에 따라 선형적으로 증가한다.

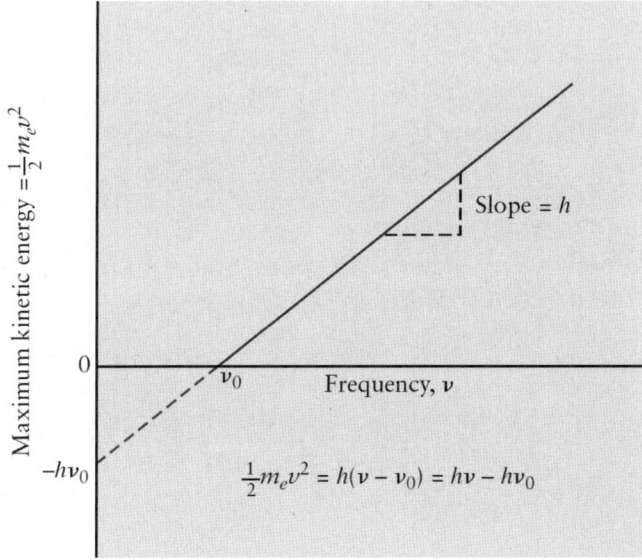

심화주제 7-2: 보어의 수소원자모형

1) 보어는 각운동량의 양자화를 가정하였다. (전자의 각운동량은 $\frac{h}{2\pi}$의 정수배)

$$L = m_e v r = n \frac{h}{2\pi} \qquad (n = 1, 2, 3, \cdots)$$

2) 이 관계와 고전적인 운동 방정식을 이용하여 원자번호가 Z인 홀전자 원자의 에너지 준위를 정확하게 예측하였다.

$$E_n = \frac{-Z^2 e^4 m_e}{\epsilon_0^2 n^2 h^2} = -(2.18 \times 10^{-18} \text{J}) \frac{Z^2}{n^2} \qquad (n = 1, 2, 3, \cdots)$$

심화주제 7-3: 상자속 입자

1) 1차원 상자에서 입자의 에너지는 하나의 양자수에 의해 결정된다.

$$E_n = \frac{h^2 n^2}{8mL^2} \qquad (n = 1, 2, 3, \cdots)$$

2) 2차원 상자에서 입자의 에너지는 두 개의 양자수에 의해 결정된다.

$$E_{n_x, n_y} = \frac{h^2}{8m} \left[\frac{n_x^2}{L_x^2} + \frac{n_y^2}{L_y^2} \right] \qquad \begin{cases} n_x = 1, 2, 3 \cdots \\ n_y = 1, 2, 3 \cdots \end{cases}$$

3) 3차원 상자에서 입자의 에너지는 세 개의 양자수에 의해 결정된다.

$$E_{n_x, n_y, n_z} = \frac{h^2}{8m} \left[\frac{n_x^2}{L_x^2} + \frac{n_y^2}{L_y^2} + \frac{n_z^2}{L_z^2} \right] \qquad \begin{cases} n_x = 1, 2, 3 \cdots \\ n_y = 1, 2, 3 \cdots \\ n_z = 1, 2, 3 \cdots \end{cases}$$

심화주제 7-4: Slater 규칙과 유효 핵전하

1. 유효 핵전하
1) 전자가 실제로 느끼는 알짜 양전하를 유효핵전하(effective nuclear charge, Z_{eff})라 한다.
2) 핵의 전하로부터 전자의 가려막기(shielding) 효과에 의한 핵 영향력의 감소를 뺀 나머지를 말한다.
3) Slater 규칙을 이용하면 특정 전자가 느끼는 유효 핵전하를 계산할 수 있다.

   $Z_{eff} = Z - S$

   Z = 실제 핵전하,   S = 가리움 상수

2. Slater 규칙에 의한 가리움 상수
※ Slater 규칙은 다음과 같다.
1) 원자의 전자구조는 양자수 n과 l의 증가에 따라 다음과 같은 군으로 나눈다.

   (1s) (2s, 2p) (3s, 3p) (3d) (4s, 4p) (4d)(4f) (5s, 5p)(5d) 등

2) 위의 목록에서, 오른쪽에 있는 전자는 왼쪽에 있는 전자를 가려막지 않는다.
3) 한 개의 전자를 남겨두고 나머지 전자들로 가리움을 계산한다.
4) 이들 군에 있는 전자에 대하여 가리움 상수를 결정한다.

   (1) 같은 군에 있는 전자는 각각 0.35씩 전자를 가려 막는다.
   (2) n-1군에 있는 전자는 각각 0.85씩 가려 막는다.
   (3) n-2 또는 더 이하의 껍질에 있는 전자는 각각 1.00씩 가려 막는다.

   〈예시〉: $N=1s^2 2s^2 2p^3$ 의 원자가 전자의 경우

   a. 오비탈의 그룹은 $(1s^2)(2s^2, 2p^3)$
   b. $S = (2 \times 0.85) + (4 \times 0.35) = 3.10$
   c. $Z_{eff} = Z - S = 7.0 - 3.1 = 3.9$

3. Slater 규칙의 한계점
1) 마디가 포함되지 않아서 정확도가 떨어진다.
2) 같은 주양자수인 s와 p전자를 모두 같은 핵전하로 계산한 모순이 있다.

4. 침투와 가리움
1) 가리움의 정도는 오비탈의 종류에 따라 다르다.
2) s 오비탈은 매우 잘 침투하며, 큰 l의 값을 갖는 오비탈보다 내부 껍질의 전자에 의해서 약간 덜 가려진다.

   (1) 침투능력(penetrating ability)은 주어진 오비탈 안에 있는 전자들이 다른 오비탈의 전자구름을 뚫고 들어가 핵과 상호작용할 수 있는 능력이다.

   ① 침투효과의 순서는 다음과 같다: $s \gg p > d > f$
   ② 에너지의 순서는 다음과 같다: $E_{ns} < E_{np} < E_{nd}$

   (2) 2s 오비탈이 2p 오비탈보다 핵에 더 잘 침투한다.

   ① 2s 오비탈이 2p 오비탈보다 안쪽에 있는 극대점을 가지므로 전자가 핵에 더 가까운 거리에서 발견될 확률이 더 높다.
   ② s 전자는 p 전자보다 가리움 효과를 덜 받는다. s 전자는 같은 껍질 속의 p 전자보다 더 단단하게 핵에 붙들려 있다.
   ③ 2p 전자는 파동함수가 핵에서 0이 되기 때문에 효과적으로 침투하지 않는다.
   ④ 2p 전자는 핵심부 전자에 의해 핵으로부터 더 가려 막힌다.

보어의 수소원자 모형

7-1A. AO원자오비탈, 보어모형/24대가 기출복원1

다음 중 수소 원자에 대한 보어(Bohr) 모형과 관련이 없는 것은?

① 전자는 원자핵을 중심으로 원형 궤도를 따라 회전한다.
② 수소 원자의 에너지 준위는 양자화 되어있다.
③ 수소 원자의 흡수 스펙트럼은 선 스펙트럼이다.
④ 수소의 전자 껍질 에너지는 주양자수 n에 따라 달라진다.
⑤ 원자핵 주위에서 전자 밀도는 확률적으로 분포한다.

7-2B. AOMO10-1원자오비탈/24대가 추가문제1-1★

보어 모형에 근거한 다음 설명 중 옳은 것을 모두 고른 것은?

〈보 기〉
ㄱ. He의 1차 이온화 에너지는 H의 1차 이온화 에너지의 4배이다.
ㄴ. Li의 3차 이온화 에너지는 H의 1차 이온화 에너지의 9배이다.
ㄷ. 보어 모형은 다전자 원자의 선 스펙트럼도 정확히 설명할 수 있다.

① ㄱ ② ㄴ ③ ㄱ, ㄷ
④ ㄴ, ㄷ ⑤ ㄱ, ㄴ, ㄷ

7-3B. AMMO23원자,분자,이온/24대가 추가문제1-2★

다음은 원자를 구성하는 입자에 대한 설명이다. 다음 설명 중 옳지 않은 것은?

① 수소 이온(H^+)과 양성자는 같다.
② 톰슨의 음극선 실험에서 음극선은 (−) 전하를 가지는 입자의 흐름이다.
③ 러더퍼드의 알파-입자 산란 실험에서 알파-입자는 (+) 전하를 가진다.
④ 채드윅은 베릴륨에 베타-입자를 충돌시켜 중성자를 발견하였다.
⑤ 밀리컨은 기름방울 실험으로 전자의 전하량을 측정하였다.

7-4A. AOSN20710원자오비탈, 보어모형/24대가 추가문제1-3

그림은 수소 원자의 전자 전이를 나타낸 것이다.

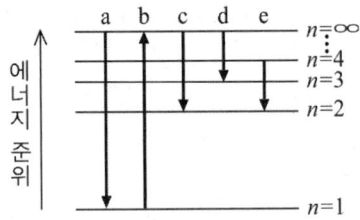

전자 전이 a~e에 대한 옳은 설명을 〈보기〉에서 모두 고른 것은? (단, 수소 원자의 에너지 준위는 $E_n = -\dfrac{1312}{n^2}$ kJ/mol이다.)

〈보 기〉
ㄱ. 방출되는 에너지는 a가 c의 4배이다.
ㄴ. 파장이 가장 짧은 빛을 방출하는 것은 e이다.
ㄷ. 가시광선 영역에 스펙트럼이 나타나는 것은 2개이다.
ㄹ. a에서 방출되는 에너지는 수소 원자의 전자친화도와 같다.

① ㄱ, ㄷ ② ㄱ, ㄹ ③ ㄴ, ㄹ
④ ㄱ, ㄴ, ㄷ ⑤ ㄴ, ㄷ, ㄹ

7-5B. AOMO11 원자 오비탈/24연세모의 2회5번

그림은 수소 방전관에서 나오는 가시광선 영역의 선 스펙트럼 중 파장이 가장 긴 네 개의 선(W~Z)을 나타낸 것이다.

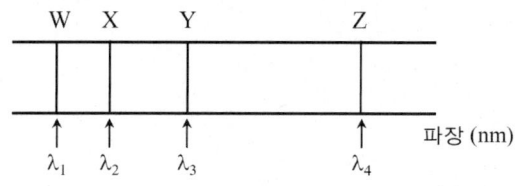

이에 관한 설명으로 옳은 것만을 〈보기〉에서 있는 대로 고른 것은?

―〈보 기〉―
ㄱ. X는 $(n=5) \to (n=2)$ 전자 전이에서 방출되는 빛이다.
ㄴ. $\dfrac{\lambda_4}{\lambda_1} = \dfrac{8}{5}$ 이다.
ㄷ. 수소의 이온화 에너지는 $\dfrac{9}{4} \times \dfrac{hc}{\lambda_1}$ 이다.

① ㄱ   ② ㄷ   ③ ㄱ, ㄴ
④ ㄴ, ㄷ   ⑤ ㄱ, ㄴ, ㄷ

7-6B. AO원자오비탈/20중앙기출27

수소 기체를 전기 방전시켜 얻은 수소 원자의 방출 스펙트럼 중 가시광선 영역에서 주로 발견되는 선들을 Balmer 계열이라고 한다. Balmer 계열 중 가장 장파장(낮은 전이에너지)쪽 선이 648 nm에서 관찰되었을 때, 그 다음 스펙트럼 선은 몇 nm에서 발견되겠는가?

① 547 nm
② 480 nm
③ 324 nm
④ 162 nm

7-7B. AOMO19원자오비탈/24대가 추가문제1-4

수소 원자에 대한 다음 설명 중 옳은 것을 모두 고른 것은?

―〈보 기〉―
ㄱ. 이온화 에너지를 a 라고 하면 전자가 첫 번째 들뜬 상태에서 바닥 상태로 전이할 때 $0.75a$ 의 에너지를 방출한다.
ㄴ. $2s$ 오비탈의 에너지는 $2p$ 오비탈의 에너지보다 낮다.
ㄷ. 전자가 수소 원자 주위를 돌고 있기 때문에 전자의 위치에 따른 운동량을 정확하게 알 수 있다.

① ㄱ   ② ㄴ   ③ ㄱ, ㄷ
④ ㄴ, ㄷ   ⑤ ㄱ, ㄴ, ㄷ

7-8B. AOMO21원자 오비탈/24단국 추가문제2-3

수소 원자에 대한 다음 설명 중 옳은 것을 〈보기〉에서 모두 고른 것은? (단, 수소 원자에서 M 전자껍질의 에너지 준위를 $-E$ 라 가정한다.

―〈보 기〉―
ㄱ. L 전자껍질에 있는 오비탈의 에너지 준위는 $2s < 2p$ 이다.
ㄴ. K 전자껍질의 에너지 준위는 $-9E$ 이다.
ㄷ. 라이먼 계열에서 파장이 가장 짧은 빛의 에너지는 $5E$ 이다.

① ㄱ   ② ㄴ   ③ ㄱ, ㄴ
④ ㄴ, ㄷ   ⑤ ㄱ, ㄴ, ㄷ

7-9B. AOSN11703원자 오비탈/24단국 추가문제2-4★

표는 수소 원자의 전자 전이 (가)~(다)에서 방출하는 에너지를, 그림은 수소 원자의 가시광선 영역의 선 스펙트럼을 나타낸 것이다.

전자 전이	(가)	(나)	(다)
에너지 (kJ/몰)	$\frac{3}{4}k$	$\frac{3}{16}k$	$\frac{5}{36}k$

이에 대한 옳은 설명만을 <보기>에서 있는 대로 고른 것은? (단, 수소 원자의 에너지 준위는 $E_n = -\frac{k}{n^2}$ kJ/몰이고, n은 주양자수, k는 상수이다.)

―〈 보 기 〉―
ㄱ. (가)에서 가시광선을 방출한다.
ㄴ. (나)에서 방출하는 빛의 파장은 434 nm이다.
ㄷ. (다)에서 전이 전 주양자수(n)는 3이다.

① ㄴ   ② ㄷ   ③ ㄱ, ㄴ
④ ㄱ, ㄷ   ⑤ ㄴ, ㄷ

7-10B. AOS706원자 오비탈/24단국 추가문제2-5

그림은 수소(H)의 원자 오비탈 (가)~(다)의 모양을 모형으로 나타낸 것이다. 에너지 준위는 (가)<(나)<(다)이다. 주양자수가 n일 때, H의 에너지 준위(E_n)는 $-\frac{k}{n^2}$이며, k는 상수이다.

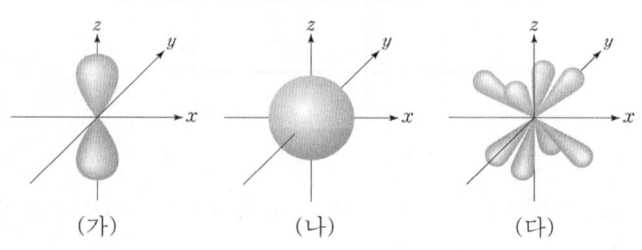

(가)   (나)   (다)

이에 대한 설명으로 옳지 <u>않은</u> 것은?

① (나)의 방사상 마디 수는 2이다.
② (다)는 $4f$ 오비탈이다.
③ 각운동량 양자수(l)는 (가)<(다)이다.
④ $\frac{(나)와 (다)의 에너지 차}{(가)와 (나)의 에너지 차} = \frac{7}{20}$이다.
⑤ (다)의 자기 양자수(m_l)로 +4가 가능하다.

원자 오비탈과 양자수

7-11A. AOS394 원자 오비탈/24단국모의 1회17번

다음은 전자 배치 (가)~(다)를 나타낸 것이다.

(가)
1s	2s	2p
↑↓	↑↓	☐ ↑ ↑

(나)
1s	2s	2p
↑↓	↑↓	↓ ↑ ↑

(다)
1s	2s	2p
↑↓	↑↓	↑ ↑↓ ↑

(가)~(다)에 대한 설명으로 옳은 것은?

① 바닥 상태의 전자 배치는 1가지이다.
② (가)에서 전자가 들어있는 전자껍질 수는 3이다.
③ (나)는 훈트의 규칙에 어긋난다.
④ (나)에서 $m_l = 0$인 전자 수는 1이다.
⑤ 전자가 들어있는 오비탈의 수는 (가)와 (나)에서 같다.

7-12A. AO원자오비탈/24동덕 기출복원4

다음 중 방사상 마디를 가지는 것을 모두 고른 것은?

오비탈	n	l	m_l
가	1	0	0
나	2	0	0
다	2	1	1
라	3	1	1
마	3	2	1

① 가, 나, 다
② 가, 다
③ 나, 라
④ 라
⑤ 가, 나, 다, 라

7-13B. AOF15-4 원자 오비탈/24원광모의 1회26번

표는 바닥 상태 원소 X~Z에 대한 자료이다. X~Z는 임의의 원소 기호이다.

원소	$n=3$인 전자 수	$n=4$인 전자 수
X	8	2
Y	13	2
Z		5

바닥상태 X~Z에 관한 설명으로 옳은 것만을 <보기>에서 있는 대로 고른 것은?

―――<보 기>―――
ㄱ. X에서 방사상 마디 수가 1인 오비탈에 들어있는 전자 수는 2이다.
ㄴ. Y에서 $l=2$인 전자 수는 4이다.
ㄷ. Z는 준금속이다.

① ㄱ   ② ㄴ   ③ ㄷ
④ ㄱ, ㄷ   ⑤ ㄴ, ㄷ

7-14C. AOF233 원자 오비탈/24원광모의 2회15번

다음은 수소 원자의 오비탈 (가)와 (나)에 대한 자료이다. n은 주양자수이고, l은 각운동량 양자수, m_l은 자기 양자수이다.

오비탈	$n+l$	m_l
(가)	2	a
(나)	4	$a+1$

(나)의 모양으로 가장 적절한 것은?

①    ②

③   ④

⑤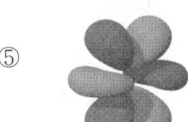

7-15B. AO원자 오비탈/24단국 기출복원2

표는 원자 오비탈 (가)~(라)에 대한 자료이다. 이에 대한 설명으로 옳지 않은 것은?

오비탈	원자	양자수 (n, l, m_l, m_s)	에너지 준위 (eV)
(가)	H	1, 0, 0, 1/2	−13.6
(나)	H	2, 0, 0, 1/2	x
(다)	H	2, 1, 0, 1/2	y
(라)	Li	2, 0, 0, 1/2	z

① (다)는 p 오비탈이다.
② $y = -3.4$이다.
③ (나)는 구형이다.
④ (다)와 (라)는 마디 수가 같다.
⑤ $x < z$이다.

7-16B. AO원자 오비탈/24단국 추가문제2-1(14피트)★

표는 바닥 상태에 있는 네온(Ne) 한 원자에 존재하는 서로 다른 전자 (가)~(다)의 양자수(n, l, m_l, m_s)를 나타낸 것이다.

전자	n	l	m_l	m_s
(가)	2	0	a	$+\dfrac{1}{2}$
(나)	2	b	+1	$-\dfrac{1}{2}$
(다)	c	0	0	$+\dfrac{1}{2}$

이에 대한 설명으로 옳은 것만을 〈보기〉에서 있는 대로 고른 것은?

─〈보 기〉─
ㄱ. $a+b+c = 2$이다.
ㄴ. (나)는 p오비탈에 있는 전자이다.
ㄷ. (다)가 속해 있는 오비탈의 에너지 준위는 (가)보다 높다.

① ㄱ   ② ㄷ   ③ ㄱ, ㄴ
④ ㄴ, ㄷ   ⑤ ㄱ, ㄴ, ㄷ

7-17C. AOSH25 원자 오비탈/24원광모의 3회26번 ★★

표는 수소 원자의 오비탈 (가)와 (나)에 대한 자료이다.

오비탈	(가)	(나)
$n-l$	3	2
각마디 수	1	0

─〈자료〉─
- 플랑크 상수는 6.626×10^{-34} J·s이다.
- 빛의 속력은 3.0×10^8 m/s이다.
- 수소의 이온화 에너지는 1310kJ/mol이다.

전자가 (가)에서 (나)로 전이할 때 방출되는 빛의 파장에 가장 가까운 것은?

① 397 nm   ② 410 nm   ③ 434 nm
④ 486 nm   ⑤ 656 nm

7-18B. AOF195 원자 오비탈/24단국모의 2회8번

다음은 수소(H) 원자 (가)~(다)에 대한 설명이다.

- (가)에서 전자가 채워진 오비탈은 모든 지점에서 위상이 같다.
- (나)는 첫 번째 들뜬 상태에 있다.
- (다)의 전자는 3개의 마디면을 갖는다.

이에 대한 설명으로 옳은 것만을 〈보기〉에서 있는 대로 고른 것은?

─〈보기〉─
ㄱ. (가)는 바닥 상태에 있다.
ㄴ. 원자 반지름은 (나)>(가)이다.
ㄷ. $\dfrac{(가)의 이온화에너지}{(다)의 이온화에너지} = 9$이다.

① ㄱ   ② ㄷ   ③ ㄱ, ㄴ
④ ㄴ, ㄷ   ⑤ ㄱ, ㄴ, ㄷ

오비탈 그래프 문제

7-19A. AO원자 오비탈/21중앙기출19번

다음 중 $2p$ 오비탈의 방사파동함수($\Psi(r)$) 모양에 해당하는 것은?

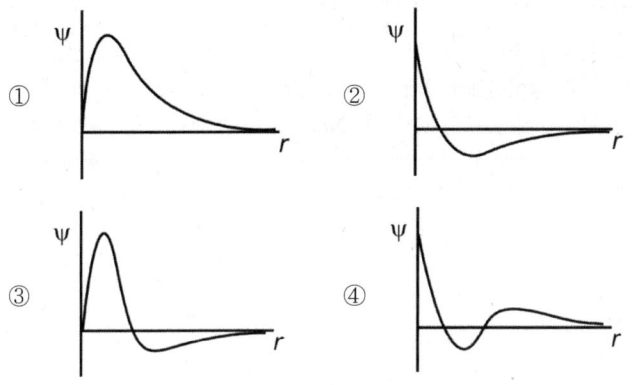

7-20A. AO원자오비탈/20중앙기출7

아래 그림은 수소원자에서 어느 오비탈의 원자핵으로부터의 거리(r)에 따른 방사파동함수(Ψ)를 나타낸 것이다. 다음 〈보기〉 설명 중 옳은 것만을 모두 고른 것은?

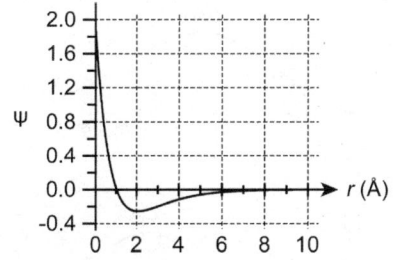

〈보기〉
가. 위 파동함수, Ψ를 제곱하면 방향에 관계없이 거리 r에서 전자가 발견될 확률을 구할 수 있다.
나. 이 오비탈에 있는 전자는 $l=1$의 각운동량 양자수를 갖는다.

① 가
② 나
③ 가, 나
④ 없음

7-21A. AO원자오비탈/24동덕기출4-1(22미트)★★

그림은 주양자수(n)가 3인 수소 원자 오비탈 (가)~(다)의 방사 방향 확률 분포 함수 $f(r)$를 나타낸 것이다.

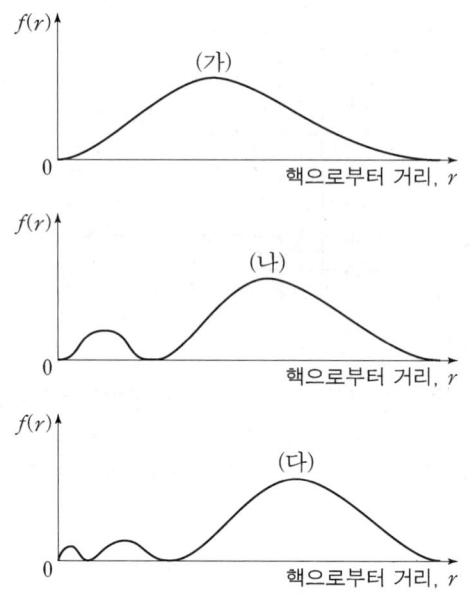

이에 대한 설명으로 옳지 않은 것은?

① (가)는 구형이다.
② (나)의 전체 마디 개수는 2이다.
③ (다)의 자기 양자수(m_l)는 0이다.
④ 에너지 준위는 (가)와 (나)가 같다.
⑤ 각운동량 양자수(l)는 (가)가 (다)보다 크다.

오비탈의 에너지와 전자배치

7-22B. AOMO11-1원자오비탈/24대가 추가문제1-5★

다음 원자 오비탈에 대한 설명으로 옳은 것만을 〈보기〉에서 있는 대로 고른 것은?

─〈보 기〉─
ㄱ. 리튬 원자에서 $2s$와 $2p$ 오비탈은 축퇴되어 있다.
ㄴ. 헬륨 양이온(He^+)에서 $2s$와 $2p$ 오비탈은 축퇴되어 있다.
ㄷ. Na^+, Ne, F^-, O^{2-} 중 Ne의 이온화 에너지가 가장 크다.

① ㄱ   ② ㄴ   ③ ㄱ, ㄷ
④ ㄴ, ㄷ   ⑤ ㄱ, ㄴ, ㄷ

7-23B. AO원자오비탈/24연세 기출복원15

크립톤(Kr)의 $1s$ 오비탈이 헬륨(He)의 $1s$ 오비탈보다 크기가 작은 이유로 가장 적절한 것은?

① 원자가 전자 수가 $Kr > He$이기 때문이다.
② 핵전하가 $Kr > He$이기 때문이다.
③ 1차 이온화 에너지가 $He > Kr$이기 때문이다.
④ 전자 껍질 수가 $Kr > He$이기 때문이다.
⑤ $1s$ 오비탈의 에너지 준위가 $Kr > He$이기 때문이다.

7-24C. AOS406원자 오비탈/24단국 추가문제2-2★

표는 바닥 상태에 있는 X와 Y 원자에서 전자가 들어있는 궤도함수 (가)~(다)의 에너지 준위(eV)를 나타낸 것이다. X와 Y는 각각 플루오린(F)과 네온(Ne) 중 하나이다.

궤도함수	원소	
	X	Y
(가)	−689	−870
(나)	−34	−48
(다)	−12	−22

이에 대한 설명으로 옳지 <u>않은</u> 것은? (단, 핵으로부터 무한한 거리에 있는 전자의 에너지 준위는 0이다.)

① X에서 (가)의 전자는 (나)의 전자보다 유효 핵전하가 더 크다.
② $Y(g) + e^- \rightarrow Y^-(g)$ 과정은 흡열 과정이다.
③ (가)와 (나)는 자기 양자수(m_l)의 값이 같다.
④ (나)와 (다)는 각운동량 양자수(l)의 값이 같다.
⑤ (가)와 (다)는 방사상 마디 수가 같다.

7-25B. AO원자 오비탈/24단국 기출복원11★

(가)~(다)는 각각 바닥 상태 O, O^{2+}, O^{2-} 중 하나이다.

	원자/이온 반지름(pm)	전자 배치	홀전자 수
(가)	73		
(나)	x	$1s^2\,2s^2\,2p^2$	y
(다)	126		0

이에 대한 설명으로 옳지 <u>않은</u> 것은?

① $x < 73$이다.
② (나)는 O^{2+}이다.
③ $y = 2$이다.
④ (가)의 전자 배치는 $1s^2\,2s^2\,2p^4$이다.
⑤ $1s$ 오비탈의 반지름은 (가)와 (나)에서 같다.

7-26A. AO원자오비탈/24중앙기출2

첫 주기 전이 금속인 Cu(Z=29)와 Cu^{2+}의 전자 배치 중 옳은 것은?

① Cu [Ar] $4s^2 3d^9$ Cu^{2+} [Ar] $4s^2 3d^7$
② Cu [Ar] $4s^2 3d^9$ Cu^{2+} [Ar] $4s^0 3d^9$
③ Cu [Ar] $4s^1 3d^{10}$ Cu^{2+} [Ar] $4s^2 3d^7$
④ Cu [Ar] $4s^1 3d^{10}$ Cu^{2+} [Ar] $4s^0 3d^9$

7-27A. AO원자오비탈/24충남 기출복원6

바닥 상태 아르곤(Ar)의 전자배치는 $[Ne]3s^2 3p^6$이다. 바닥 상태 S^{2-}의 전자배치는?

① [Ne] $3s^2 3p^4$
② [Ne] $3s^2 3p^5$
③ [Ne] $3s^2 3p^6$
④ [Ar] $4s^2 4p^4$
⑤ [Ar] $4s^2 4p^6$

7-28A. AOGM12원자오비탈/24충남 추가문제6-1

다음 원자들 중 바닥 상태에서의 전자배치가 옳지 않은 것은?

① $_{20}Ca$ = [Ar] $4s^2$
② $_{24}Cr$ = [Ar] $4s^1 3d^5$
③ $_{30}Zn$ = [Ar] $4s^2 3d^{10}$
④ $_{29}Cu$ = [Ar] $4s^2 3d^9$
⑤ $_{47}Ag$ = [Kr] $5s^1 4d^{10}$

7-29B. AOGM14원자오비탈/24충남 추가문제6-2★

$^{52}_{24}Cr$에 있는 원자가전자(valence electron)의 수와 d오비탈 전자 수를 순서대로 나열한 것은?

① 4, 4
② 4, 5
③ 6, 4
④ 6, 5
⑤ 2, 5

7-30C. AOGM20주기율표,전자배치/24충남 추가문제6-3★★★

중성 원자를 고려할 때, 원자가전자 수가 같은 원자들의 원자번호끼리 옳게 짝지은 것은?

① 1, 2, 9
② 5, 6, 9
③ 4, 12, 17
④ 9, 17, 25
⑤ 9, 17, 35

7-31B. AOMO2011 주기적 성질/24연세모의 1회7번★

바닥 상태 원자나 이온에 대한 다음 설명 중 옳은 설명의 개수는?

- $1s$ 전자가 느끼는 유효 핵전하는 He이 H의 2배이다.
- He의 2차 이온화 에너지는 H의 이온화 에너지의 4배이다.
- Na^+, Ne, F^- 중 이온화 에너지가 가장 작은 것은 Na이다.
- O_2의 이온화 에너지는 O_2^+의 이온화 에너지와 같다.
- Cl^-의 이온화 에너지는 Cl의 전자 친화도와 절대값이 같다.

① 1개　　② 2개　　③ 3개
④ 4개　　⑤ 5개

7-32B. AOGM20유효핵전하/24원광 추가문제10-3★

다전자 원자에서 $2s$ 전자와 $2p$ 전자가 느끼는 유효 핵전하와 내부 껍질로의 침투 효과 (penetration effect) 크기를 옳게 비교한 것은?

	유효 핵전하	침투 효과
①	$2s < 2p$	$2s > 2p$
②	$2s > 2p$	$2s > 2p$
③	$2s < 2p$	$2s < 2p$
④	$2s > 2p$	$2s < 2p$
⑤	$2s = 2p$	$2s = 2p$

7-33D. AO유효핵전하,Slater규칙/24원광 기출복원10

유효 핵전하(Z_{eff})는 핵전하(Z)에서 가리움상수(S)를 뺀 값이다.

$$Z_{eff} = Z - S$$

Slater의 규칙을 이용하면 유효 핵전하를 좀 더 정확히 계산할 수 있다. Slater의 규칙을 이용하여 주양자수가 n인 어떤 전자에 대한 가리움 상수(S)를 구할 때, 이에 대한 설명으로 옳지 않은 것은?

① 주양자수=n인 전자는 0.35만큼 S에 기여한다.
② 주양자수=$n-1$인 전자는 0.85만큼 S에 기여한다.
③ 주양자수=$n-2$인 전자는 1만큼 S에 기여한다.
④ 주양자수=$n-3$인 전자는 1.15만큼 S에 기여한다.
⑤ 주양자수=$n+1$인 전자는 0만큼 S에 기여한다.

7-34D. AO유효핵전하, Slater규칙/24원광 추가문제10-1

유효 핵전하(Z_{eff})는 핵전하(Z)에서 가리움상수(S)를 뺀 값이다.

$$Z_{eff} = Z - S$$

특정 전자에 대하여 S를 결정하는 Slater의 규칙은 다음과 같다.

> 어떤 관심있는 전자의 주양자수가 n일 때, 나머지 전자들은 다음과 같이 S에 기여한다.
>
> ○ n보다 큰 전자의 $S=0$
> ○ 주양자수가 n인 다른 전자의 $S=0.35$
> ○ 주양자수가 $n-1$인 전자의 $S=0.85$
> ○ $n-2$ 또는 더 이하의 전자의 $S=1$

Slater의 규칙으로 계산한 황(S)의 원자가 전자에 대한 유효 핵전하는?

① 3.45
② 4.45
③ 5.45
④ 6.45
⑤ 7.45

7-35D. AO유효핵전하, Slater규칙/24원광 추가문제10-2

유효 핵전하(Z_{eff})는 핵전하(Z)에서 가리움상수(S)를 뺀 값이다.

$$Z_{eff} = Z - S$$

특정 전자에 대하여 S를 결정하는 Slater의 규칙은 다음과 같다.

> 어떤 관심있는 전자의 주양자수가 n일 때, 나머지 전자들은 다음과 같이 S에 기여한다.
>
> ○ n보다 큰 전자의 $S=0$
> ○ 주양자수가 n인 다른 전자의 $S=0.35$
> ○ 주양자수가 $n-1$인 전자의 $S=0.85$
> ○ $n-2$ 또는 더 이하의 전자의 $S=1$

Slater의 규칙으로 계산한 플루오린 이온(F^-)의 원자가 전자에 대한 유효 핵전하는?

① 3.85
② 4.85
③ 5.85
④ 6.85
⑤ 7.85

기타 유형

7-36C. AO광자의 에너지/24중앙기출25

파장이 450 nm이고 출력이 1W인 블루 LED에서 1초당 방출하는 광자의 개수를 A라고 하고, 방출하는 광자 하나의 에너지(eV)를 B라고 할 때, 그 비(A/B)는?

① 1×10^{17}
② 2.5×10^{17}
③ 1×10^{18}
④ 6.25×10^{36}

7-37D. AO광자의 에너지H21/21경희기출5번

레이저를 이용하여 아래와 같이 물 분자의 광분해 반응을 유도할 수 있다.

$$H_2O \rightarrow H_2 + \frac{1}{2}O_2$$

다음 중 이 반응을 일으키기 위해 필요한 최대 레이저 파장에 가장 가까운 것은? (단, H-H, O=O, O-O, O-H의 결합 엔탈피는 각각 440, 500, 140, 460kJ mol^{-1}이다.)

① 448 nm
② 518 nm
③ 548 nm
④ 618 nm
⑤ 648 nm

7-38D. AO빛의 파장과 색깔M927 상식/23연세 기출복원11번

그림은 어떤 화합물의 가시광선 흡수 스펙트럼이다. 이 화합물이 나타내는 색깔로 가장 적합한 것은?

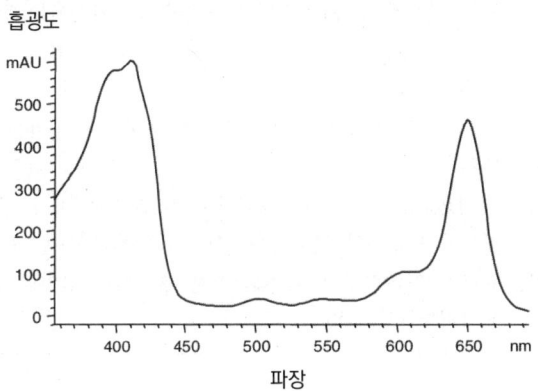

① 빨강
② 노랑
③ 파랑
④ 녹색
⑤ 보라

7-39B. AO4357 광전 효과/23연세 기출복원14번

어떤 금속의 일 함수는 279.7kJ/mol이다. 이 금속 표면에 있는 한 개의 원자로부터 한 개의 전자를 제거하는 데 필요한 빛의 최대 파장은 얼마인가? (단, 광속은 3.0×10^8m/s, 플랑크 상수는 6.6×10^{-34}J·s이다.

① 233.5nm
② 314.1nm
③ 427.7nm
④ 672.3nm
⑤ 821.1nm

7-40B. AO광전효과, 양자역학/22중앙기출6번

다음 〈보기〉의 설명 중 옳은 것만을 모두 고른 것은?

―――――〈보 기〉―――――
가. 빛의 세기에 상관없이 한계 진동수 v_0 이하에는 전자가 방출되지 않으며 한계 진동수 이상에서는 광전류는 빛의 세기에 비례한다.
나. 파동함수의 제곱은 공간의 특정한 위치에서 입자를 찾을 확률을 알려준다.
다. de Broglie 관계식은 물질이 관찰 조건에 따라 입자 또는 파동처럼 행동한다는 파동-입자 이중성의 근원이다.
라. 원자는 연속적인 양의 에너지를 흡수하나 불연속적인 양의 에너지를 방출한다.

① 가, 나, 다
② 가, 라
③ 나, 다
④ 나, 라

7-41B. AO양자역학/22중앙기출7번

다음 〈보기〉의 설명 중 옳은 것만을 모두 고른 것은?

―――――〈보 기〉―――――
가. 흑체복사의 세기와 파장의 상관관계를 설명한 Rayleigh-Jeans 법칙이 긴 파장에서 잘 맞지 않는 자외선 파탄 현상을 설명하기 위해 Max Planck는 에너지 양자화의 개념을 제안하였다.
나. Heisenberg의 불확정성 원리에 따르면 측정 행위에 의한 교란 때문에 입자의 위치와 운동량을 동시에 정확히 측정하는 것은 불가능하다.

① 가
② 나
③ 가, 나
④ 없음

7-42C. AO드브로이파/22중앙기출16번

빛의 속도로 움직이고 있는 전자(질량 = 9×10^{-31} kg)의 파장을 구하면?

① 1.6×10^{-10} m
② 2.2×10^{-12} m
③ 1.8×10^{-15} m
④ 2.7×10^{-15} m

7-43C. AOSH24드브로이파/24원광모의 3회21번

다음은 상온에서 공기 분자의 속도와 비슷한 속도로 움직이는 어떤 중성자에 대한 자료이다.

> ○ 중성자의 속도는 7.00×10^2 m/s이다.
> ○ 중성자의 질량은 1.675×10^{-24} g이다.
> ○ 플랑크 상수는 6.626×10^{-34} J·s

이 중성자의 드브로이 파장에 가장 가까운 것은?

① 57 nm ② 5.7 nm ③ 0.57 nm
④ 0.057 nm ⑤ 0.0057 nm

7-44B. AO광자의 에너지/23중앙기출10번

진동수가 5×10^{14} Hz인 광자의 몰당 에너지는 대략 얼마인가?

① 3×10^{-19} kJ mol^{-1}
② 2 kJ mol^{-1}
③ 30 kJ mol^{-1}
④ 200 kJ mol^{-1}

7-45D. AO불확정성 원리/23중앙기출11번

체중이 80kg인 축구 선수가 10ms^{-1}의 속도로 질주하고 있다. 이 선수에 대해 측정한 운동량의 불확정성이 운동량의 1.0×10^{-7}일 경우, 위치의 불확정성은 6.0×10^{-31}m이다. 측정에 걸린 시간이 1.0×10^{-3}s인 경우 운동 에너지의 불확정 범위로 옳은 것은?

① 1.0×10^{-7} J
② 4.8×10^{-32} J
③ 6.0×10^{-35} J
④ 4.8×10^{-35} J

7-46C. AO원자 오비탈/21중앙기출11번

다음 〈보기〉 중 수소 원자 오비탈에 대해 바르게 설명한 것만을 묶은 것은?

─〈보 기〉─
가. 수소 원자의 전체 파동함수는 4개의 양자수로 표현된다.
나. $2p$ 오비탈에 있는 전자의 각운동량의 크기는 각운동량 양자수 $l=1$에 의해 결정된다.
다. 수소 원자 오비탈의 에너지는 낮은 것부터
  $1s < 2s < 2p < 3s < 3p < \cdots$ 순이다.
라. $1s$ 오비탈에 대해 전자검출기를 가지고 원자핵으로부터 바깥쪽으로 직선이동하면서 전자밀도를 측정하면 Bohr 반지름에서 최댓값이 측정된다.

① 가, 나
② 나, 다
③ 가, 나, 다
④ 가, 다, 라

7-47C. AO수소원자, 원자오비탈/24중앙기출3

다음 〈보기〉의 수소 원자에 관한 설명 중 옳은 것을 모두 고른 것은?

〈보기〉
가. 불연속적인 에너지 준위를 갖는다.
나. 오비탈의 에너지 준위는
  $1s < 2s = 2p < 3s = 3p = 3d < 4s = \cdots$ 이다.
다. 바닥 상태의 수소 원자에서 핵으로부터 전자까지의 평균 거리는 Bohr 반지름($0.529\,\text{Å}$)과 같다.

① 다
② 가, 나
③ 가, 다
④ 가, 나, 다

7-48D. AO보어의 수소원자/23중앙기출25번

아래의 그림과 수식은 보어 원자 모델과 이에 관련된 설명이다. 헬륨 이온(He^+)의 전자가 $n=2$에서 $n=1$로 전이하는 과정에서 감소한 궤도 반지름(r)의 크기로 옳은 것은? (단 Z는 원자 번호, e는 전자의 전하량, m_e는 전자의 질량, v는 전자의 속도, ϵ_0는 진공 유전율, n은 전자의 주양자수이다.)

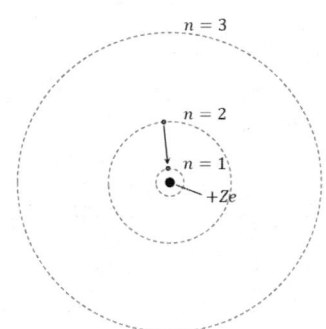

핵이 전자를 끌어당기는 Coulomb 힘
= 등속 원운동하는 전자의 구심력

$$\frac{Ze^2}{4\pi\epsilon_0 r^2} = m_e \frac{v^2}{r}$$

각운동량 양자화 가설

$$L = m_e vr = \frac{nh}{2\pi}$$

① $\dfrac{\epsilon_0 h^2}{4\pi e^2 m_e}$

② $\dfrac{\epsilon_0 h}{2\pi e m_e}$

③ $\dfrac{3\epsilon_0 h^2}{2\pi e^2 m_e}$

④ $\dfrac{3\epsilon_0 h^2}{\pi e^2 m_e}$

7-49D. AO원자오비탈/19중앙기출6

AO수소원자의 에너지(E)와 각운동량(L)은 아래와 같은 식으로 주어진다(n은 주양자수, l은 각운동량 양자수, h는 플랑크 상수). 수소원자가 〈보기〉와 같은 방사 방향 확률(radial probability function)을 갖는 상태에 있을 때, 이 수소원자의 에너지와 각운동량을 순서대로 바르게 나열한 것은?

$$E_n = \frac{-13.6}{n^2} \text{ (eV)}, \qquad L^2 = l(l+1)\frac{h^2}{4\pi^2}$$

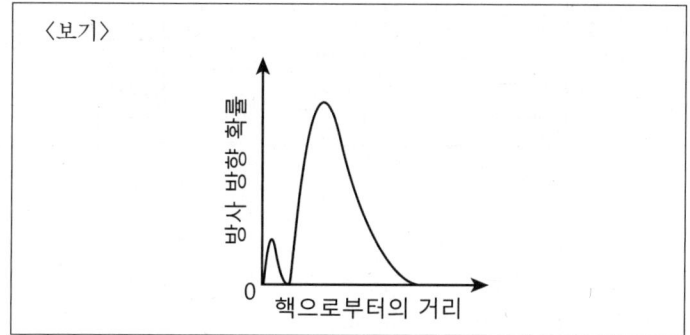

① -13.6 eV, $\quad 0$

② -13.6 eV, $\quad \sqrt{2}\dfrac{h}{2\pi}$

③ $-\dfrac{13.6}{4}$ eV, $\quad 0$

④ $-\dfrac{13.6}{4}$ eV, $\quad \sqrt{2}\dfrac{h}{2\pi}$

7-50C. AO오비탈 에너지 준위/19중앙기출20★

분자의 거동을 기술하는 미시세계에서의 에너지는 양자화되어 있다. 다음 <보기>중, 수소원자(H)의 에너지 준위, CO의 회전에너지 준위, HCl의 진동에너지 준위를 순서대로 나타내면?

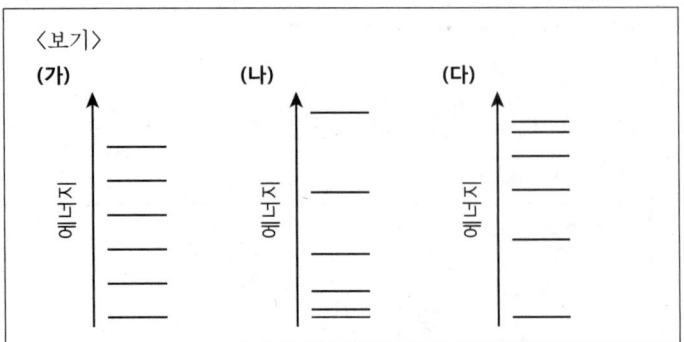

① 나, 다, 가
② 다, 나, 다
③ 다, 나, 가
④ 나, 다, 다

7-51C. AO상자속 입자, 양자점/21중앙기출23번

다음 <보기>는 길이 L인 1차원 상자 안에 갇힌 질량 m인 입자의 파동함수와 에너지를 '상자 속 입자' 모델에 따라 구하는 과정의 일부이다.

<보기>

$$-\frac{h^2}{8\pi^2 m}\frac{d^2\psi(x)}{dx^2} = E\psi(x) \quad (x는\ 0 \leq x \leq L)$$

$$\frac{d^2\psi(x)}{dx^2} = -\frac{8\pi^2 mE}{h^2}\psi(x)$$

$k^2 = \dfrac{8\pi^2 mE}{h^2}$ 이라 놓으면, 이 방정식의 해는

$\psi(x) = A\sin kx$ 이다. (단, $A \neq 0$)
경계조건으로부터 이 해는 다음을 만족해야 한다:
$\psi(L) = A\sin kL = 0$
⋮

양자점(quantum dot)은 수 nm 크기의 무기 단결정 구형 나노입자로 크기에 따라 색깔이 달라지는 특성을 지닌다. 양자점의 색깔 변화를 위 '상자 속 입자' 모델을 이용해 설명할 수 있다. 양자점 안에 갇힌 엑시톤(exiton)이라는 입자가 양자점의 직경을 길이로 하는 1차원 상자 안의 입자처럼 행동한다고 가정한다. 이 때 양자점의 색깔은 엑시톤이 바닥상태에서 그 다음 높은 에너지 상태로 전이되면서 흡수하는 빛의 파장에 의해 결정된다. 2nm 직경의 양자점이 600nm의 빛을 흡수할 때, 4nm 직경의 양자점의 흡수 파장은?

① 150 nm
② 300 nm
③ 1200 nm
④ 2400 nm

7-52C. AOBR513 양자역학, 상식/24단국모의 2회1

다음은 2023년 노벨 화학상에 대한 뉴스 기사의 일부 내용이다.

> 2023년 노벨 화학상은 양자점을 발견하고 발전시킨 과학자 3명에게 돌아갔다. 양자점은 크기가 수 나노미터(nm, 10억분의 1m) 크기에 불과한 초미세 반도체 입자를 말한다.
>
> 스웨덴 왕립과학원 노벨위원회는 4일(현지시각) 문지 바웬디(62) 미국 매사추세츠공대(MIT)교수, 루이스 브루스(80)컬럼비아대학교 명예교수,알렉세이 예키모프(78) 나노크리스털스 테크놀로지 소속 박사 등 3명을 올해 노벨 화학상 공동 수상자로 결정했다고 발표했다.
>
> 노벨 위원회는 "수상자들은 양자 현상에 의해 특성이 결정될 정도로 작은 입자를 만드는 데 성공했다. 양자점이라고 불리는 이 입자는 현재 나노 기술에서 매우 중요한 역할을 하고 있다"고 선정 이유를 밝히면서 이들의 업적을 '나노 기술의 중요한 씨앗을 심은 것'에 비유했다.

다음 중 양자점(quantum dot)에 대한 설명으로 옳지 않은 것은?

① CdS 나노 결정으로 양자점을 만들 수 있다.
② 양자점의 크기가 작을수록 band gap 에너지가 크다.
③ 양자점에 자외선을 쪼여주면 band gap 에너지에 해당하는 광자를 방출한다.
④ 양자점의 크기가 클수록 자외선 하에서 방출하는 형광의 파장이 짧아진다.
⑤ 양자점의 크기가 충분히 커지면 가시광선 하에서 검은색을 띤다.

주기적 성질 기본유형

7-53B. AOKH23/23경희기출2번

원소 M으로부터 파생된 M^+ 이온의 전자 배치 구조는 He과 동일하다. 다음 설명 중 옳지 않은 것은?

① 원소 M의 2차 이온화 에너지는 같은 주기의 원소 중 가장 크다.
② 원소 M의 1차 이온화 에너지와 2차 이온화 에너지의 차이는 크다.
③ 원소 M과 같은 주기에 있는 원소들의 경우, 원자 번호가 커질수록 유효 핵전하가 커진다.
④ 원소 M과 같은 주기의 원소 중, 전자 친화도가 가장 작은 원소는 M보다 원자 번호가 6이 더 큰 원소이다.
⑤ 원소 M보다 원자 번호가 7이 더 큰 원소의 전자 친화도는 음수이다.

7-54A. AO주기적성질/24연세 기출복원1

다음 중 1차 이온화 에너지가 가장 큰 것은?

① Na
② Mg
③ Al
④ P
⑤ S

7-55B. AO주기적성질/24단국 추가문제11-1(24미트)★

다음은 원소 X~Z의 중성 원자에 대한 바닥 상태 전자 배치를 나타낸 것이다.

$$X : 1s^2\,2s^2\,2p^2$$
$$Y : 1s^2\,2s^2\,2p^3$$
$$Z : 1s^2\,2s^2\,2p^4$$

이에 대한 설명으로 옳은 것은?

① 홀전자 개수가 가장 큰 원자는 Z이다.
② 원자 반지름이 가장 큰 원자는 Z이다.
③ $1s$ 오비탈의 에너지 준위는 X와 Z가 같다.
④ X에서 각운동량 양자수(l)가 1인 오비탈에 들어 있는 전자의 스핀 양자수(m_s)는 모두 같다.
⑤ Y에서 방사 방향 마디 개수가 0인 오비탈에 들어 있는 전자 개수는 4이다.

7-56A. AODK22/22단국기출4번

표는 주기율표의 일부를 나타낸 것이다.

족	1	---	15	16	17	18
1 주기						
2 주기	A	---		B	C	
3 주기	D	---				

가장 안정한 상태에 있는 원소 A~D에 대한 설명으로 옳지 않은 것은? (단, A~D는 임의의 원소를 표현한 기호이다.)

① 원자 반지름은 A가 B 보다 크다.
② 전자 친화도 값은 B가 C 보다 크다.
③ 1차 이온화 에너지는 C가 D 보다 크다.
④ 홀전자수가 가장 많은 것은 B이다.
⑤ 전기음성도가 가장 큰 것은 C이다.

7-57A. AOKH21/21경희기출1번

다음은 특정 원소의 이온화 에너지를 나타내는 그래프이다. 이러한 이온화 에너지의 경향을 가질 것으로 예상되는 원소는?

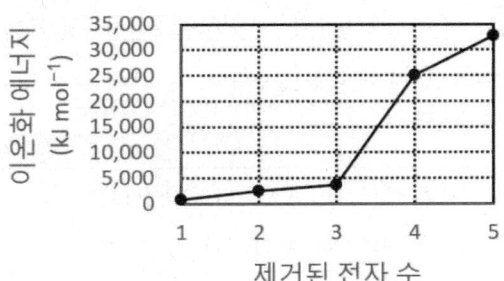

① He
② Li
③ Be
④ B
⑤ C

7-58B. AOSH27 주기적 성질/24원광모의 3회27번

다음은 3주기 원소 X, Y에 대한 자료이다.

○ X의 순차적 이온화 에너지(kJ/mol)

E_1	E_2	E_3	E_4
738.1	1450	7730	10500

○ Y이온은 3주기에서 전자 배치가 [Ar]과 같은 이온 중 반지름이 가장 작다

이에 대한 설명으로 옳은 것만을 <보기>에서 있는 대로 고른 것은? (단, X, Y는 임의의 원소 기호이다.)

─────<보 기>─────
ㄱ. X와 Y는 1:2의 몰 비로 결합하여 안정한 화합물을 형성한다.
ㄴ. 원자 반지름은 X > Y이다.
ㄷ. 원자가 전자 1개를 얻을 때 방출하는 에너지는 Y > X이다.

① ㄱ   ② ㄴ   ③ ㄱ, ㄷ
④ ㄴ, ㄷ   ⑤ ㄱ, ㄴ, ㄷ

7-59B. AOS407 주기적 성질/24단국모의 1회18번

표는 X~Z의 순차적 이온화 에너지 자료이다. X~Z는 임의의 2, 3주기 원소 기호이다.

원자	이온화 에너지(MJ/mol)			
	IE_1	IE_2	IE_3	IE_4
X	0.90	1.76	14.8	21.0
Y	0.80	2.42	3.66	25.0
Z	0.74	1.45	7.73	10.5

다음 중 Y에 해당하는 원소는?

① Be　　② B　　③ Mg
④ Al　　⑤ P

주기적 성질 추론유형

7-60C. AOF15-2/1 주기적 성질/24원광모의 1회27번

다음은 원소 A~D에 대한 설명이다. A~D는 각각 Li, Na, Mg, Al 중 하나이다.

○ 1차 이온화 에너지는 A<B<C<D이다.
○ 2차 이온화 에너지는 A<B이다.

바닥상태 A~D에 대한 설명으로 옳지 않은 것은?

① 원자 반지름은 C<A이다.
② 산화물의 염기도는 D<A이다.
③ Ne의 전자 배치를 가지는 이온의 반지름은 D<C이다.
④ 2차 이온화 에너지는 D<C이다.
⑤ 원자가 전자의 유효 핵전하는 B<A이다.

7-61C. AO주기적 성질/22중앙기출20번

다음은 2주기의 원소 X와 Y에 대한 자료이다. 다음 <보기>의 설명 중 옳은 것만을 모두 고른 것은?

─────────〈자 료〉─────────
- 1차 이온화 에너지: X < X보다 원자 번호가 하나 작은 원소
- 2차 이온화 에너지: Y < Y보다 원자 번호가 하나 작은 원소
- 최외각 전자가 느끼는 유효 핵전하: X > Y
- 이종핵 이원자 분자 XY는 반자기성이다.

─────────〈보 기〉─────────
가. 분자식이 X_2Y인 분자의 쌍극자 모멘트는 0이다.
나. XY^+는 XY보다 큰 결합 길이를 가진다.

① 가
② 나
③ 가, 나
④ 없음

7-62C. AOF233 주기적 성질/24원광모의 2회17번

다음은 원소 W~Z에 대한 설명이다. W~Z는 각각 O, F, Mg, Al 중 하나이다.

원소	홀전자 수	원자 반지름 (pm)	원자가 전자가 느끼는 유효 핵전하
W		150	
X		60	4.4
Y	1		
Z	1		4.1

이에 대한 설명으로 옳지 않은 것은? (단, 모든 원자는 바닥 상태이다.)

① W는 Mg이다.
② Ne의 전자 배치를 갖는 이온의 반지름은 X > W이다.
③ 전자가 채워진 오비탈의 수는 W > Y이다.
④ 핵심부 전자 수는 Z > W이다.
⑤ 2차 이온화 에너지는 Z > W이다.

7-63C. AOF194 주기적 성질/24단국모의 2회9번

표는 W~Z의 원자 반지름, 이온 반지름, 일차 이온화 에너지를 나타낸 것이다. W~Z는 각각 O, F, Na, Mg 중 하나이고, 모든 이온의 전자 배치는 Ne과 같다.

원소	원자 반지름 (pm)	이온 반지름 (pm)	이온화 에너지 (eV)
W	71		17.42
X		140	13.6
Y		66	
Z	154	97	5.14

이에 대한 설명으로 옳은 것만을 〈보기〉에서 있는 대로 고른 것은? (단, 모든 화학종은 바닥 상태에 있다.)

〈보 기〉
ㄱ. 원자 반지름은 X > Y이다.
ㄴ. 전기 음성도는 Y > Z이다.
ㄷ. 원자가 전자가 느끼는 유효 핵전하는 X > Z이다.

① ㄱ ② ㄴ ③ ㄱ, ㄷ
④ ㄴ, ㄷ ⑤ ㄱ, ㄴ, ㄷ

7-64C. AO주기적 성질/21중앙기출2

Ⓐ~Ⓔ는 각각 Be, Na, Mg, Al, K 중 하나에 해당한다. 다음은 바닥상태 원자 Ⓐ~Ⓔ에 대한 자료이다.

1차 이온화 에너지	Ⓑ < Ⓓ < Ⓐ < Ⓔ
원자 반지름	Ⓓ < Ⓐ < Ⓑ < Ⓒ
Ⓓ의 바닥상태 전자 배치	[Ne] $3s^2 3p^1$

다음 중 원자가 전자가 느끼는 유효 핵전하를 비교한 것으로 옳은 것은?

① Ⓐ < Ⓑ
② Ⓐ < Ⓔ
③ Ⓒ < Ⓑ
④ Ⓑ < Ⓓ

7-65C. AO주기적성질/20중앙기출9★

다음 〈보기〉는 바닥 상태 원자 A~D에 대한 자료이다. A~D는 각각 O, F, Mg, Al 중 하나이다.

〈보기〉
○ 전자친화도: A > B > C
○ 1차 이온화 에너지: D > C
○ 2p 전자가 느끼는 유효 핵전하: D > B

A~C가 바닥 상태 Ne의 전자 배치를 갖는 이온이 될 때, 이온 반지름을 비교한 것으로 옳은 것은?

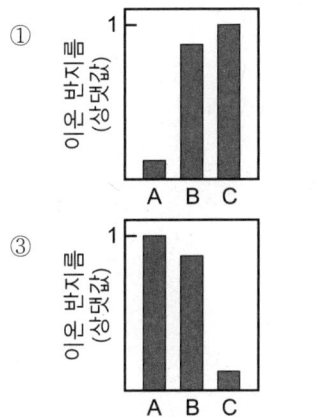

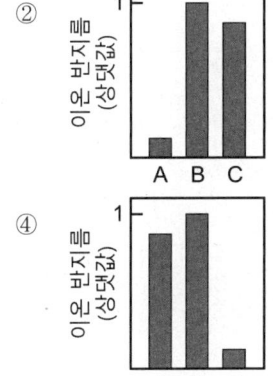

7-66C. AO주기적성질/24단국 기출복원11-2(18미트)★★

표는 2주기 원소인 Li, Be, B의 원자 반지름, 최외각 전자의 유효 핵전하, 1차 이온화 에너지, 2차 이온화 에너지, 전기음성도를 각각 나타낸 것이다.

원소	Li	Be	B
원자 반지름(pm)	(가)	112	85
최외각 전자의 유효 핵전하	1.28	(나)	2.42
1차 이온화 에너지(kJ/mol)	520	899	(다)
2차 이온화 에너지(kJ/mol)	7300	(라)	2430
전기음성도	1.0	1.5	(마)

이에 대한 설명으로 옳지 않은 것은?

① (가)는 112보다 크다.
② (나)는 1.28보다 크고 2.42보다 작다.
③ (다)는 899보다 크다.
④ (라)는 2430보다 작다.
⑤ (마)는 1.5보다 크다.

주기적 성질 지엽적인 문제

7-67C. AO주기적성질/19중앙기출27

주기율표에서 원소의 성질에 대한 〈보기〉의 설명 중 옳지 않은 것은?

① 유효 핵전하의 변화량은 같은 족에서 아래로 갈 때가 같은 주기에서 오른쪽으로 갈 때보다 더 크다.
② 기체 상태의 전형원소들은 전자를 첨가할 때의 에너지 변화인 전자 친화도가 대부분 음의 값이다.
③ 6A족은 아래로 내려갈수록 비금속에서 금속으로 성질이 변화한다.
④ 알칼리 토금속인 2A족은 아래로 내려갈수록 밀도는 커지나 녹는점은 낮아진다.

7-68C. AO4352 주기적 성질/23고려 기출복원1번

다음은 여러 원소에 대한 설명이다. 옳은 설명을 모두 골라라.

(a) 원자 반지름은 S>Cl>F이다.
(b) 이온 반지름은 S^{2-}>Cl^->K^+이다.
(c) 기체 상태의 원자에 전자 1개를 첨가했을 때, 방출하는 에너지의 크기는 F>Cl>Br이다.
(d) 원자가 전자의 유효 핵전하는 O>N>S이다.
(e) 기체 상태에서 환원력은 K>Na>Li이다.
(f) 물과 반응할 때 환원력은 Li>K>Na이다.
(g) 일차 이온화 에너지는 Al>Mg>Na이다.
(h) 이차 이온화 에너지는 Na>Mg>Al이다.

7-69B. AOKH23/23경희기출3번

그림은 오비탈을 채우는 순서에 따라 주기율표를 A, B, C, D 네 개의 구역으로 나누어 나타낸 것이다.

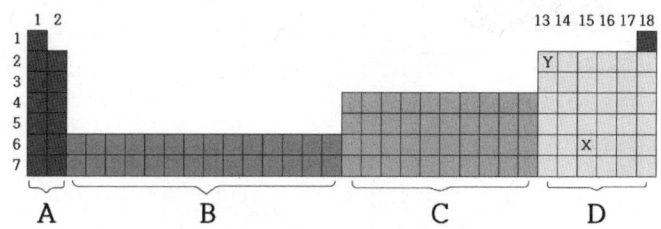

주기율표 그림의 각 구역 내 원소들의 전자 배치에 대한 설명으로 옳지 않은 것은? (단, 주기율 표에서 숫자들은 주기와 족을 나타내며, 각 구역은 서로 다른 음영이다.)

① C 구역은 전이 금속을 포함한다.
② D 구역 원소들은 최외각의 p 오비탈을 채운다.
③ B 구역 원소들은 f-구역 금속(f-block metal)이다.
④ D 구역 내 X 원소의 홀전자 수는 1개이다.
⑤ D 구역 내 Y 원소는 두 가지 동위 원소로 자연에 존재하나 두 동위 원소의 전자 배치는 동일하다.

문제번호	정답	문제번호	정답
1	5	41	2
2	2	42	2
3	4	43	3
4	1	44	4
5	3	45	2
6	2	46	1
7	1	47	2
8	2	48	3
9	2	49	3
10	5	50	3
11	3	51	4
12	3	52	4
13	3	53	5
14	3	54	4
15	5	55	4
16	3	56	2
17	4	57	4
18	3	58	5
19	1	59	2
20	1	60	3
21	1	61	3
22	2	62	4
23	2	63	4
24	4	64	4
25	5	65	4
26	4	66	3
27	3	67	1
28	4	68	a,b,e,f
29	4	69	4
30	5		
31	2		
32	2		
33	4		
34	3		
35	2		
36	3		
37	3		
38	4		
39	3		
40	1		

7장 해설 링크 모음

08
루이스 구조, 분자 오비탈

해설 링크 모음

08. 루이스 구조, 분자 오비탈 핵심 써머리

1. 화학 결합
   1) 원자들의 한 그룹이 함께 묶여 있게 한다.
   2) 원자들의 한 그룹이 함께 묶임으로써 에너지가 낮아질 때 일어난다.
   3) 화학 결합의 유형
      (1) 이온 결합
      (2) 공유 결합: 극성을 띨 수도 있음
      (3) 금속 결합
   4) 전기 음성도: 공유 전자를 끌어당기는 상대적 능력
   5) 결합의 극성은 참여한 원자들의 전기 음성도 차에 의존한다.
   6) 분자 내에서 극성 결합의 공간적인 배열이 분자의 극성 여부를 결정

2. 이온 결합
   1) 이온의 크기는 중성 원자의 크기와 다르다.
      (1) 음이온 〉중성 원자 〉양이온
   2) 격자 에너지: 이온들이 쌓여 이온성 고체를 형성할 때의 에너지 변화 ($\triangle E$) 출처에 따라 양수 또는 음수로 정의됨
      (1) 이온의 전하가 크고 반지름이 작을수록 격자에너지 증가

3. 결합 에너지
   1) 공유 결합을 끊는 데 필요한 에너지
   2) 공유 전자쌍의 수가 증가하면 결합 에너지도 증가
   3) 화학 반응의 엔탈피 변화를 예측하는 데 이용할 수 있다.

4. 루이스 구조
   1) 분자나 다원자 이온에서 전자쌍들이 어떻게 원자들 사이에 배열되었는지를 나타낸다.
   2) 안정한 분자 내의 원자들은 일반적으로 원자가 오비탈이 채워져 있다.
      (1) 수소 원자는 이전자 규칙을 따른다.
      (2) 2주기 원소들은 팔전자 규칙을 따른다.
      (3) 3주기 이상의 원소들은 팔전자 규칙을 초과할 수 있다.
   3) 루이스 구조 그리기 순서
      (1) 원자의 원자가 전자를 모두 더한다.
      (2) 원자끼리 단일 결합으로 연결한다.
      (3) 주변 원자의 팔전자계(H는 이전자계)를 먼저 만족시킨다.
      (4) 전자가 남으면 중심 원자에 배치한다.
      (5) 중심 원자의 팔전자계가 아직 만족되지 않았다면, 다중 결합을 만든다.
   4) 공명구조: 한 분자에 대하여 두 가지 이상의 동등한 루이스 구조가 가능할 때, 이를 각각의 공명 구조라 한다.
   5) 가장 타당한 공명구조의 조건
      (1) 각 원소의 형식 전하가 가장 0에 가깝다.
      (2) 음의 형식 전하는 전기음성도가 제일 큰 원소에 배치

5. VSEPR 모형
1) 중심 원자 주위에 있는 전자쌍들은 서로의 반발력을 최소화하는 방향으로 배열
2) 분자나 다원자 이온의 기하학적 구조 예측에 활용

6. 원자가 결합 이론
1) 분자 : 공유 결합으로 연결된 원자들의 집합체
2) 혼성 오비탈: 원자 오비탈들의 조합으로 생성, 분자 구조를 설명하는 데 사용

전자구역(SN) 수	혼성 오비탈	전자쌍의 기하구조
2	sp	선형
3	sp^2	삼각평면
4	sp^3	사면체
5	sp^3d	삼각이중피라미드
6	sp^3d^2	팔면체

7. 두 형태의 공유 결합
1) 시그마(σ) 결합: 두 원자의 핵간축 중심부 공간에서 전자쌍을 공유
2) 파이(π) 결합: 두 원자의 핵간축의 위와 아래의 공간에서 전자쌍을 공유
3) 다중결합: 한 개의 시그마 결합과 나머지 파이 결합

8. 분자 오비탈(MO) 모형
1) 분자 내의 전자들은 분자 오비탈에 있으며, 분자 오비탈(MO)은 원자 오비탈(AO)로부터 만들어진다.
   (1) 결합성 MO
   (2) 반결합성 MO
   (3) 비결합성 MO
2) 분자 오비탈 모형은 결합 차수, 자기성, 결합의 극성 등을 설명할 수 있다.
   (1) 상자기성: 홀전자를 가짐, 자석에 끌림
   (2) 반자기성: 홀전자를 가지지 않음, 자석에 약하게 밀림

심화주제 8-1: 결합각에 영향을 미치는 요인들

1. 전기음성도와 결합각

1) 중심 원자가 동일하면 바깥쪽 원자의 전기음성도가 클수록 결합각이 작아진다.

분자	X-P-X결합각(°)	분자	X-S-X 결합각(°)
PF_3	97.8	OSF_2	92.2
PCl_3	100.3	$OSCl_2$	96.9
PBr_3	101.4	$OSBr_2$	99.7

(1) 할로젠의 전기음성도가 증가함에 따라 할로젠은 전자쌍을 더 세게 끌어당긴다.
(2) 이 효과는 중심 원자 주위에 전자밀도를 감소시키고 고립 전자쌍이 널리 퍼지게 하며, 할로젠-중심 원자-할로젠 각도를 감소시킨다.

2) 바깥 원자가 동일하다면 중심 원자의 전기음성도가 클수록 결합각이 커진다.
(1) 중심 원자의 전기음성도가 클수록 중심원자는 결합 전자쌍을 자기 쪽으로 끌어당긴다.
(2) 이에 따라 중심 원자 주위에 결합 전자쌍 전자의 밀도가 증가하며, 중심 원자 주위의 전자쌍 간 반발이 증가하게 되며, 결합각은 증가한다.

분자	H-중심원자-H 결합각(°)	분자	Cl-중심원자-Cl 결합각(°)
H_2O	104.5	NCl_3	106.8
H_2O	92.1	PCl_3	100.3
H_2Se	90.6	$AsCl_3$	98.9

이온	O-X-O 결합각(°)	결합길이(pm)
ClO_3^-	107	149
BrO_3^-	104	165
IO_3^-	100	181

2. 크기 효과와 결합각

1) 크기도 결합각에 영향을 준다.
2) 더 큰 그룹은 더 큰 결합각을 가진다.

분자	C-N-C 결합각(°)
$N(CH_3)_3$	110.9
$N(CF_3)_3$	117.9

(1) VSEPR 만으로는 전기음성도가 더 큰 CF_3 그룹이 CH_3 그룹보다 전자를 더 세게 끌어당기기 때문에 더 작은 결합각을 보일 것으로 예측할 수 있으나, $N(CF_3)_3$에서 결합각은 실제로 $N(CH_3)_3$보다 7° 만큼 더 크다.
(2) 이 경우에는 더 큰 CF_3가 더 큰 공간을 요구한다.

3. 원자단의 전기음성도와 결합각

1) 중심원자에 원자와 원자단이 결합된 분자에서 전기음성도의 차이에 의하여 결합각에 영향을 준다.
2) 원자단의 전기음성도가 감소하는 순서는 다음과 같다.

$CF_3 \rangle CHF_2 \rangle CH_2F \rangle CH_3$

$CF_3 \rangle CCl_3$

$CH_3 \rangle SiH_3$

$F \rangle OH \rangle NH_2 \rangle CH_3 \rangle BH_2 \rangle BeH$

심화주제 8-2: 전기음성도와 Bent 규칙

1. Bent 규칙
1) 전기음성도가 큰 치환기는 s 성질이 적은(p 성질이 많은) 오비탈을 좋아한다.
2) 전기음성도가 작은 치환기는 s 성질이 많은(p 성질이 적은) 치환기를 좋아한다.
3) 삼각쌍뿔의 경우 전기음성도가 큰 치환기는 축 방향으로 들어오고, 전기음성도가 작은 치환기는 적도 방향으로 들어온다.
4) Bent 규칙은 부분적 π 결합이나 실제 π 결합이 존재하는 시스템에서는 잘 맞지 않는다.

2. Bent 규칙과 결합각
1) 전기음성도가 큰 치환기는 p 성질을 잡아당겨 결합각을 감소시킨다.
2) 전기음성도가 작은 치환기는 s 성질을 잡아당겨 결합각을 증가시킨다.
3) 전기음성의 치환기에 있는 결합 전자쌍은 전기양성의 치환기에 있는 결합 전자쌍보다 작은 공간을 차지한다.
4) 결합각의 크기
   (1) PF_3 < PCl_3 < PBr_3 < PI_3
   (2) NH_3 > NF_3

3. Bent 규칙과 결합길이
1) 결합길이: 단일결합 > 이중결합 > 삼중결합
2) s 성질이 증가하면 결합길이는 짧아진다.
3) p 성질이 증가하면 결합길이는 길어진다.
4) 삼각쌍뿔 구조에서는 적도 방향의 결합이 축 방향보다 결합길이가 짧다.

루이스 구조, 분자모양, 혼성 오비탈

8-1A. CB혼성오비탈/24계명 기출복원1

O_2와 H_2O_2에서 산소 원자의 혼성화 상태를 옳게 나타낸 것은?

	O_2	H_2O_2
①	sp^2	sp^2
②	sp^2	sp^3
③	sp^3	sp^2
④	sp^3	sp^3
⑤	sp	sp^3

8-2B. CBU 루이스 구조/24원광모의 1회28번

다음은 다섯 가지 화학종의 화학식이다.

$$KrF_4, \quad BF_3, \quad IF_3, \quad SO_3^{2-}, \quad ICl_5$$

이에 대한 설명으로 옳은 것은?

① KrF_4에서 Kr은 sp^3 혼성 오비탈을 갖는다.
② BF_3에서 모든 원자는 팔전자 규칙을 만족한다.
③ IF_3는 비극성이다.
④ 중심 원자의 비결합 전자쌍 수는 $SO_3^{2-} > ICl_5$이다.
⑤ 모든 원자가 한 평면 위에 있는 화학종의 수는 3이다.

8-3A. CBF231 루이스 구조/24원광모의 2회19번

다음은 어떤 분자의 특성을 나타낸 것이다.

○ 쌍극자 모멘트가 0이다.
○ 중심 원자에서 (비결합 전자쌍의 수)>(결합 전자쌍의 수)이다.

루이스 구조, 원자가 껍질 전자쌍 반발이론, 원자가 결합 이론에 근거할 때, 이러한 특성을 가지는 분자는?

① ICl_3 ② XeF_4 ③ SF_4
④ PCl_5 ⑤ XeF_2

8-4B. CBSH28 루이스 구조/24원광모의 3회28번

다음은 몇 가지 분자 및 이온의 화학식이다.

$$CNO^- \quad NO_2^- \quad NO_2^+ \quad N_2O$$

루이스 구조를 근거로, 원자가 껍질 전자쌍 반발 이론과 원자가 결합 이론을 이용하여 이에 대해 설명한 것으로 옳은 것은?

① π결합을 갖는 것은 3가지이다.
② $N-O$ 결합 길이는 $NO_2^- > NO_2^+$이다.
③ 중심 원자의 혼성 오비탈에서 s 오비탈의 성분은 NO_2^-가 NO_2^+보다 크다.
④ N_2O는 무극성 분자이다.
⑤ 가장 안정한 루이스 구조에서 중심 원자의 형식 전하는 NO_2^+가 CNO^-보다 크다.

8-5B. CB4427/4429 루이스 구조/24연세모의 1회15번

다음 화학종들의 N-O 결합 길이를 짧은 것에서 긴 순서로 나열할 때, 두 번째인 것은?

① N_2O
② NO^+
③ NO_2^-
④ NO_3^-
⑤ H_2NOH (H_2N-OH로 존재)

8-6A. CBMO11 루이스 구조/24연세모의 2회6번

다음 중 쌍극자 모멘트를 가지는 화학종의 수는 모두 몇 개인가?

$$H_2O_2 \quad N_3^- \quad NO_2^- \quad \begin{array}{c} H \\ C=C \\ Cl \end{array} \begin{array}{c} Cl \\ H \end{array}$$

① 1개
② 2개
③ 3개
④ 4개
⑤ 5개

8-7A. CBKH21/21경희기출7번

다음 보기 중 옳지 <u>않은</u> 것을 모두 고른 것은?

<보 기>
ㄱ. C_2H_4에는 두 개의 π 결합이 있다.
ㄴ. CO_2는 무극성이고 OCS는 극성이다.
ㄷ. VSEPR 이론에 따르면 H_3O^+은 삼각뿔 구조이다.
ㄹ. BF_3 분자에서 B는 sp^3 혼성 오비탈을 가진다.

① ㄱ, ㄴ
② ㄱ, ㄷ
③ ㄱ, ㄹ
④ ㄴ, ㄷ
⑤ ㄷ, ㄹ

8-8A. CBDK22/22단국기출5번

가장 타당한 루이스 구조와 원자가 껍질 전자쌍 반발 이론을 적용하여 아래의 세 화학종의 구조를 설명한 것으로 옳지 <u>않은</u> 것은?

$$I_3^- \quad XeF_4 \quad SO_2$$

① I_3^-는 선형 구조이다.
② XeF_4의 F-Xe-F의 결합각은 109.5°이다.
③ SO_2는 극성 분자이다.
④ 결합 전자쌍 수가 가장 많은 화학종은 XeF_4이다.
⑤ 중심 원자의 비공유 전자쌍 수가 가장 많은 화학종은 I_3^-이다.

8-9A. CB루이스 구조/23중앙기출4번

다음 화합물 중 결합각의 크기가 <u>두 번째</u>로 큰 것은?

① BH_3
② NF_3
③ CH_4
④ $XeCl_4$

8-10A. CB루이스구조/19중앙기출19

<보기>의 화합물 중 극성을 갖는 화합물은 모두 몇 개인가?

<보기>			
O_3	I_3^-	PF_2Cl_3	$CH_2=C=CH_2$

① 1
② 2
③ 3
④ 4

8-11A. CB루이스구조/19중앙기출21

다음 중 SF_4의 구조에 대한 올바른 서술은?

① 공유전자쌍의 반발을 최소화하기 위해 정사면체 구조를 갖는다.
② F가 네 개의 사각 밑면 꼭짓점에 위치한 사각 피라미드 구조를 갖는다.
③ 세 개의 F는 삼각 밑면 꼭짓점에 위치하고 나머지 하나는 축 방향에 위치한 뒤틀린 삼각 피라미드 구조를 갖는다.
④ 두 개의 F는 적도방향에 90도의 결합각으로 위치하고 나머지 두 개는 축 방향에 위치한 시소형 구조를 갖는다.

8-12B. CB루이스구조/20중앙기출22

<보기>의 설명 중 옳은 것의 개수는?

<보기>
○ 공명구조를 가진 분자는 여러 구조 사이를 오가며 빠르게 진동한다.
○ $SOCl_2$는 삼각뿔 구조를 가진다.
○ 메틸 아이소사이아네이트(CH_3NCO)는 3개의 공명구조를 가진다.
○ BrO_3^-의 결합수는 3이다.

① 없음
② 1개
③ 2개
④ 3개

8-13B. CB루이스 구조/24경희기출1번

다음은 안정한 분자인 사플루오린화 제논(XeF_4)에 관련된 자료이다.

- XeF_4은 36개의 원자가 전자를 갖는다.
- XeF_4의 분자 구조는 사각 평면 구조이다.
- Xe-F 결합은 극성이지만, XeF_4은 쌍극자 모멘트를 갖지 않는다.

XeF_4의 중심 원자인 제논의 전자쌍 배치에 사용되는 제논 원자 혼성 오비탈의 개수는?

① 2개
② 3개
③ 4개
④ 5개
⑤ 6개

8-14B. CB루이스 구조/24경희 추가문제1-1번(18미트)

가장 타당한 루이스 구조를 근거로, 원자가 껍질 전자쌍 반발 이론을 적용하여 XeF_2와 XeF_4에 대해 설명한 것으로 옳지 <u>않은</u> 것은?

① XeF_2에서 F의 형식 전하는 -1이다.
② XeF_2에서 결합각(∠F-Xe-F)은 180°이다.
③ XeF_4에서 Xe의 비공유 전자쌍 개수는 2이다.
④ XeF_4는 평면 사각형 구조이다.
⑤ 두 분자 모두 비극성이다.

8-15B. / CB루이스 구조/24경희 추가문제1-2번(19미트)

그림은 XeO_2F_2의 공명 구조 일부를 나타낸 것이다.

원자가 껍질 전자쌍 반발 이론과 원자가 결합 이론을 적용하여 이에 대해 설명한 것으로 옳은 것은?

① (가)의 모든 원자는 팔전자 규칙을 만족한다.
② (가)에서 Xe의 형식 전하는 0이다.
③ (가)에서 O는 sp^3 혼성 오비탈을 갖는다.
④ (나)는 평면 사각형 구조이다.
⑤ 공명 구조에서의 기여도는 (가)가 (나)보다 작다.

8-16A. CB루이스 구조/24경희 추가문제1-3번(24미트)

다음은 중심 원자가 3주기 원소인 3가지 분자이다.

SiF_4 PF_3 SF_4

가장 타당한 루이스 구조를 근거로, 원자가 껍질 전자쌍 반발 이론과 원자가 결합 이론을 적용하여 이에 대해 설명한 것으로 옳지 <u>않은</u> 것은?

① SiF_4에서 Si는 sp^3 혼성 오비탈을 갖는다.
② PF_3에서 P은 비공유 전자쌍을 갖는다.
③ SF_4에서 S의 형식 전하는 0이다.
④ SF_4은 비극성이다.
⑤ 결합각은 ∠(F-Si-F)가 ∠(F-P-F)보다 크다.

8-17A. CB루이스구조/24계명 기출복원6

아황산이온(SO_3^{2-})의 팔전자 규칙을 만족하는 가장 안정한 루이스 구조에서 S의 형식전하와 산화수가 모두 옳은 것은?

	형식전하	산화수
①	+1	+4
②	+1	+6
③	+2	+4
④	+2	+6
⑤	0	-2

8-18A. CB루이스 구조/24단국 기출복원7

다음 세 가지 화학종에 대한 설명으로 옳은 것은?

$$SF_4 \quad SF_6 \quad SOCl_2$$

① SF_4는 비극성 분자이다.
② SF_4는 중심원자에 비공유 전자쌍을 가지지 않는다.
③ SF_6에서 S의 형식전하는 0이다.
④ $SOCl_2$는 평면 구조이다.
⑤ 정상 끓는점은 $SOCl_2$가 가장 낮다.

8-19B. CB루이스 구조/24단국 추가문제7-1(22미트)★

그림은 SCN^-의 공명 구조를 나타낸 것이다.

$$[:\ddot{S}-C\equiv N:]^- \longleftrightarrow [\ddot{S}=C=\ddot{N}]^- \longleftrightarrow [:S\equiv C-\ddot{N}:]^-$$

(가)   (나)   (다)

원자가 껍질 전자쌍 반발 이론과 원자가 결합 이론을 적용하여 이에 대해 설명한 것으로 옳은 것은?

① (가)에서 σ 결합의 개수는 1이다.
② (나)에서 N의 형식 전하는 0이다.
③ (다)의 분자 기하 구조는 굽은형이다.
④ C의 혼성 오비탈은 (가)와 (나)가 서로 다르다.
⑤ 공명 구조에서의 기여도는 (나)가 (다)보다 크다.

8-20A. CBGM19루이스 구조/24단국 추가문제7-2

다음 화학종의 가장 안정한 루이스 구조에서 중심 원자의 형식 전하가 다른 하나는?

① CO_3^{2-}
② $POCl_3$
③ PO_4^{3-}
④ SO_4^{2-}
⑤ NO_3^-

8-21B. CBMO10루이스 구조/24단국 추가문제7-3★

다음 중 극성을 띠는 분자는 모두 몇 개인가?

$$AsCl_5, \quad SeO_3, \quad XeO_3, \quad IF_5, \quad KrF_2$$

① 1개
② 2개
③ 3개
④ 4개
⑤ 5개

8-22B. CB루이스 구조/24동덕 기출복원1

다음 <보기>에서 $a+b+c+d$는?

<보 기>
ㄱ. KVO_3에서 V의 산화수 $= a$
ㄴ. O_2에서 O의 산화수 $= b$
ㄷ. NO_3^-의 가장 안정한 공명구조에서 N의 형식전하 $= c$
ㄹ. 바닥상태 Co^{3+}에서 $3d$ 오비탈 전자 수 $= d$

① 9
② 10
③ 11
④ 12
⑤ 13

8-23A. CB루이스구조/24동덕 기출복원10

다음 중 극성 분자를 모두 고른 것은?

가. PCl_5
나. SF_4
다. XeO_3
라. BrF_3

① 가, 나, 다
② 가, 다
③ 나, 다, 라
④ 나, 라
⑤ 가, 나, 다, 라

8-24A. CB루이스 구조/24연세 기출복원12

$CH_3-CH_2-CH=CH-CH_2-C\equiv CH$에서 시그마 결합과 파이 결합 개수가 순서대로 옳게 나열된 것은?

① 16, 3
② 16, 4
③ 17, 3
④ 17, 4
⑤ 15, 4

8-25B. CB루이스구조/24중앙기출17

질소 원자 2개와 산소 원자 1개로 이루어진 분자(N_2O)는 여러 개의 루이스 구조식이 가능하다. 형식 전하를 고려할 때, 가장 안정한 상태의 루이스 구조에 있는 산소의 비공유 전자쌍 개수는?

① 0
② 1
③ 2
④ 3

8-26C. CBS416 루이스 구조/24단국모의 1회19번

다음은 어떤 화학종의 구조식을 나타낸 것이다. X는 임의의 3주기 원소이며 모든 원자는 옥텟 규칙을 만족한다.

$$\left[\begin{array}{c} O \\ | \\ O-X-O-O-X-O \\ | \\ O \end{array} \begin{array}{c} O \\ | \\ \\ | \\ O \end{array} \right]^{2-}$$

이에 관한 설명으로 옳은 것만을 〈보기〉에서 있는 대로 고른 것은?

〈보 기〉
ㄱ. X의 형식 전하는 +2이다.
ㄴ. X는 황(S)이다.
ㄷ. X의 산화수는 +7이다.

① ㄱ   ② ㄷ   ③ ㄱ, ㄴ
④ ㄴ, ㄷ   ⑤ ㄱ, ㄴ, ㄷ

8-27C. CBS775 루이스 구조/24단국모의 2회11번

그림은 X, Y와 산소(O)로 구성된 두 가지 화학종의 구조식을 나타낸 것이다. X와 Y는 3주기 원소이고, (가)와 (나)에서 모든 원자는 옥텟 규칙을 만족한다.

$$\left[\begin{array}{c} O \\ | \\ O-X-O \\ | \\ O \end{array} \right]^{-} \quad \left[\begin{array}{c} Y \\ | \\ O-Y-O \\ | \\ O \end{array} \right]^{2-}$$

(가)   (나)

루이스 구조, 원자가 껍질 전자쌍 반발 이론, 원자가 결합 이론에 근거하여 X, Y에 관련된 화학종에 대해 설명한 것으로 옳지 <u>않은</u> 것은? (단, X와 Y는 임의의 원소 기호이다.)

① 원자가 전자 수는 X가 Y보다 크다.
② XO_2^-의 쌍극자 모멘트는 0보다 크다.
③ YO_3^{2-}의 기하 구조는 사면체 모양이다.
④ YO_2에서 중심원자 Y의 혼성 오비탈은 sp^2이다.
⑤ Y의 산화수는 YO_4^{2-}와 $Y_2O_8^{2-}$에서 같다.

분자 오비탈 기본문제

8-28A. CB분자오비탈/24계명 기출복원4

다음 중 바닥상태에서 결합 차수가 $\frac{1}{2}$인 것의 개수는?

$$H_2, \quad H_2^+, \quad H_2^-, \quad He_2^+, \quad He_2^{2+}$$

① 1
② 2
③ 3
④ 4
⑤ 5

8-29A. CB분자오비탈/24계명 추가문제4-1

다음 중 바닥상태에서 결합 차수가 $\frac{1}{2}$인 것의 개수는?

$$HF \quad HF^+ \quad HF^{2+} \quad HF^- \quad HF^{2-}$$

① 1
② 2
③ 3
④ 4
⑤ 5

8-30A. CB분자오비탈/24대가 기출복원6

다음 중 Ne_2 분자가 생성되지 않는 이유로 가장 적절한 것은?

① 반결합성 전자와 결합성 전자 수가 같기 때문이다.
② Ne_2의 결합 차수가 1이기 때문이다.
③ 결합성 전자 수가 반결합성 전자 수보다 크기 때문이다.
④ 홀전자를 가지지 않기 때문이다.
⑤ 결합성 전자는 반결합성 전자보다 에너지 준위가 낮기 때문이다.

8-31A. CB분자오비탈/24동덕 기출복원3

다음 중 전자 하나를 제거할 때, 결합 길이가 증가하는 것을 모두 고른 것은?

$$N_2, \quad O_2, \quad F_2, \quad BO, \quad NO$$

① N_2,
② N_2, BO
③ N_2, BO, NO
④ O_2, F_2, NO
⑤ O_2, F_2, BO

8-32A. CB분자 오비탈/21중앙기출1번

산소 분자(O_2)에서 전자를 하나 떼어내 dioxygenyl cation, O_2^+를 만들 때 나타나는 변화로 바르게 짝지은 것은?

	결합 길이	홀전자 개수
①	증가	증가
②	증가	감소
③	감소	증가
④	감소	감소

8-33A. CB분자 오비탈/22중앙기출10번

다음 동종핵 이원자 분자 중 결합에너지가 가장 작은 것은?

① H_2
② Be_2
③ C_2
④ F_2

8-34A. CBAO4466 분자 오비탈/23연세 기출복원8번

O_2^{2-}의 바닥 상태 전자 배치와 자기적 성질이 모두 옳은 것은?

① $(\sigma_{2s})^2(\sigma_{2s}^*)^2(\sigma_{2p})^2(\pi_{2p})^4(\pi_{2p}^*)^4$, 반자기성
② $(\sigma_{2s})^2(\sigma_{2s}^*)^2(\pi_{2p})^4(\pi_{2p}^*)^4, (\sigma_{2p})^2$, 반자기성
③ $(\sigma_{2s})^2(\sigma_{2s}^*)^2(\pi_{2p})^4(\sigma_{2p})^2(\pi_{2p}^*)^4$, 반자기성
④ $(\sigma_{2s})^2(\sigma_{2s}^*)^2(\sigma_{2p})^2(\pi_{2p})^4(\pi_{2p}^*)^2$, 상자기성
⑤ $(\sigma_{2s})^2(\sigma_{2s}^*)^2(\pi_{2p})^4(\sigma_{2p})^2(\pi_{2p}^*)^4$, 상자기성

8-35B. CB분자오비탈/24단국 기출복원17

표는 화학종 (가)~(라)에 대한 자료이다. (가)~(라)는 각각 N_2, N_2^+, O_2^+, O_2 중 하나이다.

화학종	바닥 상태 전자 배치	결합 차수
(가)	$(\sigma_{1s})^2(\sigma_{1s}^*)^2(\sigma_{2s})^2(\sigma_{2s}^*)^2(\pi_{2p})^4(\sigma_{2p})^2$	3
(나)		x
(다)		y
(라)	$(\sigma_{1s})^2(\sigma_{1s}^*)^2(\sigma_{2s})^2(\sigma_{2s}^*)^2(\sigma_{2p})^2(\pi_{2p})^4(\pi_{2p}^*)^2$	2

이에 대한 설명으로 옳은 것만을 〈보기〉에서 있는 대로 고른 것은?

〈보 기〉
ㄱ. (가)는 N_2이다.
ㄴ. (라)의 결합 길이가 가장 길다.
ㄷ. $x = y = 2.5$이다.

① ㄱ ② ㄴ ③ ㄱ, ㄷ
④ ㄴ, ㄷ ⑤ ㄱ, ㄴ, ㄷ

8-36B. CBDK22/22단국기출15번

인체의 생리작용에서 활성 산소종(reactive oxygen species, ROS)은 세균을 살멸하는 생체 방어용의 유익한 역할과 질병과 노화를 유발하는 유해한 역할을 동시에 한다. $^1O_2$(단일항 산소, singlet oxygen)와 O_2^-(슈퍼옥시드, superoxide)는 대표적인 활성 산소종이다. 아래 그림은 $^1O_2$(단일항 산소)와 O_2^-(슈퍼옥시드)의 분자 오비탈의 에너지 준위와 전자배치를 나타낸 것이다.

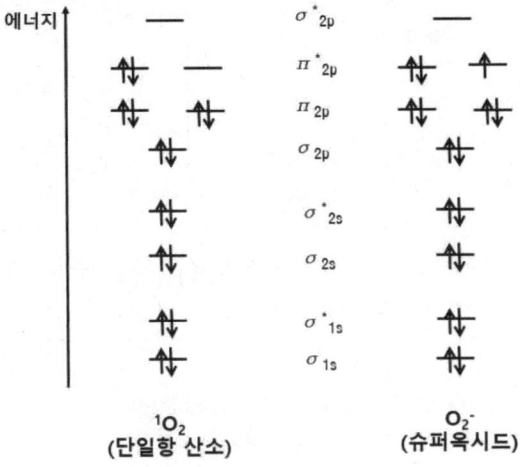

$^1O_2$(단일항 산소)와 O_2^-(슈퍼옥시드)에 대한 설명한 것으로 옳은 것은?

① $^1O_2$(단일항 산소)는 산소 분자 중 가장 안정한 상태이다.
② $^1O_2$(단일항 산소)는 라디칼이다.
③ O_2^-(슈퍼옥시드)는 반자기성이다.
④ O_2^-(슈퍼옥시드)의 결합 차수는 2.5이다.
⑤ 결합 길이는 $^1O_2$(단일항 산소)가 O_2^-(슈퍼옥시드) 보다 작다.

8-37B. CB분자오비탈/22중앙기출14번

아래 그림은 이종핵 이원자 분자 AB의 분자궤도함수 에너지 준위와 11개 원자가 전자의 전자배치를 나타낸 것이다. 다음 〈보기〉에서 바닥상태의 원자 A, B와 중성분자 AB의 성질에 대한 설명 중 옳은 것을 모두 고른 것은?

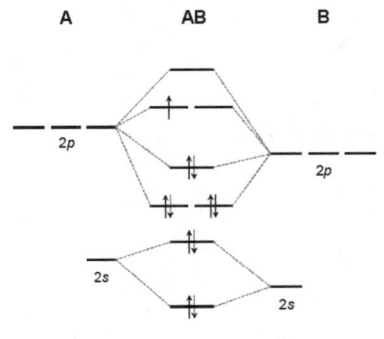

〈보 기〉

가. 분자 AB는 2.5중 결합을 가져 단일 결합에 비해 화학적으로 안정한 화합물이다.
나. 원자궤도함수의 에너지 준위는 유효 핵전하의 영향에 따라 다른 것이다.
다. 2s 전자들이 결합에 미치는 영향은 없다.

① 가, 나
② 가, 다
③ 나, 다
④ 가, 나, 다

8-38B. CB분자 오비탈/23중앙기출26번

다음은 2주기 원소로 이루어진 이종핵 이원자 분자 XY의 상관 도표이다. (1s 오비탈로부터 형성되는 분자 궤도함수는 생략되었다.)

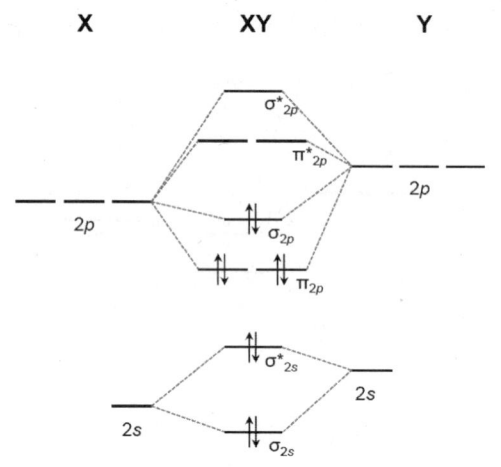

다음 〈보기〉의 설명 중 옳은 것을 모두 고른 것은?

───〈보 기〉───
가. XY는 3중 결합을 가지며 반자기성이다.
나. X와 Y는 각각 탄소와 산소이다.
다. π^*_{2p} 오비탈은 X에 더 크게 치우쳐 있다.
라. 최외각 전자의 유효 핵전하량은 Y가 X보다 크다.

① 가
② 가, 나
③ 나, 라
④ 가, 나, 다, 라

8-39B. CB분자오비탈/20중앙기출13

다음은 연속한 2주기 원소들을 조합한 이원자 분자의 바닥 상태 전자배치이다. (1s 오비탈로부터 만들어진 분자 궤도함수는 생략한다.)

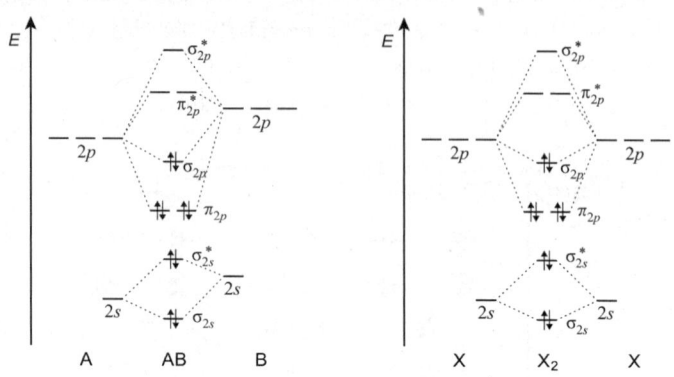

다음 〈보기〉에서 이에 대한 설명으로 옳은 것의 개수는? (단, 전기음성도는 X가 B보다 크다.)

───〈보기〉───
○ 2p 오비탈 에너지 준위는 X가 B보다 낮다.
○ AX^+ 분자의 결합 차수는 2차이다.
○ BX^-는 BX보다 결합 해리에너지(bond dissociation energy)가 더 크다.

① 없음
② 1개
③ 2개
④ 3개

8-40B. CB분자 오비탈/24경희기출3

다음은 이핵 이원자 분자 AB의 원자 오비탈과 분자 오비탈에 대한 에너지 준위 도표를 나타낸 것이다.

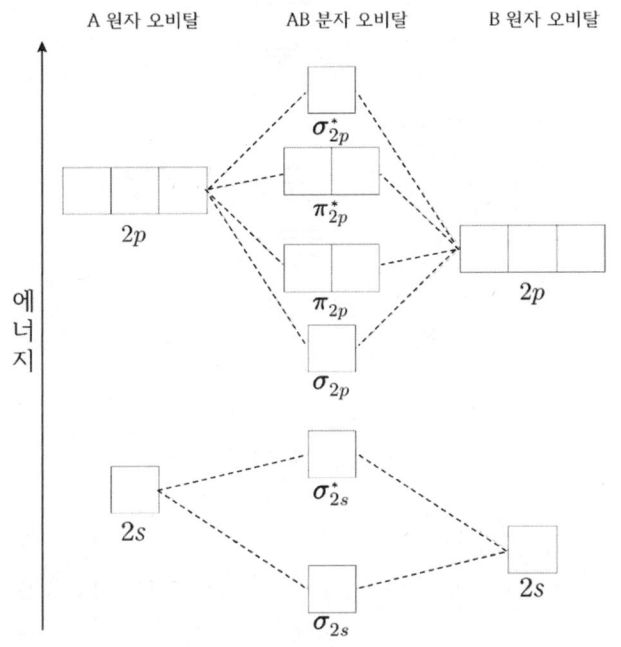

1998년 생리의학 부문의 노벨상은 심혈관 계의 신호 전달 물질로서의 일산화질소(NO) 분자의 중요성을 연구한 세 명의 과학자들에게 주어졌다. 분자 오비탈 이론을 바탕으로 NO 분자에 관한 설명으로 옳지 않은 것은?

① 결합 차수는 $2\frac{1}{2}$이다.
② 홀전자는 π_{2p}^* 분자 오비탈에 존재한다.
③ 최저 비점유 분자 오비탈(LUMO)은 σ_{2p}^*이다.
④ N의 2s와 2p 원자 오비탈의 에너지 상태는 O의 2s와 2p 원자 오비탈의 에너지 상태보다 높다.
⑤ π_{2p}^* 분자 오비탈은 N 원자보다 O 원자로부터 더 큰 기여를 받는다.

8-41B. CB분자 오비탈/24경희 추가문제3-1번(20미트)

그림은 N와 O의 원자 오비탈로부터 만들어진 NO의 분자 오비탈 에너지 준위의 일부를 나타낸 것이다.

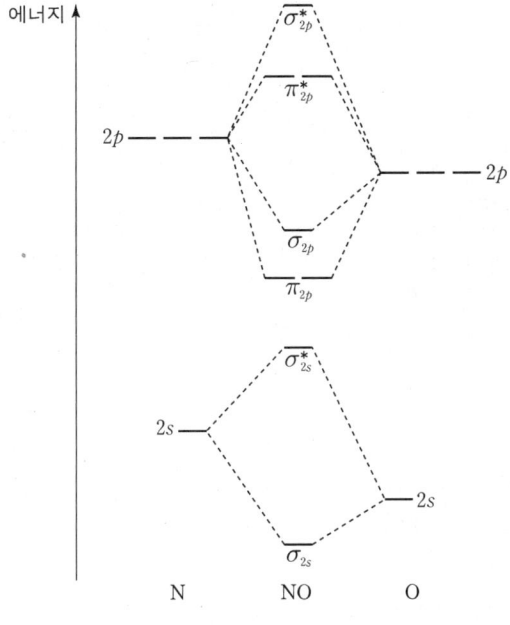

이 도표를 이용하여 바닥 상태의 N, NO, NO⁻에 대해 설명한 것으로 옳은 것만을 〈보기〉에서 있는 대로 고른 것은? (단, NO와 NO⁻의 분자 오비탈 에너지 준위는 같다.)

─〈보 기〉─
ㄱ. 1차 이온화 에너지는 NO가 N보다 작다.
ㄴ. 결합 차수는 NO가 NO⁻보다 작다.
ㄷ. 홀전자 개수는 NO가 NO⁻보다 작다.

① ㄴ   ② ㄷ   ③ ㄱ, ㄴ
④ ㄱ, ㄷ   ⑤ ㄱ, ㄴ, ㄷ

8-42B. CB분자오비탈/24경희 추가문제3-2(15미트)

그림은 원자 오비탈을 조합하여 만든 분자 오비탈의 에너지 준위 중 일부를 도표로 나타낸 것이며 CN과 CO 분자에 적용될 수 있다.

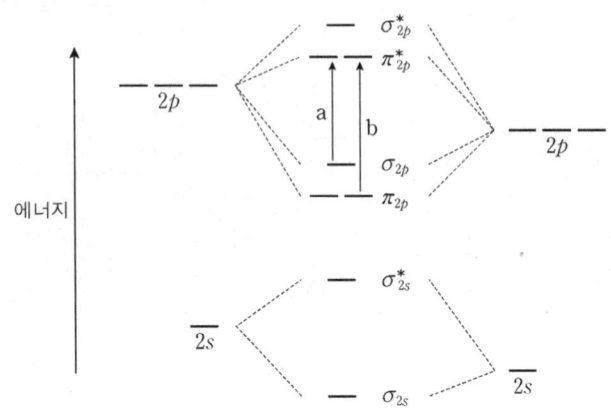

이 도표를 이용하여 바닥 상태의 CN과 CO에 대해 설명한 것으로 옳은 것만을 <보기>에서 있는 대로 고른 것은?

―――――<보 기>―――――
ㄱ. 전자 친화도의 절대값은 CN이 CO보다 크다.
ㄴ. CN에서 전자 전이 a가 일어나면 결합 거리는 감소한다.
ㄷ. CO에서 전자 전이 b가 일어나면 전자 밀도는 C에서 감소하고 O에서 증가한다.

① ㄱ   ② ㄷ   ③ ㄱ, ㄴ
④ ㄴ, ㄷ   ⑤ ㄱ, ㄴ, ㄷ

8-43B. CB분자오비탈/24경희 추가문제3-3(11미트)

그림은 C와 O의 원자 오비탈로부터 만들어진 CO의 분자 궤도 함수 에너지 준위의 일부를 나타낸 것이다.

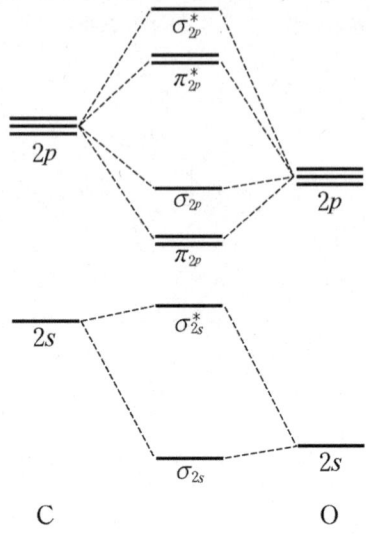

이에 대한 설명으로 옳은 것만을 <보기>에서 있는 대로 고른 것은?

―――――<보 기>―――――
ㄱ. 바닥 상태에서 CO 분자의 결합 차수는 2이다.
ㄴ. σ_{2s} 궤도함수에는 C의 $2s$ 오비탈 성분보다 O의 $2s$ 오비탈 성분이 많다.
ㄷ. π_{2p}와 π_{2p}^* 궤도함수의 마디 면의 수는 같다.

① ㄱ   ② ㄴ   ③ ㄷ
④ ㄱ, ㄴ   ⑤ ㄴ, ㄷ

8-44B. HA열화학/24경희기출13

다음은 S_8 분자 형태의 기체 황에서 기체 S_2 분자를 생성하는 반응식과 황의 평균 결합 엔탈피이다.

$$S_8(g) \rightarrow 4S_2(g)$$

| S−S | 266 kJ/mol | S=S | 418 kJ/mol |

분자 오비탈 이론을 바탕으로 이 반응 관련 설명으로 옳은 것만을 〈보기〉에서 모두 고른 것은? (단, 황은 16족 원소이다.)

〈보 기〉
ㄱ. S_2의 결합 차수는 2이다.
ㄴ. S_2는 상자기성이다.
ㄷ. S_2 생성 반응은 흡열 반응이다.

① ㄱ ② ㄴ ③ ㄱ, ㄴ
④ ㄱ, ㄷ ⑤ ㄱ, ㄴ, ㄷ

8-45B. HA22MO열화학/24경희 추가문제13-1

황(S)은 아래와 같은 고리왕관 모양의 S_8로 존재할 수 있는데, 이 기체 분자는 4개의 S_2 기체 분자로 아래와 같이 분해할 수 있다.

$S_8(g) \longrightarrow 4\,S_2(g)$

이 분해 반응의 $\Delta H^0 = 240$ kJ/mol 이고, $S_2(g)$의 S=S 결합 에너지가 400 kJ/mol일 때, $S_8(g)$에서 S−S 결합 에너지에 가장 가까운 값은?

① 170 kJ/mol
② 230 kJ/mol
③ 290 kJ/mol
④ 320 kJ/mol
⑤ 480 kJ/mol

8-46B. CBBR388분자오비탈/24경희 추가문제13-2

브로민화 아이오딘 분자(IBr)의 분자 오비탈(MO)은 F_2의 MO와 유사하다. 그림 (가)는 IBr의 valence MO 중 하나를 나타낸 것이다.

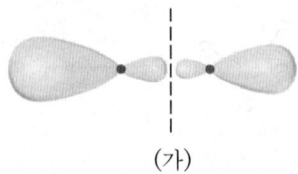

(가)

바닥상태에서 이에 대한 설명으로 옳은 것만을 〈보기〉에서 있는 대로 고른 것은?

─〈보 기〉─
ㄱ. IBr의 결합 차수는 1이다.
ㄴ. (가)에서 왼쪽 원자는 아이오딘(I)이다.
ㄷ. (가)에 들어있는 전자 수는 1이다.

① ㄱ ② ㄷ ③ ㄱ, ㄴ
④ ㄴ, ㄷ ⑤ ㄱ, ㄴ, ㄷ

분자오비탈 추론문제

8-47B. CBF194 분자 오비탈/24단국모의 2회12번

다음은 X~Z로 구성된 이원자 화학종에 대한 자료이다. X~Z는 각각 C, N, O 중 하나이다.

○ XY^+의 결합 차수는 2차이다.
○ 결합 길이는 XZ < XZ^+ 이다.

$\dfrac{Y_2\text{의 결합차수}}{X_2\text{의 결합차수}}$ 는? (단, 모든 화학종은 바닥상태에 있다.)

① $\dfrac{3}{2}$ ② 1 ③ $\dfrac{2}{3}$ ④ $\dfrac{1}{2}$ ⑤ 3

8-48B. CB분자오비탈/19중앙기출10

다음은 2주기 원소로 구성된 2원자 화학종 XY^-, YZ, Z_2에 대한 자료이다. X, Y, Z로 구성된 화학종에 대한 설명으로 옳은 것만을 〈보기〉에서 있는 대로 모두 고른 것은?

〈자료〉
- XY^-의 전자배치는 $(\sigma_{1s})^2(\sigma_{1s}^*)^2(\sigma_{2s})^2(\sigma_{2s}^*)^2(\pi_{2p})^4(\sigma_{2p})^2$ 이다.
- YZ의 결합차수는 3이다.
- Z_2의 각 π_{2p}^*에는 전자가 1개씩 있다.

〈보기〉
가. YZ^-의 HOMO(전자가 들어 있는 분자오비탈 중 에너지 준위가 가장 높은 오비탈)는 마디면이 3개이다.
나. 적외선 스펙트럼에서 XZ^+의 피크는 XZ^- 피크보다 더 높은 진동수에 나타난다.
다. XZ^-는 상자기성(paramagnetic)이다.

① 가, 나
② 나, 다
③ 가, 다
④ 가, 나, 다

8-49B. CB분자오비탈/24단국 추가문제17-1(18피트)★

다음은 2주기 원소 X~Z로 구성된 2원자 화학종 XY^-, YZ, Z_2에 대한 자료이다.

- XY^-의 전자 배치는 $(\sigma_{1s})^2(\sigma_{1s}^*)^2(\sigma_{2s})^2(\sigma_{2s}^*)^2(\pi_{2p})^4(\sigma_{2p})^2$이다.
- YZ의 결합 차수는 3이다.
- Z_2의 각 π_{2p}^*에는 전자가 1개씩 있다.

X~Z로 구성된 화학종에 대한 설명으로 옳은 것만을 〈보기〉에서 있는 대로 고른 것은? (단, X~Z는 임의의 원소 기호이고, 모든 화학종은 바닥 상태에 있다.)

〈보 기〉
ㄱ. XY^-의 π_{2p} 1개에는 마디면이 2개 있다.
ㄴ. 결합 길이는 XZ^+이 XZ^-보다 크다.
ㄷ. $\dfrac{X_2^+\text{의 결합차수}}{X_2\text{의 결합차수}} > \dfrac{Z_2^-\text{의 결합차수}}{Z_2\text{의 결합차수}}$ 이다.

① ㄱ ② ㄴ ③ ㄷ
④ ㄱ, ㄷ ⑤ ㄴ, ㄷ

8-50C. CB분자오비탈/24단국 추가문제17-2(19피트)★

다음은 2주기 원소 X~Z로 구성된 바닥 상태 이원자 화학종 X_2^+, XY, YZ에 대한 자료이고, X~Z는 각각 C, N, O 중 하나이다. HOMO는 전자가 들어 있는 분자 궤도함수 중 에너지 준위가 가장 높은 궤도함수이다.

- X_2^+의 결합 차수는 2.5이다.
- XY의 HOMO는 π_{2p}^*이다.
- YZ는 반자기성이다.

X~Z로 구성된 바닥 상태 화학종에 대한 설명으로 옳은 것은?

① X는 산소(O)이다.
② X_2의 결합 차수는 2이다.
③ Y_2는 반자성이다.
④ Z_2^{2-}의 전자 배치는 $(\sigma_{1s})^2(\sigma_{1s}^*)^2(\sigma_{2s})^2(\sigma_{2s}^*)^2(\pi_{2p})^4(\sigma_{2p})^2$이다.
⑤ 에너지 준위는 XZ^-의 HOMO가 원자 Z의 $2p$ 궤도함수보다 높다.

8-51B. CBFU 분자 오비탈/24원광모의 1회37번

표는 임의의 2주기 원소 X 또는 Y로 구성된 화학종의 결합 에너지와 결합 차수 자료이다.

	X_2	X_2^+	Y_2	Y_2^+
결합 에너지(kJ/mol)	945	841	498	623
결합 차수		2.5		2.5

분자 오비탈 이론 관점에서 이에 대해 설명한 것으로 옳은 것만을 〈보기〉에서 있는 대로 고른 것은?

〈보 기〉
ㄱ. 결합 길이는 XY > XY^+이다.
ㄴ. XY^+는 상자기성이다.
ㄷ. XY의 π_{2p} 분자 오비탈에서 전자 밀도는 X > Y이다.

① ㄱ　　② ㄷ　　③ ㄱ, ㄴ
④ ㄴ, ㄷ　　⑤ ㄱ, ㄴ, ㄷ

8-52C. CBF233 분자 오비탈/24원광모의 2회20번

표는 분자 오비탈 이론에 근거한 2원자 화학종에 대한 자료이다. X~Z는 각각 C, N, O 중 하나이다. HOMO는 전자가 채워진 분자 오비탈 중 가장 에너지 준위가 높은 분자 오비탈이다.

화학종	XY^-	XZ	Y_2
홀전자 수	a	$a+1$	a
HOMO의 모양			

이에 대한 설명으로 옳은 것만을 〈보기〉에서 있는 대로 고른 것은? (단, 모든 화학종은 바닥 상태이다.)

―〈보 기〉―
ㄱ. Z는 O이다.
ㄴ. 결합 길이는 XY^- > XY이다.
ㄷ. 이온화 에너지는 XZ > Z이다.

① ㄱ ② ㄴ ③ ㄷ
④ ㄱ, ㄷ ⑤ ㄴ, ㄷ

분자오비탈 특이한 유형

8-53C. CBSH29 분자 오비탈/24원광모의 3회37번

그림 (가)와 (나)는 NF의 분자 궤도 함수 중 일부를 모식적으로 나타낸 것이다.

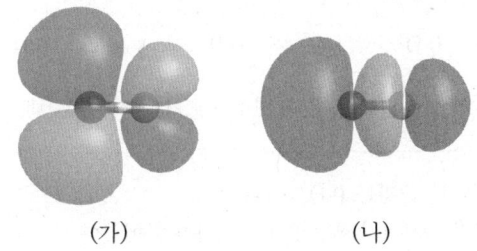

(가)   (나)

이에 대한 설명으로 옳지 않은 것은?

① 바닥 상태 NF의 결합 차수는 2이다.
② 에너지 준위는 (가)>(나)이다.
③ NF의 HOMO는 (나)이다.
④ (가)에 대한 기여도는 N의 $2p$ 오비탈이 F의 $2p$ 오비탈보다 크다.
⑤ (가)에서 전자 1개가 제거되면 결합 길이는 감소한다.

8-54C. CBS423 분자 오비탈 /24단국모의 1회20번

다음은 오존(O_3)의 세 가지 π분자 오비탈을 모형으로 나타낸 것이다. (가)~(다)는 각각 결합성(π), 비결합성(π_{nb}), 반결합성(π^*) 중 하나이며, •는 산소 원자를 나타낸다.

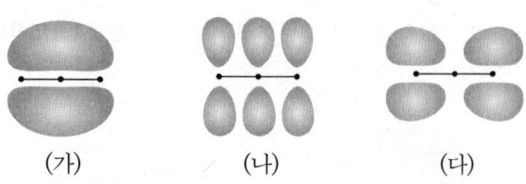

이에 관한 설명으로 옳은 것만을 <보기>에서 있는 대로 고른 것은?

─── <보 기> ───
ㄱ. 에너지 준위는 (나) > (다)이다.
ㄴ. 바닥 상태 (가)에는 2개의 전자가 들어있다.
ㄷ. (다)에서 전자 1개를 제거하면 오존의 평균 결합 길이는 줄어든다.

① ㄱ ② ㄷ ③ ㄱ, ㄴ
④ ㄴ, ㄷ ⑤ ㄱ, ㄴ, ㄷ

8-55C. AO상자속 입자/24중앙기출10

단일 결합과 이중 결합이 교차로 연결된 사슬형 탄화수소의 π 전자들의 움직임은 1차원 '상자 속 입자(Particle in a Box)' 모델로 설명할 수 있다. 길이가 L인 1차원 상자 속 입자의 파동 함수가

$\Psi(x) = \sqrt{\dfrac{2}{L}} \sin\left(\dfrac{n\pi x}{L}\right) (n=1,2,3\cdots)$ 라고 할 때, 1,3,5-헥사트리엔(hexatriene)의 HOMO에 존재하는 노드(node)의 개수로 옳은 것은?

① 1
② 2
③ 3
④ 4

8-56C. CB분자오비탈/24단국 추가문제17-3★

다음은 초과산화포타슘(KO_2)과 과산화바륨(BaO_2)의 두 가지 균형 반응식이다.

반응 1 : $4KO_2 + 2CO_2 \rightarrow K_2CO_3 + 3O_2$

반응 2 : $2BaO + O_2 \rightarrow 2BaO_2$

분자 오비탈 이론을 이용하여 이에 대한 설명한 것으로 옳은 것만을 〈보기〉에서 있는 대로 고른 것은?

〈보 기〉
ㄱ. BaO_2는 상자기성이다.
ㄴ. 반응 1에서 K의 산화수는 감소한다.
ㄷ. O-O 결합 길이는 KO_2에서보다 BaO_2에서 길다.

① ㄱ   ② ㄴ   ③ ㄷ
④ ㄱ, ㄷ   ⑤ ㄴ, ㄷ

8-57B. CB분자오비탈/24동덕 기출복원3-1

그림은 임의의 2주기 원소 X, Y가 반자기성 분자 X_2, Y_2를 형성할 때 핵간 거리에 따른 에너지 준위를 나타낸 것이다. X와 Y의 원자가 전자 수의 합은 12이다.

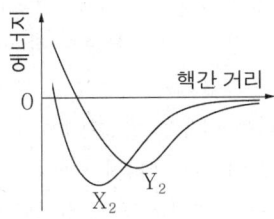

이에 대한 설명으로 옳은 것만을 〈보기〉에서 있는 대로 고른 것은?

〈보 기〉
ㄱ. 결합 차수는 X_2^-가 X_2^+보다 크다.
ㄴ. 전자 친화도의 절대값은 Y가 Y_2보다 크다.
ㄷ. XY는 상자기성이다.

① ㄱ   ② ㄴ   ③ ㄱ, ㄷ
④ ㄴ, ㄷ   ⑤ ㄱ, ㄴ, ㄷ

8-58B. CB분자오비탈/24중앙기출6

다음 〈보기〉는 분자 궤도함수에 대한 설명이다. 옳은 답의 개수는?

〈보기〉

가. B_2나 F_2의 결합 차수는 모두 1이지만 F_2는 전자들 사이의 반발력이 커서 결합에너지가 B_2보다 작다.

나. N_2는 결합 차수가 3으로, 질소를 많이 포함하는 화합물이 폭발물로 이용되는 이유는 반응과정에서 생성되는 N_2의 강한 결속력에 의해 다량의 에너지가 방출되기 때문이다.

다. O_2는 결합 차수가 2인 상자기성 물질인데, 전자가 부족한 화학종인 O_2^+는 더 강한 결합을 한다.

라. NO의 결합 차수는 2.5이며, 홀전자를 가지고 있는 상자기성 물질이다.

마. HF 결합은 F의 2p 전자와 H의 1s 전자로 만들어지며, F의 2p 궤도함수의 에너지가 H의 1s 궤도함수의 에너지보다 낮아서 결합전자는 F 쪽으로 치우친다.

① 2
② 3
③ 4
④ 5

루이스 구조 특이한 유형

8-59C. CB4440 루이스 구조/23연세 기출복원1번

C_3H_4는 3개(선형 2개, 고리형 1개)의 구조 이성질체를 가진다.

(1) 3가지 구조에 대한 평면 루이스 구조식을 그리시오.

(2) 선형 구조에 대해 입체 구조를 나타내고, 탄소의 혼성화 오비탈 및 파이, 시그마 결합을 표시하시오.

(3) 고리 구조의 내부 각도에 대해 서술하시오.

8-60C. CBORSM378 루이스 구조/23고려 기출복원6번

$C_4H_{11}N$의 이성질체를 모두 그려라. 단, 분광학적 자료를 이용하여 이 화합물에는 N-H 결합이 없음을 확인했다.

8-61C. CBBL6015 이성질체/ 변리사/24원광모의 3회8번

분자식이 C_4H_8O인 화합물의 구조 이성질체 중 알코올을 제외한 고리형 구조 이성질체의 수는?

① 4 ② 5 ③ 6 ④ 7 ⑤ 8

8-62C. CBKH23/23경희기출1번

$C_2H_4(g)$는 공업적으로 쓰임새가 많은 유용한 화합물이다. $C_2H_4(g)$에 대한 설명으로 옳은 것만을 〈보기〉에서 모두 고른 것은?

〈보 기〉
ㄱ. $C_2H_4(g)$는 불포화 탄화수소이다.
ㄴ. $C_2H_4(g)$의 기하학적 구조는 원자가 껍질 전자쌍 반발 (VSEPR) 모델에 따르면 탄소 원자를 중심으로 sp^3 혼성 오비탈을 기반으로 한다.
ㄷ. $C_2H_4(g)$는 벤젠(benzene)에 비해 안정하여 주로 치환 반응을 한다.
ㄹ. 280℃, 300atm의 환경에서 $C_2H_4(g)$와 $H_2O(g)$를 첨가 반응시키면 에탄올이 생성된다.

① ㄱ ② ㄱ, ㄴ ③ ㄱ, ㄷ
④ ㄴ, ㄷ ⑤ ㄱ, ㄹ

8-63B. CB화학결합/19중앙기출1

〈보기〉에 나타낸 화합물 중 −로 연결된 탄소와 수소간의 결합에너지가 큰 순서로 나열된 것은?

〈보기〉
가. $(CH_3)_3C-H$
나. C_6H_5-H (벤젠)
다. $HC\equiv C-H$

① 가 > 나 > 다
② 나 > 가 > 다
③ 가 > 다 > 나
④ 다 > 나 > 가

8-64D. CB루이스구조/20중앙기출19

다음 중 질산(HNO_3)의 실제 3차원 구조에 가장 가까운 것은?

① 가
② 나
③ 다
④ 라

8-65B. CB루이스구조/20중앙기출28

〈보기〉의 설명 중 cyanate 이온(NCO^-)에 대해서 옳은 설명만을 모두 고른 것은?

〈보기〉
가. cyanate 이온은 이성질체인 fulminate 이온(CNO^-)보다 열역학적으로 안정하다.
나. 기체 상태의 cyanate 이온의 C–N 결합은 C–O 결합보다 짧다.

① 가
② 나
③ 가, 나
④ 없음

8-66D. CB루이스구조/24연세 기출복원16★★

(1) 다이보레인(B_2H_6)의 기하학적 구조를 그려라.

(2) 다이보레인(B_2H_6)과 에테인(C_2H_6)의 구조가 왜 다른지 이유를 설명하라.

8-67C. CB결합에너지/24중앙기출19

다음 밑줄 친 원소와 수소 사이의 결합에너지 크기에 대한 비교가 올바른 것은?

<보기>
가. HC≡$\underline{C}$–H < (CH$_3$)$_3$$\underline{C}$–H
나. H–$\underline{F}$ < H–$\underline{Cl}$
다. CH$_3$$\underline{O}$–H < H$_3$$\underline{C}$–H

① 가
② 나
③ 다
④ 정답 없음

8-68A. CB화학결합,상식/24대가 기출복원7

다음의 탄소 동소체 중 탄소의 혼성 오비탈이 나머지와 다른 하나는?

① 풀러렌
② 그래핀
③ 흑연
④ 다이아몬드
⑤ 탄소나노튜브

8-69B. CBZD1007화학결합/24대가 추가문제7-1 ★★

흑연의 비저항(전기 저항의 척도)은 기본면(여섯개의 탄소 원자로 된 고리의 면)에서 (가) ohm·cm, 면에 수직인 축에서는 (나) ohm·cm이다. 다이아몬드의 저항은 (다) ohm·cm이고, 방향에 무관하다. (가)~(다)의 크기를 비교한 것으로 옳은 것은?

① (가) < (나) < (다)
② (가) < (다) < (나)
③ (나) < (가) < (다)
④ (다) < (가) < (나)
⑤ (다) < (나) < (가)

8-70B. PTMO2012 고체, 상식/24연세모의 1회12번

다음은 탄소의 동소체에서 탄소 원자 사이의 거리이다.

(가) : 다이아몬드에서 탄소 원자 간 최단 거리
(나) : 흑연에서 같은 판에 있는 탄소 원자 간 최단 거리
(다) : 흑연에서 판과 판 사이의 최단 거리

(가)~(다)의 크기를 옳게 비교한 것은?

① (가) > (나) > (다)
② (가) > (다) > (나)
③ (나) > (가) > (다)
④ (다) > (가) > (나)
⑤ (다) > (나) > (가)

결합각, 결합길이 비교 심화문제

8-71B. CBMS70 루이스 구조/24연세모의 2회8번

다음 화학종들의 결합각이 커지는 순서대로 옳게 나열된 것은?

(가) NO_2^-에서 결합각 $\angle(O-N-O)$
(나) NO_3^-에서 결합각 $\angle(O-N-O)$
(다) NH_3에서 결합각 $\angle(H-N-H)$
(라) NF_3에서 결합각 $\angle(F-N-F)$

① (나)<(가)<(다)<(라)
② (다)<(라)<(나)<(가)
③ (다)<(라)<(가)<(나)
④ (라)<(다)<(나)<(가)
⑤ (라)<(다)<(가)<(나)

8-72B. CB루이스구조/22중앙기출9번

다음 <보기> 중 화합물의 결합각 크기를 올바르게 비교한 것을 모두 고르면?

―<보 기>―

가. NH_3 < NF_3
나. $Ni(CN)_4^{2-}$ < $NiCl_4^{2-}$
다. O_3 < I_3^-
라. H_2O < CH_4

① 가, 다
② 나, 라
③ 가, 다, 라
④ 나, 다, 라

8-73B. CB루이스 구조/23중앙기출17번

PF_2Cl_3의 구조에 대한 <보기>의 설명 중 옳은 것을 모두 고른 것은?

―<보 기>―

가. 극성을 갖지 않는 화합물이다.
나. F-P-Cl의 결합각이 Cl-P-Cl의 결합각보다 작다.
다. 각 원소의 전기 음성도 차이에 의해 구조가 결정된다.

① 가, 나
② 가, 다
③ 나, 다
④ 가, 나, 다

8-74B. CB루이스 구조/24경희기출4

다음은 $CH_4(g)$와 $Cl_2(g)$의 반응식이다.

$$CH_4(g) + Cl_2(g) \rightarrow CH_3Cl(g) + HCl(g)$$

이에 대한 설명으로 옳은 것을 <보기>에서 모두 고른 것은?

―<보 기>―

ㄱ. 반응물보다 생성물의 극성이 더 크다.
ㄴ. $CH_4(g)$보다 $CH_3Cl(g)$에서 비공유 전자쌍의 전체 개수가 더 많다.
ㄷ. CH_4에서 H-C-H 결합각은 CH_3Cl에서 H-C-H 결합각보다 작다.

① ㄱ
② ㄱ, ㄴ
③ ㄱ, ㄷ
④ ㄴ, ㄷ
⑤ ㄱ, ㄴ, ㄷ

8-75B. CBMS69루이스 구조/24경희 추가문제4-1★

다음 중 결합각에 대한 설명으로 옳은 것만을 <보기>에서 있는 대로 고른 것은?

<보 기>
ㄱ. 결합각은 $PF_3 < PCl_3$이다.
ㄴ. 결합각은 $H_2O < H_2Se$이다.
ㄷ. OSF_2에서 결합각 F−S−F < $OSCl_2$에서 결합각 Cl−S−Cl 이다.

① ㄱ ② ㄴ ③ ㄱ, ㄷ
④ ㄴ, ㄷ ⑤ ㄱ, ㄴ, ㄷ

8-76B. CBBR390루이스 구조/24경희 추가문제4-2★

삼할로젠화인(phosphorus trihalides, PX_3)에서 결합각 X−P−X는 할로젠의 종류에 따라 달라진다. 모든 전자 구역(electron domains)의 크기가 동일하다고 가정할 때, 이에 대한 설명으로 옳은 것만을 <보기>에서 있는 대로 고른 것은?

<보 기>
ㄱ. 결합각 X−P−X은 109.5°보다 크다.
ㄴ. X의 전기 음성도가 커질수록 결합각은 줄어든다.
ㄷ. $PClF_4$에서 Cl은 적도면에 위치한다.

① ㄱ ② ㄴ ③ ㄱ, ㄷ
④ ㄴ, ㄷ ⑤ ㄱ, ㄴ, ㄷ

8-77B. CBBR390MS66루이스 구조/24경희 추가문제4-3

다음은 SF_4와 O_2의 반응식과 결합 에너지 자료이다.

$$2SF_4(g) + O_2(g) \rightarrow 2OSF_4(g) \quad \Delta H^0$$

결합	결합 에너지(kJ/mol)
S−F	327
O=O	495
S=O	523

이에 대한 설명으로 옳은 것만을 <보기>에서 있는 대로 고른 것은?

<보 기>
ㄱ. $\Delta H^0 < 0$이다.
ㄴ. SF_4는 시소 모양이다.
ㄷ. OSF_4의 가장 안정한 구조에서 O는 축방향에 위치한다.

① ㄱ ② ㄷ ③ ㄱ, ㄴ
④ ㄴ, ㄷ ⑤ ㄱ, ㄴ, ㄷ

8-78C. CB벤트의규칙/24원광 기출복원14

다음 화합물에서 C−F의 평균 결합길이 크기가 옳게 비교된 것은?

① $CH_3F < CH_2F_2 < CHF_3$
② $CH_3F < CHF_3 < CH_2F_2$
③ $CHF_3 < CH_2F_2 < CH_3F$
④ $CHF_3 < CH_3F < CH_2F_2$
⑤ $CH_3F < CH_2F_2 < CHF_3$

8-79C. CBJH202벤트의규칙/24원광 추가문제14-1

다음은 Bent의 규칙에 대한 설명이다. 옳은 설명을 모두 골라라.

> 가. 전기음성도가 큰 치환기는 p 성질이 많은 오비탈을 좋아한다.
> 나. 전기음성도가 작은 치환기는 s 성질이 많은 오비탈을 좋아한다.
> 다. 전기음성도가 큰 치환기는 결합의 p 성질을 증가시킨다.
> 라. 전기음성도가 작은 치환기는 결합의 s 성질을 증가시킨다.

① 가, 나, 다
② 가, 다
③ 나, 라
④ 라
⑤ 가, 나, 다, 라

8-80C. CBJH202벤트의규칙/24원광 추가문제14-2

다음은 Bent의 규칙에 대한 설명이다. 옳은 설명을 모두 골라라.

> 가. 전기음성도가 큰 치환기는 결합의 p 성질을 증가시키고 s 성질은 감소시킨다.
> 나. 전기음성도가 작은 치환기는 결합의 s 성질을 증가시키고 p 성질은 감소시킨다.
> 다. 혼성 오비탈의 s 성질이 커질수록 결합길이는 짧아진다.
> 라. 혼성 오비탈의 s 성질이 커질수록 결합각은 커진다.

① 가, 나, 다
② 가, 다
③ 나, 라
④ 라
⑤ 가, 나, 다, 라

8-81B. CBJH202벤트의규칙/24원광 추가문제14-3

Bent의 규칙에 근거하여 결합각을 비교한 것으로 옳은 것은?

① $PF_3 < PCl_3 < PBr_3$
② $PF_3 < PBr_3 < PCl_3$
③ $PCl_3 < PF_3 < PBr_3$
④ $PCl_3 < PBr_3 < PF_3$
⑤ $PBr_3 < PCl_3 < PF_3$

8-82B. CBJH202U벤트의규칙/24원광 추가문제14-4

Bent의 규칙에 근거하여 결합각을 비교한 것으로 옳은 것은?

① $CH_3-O-CH_3 > H-O-H > F-O-F$
② $CH_3-O-CH_3 > F-O-F > H-O-H$
③ $H-O-H > CH_3-O-CH_3 > F-O-F$
④ $F-O-F > CH_3-O-CH_3 > H-O-H$
⑤ $F-O-F > H-O-H > CH_3-O-CH_3$

8-83C. CBJH202벤트의규칙/24원광 추가문제14-5

Bent의 규칙에 근거하여 S=O 평균 결합길이를 비교한 것으로 옳은 것은?

① $SOF_2 < SOCl_2 < SOBr_2$
② $SOF_2 < SOBr_2 < SOCl_2$
③ $SOCl_2 < SOBr_2 < SOF_2$
④ $SOCl_2 < SOF_2 < SOBr_2$
⑤ $SOBr_2 < SOCl_2 < SOF_2$

8-84C. CBJH207벤트의규칙/24원광 추가문제14-6(12임용)

화합물의 결합각 크기에 대한 설명으로 옳은 것만을 〈보기〉에서 있는 대로 고른 것은?

〈보 기〉
ㄱ. 결합각은 NH_3가 NF_3보다 크다.
ㄴ. 결합각은 PCl_3가 NCl_3 보다 크다.
ㄷ. $O=CF_2$의 F-C-F 결합각은 $O=SF_2$의 F-S-F 결합각보다 크다.

① ㄱ　　② ㄴ　　③ ㄱ, ㄷ
④ ㄴ, ㄷ　　⑤ ㄱ, ㄴ, ㄷ

8-85C. CBJH202벤트의규칙/24원광 추가문제14-7

분자 구조에 대한 설명으로 옳은 것만을 〈보기〉에서 있는 대로 고른 것은?

〈보 기〉
ㄱ. PCl_3F_2에서 두 개의 F는 모두 축방향에 위치한다.
ㄴ. O-O 결합 길이는 H_2O_2에서가 F_2O_2에서보다 크다.
ㄷ. CH_3F에서 ∠(H-C-H)는 ∠(F-C-H)보다 크다.

① ㄱ　　② ㄴ　　③ ㄱ, ㄷ
④ ㄴ, ㄷ　　⑤ ㄱ, ㄴ, ㄷ

8-86C. CBMS71결합각비교/24원광 기출복원15

다음 중 옳은 것만을 〈보기〉에서 있는 대로 고른 것은?

〈보 기〉
ㄱ. 결합각은 $NH_3 < NF_3$이다.
ㄴ. 결합각은 $NF_3 < NCl_3$이다.
ㄷ. C-N-C의 결합각은 $N(CH_3)_3 < N(CF_3)_3$이다.

① ㄱ　　② ㄴ　　③ ㄱ, ㄷ
④ ㄴ, ㄷ　　⑤ ㄱ, ㄴ, ㄷ

8-87C. CBMS3.14결합각비교/24원광 추가문제15-1

다음 세 화합물에서 산소 원자에서의 결합각 크기는 각각 110.9°, 111.8°, 144.1° 중 하나이다. 결합각을 옳게 나타낸 것은?

	OCl_2	$O(CH_3)_2$	$O(SiH_3)_2$
①	110.9°	111.8°	144.1°
②	110.9°	144.1°	111.8°
③	111.8°	110.9°	144.1°
④	111.8°	144.1°	110.9°
⑤	144.1°	111.8°	110.9°

8-88C. CBMS3.11결합각비교/24원광 추가문제15-2

다음은 분자 또는 이온의 결합각을 비교한 것이다. 옳은 것만을 〈보기〉에서 있는 대로 고른 것은?

〈보 기〉
ㄱ. NH_3 > PH_3 > AsH_3
ㄴ. $SOCl_2$ > SOF_2 (할로젠-황-할로젠 결합각)
ㄷ. ClO_3^- > BrO_3^-

① ㄱ ② ㄴ ③ ㄱ, ㄷ
④ ㄴ, ㄷ ⑤ ㄱ, ㄴ, ㄷ

8-89C. CBMS3.5,24결합각비교/24원광 추가문제15-3

다음 설명 중 옳은 것만을 〈보기〉에서 있는 대로 고른 것은?

〈보 기〉
ㄱ. SOF_4에서 S-F 축방향 거리는 S-F 적도 방향 거리보다 더 길다.
ㄴ. $Te(CH_3)_2I_2$에서 메틸 그룹은 축방향이 아닌 적도 방향에 있다.
ㄷ. P-F 결합길이는 $PF_2(CH_3)_3$ < $PF_2(CF_3)_3$ 이다.

① ㄱ ② ㄷ ③ ㄱ, ㄴ
④ ㄴ, ㄷ ⑤ ㄱ, ㄴ, ㄷ

문제번호	정답	문제번호	정답	문제번호	정답	문제번호	정답
1	2	41	4	81	1		
2	5	42	1	82	1		
3	5	43	2	83	1		
4	2	44	5	84	3		
5	1	45	2	85	5		
6	3	46	3	86	4		
7	3	47	1	87	1		
8	2	48	2	88	5		
9	2	49	3	89	3		
10	1	50	4	90			
11	4	51	1				
12	4	52	1				
13	5	53	3				
14	1	54	3				
15	2	55	2				
16	4	56	3				
17	1	57	4				
18	3	58	4				
19	5	59	주관식				
20	5	60	주관식				
21	2	61	4				
22	4	62	5				
23	3	63	4				
24	1	64	2				
25	4	65	3				
26	3	66	주관식				
27	3	67	4				
28	3	68	4				
29	1	69	1				
30	1	70	4				
31	2	71	5				
32	4	72	4				
33	2	73	4				
34	1	74	5				
35	5	75	3				
36	5	76	4				
37	3	77	3				
38	1	78	3				
39	3	79	5				
40	5	80	5				

8장 해설 링크 모음

09

상전이, 고체

해설 링크 모음

09. 상전이, 고체 핵심 써머리

1. **분자간 힘**
    1) 쌍극자-쌍극자 힘
        (1) 쌍극자 모멘트를 갖는 분자들 사이의 인력
    2) 수소 결합은 쌍극자-쌍극자 힘의 한 형태로 특별히 강한 인력
        (1) (F, O, N의 비공유 전자쌍)과 (F, O, N에 결합한 H) 사이의 인력
    3) 런던 분산력: 순간 쌍극자(전자의 순간적인 비대칭 분포에 기인)에 의해 나타난다.
        (1) 분자량이 클수록 분산력의 세기는 강해진다.

2. **고체**
    1) 결정성 고체
        (1) 단위세포: 격자구조에서 반복되는 최소단위
        (2) 입방 단위세포의 종류: 단순 입방, 체심 입방, 면심 입방

	단순입방(sc)	체심입방(bcc)	면심입방(fcc)
배위수	6	8	12
단위세포당 원자수	1	2	4
변의 길이(l)와 반지름(r)	$l=2r$	$l=\dfrac{4}{\sqrt{3}}r$	$l=\sqrt{8}\,r$

3. **고체의 종류**
    1) 금속성 고체
        (1) 최조밀 쌓음의 종류: 입방 최조밀쌓음(ccp), 육방 최조밀쌓음(hcp)
    2) 공유 그물형 고체
        (1) 공유 결합으로 연결된 원자들이 거대한 그물 구조로 결정 구조를 나타낸다. (예: 다이아몬드, 흑연, 석영)
    3) 분자성 고체
        (1) 분리되어있는 분자들이 분자간 힘으로 결합되어 결정 구조를 나타낸다.
        (2) 상대적으로 낮은 끓는점과 녹는점
    4) 이온성 고체
        (1) 이온들이 정전기적 인력으로 결합하여 결정 구조를 나타낸다.
        (2) 높은 녹는점과 끓는점
        (3) 고체상: 전기전도도 매우 작음, 용융상태: 전기 전도도가 커짐
        (4) 크기가 큰 이온들이 최조밀 쌓임 배열을 하고, 그 사이에 있는 사면체나 팔면체 구멍에 작은 이온들이 들어가 있는 구조

3. 상태 변화
    1) 상전이 과정
        (1) 증발(vaporization): 액체→기체, 응축(condensation): 기체→액체
        (2) 용융(fusion, melting): 고체→액체, 응고(freezing): 액체→고체
        (3) 승화(sublimation): 고체→기체, 석출(deposition): 기체→고체
    2) 증기압: 닫힌계에서 응축 속도와 증발 속도가 같을 때, 액체나 고체 위에서의 압력
        (1) 분자간의 힘이 커질수록 증기압은 낮다.
        (2) 정상 끓는점: 액체의 증기압이 1atm일때의 온도
        (3) 정상 녹는점: (외부 압력이 1atm일 때) 고체와 액체가 평형에 도달하는 온도
    3) 가열 곡선
        (1) 가한 열 에너지에 따른 물질의 온도 변화 그래프
        (2) 순물질이 일정 압력에서 상전이 되는 동안에는 온도가 변하지 않음
        (3) 용융 엔탈피, 증발 엔탈피, 녹는점, 끓는점 등을 알 수 있음
        (4) 과열된 상태나 과냉각된 상태가 나타날 수도 있음
    4) 상평형 그림
        (1) 닫힌 계에서 주어진 온도, 압력 조건에서 어떤 상이 존재하는지 나타냄
        (2) 삼중점: 세 개의 상태 모두가 동시에 존재하는 온도, 압력 조건
        (3) 임계점: 임계 온도와 임계 압력

4. 반도체
    1) 매우 순수한 규소(Si)에 다른 원소들을 도핑한다.
        (1) n-형: 주로 다섯 개의 원가가 전자를 갖는 원자들을 도핑한다.
        (2) p-형: 주로 세 개의 원가가 전자를 갖는 원자들을 도핑한다.

심화주제 9-1: 7가지 결정계

〈7개의 결정계와 단위세포 모양〉

결정계 종류	길이	각도
입방정계 Cubic	a = b = c	α = β = γ = 90°
정방정계 Tetragonal	a = b ≠ c	α = β = γ = 90°
사방정계 Orthrhombic	a ≠ b ≠ c	α = β = γ = 90°
삼방정계 Trigonal	a = b = c	α = β = γ ≠ 90°
육방정계 Hexagonal	a = b ≠ c	α = β = 90°, γ = 120°
단사정계 Monoclinic	a ≠ b ≠ c	α = γ = 90°, β ≠ 90°
삼사정계 Triclinic	a ≠ b ≠ c	α ≠ β ≠ γ ≠ 90°

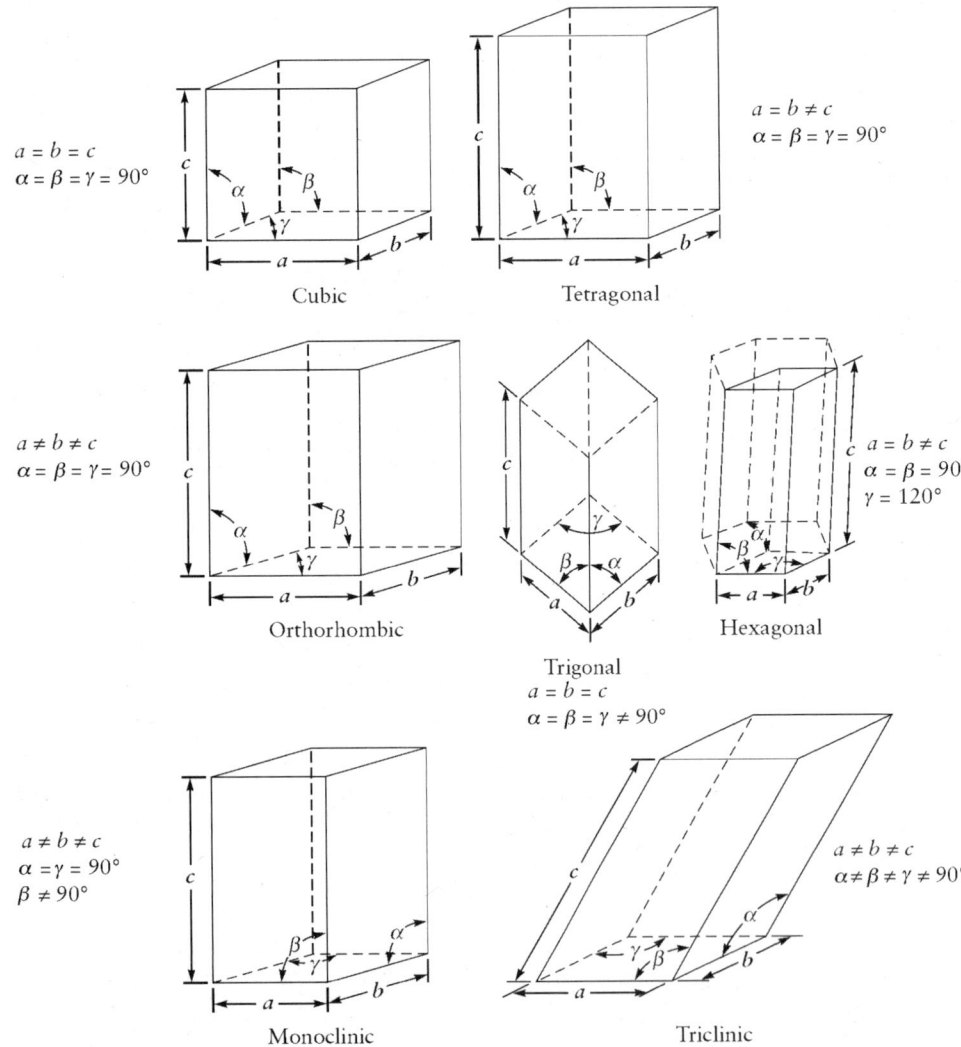

심화주제 9-2: 자기성(magnetism)

자기성은 전자의 스핀으로 인해 발생하며, 물질에 따라 반자성체, 상자성체, 강자성체, 반강자성체, 페리자성체 등으로 나뉜다. 각 물질은 자기장에 대해 다르게 반응하며, 특정 온도 이상에서는 모두 상자성체로 변하게 된다.

1. 자기성 물질의 종류

1) 반자성체(diamagnetic substances): H_2O, Ag, Au, 등
   (1) 모든 전자가 짝을 이루고 있는 물질로, 스핀-업(spin-up)과 스핀-다운(spin-down) 전자가 서로 상쇄된다.
   (2) 반자성체는 일반적으로 자성을 띠지 않지만, 자기장에 놓이면 매우 약하게 자석에 의해 밀린다.

2) 상자성체(paramagnetic substances): Al, Li, O_2 등
   (1) 원자나 이온이 짝지어지지 않은 전자를 가지는 물질이다.
   (2) 상자성체가 자기장에 놓이면 자기 모멘트가 정렬되어 자석에 끌리게 된다.

3) 강자성체(ferromagnetic substances): Fe, Ni, Co, 합금 등
   (1) 철(Fe)과 같이 자기성이 매우 강한 물질이다.
   (2) 강자성체는 자기장 내에서 전자들이 자석에 평행하게 정렬되면서 매우 강한 자기성을 만들어낸다.
   (3) 강자성체는 자기장이 제거된 후에도 자기 모멘트를 유지할 수 있으며,
       이를 영구 자석(permanent magnet)이라 부른다.

4) 반강자성체(antiferromagnetic substances): Cr, FeMn, Fe_2O_3, MnO 등
   (1) 한 원자의 스핀이 인접한 원자의 스핀과 균일하게 반대로 정렬하여 순 자성이 없는 상태이다.

5) 준강자성체(페리자성체, ferrimagnetic substances): Fe_3O_4 등
   (1) 강자성과 반강자성의 성질을 모두 가지며, 인접한 원자 또는 이온의 스핀이 반대 방향으로 정렬되지만,
       스핀-업 전자의 자기 모멘트가 스핀-다운 전자의 모멘트와 완전히 상쇄되지는 않는다.

2. 자기성 물질의 온도 의존성:

1) 모든 강자성체, 페리자성체, 반강자성체는 특정 온도 이상에서는 상자성체가 된다.
2) 이 온도는 열에너지가 전자들의 스핀 방향을 변화시킬 수 있는 정도로 높아질 때 발생한다.
   (1) 강자성체와 페리자성체: 큐리 온도(Curie temperature, T_c) 이상에서 상자성체가 된다.
   (2) 반강자성체: 닐 온도(Néel temperature, T_N) 이상에서 상자성체가 된다.

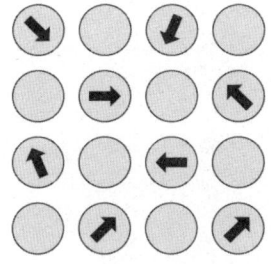 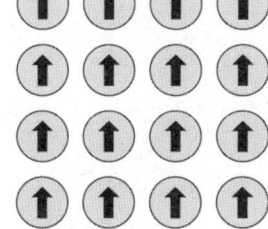 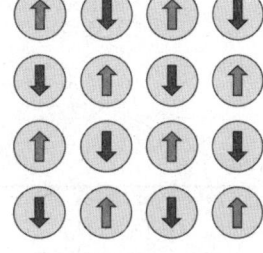 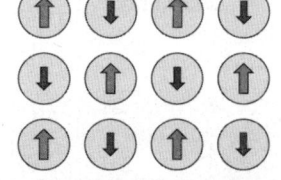

(a) Paramagnetic; spins random; spins do align if in magnetic field
(b) Ferromagnetic; spins aligned; spins become random at high temperature
(c) Antiferromagnetic; spins opposed and cancel; spins become random at high temperature
(d) Ferrimagnetic; unequal spins opposed but do not cancel; spins become random at high temperature

심화주제 9-3: 이온성 고체에서 틈새 크기

1) 이온 화합물에서 틈새형 자리의 크기
   사면체 자리 〈 팔면체 자리 〈 육면체 자리

   (1) $\dfrac{\text{큰 원자 반경}}{\text{작은 원자 반경}} < 0.414$ → 사면체 틈새에 작은원자 채워짐 (ZnS 구조)

   (2) $0.414 < \dfrac{\text{큰 원자 반경}}{\text{작은 원자 반경}} < 0.732$ → 팔면체 틈새에 작은원자 채워짐 (NaCl 구조)

   (3) $0.732 < \dfrac{\text{큰 원자 반경}}{\text{작은 원자 반경}}$ → 육면체 틈새에 작은원자 채워짐 (CsCl 구조)

심화주제 9-4: Bragg 법칙

1. 브래그 법칙 (Bragg법칙)
1) 브래그 법칙은 결정체 내에서 X선이 어떻게 회절 되는지를 설명하며, 회절각과 결정의 원자 간격 사이의 관계를 나타낸다.
2) 브래그 법칙을 이용하여 결정 구조를 파악할 수 있다.

2. 브래그 법칙의 공식
1) 금속 표면에 특정 각도로 X선을 쪼이면 반사광들이 같은 위상을 가지며 보강간섭이 일어난다.
2) 보강간섭을 일으키는 반사가 일어날 때, 다음 관계가 성립한다.

$$d = \dfrac{n\lambda}{2\sin\theta} \quad (\theta: \text{입사 및 반사각},\ d: \text{원자 사이의 거리},\ n: \text{정수})$$

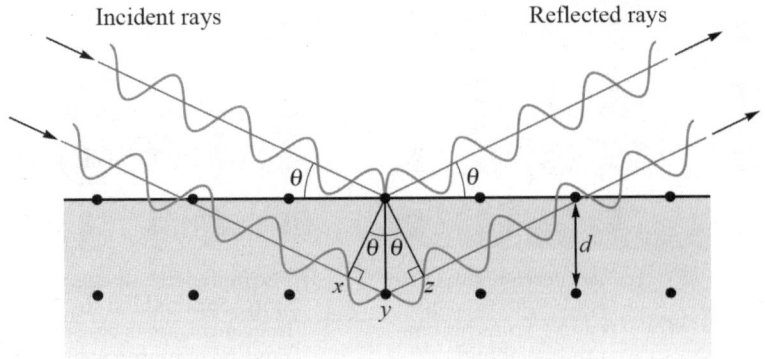

심화주제 9-5: 띠 이론과 반도체

1. **띠 이론 (Band Theory)**
   1) 띠 이론(Band Theory)은 분자 오비탈 이론을 고체로 확장한 개념이다.
   2) 수많은 원자들이 모이면 각 원자의 원자 오비탈들이 겹쳐져, 거의 연속적인 에너지 수준을 가지는 분자 오비탈들의 띠가 형성된다.
      (1) 원자가띠(Valence Band): 결합성 분자 오비탈들이 모여 형성된 띠로, 에너지가 낮고 전자가 채워진 상태이다.
      (2) 전도띠(Conduction Band): 반결합성 분자 오비탈들이 모여 형성된 띠로, 에너지가 높고 전자가 채워지지 않은 상태이다.

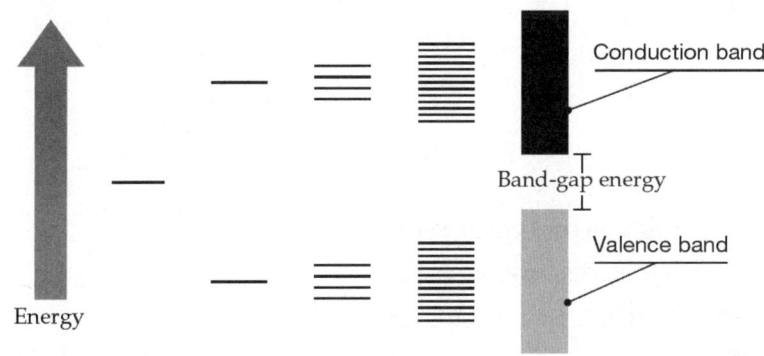

      (3) 밴드갭(Band Gap) : 원자가띠와 전도띠 사이의 에너지 차이를 밴드갭이라고 부른다. 물질이 전기를 잘 전도할 수 있는지는 이 밴드갭의 크기에 따라 결정된다.
         ① 도체(Conductor): 밴드갭이 거의 없거나 전도띠와 원자가띠가 겹쳐 있어 전자가 자유롭게 이동할 수 있다. 예를 들어, 금속은 밴드갭이 없어서 전자가 쉽게 이동하여 전기를 잘 전도한다.
         ② 절연체(Insulator) : 밴드갭이 매우 커서 전자가 전도띠로 쉽게 이동할 수 없다. 이 때문에 절연체는 전기를 거의 전도하지 않는다.
         ③ 반도체(Semiconductor) : 반도체는 밴드갭이 중간 크기이다. 온도나 외부 에너지(빛, 전압 등)를 가하면, 전자가 원자가띠에서 전도띠로 이동하여 전기 전도가 가능해진다.

2. **반도체(Semiconductor)**
   1) 반도체는 도체와 절연체의 중간 성질을 가진다.
   2) 대표적인 반도체 원소로는 Si, Ge 등이 있다.
   3) 기본 상태에서는 전기 전도성이 낮지만, 특정한 조건에서 전기 전도성을 크게 증가시킬 수 있다.
   4) 온도가 높아지면 전자가 원자가띠에서 전도띠로 전이하여 전기 전도성이 증가한다.
   5) 불순물을 소량(ppm) 첨가하여 전도성을 높일 수 있으며, 이 과정을 도핑(doping)이라 부른다.
      (1) N형 반도체 : 실리콘에 5가 원소(예: 인(P))을 도핑하여 전자가 풍부해지도록 만든 반도체이다. 여기서 전자는 자유롭게 이동하며 전기 전도에 기여한다.
      (2) P형 반도체 : 실리콘에 3가 원소(예: 붕소(B))를 도핑하여 전자 부족 상태를 만든다. 여기서 정공(hole)이 생기는데, 정공은 전자가 빠져나가면서 남은 빈자리로, 마치 양전하처럼 행동한다. 전자는 정공을 채우려 이동하며 전기 전도를 가능하게 한다.

심화주제 9-6: 양자점(Quantum Dots)

1. 양자점(quantum dot)

1) 양자점은 주로 CdSe, InP 같은 반도체 나노입자로, 입자의 크기에 따라 발광하는 색이 달라진다.

2) 양자점의 에너지 띠 구조
    (1) 양자점은 개별 원자와 벌크 물질사이의 중간적 크기를 가진다.
    (2) 전자 에너지 준위가 벌크 물질보다 더 넓게 분리되어 있고, 에너지 준위 간 간격은 나노입자의 크기에 따라 달라진다.
    (3) 크기가 작을수록 에너지 띠 간 간격(band gap)이 커지고, 크기가 클수록 간격이 작아진다.

3) 양자점의 색 발현
    (1) 양자점은 전자 전이에 의해 특정 파장의 빛을 방출한다.
    (2) 자외선이 양자점에 조사되면, 전자는 원자가띠에서 전도띠로 들뜨고, 다시 떨어지면서 가시광선을 방출한다.
    (3) 양자점의 크기에 따른 발광 색상:
        ① 작은 양자점은 에너지 띠 간 간격이 크므로, 파란색과 같은 높은 에너지의 빛을 방출한다.
        ② 큰 양자점은 에너지 띠 간 간격이 작아서, 빨간색과 같은 낮은 에너지의 빛을 방출한다.
        ③ 예: 3.3 nm 크기의 CdSe 입자는 520nm 파장의 녹색 빛을 방출하고, 5.5 nm 입자는 620nm 파장의 빨간 빛을 방출한다.

2. 양자점의 응용

1) 양자점은 크기에 따라 색이 달라지는 독특한 광학적 특성을 가진다.
2) 디스플레이, 태양전지, 의료 등 다양한 분야에서 차세대 소재로 활용될 수 있다.
3) 양자점은 특정 생체분자를 표적화하거나 추적할 수 있다.
    (1) 양자점 표면을 화학적으로 수정하여 DNA나 단백질같은 특정 생체분자와 결합할 수 있도록 만든다.
    (2) 이러한 특성을 이용하여 생체분자를 추적하거나 태그할 수 있는 도구로 사용된다.

분자간의 힘, 끓는점 비교

9-1B. PTS316 분자간의 힘/24단국모의 1회21번

표는 네 가지 물질 (가)~(라)에 대한 자료이다. (가)~(라)는 각각 HF, N_2, HCl, CCl_4 중 하나이다.

물질	쌍극자 모멘트	분산력 (상댓값)	정상 끓는점(℃)
(가)	0		−196
(나)		26	
(다)		5	
(라)	0		76

이에 관한 설명으로 옳은 것만을 <보기>에서 있는 대로 고른 것은?

<보 기>
ㄱ. (가)는 N_2이다.
ㄴ. 분산력의 크기는 (가) > (다)이다.
ㄷ. 정상 끓는점은 (나) > (다)이다.

① ㄱ　　② ㄷ　　③ ㄱ, ㄴ
④ ㄴ, ㄷ　　⑤ ㄱ, ㄴ, ㄷ

9-2B. PTU 분자간의 힘/23연세 기출복원13번

다음 화합물의 휘발성이 커지는 순서대로 바르게 나열한 것은?

CH_4, CH_3Br, CH_3Cl, $CHCl_3$, $CHBr_3$

① $CHBr_3 < CH_3Br < CHCl_3 < CH_3Cl < CH_4$
② $CHBr_3 < CHCl_3 < CH_3Cl < CH_4 < CH_3Br$
③ $CHBr_3 < CHCl_3 < CH_3Br < CH_3Cl < CH_4$
④ $CHCl_3 < CH_4 < CH_3Br < CH_3Cl < CHBr_3$
⑤ $CH_4 < CHCl_3 < CH_3Br < CH_3Cl < CHBr_3$

9-3B. PT분자간의 힘/24고려 기출복원6

다음 화합물들의 정상 끓는점은 −0.5℃, 9.5℃, 36℃, 75℃, 117℃ 중 하나이다. 정상 끓는점이 36℃에 해당하는 화합물은 무엇인가? 그리고 그 이유는 무엇인가?

(a) $CH_3CH_2CH_2CH_3$

(b) $CH_3CH_2CH_2CH_2CH_3$

(c) $CH_3CH_2CH(OH)-CH_3$

(d) $CH_3CH_2CH_2CHO$

(e) $H_3C-C(CH_3)_2-CH_3$ (neopentane)

9-4B. PT분자간의 힘/24단국 기출복원8

탄소 화합물의 녹는점은 분자량 및 불포화도와 관련이 있다. 라우르산은 $CH_3(CH_2)_{10}COOH$이고, 팔미트산은 $CH_3(CH_2)_{14}COOH$, 올레산은 $CH_3(CH_2)_7CH=CH(CH_2)_7COOH$이다. 녹는점이 높아지는 순서대로 옳게 나열한 것은?

① 라우르산 < 팔미트산 < 올레산
② 라우르산 < 올레산 < 팔미트산
③ 팔미트산 < 라우르산 < 올레산
④ 올레산 < 라우르산 < 팔미트산
⑤ 올레산 < 팔미트산 < 라우르산

9-5B. PT18MO분자간의 힘/24단국 추가문제8-1

다음은 분자량이 비슷한 네 가지 화합물이다. 끓는점이 낮아지는 순서로 옳게 나열된 것은?

화합물	분자식	분자량(g/mol)
2-메틸프로페인	C_4H_{10}	58
프로필 알코올	$CH_3CH_2CH_2OH$	60
뷰테인	C_4H_{10}	58
아이소프로필 알코올	$(CH_3)_2CHOH$	60

① 뷰테인>2-메틸프로페인>프로필 알코올>아이소프로필 알코올
② 뷰테인>2-메틸프로페인>아이소프로필 알코올>프로필 알코올
③ 2-메틸프로페인뷰테인>>프로필 알코올>아이소프로필 알코올
④ 프로필 알코올>아이소프로필 알코올>뷰테인>2-메틸프로페인
⑤ 프로필 알코올>아이소프로필 알코올>2-메틸프로페인>뷰테인

9-6A. PT18MO분자간의 힘/24단국 추가문제8-2★

다음 물질의 끓는점이 높아지는 순서대로 배열한 것은?

(가)	$CH_3CH_2CH_2CH_2OH$
(나)	$CH_3-CH(CH_3)-CH_2CH_3$
(다)	$CH_3CH_2CH_2CH_2CH_3$
(라)	$H_3C-C(CH_3)_2-CH_3$

① (가) < (다) < (나) < (라)
② (다) < (나) < (라) < (가)
③ (라) < (나) < (다) < (가)
④ (라) < (나) < (다) < (가)
⑤ (나) < (다) < (가) < (라)

9-7A. PTSN112분자간의 힘/24경성 추가문제2-5

그림은 물 1g의 온도에 따른 부피 변화를 나타낸 것이다.

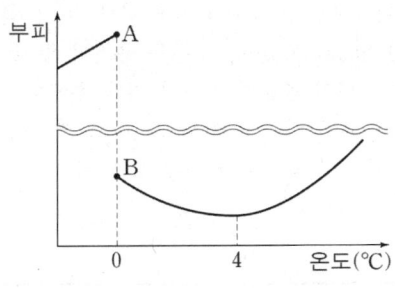

A와 B 상태의 물에 대한 설명으로 옳은 것만을 <보기>에서 있는 대로 고른 것은?

―――<보 기>―――
ㄱ. 물의 엔탈피는 A에서가 B에서보다 높다.
ㄴ. 분자당 평균 수소결합의 수는 A에서가 B에서보다 크다.
ㄷ. 액체 물의 밀도는 0℃에서보다 4℃에서 더 크다.

① ㄱ   ② ㄴ   ③ ㄱ, ㄷ
④ ㄴ, ㄷ   ⑤ ㄱ, ㄴ, ㄷ

9-8B. PTM015 상식/24단국모의 1회2번

다음 중 액체 상태에서 물(H_2O) 분자 사이에 작용하는 수소 결합의 크기(kJ/mol)에 가장 가까운 것은?

① 0.02   ② 0.2   ③ 2
④ 20   ⑤ 200

9-9D. PTM2015 분자간의 힘/24연세모의 1회17번

일산화탄소(CO)의 쌍극자 모멘트는 0.1D이고, CO 분자의 결합 길이는 110pm이다. 옥텟 규칙을 만족하는 가장 안정한 루이스 구조를 고려하였을 때, CO에서 C 원자와 O 원자의 부분 전하는 각각 얼마인가? (단, $1D = 3.3 \times 10^{-30}$ C·m이다.)

	C	O
①	$+3 \times 10^{-20}$C	-3×10^{-20}C
②	-3×10^{-20}C	$+3 \times 10^{-20}$C
③	$+3 \times 10^{-21}$C	-3×10^{-21}C
④	-3×10^{-21}C	$+3 \times 10^{-21}$C
⑤	$+3 \times 10^{-19}$C	-3×10^{-19}C

9-10C. PT분자간의 힘/23중앙기출23번

아래 그림은 Ar 분자들 사이의 핵간 거리에 따른 상호 작용 퍼텐셜 에너지를 보여주는 전형적인 곡선이다. Ar 분자간에 작용하는 힘이 0이 되는 지점으로 옳은 것을 모두 고른 것은?

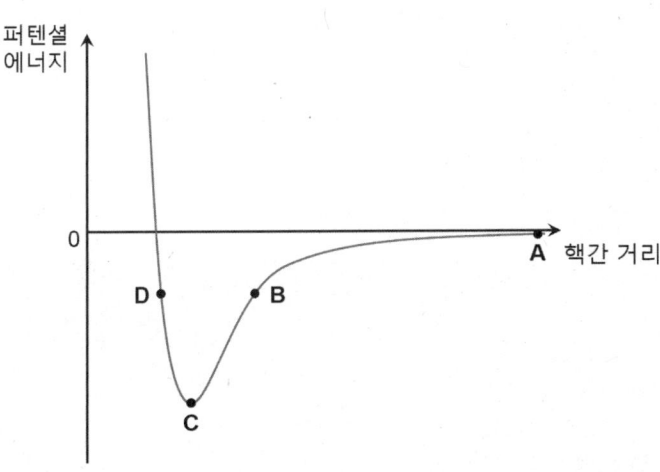

① A
② A, C
③ A, B, C
④ C, D

증기압 관련 문제

9-11A. PT증기압 곡선/24연세 기출복원6

그림은 다이메틸에테르의 증기압 곡선이다. 외부 압력이 0.6atm일 때 다이메틸에테르의 끓는점은?

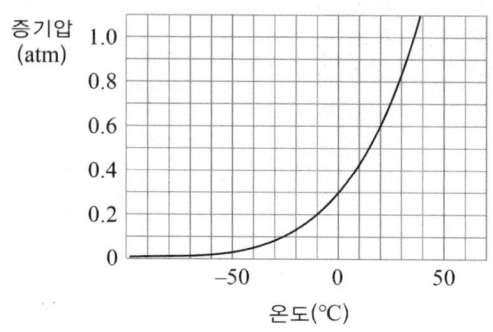

① 0 ℃
② 10 ℃
③ 20 ℃
④ 35 ℃
⑤ 50 ℃

9-12B. PT증기압/24중앙기출14★

다음 그림과 같이 부피 1 L, 3 L인 두 용기가 닫힌 콕을 사이에 두고 연결되어 있다. 왼쪽 용기에는 기체 A와 X, 액체 A가 들어 있고, 오른쪽 용기에는 기체 B가 들어 있다. 콕을 열기 전 왼쪽 용기의 압력이 0.40 atm이었고, 오른쪽 용기의 압력이 0.16 atm이었다. 콕을 열고 나서 충분히 시간이 지난 후에도 액체 A가 존재하며, 혼합 기체의 압력이 0.40 atm이라고 할 때, A의 증기압은? (단, A, X, B는 서로 반응하지 않고, 액체 A의 부피는 무시하며, 온도는 일정하다.)

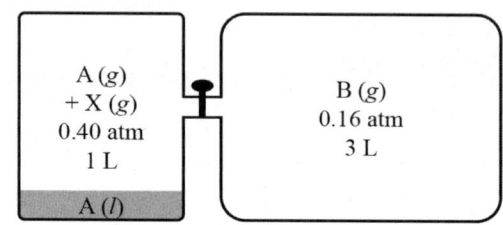

① 0.13 atm
② 0.20 atm
③ 0.24 atm
④ 0.27 atm

9-13B. PTS320 증기압과 상전이/24원광모의 2회21번

(가)는 $T°C$에서 피스톤 달린 실린더에 $H_2(g)$와 $O_2(g)$를 1mol씩 넣은 초기 상태를, (나)는 연소반응이 완결되어 $H_2O(l)$와 혼합 기체가 평형에 도달한 상태를 나타낸 것이다. $T°C$에서 $H_2O(l)$의 증기압은 0.2atm이다.

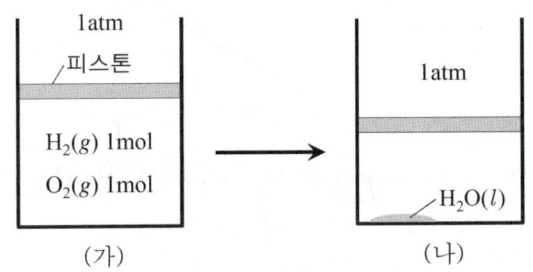

$\dfrac{(나)에서\ 혼합기체의\ 부피}{(가)에서\ 혼합기체의\ 부피}$는? (단, 온도는 $T°C$, 대기압은 1atm으로 일정하다. 기체는 이상 기체로 거동하며 피스톤의 무게와 마찰, 기체의 용해도는 무시한다.)

① $\dfrac{5}{8}$ ② $\dfrac{5}{16}$ ③ $\dfrac{2}{5}$ ④ $\dfrac{9}{16}$ ⑤ $\dfrac{8}{15}$

9-14A. PT증기압/22중앙기출23번

피스톤으로 부피 조절이 가능한 진공 상태의 용기에 에탄올 일정량을 넣어 주었다. 피스톤을 잡아당겨 부피를 증가시키면서 용기 내부 압력 변화를 측정한 결과는 다음과 같다. 다음 〈보기〉의 설명 중 옳은 것만을 모두 고른 것은? (단, 온도는 부피 변화와 관계없이 항상 일정하다.)

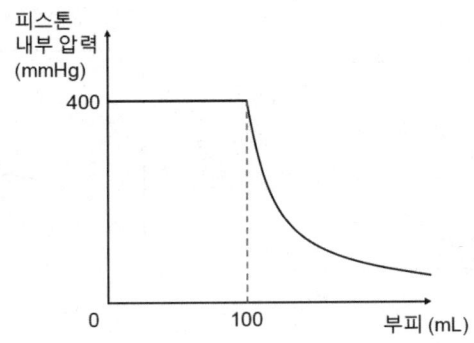

〈보 기〉
가. 용기의 부피가 100mL 미만일 때 액체 에탄올만 존재한다.
나. 용기의 부피가 100mL 이상일 때 액체와 기체 에탄올이 공존한다.

① 가
② 나
③ 가, 나
④ 없음

9-15A. PT상전이, 증기압/24경성기출복원2

다음 중 절대온도(T)와 증기압(P)의 관계를 나타낸 그래프로 가장 적절한 것은?

① 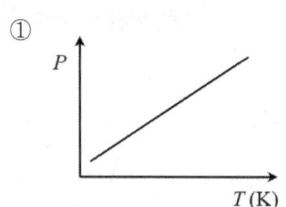   ②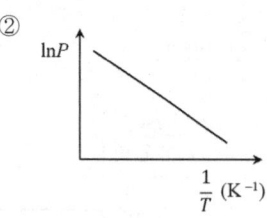

③ 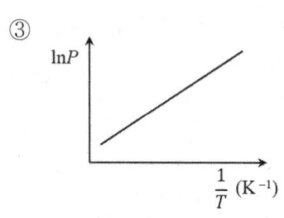   ④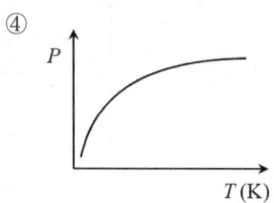

⑤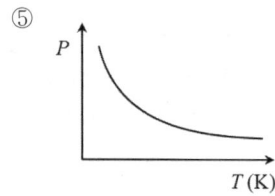

9-16B. PTSN221분자간의 힘/24경성 추가문제2-1

그림은 같은 질량의 A(g)~C(g)의 압력을 각각 1atm으로 유지하면서 온도를 낮추어 액체가 될 때까지 기체의 부피를 나타낸 것이다.

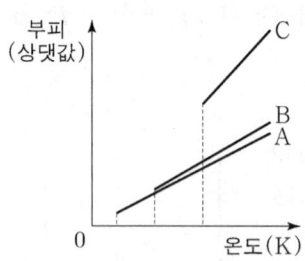

이에 대한 설명으로 옳은 것만을 〈보기〉에서 있는 대로 고른 것은?

〈보 기〉
ㄱ. 화학식량은 A>B이다.
ㄴ. 정상 끓는점은 B>C이다.
ㄷ. 쌍극자 모멘트는 A>C이다.

① ㄱ   ② ㄴ   ③ ㄱ, ㄷ
④ ㄴ, ㄷ   ⑤ ㄱ, ㄴ, ㄷ

9-17C. PTSN22107분자간의 힘/24경성 추가문제2-2

그림은 부피가 같은 개의 진공 강철 용기에 같은 질량의 A(l)와 B(l)를 각각 넣고 온도를 변화시킬 때, 각 온도에서 충분한 시간이 흐른 후 온도에 따른 내부 기체의 압력을 측정하여 나타낸 것이다.

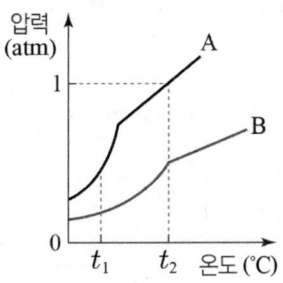

이에 대한 설명으로 옳은 것만을 〈보기〉에서 있는 대로 고른 것은?

〈보 기〉
ㄱ. A의 정상 끓는점은 t_2 ℃이다.
ㄴ. 분자량은 A<B이다.
ㄷ. t_1 ℃에서 액체 분자 사이의 인력은 A>B이다.

① ㄱ   ② ㄴ   ③ ㄱ, ㄷ
④ ㄴ, ㄷ   ⑤ ㄱ, ㄴ, ㄷ

9-18B. PTSN21307분자간의 힘/24경성 추가문제203

일정한 온도에서 용기 속에 메탄올(CH_3OH)을 소량 넣고 콕을 닫았다. 메탄올의 증발 속도와 응축 속도를 시간에 따라 나타낸 것으로 옳은 것은?

① 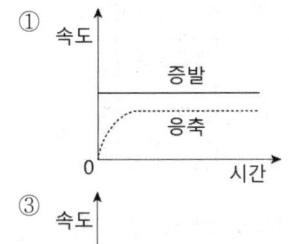   ②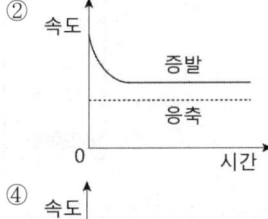

③ 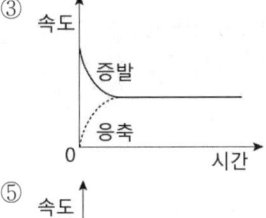   ④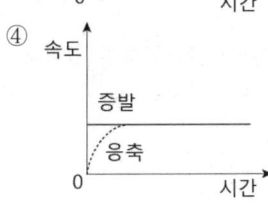

⑤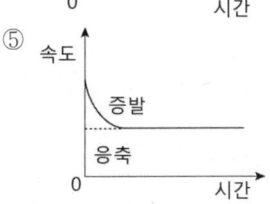

9-19A. PTSN20710분자간의 힘/24경성 추가문제2-4

소량의 물을 실린더에 넣고 그림과 같이 피스톤이 수면에 밀착된 상태에서 피스톤을 서서히 끌어올렸더니 높이 h에서 물이 모두 증발하였다.

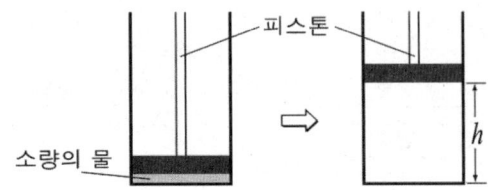

피스톤의 높이에 따른 실린더 내부 기체의 압력(P)를 나타낸 그래프로 가장 적절한 것은? (단, 온도는 일정하며 액체의 부피는 무시한다.)

① 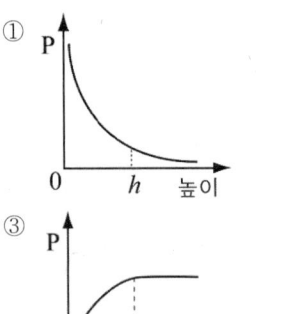   ②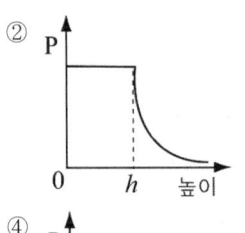

③ 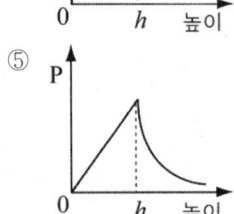   ④

⑤

상전이, 상평형 도표

9-20A. PT상전이/24고려 기출복원8

다음은 물과 관련된 자료이다.

	몰열용량(J/mol·K)	엔탈피(kJ/mol)
얼음	36	용융: 6
물	75	
수증기	35	기화: 41

(a)~(d)의 에너지가 커지는 순서대로 나열하시오.

(a) −10℃얼음 → 100℃ 물
(b) 0℃ 물 → 100℃ 물
(c) 100℃ 물 → 110℃ 수증기
(d) 100℃ 수증기 → 200℃ 수증기

9-21B. PT4530 상평형 그림/24원광모의 1회30번

다음은 화합물 X에 대한 자료이다.

> ○ 삼중점의 온도는 200K, 압력은 0.10기압이다.
> ○ 정상 녹는점 210K, 정상 끓는점 250K이다.
> ○ 임계점에서 온도는 400K, 압력은 20기압이다.

이에 대한 설명으로 옳지 않은 것은?

① 밀도는 X(s)>X(l)이다.
② X(l)가 존재할 수 있는 가장 낮은 온도는 200K이다.
③ X(l)는 20기압보다 더 큰 증기압을 가질 수 없다.
④ 200K에서 X(s)와 X(l)의 증기압은 같다.
⑤ 210K, 2atm에서 몰당 자유 에너지는 X(s)>X(l)이다.

9-22B. PTSH212 상평형/24원광모의 3회30번

다음은 어떤 물질 X에 대한 설명이다.

○ 195K에서 고체의 증기압은 1atm이었다.
○ 삼중점의 온도는 217K이고, 삼중점의 압력은 5.1atm이다.
○ 고체의 밀도가 액체의 밀도보다 크다.
○ 임계온도는 304K이다.

X에 대한 설명으로 옳은 것은?

① 정상 녹는점은 195 K이다.
② 217 K에서 X(s)와 X(g)의 표준 생성 자유 에너지(ΔG_f°)는 같다.
③ 310 K, 18 atm에서 액체 상태로 존재한다.
④ 217 K, 6.0 atm에서 고체 상태로 존재한다.
⑤ 압력이 높아지면 녹는점은 낮아진다.

9-23B. PTMO2012 상평형 그림/24연세모의 1회13번

그림은 황(S)의 상평형 그림이다.

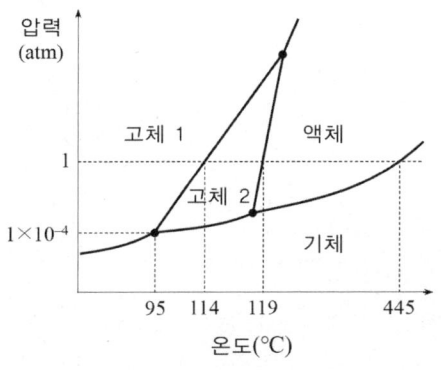

이에 대한 설명으로 옳지 <u>않은</u> 것은?

① 상평형 그림에는 모두 3개의 삼중점이 나타나 있다.
② 밀도는 고체 2 < 고체 1이다.
③ 114℃, 1atm에서 엔트로피는 고체 2 < 고체 1이다.
④ 119℃에서 고체 2와 액체의 ΔG_f^0는 같다.
⑤ 25℃에서 고체 1의 ΔH_f^0는 0이다.

9-24B. PT상평형 도표/21중앙기출18번

어떤 물질이 0.006atm, 195.40K에서 삼중점을 가지며 195.45K이 정상 녹는점일 때, 이 물질의 성질에 대한 <보기>의 설명 중 옳은 것만을 모두 고른 것은?

<보 기>
가. 이 물질은 고체가 액체보다 밀도가 높다.
나. 이 물질은 외부 압력이 높아지면 더 잘 녹는다.
다. 이 물질은 195.5K에서 기체와 액체가 평형을 이루며 공존할 수 없다.
라. 이 물질의 고체-액체 상경계선의 기울기로부터 용융 엔탈피 (enthalpy of fusion)를 구할 수 있다.

① 가, 나
② 다, 라
③ 가, 라
④ 나, 다

9-25A. PT상평형 도표/23중앙기출27번

고체 이산화 탄소와 액체 이산화 탄소의 밀도는 각각 1.6g cm^{-3}와 0.77g cm^{-3}이다. 다음 중 이산화 탄소의 상도표로 옳은 것은?

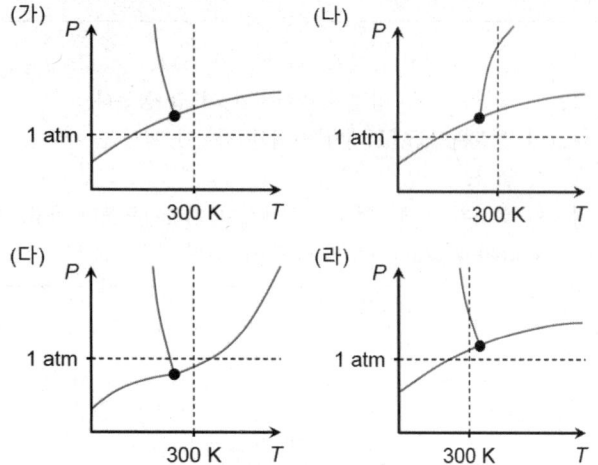

① 가
② 나
③ 다
④ 라

9-26A. PT상평형/20중앙기출21

아래와 같은 상도표를 갖는 물질들에 대한 설명으로 옳은 것만을 〈보기〉에서 모두 고른 것은?

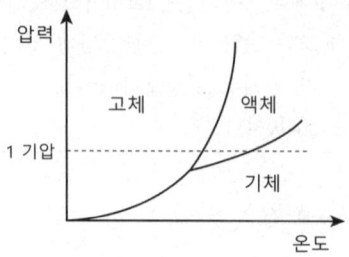

〈보기〉
가. 고체와 액체 상 경계선의 기울기로부터 이 물질들은 고체보다 액체의 밀도가 높다는 것을 알 수 있다.
나. 이 물질들은 액체 상태에 무언가를 녹여 묽은 용액을 만들면 어는점이 내려간다.
다. 대기압보다 낮은 압력에서는 이 물질들은 정상 끓는점보다 더 낮은 온도에서 끓는다.

① 가, 나
② 나, 다
③ 가, 다
④ 가, 나, 다

9-27B. GF화학열역학, 상전이/24대가 추가문제7-2★

그림은 탄소(C)의 상평형 그림이다. (가)~(라)는 각각 C(s,다이아몬드), C(s,흑연), C(l), C(g) 중 하나이다.

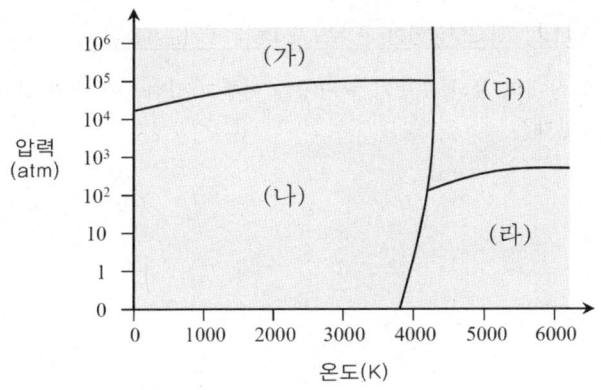

이 상평형 그림을 근거로 탄소에 대해 설명한 것으로 옳은 것만을 <보기>에서 있는 대로 고른 것은?

─<보 기>─
ㄱ. 10^3atm, 2000K에서 가장 안정한 상은 C(s,흑연)이다.
ㄴ. 엔트로피는 C(s,다이아몬드) < C(s,흑연)이다.
ㄷ. 10^4atm에서 C(s,흑연)은 승화한다.

① ㄱ　　② ㄴ　　③ ㄱ, ㄴ
④ ㄴ, ㄷ　　⑤ ㄱ, ㄴ, ㄷ

9-28B. GF화학열역학/24동덕 기출복원8★★

1atm에서 황(S)은 114℃보다 낮을 때 사방황으로 존재하고, 114℃보다 높을 때 단사황으로 존재한다. 사방황에서 단사황으로 상전이가 일어날 때 △H와 △S의 부호가 모두 옳은 것은?

	△H	△S
①	+	+
②	+	−
③	−	+
④	−	−
⑤	조건 부족으로 알 수 없다.	

9-29B. GFS163화학열역학/24동덕 추가문제8-1★

그림은 Al_2SiO_5의 상평형 그림의 일부를 나타낸 것이다. (가)~(다)는 서로 다른 고체상이다.

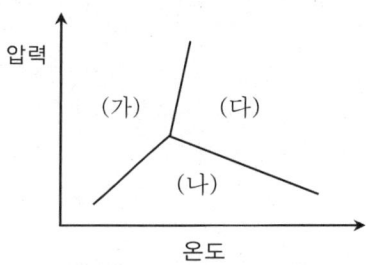

그림의 삼중점에서 각 상(phase)에 대한 설명으로 옳은 것만을 <보기>에서 있는 대로 고른 것은?

─<보 기>─
ㄱ. 엔탈피는 (가) < (나)이다.
ㄴ. 엔트로피는 (나) < (다)이다.
ㄷ. 자유 에너지는 (나) < (다)이다.

① ㄱ　　② ㄷ　　③ ㄱ, ㄴ
④ ㄴ, ㄷ　　⑤ ㄱ, ㄴ, ㄷ

9-30B. GFZD89화학 열역학/24동덕 추가문제8-2★

고체 황에는 두 가지 형태, 사방정계(rhombic)와 단사정계(monoclinic)가 있다. 25℃, 1atm에서 황의 안정한 형태는 사방정계이고, 이를 가열하면 단사정계로 변화한다.

$$S_{사방황}(s) \rightarrow S_{단사황}(s)$$

25℃에서 $S_{사방황}(s) \rightarrow S_{단사황}(s)$ 반응에 대한 설명으로 옳은 것만을 〈보기〉에서 있는 대로 고른 것은?

―〈보 기〉―
ㄱ. $\Delta H^0 > 0$ 이다.
ㄴ. $\Delta S^0 > 0$ 이다.
ㄷ. $\Delta G^0 > 0$ 이다.

① ㄱ　　② ㄴ　　③ ㄱ, ㄷ
④ ㄴ, ㄷ　　⑤ ㄱ, ㄴ, ㄷ

상전이 지엽내용 - 계의 자유도

9-31D. GFGM상평형, 자유도/24동덕 추가문제8-3

액체 상태의 물과 수증기가 평형을 이루고 있다. 이 계의 자유도는 얼마인가?

① 0
② 1
③ 2
④ 3

9-32D. GFGM상평형, 자유도/24동덕 추가문제8-4

삼중점에서 고체, 액체, 기체 상태의 물이 평형을 이루고 있다. 이 계의 자유도는 얼마인가?

① 0
② 1
③ 2
④ 3

9-33D. GFGM상평형, 자유도/24동덕 추가문제8-5

다음 계(system) 중에서 자유도(degree of freedom)가 2가 아닌 것은?

① 자체의 증기와 평형을 이루고 있는 알코올 수용액
② 수증기와 불소의 혼합물과 평형을 이루고 있는 물
③ 수증기와 평형을 이루고 있는 물
④ 얼음과 수증기, 산소 및 질소와 평형을 이루고 있는 물

9-34D. GFGM상평형, 자유도/24동덕 추가문제8-6

벤젠, 톨루엔, 크실렌의 3 성분 용액이 기체상과 액체상으로 평형을 이루고 있을 때 이 계(system)에 대한 자유도는?

① 0
② 1
③ 2
④ 3
⑤ 4

9-35D. GFGM상평형, 자유도/24동덕 추가문제8-7

아래의 계(system) 중 자유도가 나머지와 다른 하나는?

① 액체 물에 이산화탄소가 녹아있는 경우
② 액체 물과 액체 톨루엔이 섞이지 않고 분리되어 있는 경우
③ 기체 상태의 물과 액체 상태의 물이 상평형을 이루고 있는 경우
④ 과열된 증기상태의 물

고체 - 기본 유형 문제

9-36B. PTKH21/21경희기출8번

단원자 X의 입방 최조밀 쌓임 구조로 이루어진 고체 물질이 있다. X의 원자량은 300 g mol^{-1}이고 밀도는 2.00 g cm^{-3}라고 할 때 다음 중 X원자의 반지름에 가장 가까운 값은?

① 119pm
② 179pm
③ 357pm
④ 447pm
⑤ 537pm

9-37B. PTMO1017 고체/24원광모의 1회29번

어떤 금속 M 결정의 단위세포는 한 변의 길이가 287pm인 정육면체이다. 다음 중 M의 결정 구조는 무엇인가?
(단, M의 원자량은 55.8g/mol, M(s)의 밀도는 7.87g/mL이다.)

① 단순 입방
② 체심 입방
③ 면심 입방
④ 입방 최조밀 쌓음
⑤ 육방 최조밀 쌓음

9-38C. PT4486 브래그 법칙/24원광모의 3회14번

파장이 154pm인 X-선이 금속 M 결정에 의해 $\theta = 30°$의 각도로 회절이 일어났다. 일차 회절이라고 가정할 때, 금속 M에서 결정면들 사이의 간격(pm)은? (단, sin 30°=0.5이다.)

① 15.4 ② 154 ③ 77
④ 7.7   ⑤ 231

9-39C. PTS351 고체/24원광모의 2회22번

그림 (가)와 (나)는 두 가지 최조밀 쌓음 구조를, (다)는 탄화 규소 (SiC) 결정의 단위세포 구조를 나타낸 것이다. ●와 ○는 각각 Si와 C이며, SiC 단위세포에서 한 변의 길이는 a pm이다.

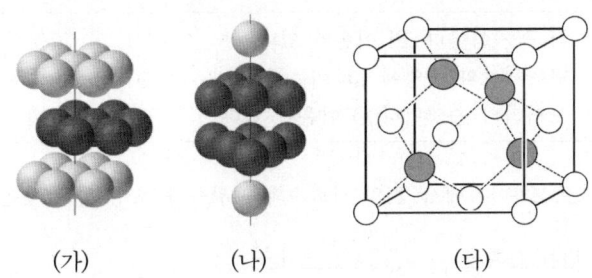

(가)   (나)   (다)

이에 대해 설명한 것으로 옳은 것을 〈보기〉에서 있는 대로 고른 것은? (단, C와 Si의 원자량은 각각 12, 28이고, N_A는 아보가드로 수이다.)

─〈보 기〉─
ㄱ. SiC는 이온성 고체이다.
ㄴ. SiC 결정에서 탄소(C)의 격자 구조는 (나)와 같다.
ㄷ. SiC 결정의 밀도는 $\frac{40}{a^3 N_A} \times 10^{30}$ g/mL이다.

① ㄱ ② ㄴ ③ ㄱ, ㄷ
④ ㄴ, ㄷ ⑤ ㄱ, ㄴ, ㄷ

9-40C. PTF23411 고체/24원광모의 3회29번

그림은 2가지 화합물의 입방 단위세포에서 이온의 위치를 나타낸 것이다. (가)에서 단위 세포 한 변의 길이는 l_1이다.

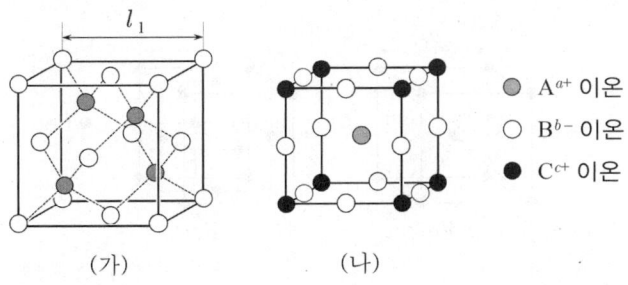

● A^{a+} 이온
○ B^{b-} 이온
● C^{c+} 이온

(가)   (나)

이에 대한 설명으로 옳은 것만을 〈보기〉에서 있는 대로 고른 것은? (단, A~C는 임의의 원소 기호이다.)

─〈보 기〉─
ㄱ. $\frac{c}{a} = 2$이다.
ㄴ. (가)에서 A와 B의 최단 핵간 거리는 $\frac{\sqrt{3} \times l_1}{4}$이다.
ㄷ. (나)에서 C에 가장 가까운 A의 수는 8이다.

① ㄱ ② ㄷ ③ ㄱ, ㄴ
④ ㄴ, ㄷ ⑤ ㄱ, ㄴ, ㄷ

9-41C. PT고체/24계명 추가문제12-10(23MD기출)★★

철(Fe)은 상온에서 α-Fe 구조를 갖고, 고온에서 γ-Fe 구조를 갖는다. 그림은 α-Fe과 γ-Fe의 입방 단위 세포를 각각 나타낸 것이다.

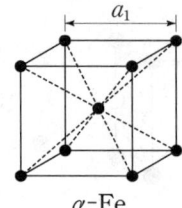 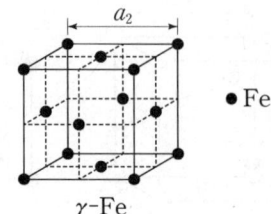

α-Fe γ-Fe

이에 대한 설명으로 옳은 것만을 〈보기〉에서 있는 대로 고른 것은? (단, 원자 간 최단 거리는 α-Fe에서와 γ-Fe 에서가 같다.)

─〈보 기〉─

ㄱ. 원자의 배위수는 γ-Fe이 α-Fe의 2배이다.

ㄴ. a_2는 a_1의 $\sqrt{\dfrac{3}{2}}$ 배이다.

ㄷ. 밀도는 γ-Fe이 α-Fe의 $\dfrac{2\sqrt{3}}{3}$ 배이다.

① ㄱ   ② ㄴ   ③ ㄷ
④ ㄱ, ㄷ   ⑤ ㄴ, ㄷ

9-42B. PT4527 고체/23원광 기출복원1번

페로브스카이트(perovskite)는 칼슘(Ca), 타이타늄(Ti), 산소(O)로 구성된 세라믹이다. 다음은 페로브스카이트의 입방 단위세포에 대한 설명이다.

○ 각 꼭지점마다 Ti 이온이 있다.
○ 단위세포의 중앙에 Ca 이온이 있다.
○ 모서리의 중앙마다 O 이온이 있다.

페로브스카이트에서 Ti의 산화수와 배위수가 모두 옳은 것은?

	Ti의 산화수	Ti의 배위수
①	+4	6
②	+2	8
③	+2	6
④	+4	8
⑤	+2	12

9-43B. PTHOL1004/47/4527 고체/24연세모의 1회3번

다음은 페로브스카이트(perovskite) 구조를 가지는 어떤 화합물의 입방 단위세포 구조를 나타낸 것이다. A~C의 원자 번호는 각각 17, 19, 25 중 하나이며 A~C는 임의의 원소 기호이다.

> ○ A는 입방체의 각 꼭지점에 위치한다.
> ○ B는 입방체의 중앙에 위치한다.
> ○ C는 각 모서리의 중심에 위치한다.

(1) 단위세포 하나에 들어있는 A~C 이온의 수는 각각 몇 개인가?

(2) 이 화합물의 화학식을 실제 원소 기호로 나타내시오.

(3) 위 결정 구조에서 A와 B의 배위수는 각각 얼마인가?

(4) 위 결정 구조에서 B와 두 번째로 가까운 B는 몇 개인가?

9-44C. PTF163 고체/24단국모의 2회18번

3주기 원소 A, B와 산소(O)는 화학식이 $A_xB_yO_z$인 이온성 고체를 생성한다. 다음은 이 화합물의 결정 구조에 대한 설명이다.

> ○ 산소(O) 이온은 입방 조밀 쌓음 구조이다.
> ○ A 이온은 사면체 틈새의 1/8을 채운다.
> ○ B 이온은 팔면체 틈새의 절반을 채운다.

이에 대한 설명으로 옳은 것만을 〈보기〉에서 있는 대로 고른 것은? (단, A, B는 임의의 금속 원소 기호이다.)

―〈보 기〉―
ㄱ. $x+y+z=7$이다.
ㄴ. 산화수는 A < B이다.
ㄷ. A는 알루미늄(Al)이다.

① ㄱ   ② ㄷ   ③ ㄱ, ㄴ
④ ㄴ, ㄷ   ⑤ ㄱ, ㄴ, ㄷ

9-45B. PT고체/22중앙기출13번

다음 원소 A와 B로 이루어진 이온 화합물 AB의 단위세포에 대한 〈보기〉의 설명을 읽고, 단위 세포에 있는 A와 B의 이온수 합을 계산하시오.

―――〈보 기〉―――
이온 화합물 AB는 면심입방 구조를 갖는다. 즉 A 이온 한 개가 단위세포 중심에, 12개가 모서리에 있다. B 이온은 여섯 개가 면의 중심에, 여덟 개가 꼭짓점에 위치하여 단위세포를 구성한다.

① 6개
② 8개
③ 12개
④ 16개

9-46C. PT고체/19중앙기출5

실리콘은 다이아몬드 구조를 가지며, 한 변의 길이가 5 Å인 단위세포(unit cell) 당 8개의 원자가 들어 있다. 실리콘 시료 1 cm³를 1 ppm의 인(P)으로 도핑하면 전도도가 백만 배 증가하는데, 이 때 필요한 인은 대략 몇 g인가? (단, 실리콘의 원자량은 28 g·mol^{-1}, 인의 원자량은 30 g·mol^{-1}이다.)

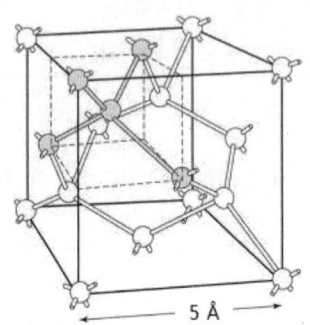

① 0.14 μg
② 0.3 μg
③ 1.4 μg
④ 2.7 μg

9-47B. PTOX21-21고체/24계명 추가문제12-5

철은 밀도가 7.86 g cm^{-3}인 bcc 구조를 가진다. 다음 중 철의 입방 단위세포에 대한 격자 상수에 가장 가까운 것은? (단, 철의 원자량은 55.8g/mol이다.)

① 1Å
② 3Å
③ 5Å
④ 7Å
⑤ 9Å

9-48C. PTOX1066고체/24계명 추가문제12-6★

표는 NaCl에서 어떤 Na$^+$의 이웃 이온에 대한 자료이다.

	이온의 종류	이온의 수
가장 가까운 이웃	Cl$^-$	(가)
두 번째로 가까운 이웃	Na$^+$	(나)
세 번째로 가까운 이웃	Cl$^-$	(다)

(가)~(다)가 모두 옳은 것은?

	(가)	(나)	(다)
①	8	6	12
②	8	12	6
③	6	12	8
④	6	8	12
⑤	12	6	8

9-49C. PTGM21고체/24계명 추가문제12-7★

면심 입방 구조인 금(Au) 결정의 쌓임 효율(packing efficieny)은?

① $\dfrac{\pi}{6}$

② $\dfrac{\sqrt{3}\,\pi}{8}$

③ $\dfrac{\sqrt{2}\,\pi}{6}$

④ $\dfrac{\sqrt{3}\,\pi}{6}$

⑤ $\dfrac{\sqrt{2}\,\pi}{8}$

9-50C. PTGM17고체/24계명 추가문제12-8

어떤 금속은 면심 입방 격자 형태의 결정구조를 가진다. 단위 세포 모서리 길이가 408pm일 때, 금속 원자의 직경(pm)은? (단, $\sqrt{2}=1.414$이며, 최종 결과는 소수점 첫째 자리에서 반올림한다.)

① 144
② 204
③ 288
④ 408
⑤ 512

9-51B. PTGM17고체/24계명 추가문제12-9

동일한 원자로 이루어진 금속의 결정 구조와 조밀쌓임 구조에 대한 설명으로 옳지 않은 것은?

① 육방 조밀쌓임 구조에서 쌓임 방식은 $-a-b-a-b-$이다.
② 입방 조밀쌓임 구조에서 쌓임 방식은 $-a-b-c-a-$이다.
③ 쌓임 효율은 육방 조밀쌓임 구조와 입방 조밀쌓임 구조에서 같다.
④ 배위수는 육방 조밀쌓임 구조와 입방 조밀쌓임 구조에서 같다.
⑤ 육방 조밀쌓임 구조에서 단위 세포당 원자 수는 4이다.

9-52C. PTGM22고체/24계명 추가문제12-11★

고체 알루미늄(Al)은 면심 입방(fcc) 구조이고, 고체 마그네슘(Mg)은 육방 조밀 쌓임(hcp) 구조이다. 이에 대한 설명으로 옳지 않은 것은? (단, Mg과 Al의 원자량은 각각 24.3과 27.0이며, Mg과 Al의 반지름은 각각 160pm, 143pm이다.)

① Al의 구조는 입방 조밀 쌓임(ccp)이다.
② Al의 단위 세포 1개에 포함된 원자 개수는 4이다.
③ 원자의 쌓임 효율은 Al과 Mg가 같다.
④ 원자의 배위수는 Mg가 Al보다 크다.
⑤ 밀도는 Al > Mg이다.

9-53B. PTMO22MS222고체/24계명 추가문제12-14

그림은 아연(Zn)과 황(S)으로 구성된 이온 결합 물질의 결정구조이다. 이 화합물의 실험식은?

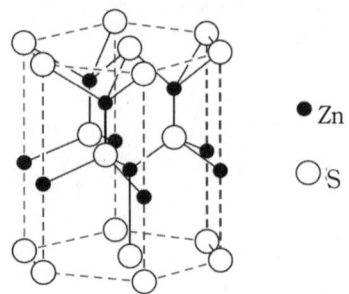

① ZnS
② ZnS_2
③ Zn_2S
④ Zn_2S_3
⑤ Zn_3S_2

고체 - 특이한 유형 문제

9-54C. PTGM23고체/24계명 추가문제12-12★★

다음 세 가지 결정에서 $\dfrac{\text{양이온의 반지름}}{\text{음이온의 반지름}}$ 의 크기 비교가 옳은 것은?

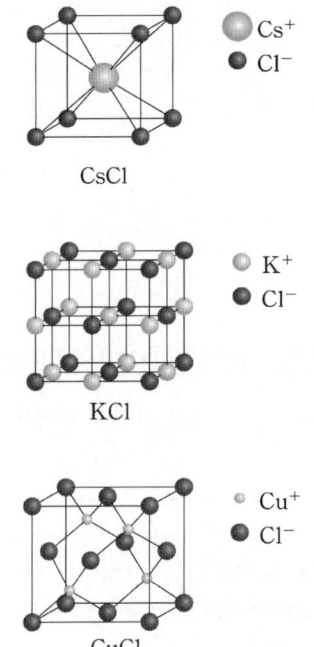

① KCl > CsCl > CuCl
② KCl > CuCl > CsCl
③ CsCl > KCl > CuCl
④ CsCl > CuCl > KCl
⑤ CuCl > KCl > CsCl

9-55D. PTOX21-25고체/24계명 추가문제12-13★

어떤 이온 화합물에서 A^-는 단순 입방 구조이며 그 중심에 있는 틈새에 B^+가 들어있다. $\dfrac{B^+\text{이온 반지름}}{A^-\text{이온 반지름}}$ 에 가장 가까운 것은?

(단, 각 이온은 서로 접하며, $\sqrt{2} = 1.41$, $\sqrt{3} = 1.73$이다.)

① 1.41
② 0.41
③ 1.73
④ 0.73
⑤ 0.22

9-56D. PTOX1055고체/24계명 추가문제12-15

뷔스타이트에서 철은 +2가 또는 +3가 산화상태로 존재한다. 어떤 뷔스타이트 시료의 조성은 $F_{0.93}O_{1.00}$이다. 몇 퍼센트의 철이 철(III)의 형태로 있는가?

① 5.1%
② 15.1%
③ 25.1%
④ 35.5%
⑤ 45.1%

9-57D. MJMA503BR967 무기화학/23연세 기출복원19번

25℃에서 Fe_2O_3와 Fe_3O_4의 자기적 성질이 각각 옳게 대응된 것은?

① Fe_2O_3-강자성, Fe_3O_4-준강자성
② Fe_2O_3-반강자성, Fe_3O_4-반강자성
③ Fe_2O_3-준강자성, Fe_3O_4-상자성
④ Fe_2O_3-반강자성, Fe_3O_4-준강자성
⑤ Fe_2O_3-강자성, Fe_3O_4-반자성

9-58D. PT7결정계/24계명대 기출복원12

단위세포에서 세 변의 길이가 각각 a, b, c일 때, $a \neq b \neq c$인 격자 구조는?

① 단사정계
② 입방정계
③ 정방정계
④ 삼방정계
⑤ 육방정계

9-59D. PTOX10397결정계/24계명 추가문제12-1

단위 세포(unit cell)의 모서리 사잇각 α, β, γ가 모두 90°인 것은?

① 단사 결정
② 삼사 결정
③ 육방 결정
④ 정방 결정
⑤ 삼방 결정

9-60D. PTOX10397결정계/24계명 추가문제12-2

다음 중 단위세포에서 모서리 사잇각 $\alpha = \beta = \gamma = 90°$인 것의 개수는?

- 입방정계 (cubic)
- 정방정계 (tetragonal)
- 사방정계 (orthorhombic)
- 삼방정계 (trigonal)
- 육방정계 (hexagonal)
- 단사정계 (monoclinic)
- 삼사정계 (triclinic)

① 1
② 2
③ 3
④ 4
⑤ 5

9-61D.

다음 중 단위세포에서 세 모서리 길이가 모두 같은 것의 개수는?

- 입방정계 (cubic)
- 정방정계 (tetragonal)
- 사방정계 (orthorhombic)
- 삼방정계 (trigonal)
- 육방정계 (hexagonal)
- 단사정계 (monoclinic)
- 삼사정계 (triclinic)

① 1
② 2
③ 3
④ 4
⑤ 5

9-62D.

아래 그림에 해당하는 결정계는?

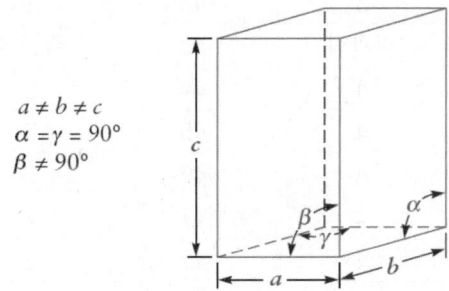

① 정방정계 (tetragonal)
② 사방정계 (orthorhombic)
③ 삼방정계 (trigonal)
④ 단사정계 (monoclinic)
⑤ 삼사정계 (triclinic)

문제번호	정답	문제번호	정답
1	3	41	2
2	3	42	1
3	주관식	43	주관식
4	4	44	3
5	4	45	2
6	4	46	2
7	4	47	2
8	4	48	3
9	4	49	3
10	2	50	3
11	3	51	5
12	3	52	4
13	2	53	1
14	4	54	3
15	2	55	4
16	1	56	2
17	2	57	4
18	4	58	1
19	2	59	4
20	d<b<a<c	60	3
21	5	61	2
22	4	62	4
23	3		
24	3		
25	2		
26	2		
27	3		
28	1		
29	3		
30	5		
31	2		
32	1		
33	3		
34	4		
35	3		
36	3		
37	2		
38	2		
39	2		
40	5		

9장 해설 링크 모음

10

용액과 총괄성

해설 링크 모음

10. 용액과 총괄성 핵심 써머리

1. **용액의 조성**
    1) 몰농도(M): $\dfrac{\text{용질의 mol수}}{\text{용액의 부피(L)}}$
    2) 질량 백분율 : $\dfrac{\text{용질의 질량}}{\text{용액의 질량}} \times 100(\%)$
    3) 몰분율(X) : $\dfrac{\text{용질의 몰수}}{\text{용매의 몰수} + \text{용질의 몰수}}$
    4) 몰랄농도(m) : $\dfrac{\text{용질의 mol수}}{\text{용매의 질량(kg)}}$

2. **용해열($\triangle H_{용해}$)**
    1) 용액이 형성될 때 수반되는 엔탈피 변화
    2) 용해열 = 격자 에너지 + 수화 엔탈피

3. **용해도에 영향을 미치는 요소**
    1) 용해도: 포화 용액에서의 농도(용매, 용질, 온도 명시 필요)
    2) 용질과 용매의 극성 : 비슷한 것은 비슷한 것을 녹인다.
    3) 압력
        (1) 용매에 녹아있는 기체의 용해도를 증가시킨다.
        (2) 헨리의 법칙: $C = kp$
    4) 온도
        (1) 온도 증가 → 물에 대한 기체의 용해도 감소
        (2) 대부분의 고체는 온도가 증가하면 용해도 증가(예외도 있음)

4. **용액의 증기압**
    1) 비휘발성 용질이 녹아있는 용액의 증기압은 순수한 용매의 증기압보다 낮다.
    2) 라울의 법칙: $P_{용액증기} = X_{용매} P_{순수한 용매증기}$
    3) 라울의 법칙을 따르는 용액: 이상 용액
    4) 실제 용액은 라울의 법칙에서 벗어날 수 있다.
        (1) 양의 편차: 용매와 용질 간 인력이 약해질 때
        (2) 음의 편차: 용매와 용질 간 인력이 강해질 때

5. **총괄성**
    1) 용액에 존재하는 용질 입자의 개수에 의해서 결정되는 성질
    2) 끓는점 오름: $\triangle T = k_b m_{용질}$
    3) 어는점 내림: $\triangle T = k_f m_{용질}$
    4) 삼투압: $\Pi = MRT$
    5) 용질 입자가 여러 개의 이온으로 해리되면 전해질의 총괄성은 해리된 이온수에 비례한다.
    6) 반트호프 인자(i): 전해질 용질 입자 1개가 해리되어 생성하는 이온의 입자 수

심화주제 10-1: 콜로이드

1) 콜로이드: 육안으로는 균일한 용액으로 보이나 작은 입자(1~1000nm)가 분산매에 분산되어 이루어진 분산계
2) 콜로이드의 형태

분산매	분산질	형태	예
액체	액체	에멀전	우유, 마요네즈
액체	고체	솔(sol)	페인트, 진흙
액체	기체	거품	크림, 비누거품
기체	액체	에어로솔	안개
기체	고체	에어로솔	연기

3) 콜로이드의 분류
   (1) 친수성 콜로이드: 친수성 작용기로 안정화
   (2) 소수성 콜로이드: 전기적 이중층 형성, 표면전하가 동일한 입자간 정전기적 반발력으로 안정화
4) 콜로이드의 특성
   (1) 틴달 효과: 콜로이드 입자가 가시광선을 산란시킨다.
   (2) 브라운 운동: 콜로이드 입자가 용매 분자와 충돌하여 불규칙한 움직임을 보인다.
   (3) 전기영동: 콜로이드 용액에 전극을 넣고 전압을 걸어주면 콜로이드 입자는 한쪽 전극으로 이동함
       (콜로이드 입자는 일반적으로 대전되어 있기 때문)
5) 콜로이드의 엉김
   (1) 가열하거나 전해질을 넣어주면 응집되어 콜로이드가 파괴된다.

농도환산 문제

10-1B. LQMO1005 농도환산/24원광모의 1회31번

40% CsCl(aq)(밀도: 1.43g/mL)를 희석하여 1M CsCl(aq) 100mL를 만들고자 한다. 이 때 필요한 40% CsCl(aq)의 양(mL)에 가장 가까운 것은? (단, CsCl의 몰질량은 168.36g/mol이다.)

① 10　　② 20　　③ 30
④ 40　　⑤ 50

10-2C. LQF231 농도환산/24원광모의 2회23번

그림은 25℃에서 A를 녹여 만든 수용액 (가)와 (나)를 나타낸 것이다. (가)와 (나)에서 A의 몰분율은 같다.

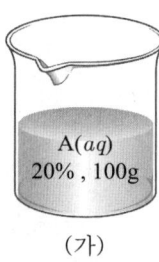
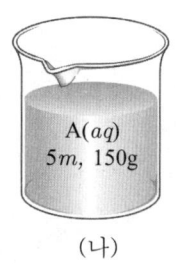

A(aq) 20%, 100g
(가)

A(aq) 5m, 150g
(나)

(가) 100g과 (나) 150g을 혼합한 후 증류수를 첨가하여 부피 1L인 새로운 용액을 만들었을 때, 이 용액의 몰농도(M)는?

① 0.6　　② 0.8　　③ 0.9
④ 1.0　　⑤ 1.2

10-3C. LQBL6011농도환산/변리사기출/24원광모의 3회31번

25℃에서 밀도가 d_1g/mL인 aM의 A 수용액 100mL를 20℃로 냉각하였더니, 밀도가 d_2g/mL인 A 수용액이 되었다. 20℃에서 A 수용액의 몰농도와 질량 퍼센트 농도를 각각 xM와 y%라고 할 때, $\frac{x}{y}$는? (단, A의 몰질량은 100g/mol이고, A는 물에 모두 용해되며, 물의 증발은 무시한다.)

① $\frac{d_1}{10}$　　② $\frac{d_2}{10}$　　③ $\frac{d_1}{5}$
④ $\frac{d_2}{5}$　　⑤ $\frac{d_1 \times d_2}{5}$

10-4B. LQS361 농도환산/24단국모의 1회7번

4.0% NaOH 수용액 100g과 0.2m NaOH 수용액 504g을 혼합한 후 증류수를 첨가하여 NaOH 수용액 1.0L를 제조하였다. 혼합 수용액의 몰농도는? (단, NaOH의 몰질량은 40g/mol이다.)

① 0.1M
② 0.15M
③ 0.2M
④ 0.25M
⑤ 0.3M

10-5C. LQS756 농도환산/24단국모의 2회19번★

그림 (가)는 25℃에서 A의 포화 수용액이고, (나)는 (가)에 증류수를 첨가하여 만든 새로운 포화 수용액이다.

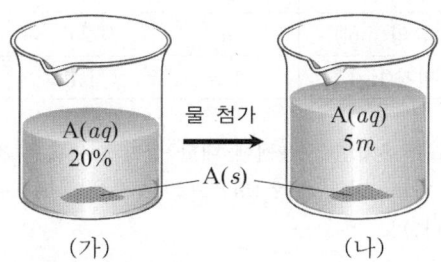

(가) (나)

A의 분자량(g/mol)은? (단, 온도는 25℃로 일정하다. A는 비휘발성, 비전해질이다.)

① 40　　② 50　　③ 60
④ 80　　⑤ 90

10-6B. LQ농도환산/23중앙기출12번

용질 A 40g을 용매 B 160g에 녹인 용액이 있다. 다음 <보기> 중 A의 농도로 옳은 것의 개수는? (단, A와 B의 몰질량은 각각 400g mol^{-1}, 80g mol^{-1}이며, 용액의 밀도는 1g mL^{-1}이다.)

―――<보 기>―――
가. 질량백분율: 20%
나. 몰분율: 1/21
다. 몰농도: 0.5M
라. 몰랄농도: 0.625m

① 1개
② 2개
③ 3개
④ 4개

10-7B. LQ농도환산/20중앙기출5

시판되는 염산 수용액은 37%의 질량 백분율을 가지며, 이것은 각각 x M(몰 농도)과 y m(몰랄 농도)의 농도에 해당한다. 다음 중 $x+y$ 에 가장 근접한 값은? (단, 염산 수용액의 밀도는 $1\ g\cdot cm^{-3}$으로 가정한다.)

① 18
② 20
③ 22
④ 26

10-8B. LQ농도환산/24중앙기출15★

시판되는 진한 HCl 용액을 이용하여 1.0 M HCl 수용액 1.0 L를 만들고자 한다. 이때 첨가하여야 할 진한 HCl 용액의 부피에 근접한 것은? (단, 진한 HCl 수용액의 농도는 36.5%(w/w)이고, 밀도는 1.1 g/mL이다.)

① 30 mL
② 50 mL
③ 90 mL
④ 110 mL

10-9B. LQ농도환산/24충남기출 복원문제2★

표는 두 가지 NaOH 수용액 (가)와 (나)에 대한 자료이다.

수용액	농도	밀도(g/mL)
(가)	5 m	1.2
(나)	2.5% (w/w)	1.0

(가) 용액 50mL와 (나) 용액 80mL를 혼합한 후, 증류수를 첨가하여 2.0L로 희석하였다. 혼합 용액의 몰농도(M)는? (단, NaOH의 몰질량은 40g/mol이다.)

① 0.10
② 0.12
③ 0.15
④ 0.18
⑤ 0.20

10-10B. LQS476농도환산/24충남 추가문제2-1(22피트)★

표는 NaOH 수용액 (가)와 (나)에 대한 자료이다.

수용액	농도	부피(mL)	밀도(g/mL)
(가)	10m	70	1.3
(나)	20%	100	1.2

(가)와 (나)를 모두 섞은 후 물로 희석하여 만든 2L 수용액의 몰농도(M)는? (단, NaOH의 몰질량은 40g/mol이다.)

① $\frac{1}{2}$ ② $\frac{5}{8}$ ③ $\frac{3}{4}$ ④ $\frac{7}{8}$ ⑤ 1

10-11B. LQS538농도환산/24충남 추가문제2-2(21피트)★

표는 에탄올 수용액 A~C에 대한 자료이다.

수용액	A	B	C
에탄올의 양(mol)	a	$2a$	$3a$
물의 질량(kg)	1.5	1.0	0.5

A~C를 모두 혼합한 수용액에 대한 설명으로 옳은 것만을 〈보기〉에서 있는 대로 고른 것은? (단, 모든 수용액의 온도는 같고, 증발은 무시한다.)

─────〈보 기〉─────
ㄱ. 에탄올의 몰랄 농도는 A의 3배이다.
ㄴ. 에탄올의 몰농도는 B와 같다.
ㄷ. 에탄올의 몰분율은 C의 $\frac{1}{3}$배이다.

① ㄱ   ② ㄷ   ③ ㄱ, ㄴ
④ ㄴ, ㄷ   ⑤ ㄱ, ㄴ, ㄷ

10-12C. LQSN2021S364농도환산/24충남 추가문제2-3★

표는 A(aq)에 대한 자료이다. A의 화학식량은 40이다.

수용액의 질량(g)	퍼센트 농도(%)	몰랄 농도(m)
160	$15a$	$4a$

이 수용액에 녹아있는 A의 질량(g)은?

① 8   ② 10   ③ 15   ④ 20   ⑤ 25

10-13B. LQSN14S362농도환산/24충남 추가문제2-4★

1.5M 수산화 나트륨(NaOH) 수용액 aL와 밀도가 1.06g/mL인 1.5m NaOH 수용액 0.1L를 혼합한 수용액의 질량은 600g이다. 이 혼합 수용액의 퍼센트 농도(%)는? (단, NaOH의 화학식량은 40이다.)

① $6a + 0.5$
② $6a + 1$
③ $6a + 6$
④ $10a + 0.5$
⑤ $10a + 1$

10-14B. LQSN18S363농도환산/24충남 추가문제2-5★

그림은 서로 다른 농도의 A 수용액 (가), (다)와 이를 각각 묽게 만든 수용액 (나), (라)를 나타낸 것이다.

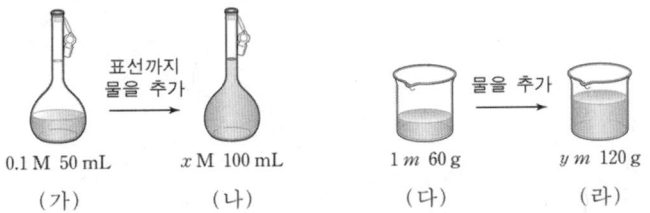

이에 대한 설명으로 옳은 것만을 <보기>에서 있는 대로 고른 것은? (단, (나)의 밀도는 1g/mL이고, A의 화학식량은 200이다.)

―――<보 기>―――
ㄱ. A의 질량은 (다)가 (가)의 10배이다.
ㄴ. $y > 10x$이다.
ㄷ. (나)와 (라)를 모두 섞은 수용액의 퍼센트 농도는 5%이다.

① ㄱ   ② ㄴ   ③ ㄱ, ㄷ
④ ㄴ, ㄷ   ⑤ ㄱ, ㄴ, ㄷ

헨리의 법칙

10-15B. LQ4545 헨리의 법칙/23원광 기출복원9번

다음은 CO_2와 관련된 몇 가지 자료이다.

○ 대기압 : 1atm
○ 대기 중 CO_2의 부분압력 : 4.0×10^{-4}atm
○ 25℃에서 CO_2의 헨리 상수 : 3.0×10^{-2}mol/L·atm
○ CO_2의 분자량 : 44g/mol

증류수 200mL가 들어있는 500mL 플라스크에 일정량의 CO_2를 주입하고 마개를 닫아 밀봉하였더니, 액체 표면 위에서 CO_2의 부분압력은 4.0atm이었다. 대기중에서 플라스크 마개를 열고 충분히 시간이 지나 평형에 도달하였다.

이에 관한 설명으로 옳은 것만을 <보기>에서 있는 대로 고른 것은? (단, 온도는 25℃로 일정하다. CO_2는 헨리의 법칙을 따르며, CO_2의 산-염기 거동은 무시한다.)

―――<보 기>―――
ㄱ. 마개를 닫았을 때, 용액 중 CO_2의 농도는 0.12M이다.
ㄴ. 마개를 연 후, 용액 중 CO_2의 농도는 3.0×10^{-2}M이다.
ㄷ. 마개를 연 후, 용액 중 CO_2의 농도는 528ppm이다.

① ㄱ   ② ㄴ   ③ ㄱ, ㄷ
④ ㄴ, ㄷ   ⑤ ㄱ, ㄴ, ㄷ

10-16C. LQM491 헨리의 법칙/24원광모의 1회10번

다음은 25℃에서 이산화탄소(CO_2)의 헨리 상수를 구하는 실험 과정이다.

<실험 과정>

(가) 30mL 바이알에 증류수 5.0mL를 넣는다.
(나) 적당한 크기의 드라이아이스 한 조각을 넣고 드라이아이스가 모두 사라질 때까지 기다려 증류수를 1기압의 이산화탄소로 포화시킨다.
(다) 바이알을 손으로 감싸서 25℃로 만든다.
(라) 페놀프탈레인 지시약 두 방울을 바이알에 넣고 교반하면서 0.010M NaOH 표준 용액으로 적정한다.

<실험 결과>
(라)에서 종말점까지 NaOH 표준 용액 18.0mL가 소모되었다.

이 실험으로부터 구한 25℃에서 CO_2의 헨리 상수는?

① 2.4×10^{-2} M/atm
② 3.6×10^{-2} M/atm
③ 3.6×10^{-3} M/atm
④ 2.4×10^{-3} M/atm
⑤ 1.8×10^{-2} M/atm

10-17B. LQ헨리의 법칙/24원광 기출복원1★

25℃에서 이산화탄소의 부분압이 0.3atm인 기체 혼합물이 5L의 물과 평형을 이루고 있다. 물에 용해된 CO_2의 질량에 가장 가까운 것은? (단, CO_2의 분자량은 44이며, 25℃에서 CO_2에 대한 헨리 상수는 3.16×10^{-2} mol/L·atm이다.)

① 1.1g
② 2.1g
③ 3.1g
④ 4.1g
⑤ 5.1g

10-18B. LQ헨리의 법칙/24충남 기출복원3

그림 (가)와 (나)는 $O_2(g)$와 $He(g)$이 물에 용해되어 평형을 이루고 있는 상태를 나타낸 것이다. 기체의 용해는 헨리의 법칙을 따른다.

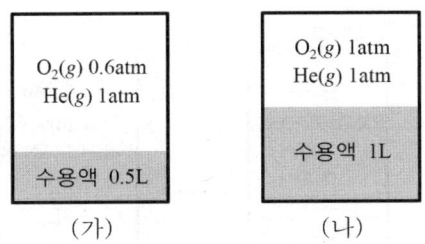

(가)와 (나)에 용해된 $O_2(g)$의 몰수가 각각 x와 y일 때, $\dfrac{x}{y}$는? (단, 온도는 일정하다.)

① 0.2
② 0.3
③ 0.4
④ 0.5
⑤ 0.6

10-19B. LQ헨리의 법칙/24충남 추가문제3-1(16피트)

그림 (가)와 (나)는 $O_2(g)$와 $He(g)$이 물에 용해되어 평형을 이루고 있는 상태를 나타낸 것이다. 기체의 용해는 헨리 법칙을 따른다.

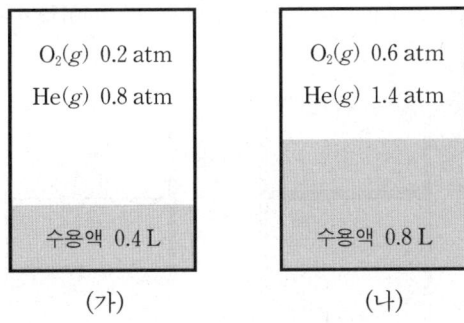

(가)와 (나)에서 수용액에 용해된 O_2의 몰수가 각각 x와 y일 때, $\dfrac{x}{y}$는? (단, 온도는 일정하다.)

① $\dfrac{1}{6}$ ② $\dfrac{1}{4}$ ③ $\dfrac{1}{3}$ ④ $\dfrac{1}{2}$ ⑤ $\dfrac{2}{3}$

10-20B. LQS388 헨리의 법칙/24충남 추가문제3-2

그림 (가)와 (나)는 압력이 다르고 온도는 동일한 조건에서, 물이 담긴 실린더에 질소(N_2)를 각각 넣고 충분한 시간이 지난 후의 모습을 나타낸 것이다. 이 온도에서 물의 수증기압은 20 mmHg, 대기압은 760 mmHg, 추에 의한 압력은 740 mmHg이다.

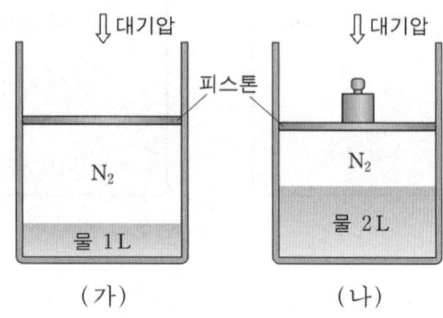

이에 대한 설명 중 옳은 것만을 <보기>에서 있는 대로 고르시오. (단, N_2는 헨리의 법칙을 따르고 피스톤의 질량과 마찰은 무시한다.)

―〈보 기〉―
ㄱ. (가)에서 N_2의 부분 압력은 740 mmHg이다.
ㄴ. (가)와 (나)에서 물에 용해된 N_2의 분자수의 비는 1:2이다.
ㄷ. (나)에 0.1 mol의 헬륨을 넣어도 N_2의 용해도(물/L)는 변하지 않는다.

① ㄱ   ② ㄴ   ③ ㄱ, ㄴ
④ ㄱ, ㄷ   ⑤ ㄴ, ㄷ

10-21B. LQZD545 헨리의 법칙/24원광 추가문제1-1★

다음 중 헨리의 법칙이 가장 잘 적용되는 기체는?

① O_2
② HCl
③ SO_2
④ HF
⑤ NH_3

10-22B. LQ헨리의 법칙/24원광 추가문제1-2

그림 (가)는 32℃, 1atm에서 물 400mL 위에 A(g) 2.0L를 넣은 초기 상태를, (나)는 충분히 시간이 지나 A(g)와 A(aq)가 평형에 도달한 상태를 나타낸 것이다.

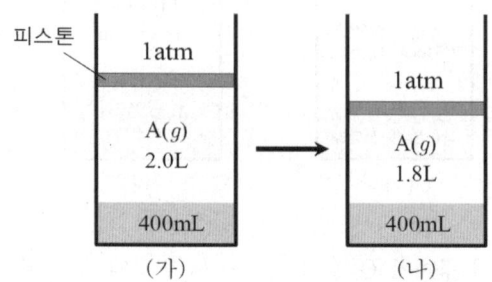

32℃에서 물에 대한 A의 헨리 상수(M/atm)는? (단, 물에 대한 A의 용해도는 헨리의 법칙을 따른다. 32℃에서 $RT=25$L·atm/mol이며, 물의 증기압은 무시한다.)

① 0.01
② 0.02
③ 0.03
④ 0.04
⑤ 0.05

10-23B. LQSN20헨리의 법칙/24원광 추가문제1-3★

그림 (가)는 1기압에서 $H_2O(l)$이 들어 있는 실린더에 $O_2(g)$를 넣어 도달한 평형 상태를, (나)는 외부 압력을 2기압으로 증가시켜 도달한 새로운 평형 상태를 나타낸 것이다. (가)와 (나)에서 온도는 300K이다.

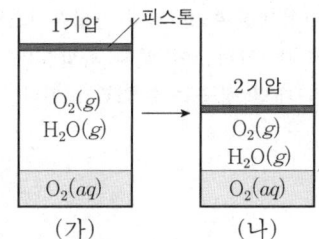

이에 대한 설명으로 옳은 것만을 <보기>에서 있는 대로 고른 것은? (단, 물에 대한 $O_2(g)$의 용해도는 헨리 법칙을 따르고, 수용액의 부피 변화와 물의 증기 압력 변화는 무시한다. $He(g)$의 용해, 피스톤의 질량과 마찰은 무시한다.)

―<보 기>―
ㄱ. $O_2(aq)$의 몰농도는 (나)에서가 (가)에서의 2배이다.
ㄴ. (가)에서 온도를 높이면 $O_2(aq)$의 몰농도는 감소한다.
ㄷ. 온도를 300K로 유지하며 (나)의 실린더에 $He(g)$을 첨가하면 $O_2(aq)$의 몰농도는 증가한다.

① ㄴ   ② ㄷ   ③ ㄱ, ㄴ
④ ㄱ, ㄷ   ⑤ ㄴ, ㄷ

10-24B. LQSN0906헨리의 법칙/24원광 추가문제1-4

다음은 어느 백과사전에 있는 잠수병에 대한 설명이다.

> 잠수부의 공기통에 공기를 주입하면, 잠수부가 물 속에 들어갔을 때 높은 수압에 의해 혈액 속에 용해되는 질소의 양이 증가한다. 잠수부가 빠른 속도로 수면으로 올라가면 압력이 빠르게 낮아지게 된다. 이 때 질소의 용해도가 급격하게 감소하므로, 혈액 속에서 생성된 기포가 잠수병을 유발하게 된다.

잠수병 발생을 줄이기 위해 산소와 함께 공기통에 주입할 기체의 성질로 적합한 것을 <보기>에서 있는 대로 고른 것은?

―<보 기>―
ㄱ. 반응성이 없어야 한다.
ㄴ. 인체에 대한 독성이 없어야 한다.
ㄷ. 질소보다 물에 대한 용해도가 작아야 한다.

① ㄴ   ② ㄱ, ㄴ   ③ ㄱ, ㄷ
④ ㄴ, ㄷ   ⑤ ㄱ, ㄴ, ㄷ

10-25D. AB산염기,헨리의 법칙/24원광 추가문제1-5(16미트)

그림은 대기 중의 이산화 탄소(CO_2)가 빗물에 녹아 pH에 영향을 주는 과정을 나타낸 것이다. 표는 이와 관련된 과정의 평형 반응식과 평형 상수를 나타낸 것이다. 용해된 CO_2의 농도는 헨리의 법칙을 따르며 빗물에 대한 CO_2의 헨리 상수(K_H)는 3.0×10^{-2}M/atm이다. 대기 중 CO_2의 분압은 5.0×10^{-4}atm이다.

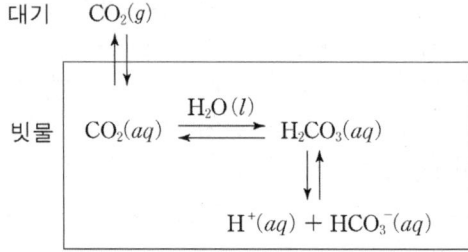

평형 반응식	평형 상수
$CO_2(aq) + H_2O(l) \rightleftharpoons H_2CO_3(aq)$	2.0×10^{-3}
$H_2CO_3(aq) \rightleftharpoons H^+(aq) + HCO_3^-(aq)$	3.0×10^{-4}
$CO_2(aq) + H_2O(l) \rightleftharpoons H^+(aq) + HCO_3^-(aq)$	(가)

이에 대한 설명으로 옳은 것만을 〈보기〉에서 있는 대로 고른 것은? (단, 물의 자체 이온화에 의해서 생성된 $H^+(aq)$의 양은 무시한다.)

―〈보 기〉―
ㄱ. 빗물 중 $[CO_2(aq)]$는 1.5×10^{-5}M이다.
ㄴ. (가)는 6.0×10^{-7}이다.
ㄷ. 빗물의 pH는 $6.0-\log3$이다.

① ㄱ　　② ㄴ　　③ ㄱ, ㄷ
④ ㄴ, ㄷ　　⑤ ㄱ, ㄴ, ㄷ

총괄성 - 끓는점 오름, 어는점 내림

10-26A. LQ4572 용액과 총괄성/23연세 기출복원9번

200.0g의 물에 비전해질 어떤 액체 화합물 14.8g을 녹였더니 용액의 어는점이 -1.50℃였다. 이 액체 화합물의 분자량(g/mol)은? (단, 물의 어는점 내림 상수는 1.86℃/m이다.)

① 60
② 124
③ 92
④ 82
⑤ 72

10-27B. LQF231 총괄성/24원광모의 2회13번★

표는 C, H, O로 이루어진 화합물 A의 질량 백분율 자료이다.

원소	질량 백분율(%)
C	$6a$
H	a
O	$8a$

A 9g을 물 150g에 녹인 용액의 정상 어는점이 $-0.93\,°C$일 때, A의 분자식은? (단, A는 비전해질이고 A와 물은 서로 반응하지 않는다. 물의 어는점 내림 상수는 $1.86\,°C/m$이다. H, C, O의 원자량은 각각 1, 12, 16이다.)

① $C_3H_6O_2$
② $C_6H_{12}O_6$
③ $C_4H_8O_4$
④ $C_2H_6O_2$
⑤ $C_3H_9O_3$

10-28B. LQSH112 총괄성/24원광모의 3회32번

$X(s)$ 0.21 g을 물에 녹여 수용액 10 mL를 만들었을 때, 이 수용액의 정상 끓는점은 100.26 °C이다. $X(s)$의 몰질량에 가장 가까운 것은? 다음의 자료를 이용하라.

- 수용액의 밀도 : $1.08\,g/mL$
- 물의 끓는점 오름 상수 : $0.52\,K/m$
- 끓는점의 수용액에서 X의 반트호프 인자 : 1.8

① 35 ② 70 ③ 92
④ 120 ⑤ 180

10-29B. LQMO2015 용액과 총괄성/24연세모의 1회18번

다음은 강전해질 MX_2가 수용액에서 해리되는 반응식이다.

$$MX_2(s) \rightarrow M^{2+}(aq) + 2X^-(aq)$$

표는 MX_2와 포도당을 물 1kg에 각각 녹여 만든 수용액 (가)와 (나)에 대한 자료이다.

수용액	용질	용질의 질량 (g)	용매의 질량 (g)	정상 어는점 (℃)
(가)	MX_2	10	1000	−0.36
(나)	포도당	45	1000	−0.45

이 자료로부터 계산한 MX_2의 몰질량(g/mol)은? (단, 용액은 이상 용액이다. 포도당의 분자량은 180g/mol이다.)

① 90 ② 120 ③ 150
④ 160 ⑤ 240

10-30B. LQS377 총괄성 /24단국모의 124번

다음은 수용액 (가)와 (나)에 대한 자료이다. (가)와 (나)의 정상 끓는점은 같다.

수용액	용질	질량 백분율(%)
(가)	NaOH	4
(나)	요소	x

이에 대한 설명으로 옳은 것만을 <보기>에서 있는 대로 고른 것은? (단, NaOH와 요소의 몰질량은 각각 40과 60이다. NaOH는 완전히 해리되며 요소는 비휘발성 비전해질이다.)

<보 기>
ㄱ. (가)와 (나)에서 용액의 몰랄농도는 같다.
ㄴ. 정상 어는점은 (가) > (나)이다.
ㄷ. $x = \dfrac{100}{9}$ 이다.

① ㄱ ② ㄴ ③ ㄷ
④ ㄱ, ㄷ ⑤ ㄴ, ㄷ

총괄성 - 삼투압

10-31B. LQ용액과 총괄성/22단국기출1번

비전해질 용액의 총괄성을 이용하면 용질의 몰 질량을 결정할 수 있다. 헤모글로빈 (Hb) 12.0g을 물에 녹여 1.0L의 수용액을 만들었다. 이 용액의 삼투압이 298K에서 3.50mmHg이다. 헤모글로빈의 몰 질량(g/mol)의 계산이 옳은 것은? (단, 298K에서 수용액의 밀도는 1.0으로 간주한다. 기체 상수는 0.082 L·atm K^{-1}mol^{-1}이다. 1기압은 760mmHg이다.)

① $\dfrac{12.0 \times 760 \times 0.082 \times 298}{3.50}$

② $\dfrac{12.0 \times 0.082 \times 298}{3.50 \times 760}$

③ $\dfrac{3.50 \times 0.082 \times 298}{12.0 \times 760}$

④ $\dfrac{3.50 \times 760}{12.0 \times 0.082 \times 298}$

⑤ $\dfrac{12.0}{3.50 \times 760 \times 0.082 \times 298}$

10-32C. LQMO16 총괄성, 삼투압/24연세모의 2회18번

(가)는 반투막으로 분리된 U자 관의 양쪽에 0.010M 포도당 용액과 xM NaOH 용액를 각각 넣은 후 NaOH 용액에만 피스톤으로 0.03atm을 가하여 두 액체 면의 높이가 같아진 상태를 나타낸 것이다. (가)의 피스톤을 제거하여 평형 (나)에 도달하였다.

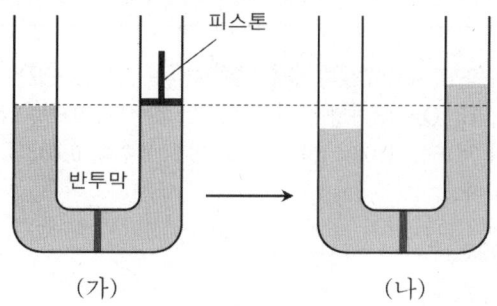

이에 관한 설명으로 옳은 것만을 〈보기〉에서 있는 대로 고른 것은? (단, 온도는 32℃로 일정하며, 32℃에서 RT=25L·atm/mol이다. 용액의 증발은 무시한다.)

―〈보 기〉―
ㄱ. $x = 6.0 \times 10^{-2}$이다.
ㄴ. (나)에서 포도당 용액과 NaOH 용액의 삼투압은 같다.
ㄷ. (나)에서 온도를 40℃로 높이면 액체 면의 높이 차는 증가한다.

① ㄱ ② ㄷ ③ ㄱ, ㄴ
④ ㄴ, ㄷ ⑤ ㄱ, ㄴ, ㄷ

10-33B. LQKH22/22경희기출3번

다음은 포도당($C_6H_{12}O_6$) 수용액 A에 대한 설명이다.

- 수용액 A의 밀도는 1.00 g mL^{-1}이다.
- 온도 39.5℃에서 측정한 수용액 A의 삼투압은 10.25 atm이다.
- 순수한 물의 끓는점 오름 상수(K_b)는 0.52℃ m^{-1}이다.

1L의 수용액 A에 72g의 물을 추가한 용액의 끓는점은 얼마인가? (단, C, H, O의 원자량은 각각 12, 1, 16이다. 0℃는 273 K, 순수한 물의 밀도는 1.00g mL^{-1}이고 기체 상수는 0.082 L atm K^{-1} mol^{-1}이다.)

① 99.79℃
② 100.21℃
③ 100.42℃
④ 100.61℃
⑤ 100.82℃

10-34B. LQ총괄성/22중앙기출24번

비전해질 A가 녹아 있는 용액 0.2L의 삼투압은 27℃에서 12atm으로 측정되었다. 용액의 밀도가 1g·mL$^-$, A의 분자량이 400g·mol^{-1}, 용매의 몰랄 끓는 점 오름 상수가 4℃·m^{-1}라면 이 용액의 끓는점 오름 값은?

① 2℃
② 2.5℃
③ 4℃
④ 5℃

10-35A. LQ총괄성,삼투압/24연세 기출복원10

300K에서 어떤 비전해질 0.48g을 물에 녹여 10.0mL 용액을 만들었을 때 삼투압이 7.38atm이었다. 이 화합물의 몰질량(g/mol)에 가장 가까운 것은?

① 60
② 80
③ 120
④ 160
⑤ 180

10-36C. LQ총괄성/24연세 기출복원14

높이가 713mm인 수은(밀도=13.6g/mL) 기둥과 같은 압력을 나타내는 물 기둥의 높이는? (단, 압력 $P = g \times h \times d$이며 물의 밀도는 1.0g/mL이다.)

① 713mm
② 1.2×10^4mm
③ 1.8×10^4mm
④ 9.7×10^3mm
⑤ 5.7×10^3mm

10-37C. LQ총괄성,삼투압/24연세 추가문제14-1(21미트)

온도 T에서, 그림 (가)는 용매만 통과할 수 있는 반투막으로 분리된 유리관에서 몰농도 C_1인 포도당 수용액과, 압력 P_0가 가해진 몰농도 C_2의 포도당 수용액이 같은 높이로 평형을 이룬 상태를 나타낸 것이고, (나)는 가해진 압력 P_0를 제거한 후 새로운 평형에 도달한 상태를 나타낸 것이다.

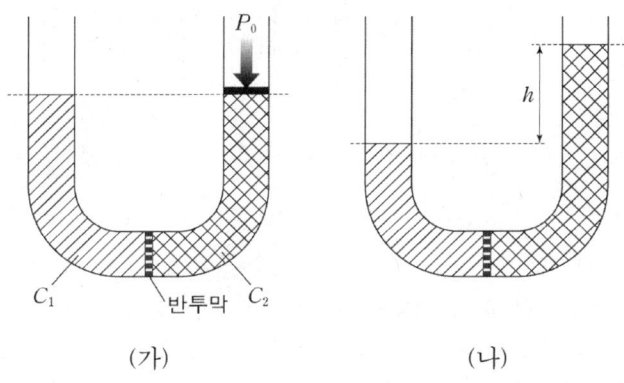

(가)   (나)

이에 대한 설명으로 옳은 것만을 〈보기〉에서 있는 대로 고른 것은? (단, 용액은 이상 용액이며, 용액의 밀도는 포도당 농도에 관계없이 ρ이며, 중력 가속도는 g이고, 기체 상수는 R이다. 포도당은 비휘발성 비전해질이다.)

〈보 기〉
ㄱ. C_2는 $\left(C_1 + \dfrac{P_0}{RT}\right)$이다.
ㄴ. (나)에서 양쪽 용액의 농도는 같다.
ㄷ. P_0는 $\rho \times g \times h$보다 크다.

① ㄴ   ② ㄷ   ③ ㄱ, ㄴ
④ ㄱ, ㄷ   ⑤ ㄱ, ㄴ, ㄷ

총괄성 - 증기압 내림

10-38B. LQ4571 용액과 총괄성/23연세 기출복원10번

벤젠과 톨루엔은 이상 용액을 형성한다. 25℃에서 벤젠 2.0mol과 톨루엔 1.0mol을 혼합하여 용액을 만들었다. 이 용액과 평형 상태에 있는 증기에서 벤젠의 몰분율은? (단, 25℃에서 벤젠과 톨루엔의 증기압은 각각 95torr와 28torr이다.)

① 0.67
② 0.72
③ 0.87
④ 0.48
⑤ 0.50

10-39B. LQ4572 용액과 총괄성/24원광모의 1회32번

표는 45°C에서 물과 프로판올($CH_3CH_2CH_2OH$) 혼합 용액에서 물의 몰분율(χ_{H_2O})에 따른 증기압을 나타낸 것이다.

χ_{H_2O}	0	0.15	0.54	0.69	1.00
증기압(torr)	74.0	77.3	81.6	80.6	71.9

이에 관한 설명으로 옳은 것만을 <보기>에서 있는 대로 고른 것은?

─────<보 기>─────
ㄱ. 물−프로판올 용액은 라울의 법칙으로부터 양의 편차를 보인다.
ㄴ. 물과 프로판올이 혼합될 때 용액의 온도는 높아진다.
ㄷ. χ_{H_2O}=0.54인 용액의 정상 끓는점은 100°C보다 높다.

① ㄱ   ② ㄴ   ③ ㄱ, ㄷ
④ ㄴ, ㄷ   ⑤ ㄱ, ㄴ, ㄷ

10-40B. LQF231 총괄성/24원광모의 2회24번★

그림은 온도 T에서 $A(l)$와 $B(l)$로 이루어진 두 용액 (가)와 (나)가 평형에 도달한 상태를 나타낸 것이다. T에서 $A(l)$의 증기압은 40mmHg이다.

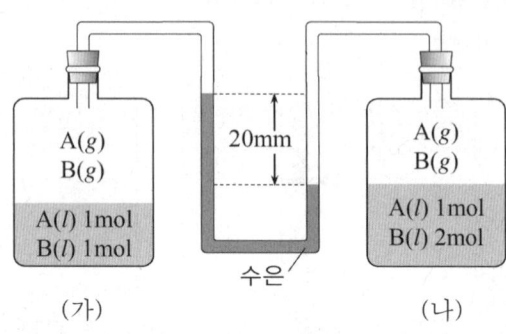

T에서 $B(l)$의 증기압(mmHg)은? (단, 용액은 라울 법칙을 따르고, 기체는 이상 기체와 같은 거동을 한다. A와 B 사이의 반응은 일어나지 않는다.)

① 120   ② 160   ③ 150   ④ 90   ⑤ 240

10-41B. LQS647 총괄성/24단국모의 2회20번★

100°C에서 질량 백분율 10%인 $A(aq)$의 증기압은 0.95atm이다. A의 몰질량은? (단, A는 비휘발성, 비전해질이며 $A(aq)$는 이상 용액이다.)

① 19   ② 28   ③ 38
④ 57   ⑤ 124

10-42B. LQ용액과 총괄성/19중앙기출26

휘발성 물질 A와 B의 혼합용액에 대해 그림과 같이 몰분율에 따른 증기압 곡선(실선)을 얻었다. 〈보기〉중 이 증기압 곡선으로부터 알 수 있는 화합물의 성질에 대한 설명으로 옳은 것을 있는 대로 모두 고르면?

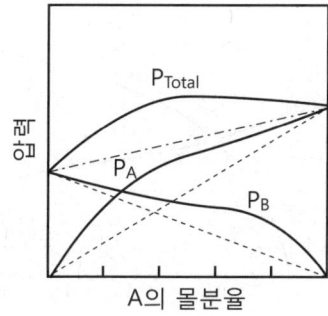

〈보기〉
가. A와 B 사이의 분자간 힘이 A분자들 사이 또는 B 분자들 사이의 힘 보다 약하다.
나. 용액의 끓는점은 순수한 용매의 끓는점보다 낮다.
다. 용액의 용해열(ΔH용해)은 0이 아니다.

① 가, 나
② 나, 다
③ 가, 다
④ 가, 나, 다

10-43B. LQ용액과 총괄성/24경성 기출복원4

그림은 일정 온도에서 A(l)와 B(l)의 혼합 용액에서 A의 몰분율에 따른 각 성분의 증기압과 혼합 용액의 증기압을 나타낸 것이다. 점선(---)은 혼합 용액이 이상 용액이라고 가정할 때 각 성분의 증기압을 나타낸 것이다.

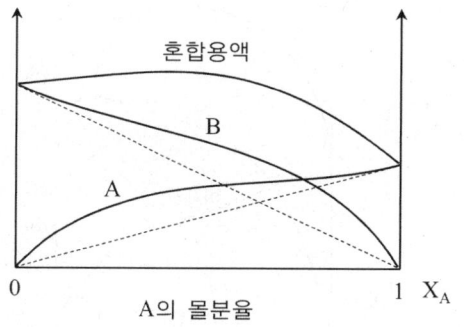

이에 대한 설명으로 옳은 것만을 〈보기〉에서 있는 대로 고른 것은? (단, 압력은 1기압으로 일정하다.)

〈보기〉
ㄱ. A와 B의 혼합 용액은 라울의 법칙을 따른다.
ㄴ. A-B 사이의 인력은 A-A 및 B-B 사이의 인력보다 작다.
ㄷ. A와 B를 1몰씩 혼합한 용액의 끓는점은 A의 끓는점보다 높다.
ㄹ. A와 B를 혼합할 때, 엔탈피는 높아진다.

① ㄱ, ㄴ, ㄷ
② ㄱ, ㄷ
③ ㄴ, ㄹ
④ ㄹ
⑤ ㄱ, ㄴ, ㄷ, ㄹ

10-44B. LQ용액과 총괄성/24경성 추가문제4-1(17미트)

그림은 일정 온도에서 이황화 탄소(CS_2)와 아세톤의 혼합 용액에서 CS_2의 몰분율에 따른 각 성분의 증기압과 혼합 용액의 증기압을 나타낸 것이다.

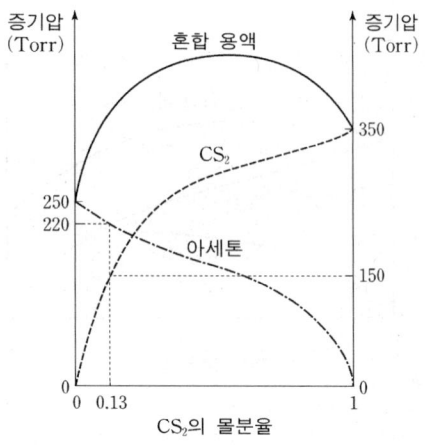

이에 대한 설명으로 옳은 것은?

① 혼합 용액은 라울의 법칙을 만족한다.
② 순수한 아세톤의 증기압은 350 Torr이다.
③ 혼합 용액에서의 CS_2 몰분율이 0.13일 때 증기에서의 아세톤 몰분율은 $\frac{150}{370}$이다.
④ 분자간 인력은 CS_2-CS_2가 아세톤-아세톤보다 크다.
⑤ 분자간 인력은 CS_2-아세톤이 CS_2-CS_2와 아세톤-아세톤의 평균값보다 작다.

10-45B. LQ용액과 총괄성/24경성 추가문제4-2(14피트)

그림은 온도 T에서 액체 A와 B의 혼합 용액이 용기 내 증기와 평형을 이룰 때, 액체상에서 A의 몰분율 (X_A)에 따른 각 성분의 증기압 P_A, P_B를 나타낸 것이다.

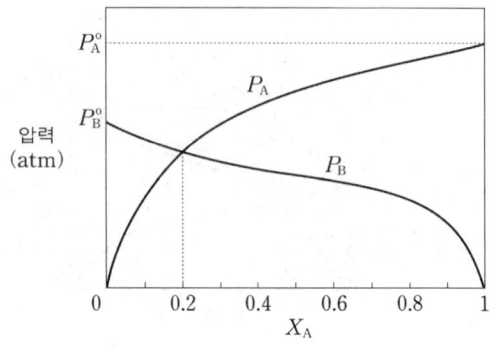

이에 대한 설명으로 옳은 것만을 <보기>에서 있는 대로 고를 때, 그 개수는? (단, 증기는 이상 기체와 같은 거동을 한다.)

─〈보 기〉─
○ 순수한 액체에서 분자 사이의 인력은 A가 B보다 크다.
○ X_A이 0.2일 때, 증기에서 A의 몰분율은 0.5이다.
○ X_A이 0.5일 때, 증기의 전체 압력은 $\frac{1}{2}(P_A^0+P_B^0)$ atm이다.
○ 액체 A와 액체 B의 혼합 과정은 흡열 과정이다.

① 1개 ② 2개 ③ 3개 ④ 4개 ⑤ 0개

10-46B. LQ라울의 법칙/24중앙기출22

그림에서 실선은 휘발성 액체 A와 B를 혼합할 때 혼합 비율에 따라 실제로 측정된 증기압을 나타낸 것이다. 이 모식도에 대한 설명으로 옳은 것을 <보기>에서 모두 고른 것은? (단, X_A는 A의 몰분율이고, P_A와 P_B는 각각 A와 B의 증기압이며 P_T는 전체 압력이다.)

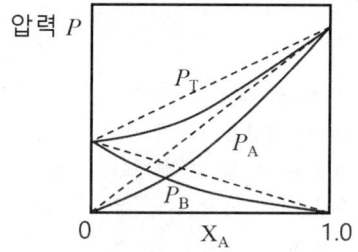

<보기>
가. 점선은 라울의 법칙을 따르는 이상 용액의 증기압을 나타낸 모식도이다.
나. A 분자와 B 분자 사이의 인력이 A 분자 간의 인력보다 크다.
다. A와 B의 혼합 용액의 끓는점은 이상 용액보다 낮아진다.

① 가, 나
② 가, 다
③ 나, 다
④ 가, 나, 다

10-47D. LQ라울의 법칙/23중앙기출28번

다음은 두 개의 휘발성 물질 A와 B가 섞여 있는 이상적 혼합 용액의 증류를 표현한 도표이다. P_A^0와 P_B^0는 25℃에서 순수한 A와 B의 증기압이다. B의 초기 몰분율이 0.2였다면, 몇 번째 증기를 응축했을 때 B의 몰분율이 처음으로 0.95를 초과하게 되는가?

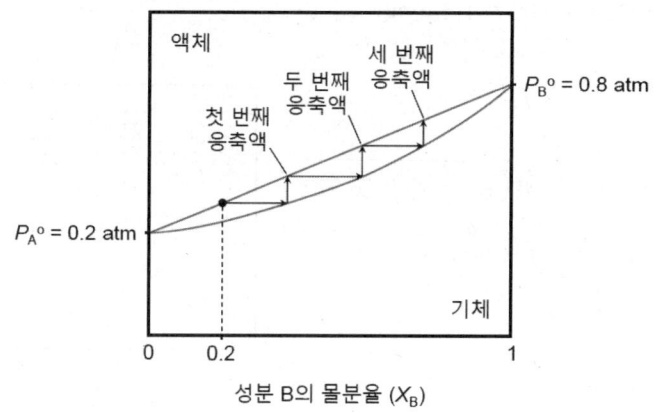

① 두 번째
② 세 번째
③ 네 번째
④ 다섯 번째

10-48D. LQ용액과 총괄성/20중앙기출30

기현이는 술 증기만 마셔도 취한다고 말하곤 한다. 이 말이 사실인지를 Raoult의 법칙을 이용해 검증하고자 한다. 상온에서 얻어진 아래 데이터와 주어진 모눈종이를 이용하여, 부피 백분율 19% 에탄올 용액 증기 속에 포함된 에탄올의 함량(부분압 비율)을 계산하시오. (단, 물과 에탄올의 혼합물은 이상 용액이며, 물의 밀도는 1 g·mL^{-1}, 에탄올의 밀도는 1.2 g·mL^{-1}로 간주한다).

순수한 에탄올의 증기압: 50 Torr

순수한 물의 증기압: 20 Torr

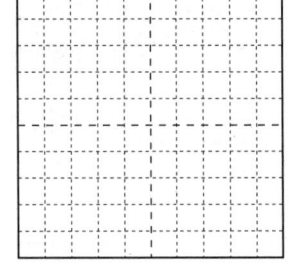

① 18%
② 20%
③ 22%
④ 24%

기타 지엽내용 - 유전상수

10-49C. LQT유전상수/24원광 기출복원6

다음 중 용매의 유전상수가 작은 것에서 커지는 순서대로 옳게 나열한 것은?

① 물 < 에탄올 < 아세톤 < 헥세인
② 물 < 아세톤 < 에탄올 < 헥세인
③ 아세톤 < 에탄올 < 물 < 헥세인
④ 헥세인 < 에탄올 < 아세톤 < 물
⑤ 헥세인 < 아세톤 < 에탄올 < 물

10-50C. LQHR유전상수/24원광 추가문제6-1★

용매의 유전상수(dielectric constant, ϵ)는 다음 식에 의해 정의된다. 이에 대한 설명으로 옳은 것을 모두 골라라.

$$F = -k\frac{q_1 q_2}{\epsilon r^2}$$

(F: 이온입자 사이에 작용하는 정전기력, q_1, q_2: 각 이온의 전하, r: 이온입자 사이의 거리, ϵ: 용매의 유전상수)

> 가. 유전상수가 클수록 용매의 극성이 커진다.
> 나. 유전상수가 클수록 용매에 용해된 반대전하 이온들을 잘 분리시킬 수 있다.
> 다. 용매의 유전상수가 클수록 용매에 녹아있는 반대 전하 이온 사이에 더 작은 인력이 작용한다.
> 라. 유전상수가 매우 작은 용매에 이온 화합물이 용해되면 독립된 이온보다는 이온쌍(ion pairs)으로 존재한다.

① 가, 나, 다
② 가, 다
③ 나, 라
④ 라
⑤ 가, 나, 다, 라

10-51C. LQ유전상수/24원광 추가문제6-2(13미트유기)

주어진 용매의 유전상수(dielectric constant) 크기 비교가 옳은 것은?

① H_2O < CH_3OH

② CH_2Cl_2 < CCl_4

③ $CH_3\text{-S(=O)-}CH_3$ < $CH_3\text{-C(=O)-}CH_3$

④ 피리딘 < 벤젠

⑤ 디에틸에테르 < 테트라하이드로퓨란

10. 용액과 총괄성

문제번호	정답	문제번호	정답
1	3	41	3
2	4	42	4
3	2	43	3
4	3	44	5
5	2	45	2
6	4	46	1
7	4	47	3
8	3	48	3
9	3	49	5
10	2	50	5
11	3	51	5
12	2		
13	5		
14	3		
15	1		
16	2		
17	2		
18	2		
19	1		
20	1		
21	1		
22	2		
23	1		
24	5		
25	5		
26	3		
27	3		
28	2		
29	3		
30	3		
31	1		
32	2		
33	2		
34	2		
35	4		
36	4		
37	4		
38	3		
39	1		
40	2		

10장 해설 링크 모음

11

반응속도

해설 링크 모음

11. 반응속도 핵심 써머리

1. 화학 반응 속도론
1) 화학 반응 속도에 영향을 주는 요인 연구
   (1) 반응 속도는 시간당 농도 변화로 정의된다.
   (2) 반응 속도는 항상 양수로 정의
   (3) 반응 속도의 측정은 역반응을 무시할 수 있는 조건에서 이루어짐
2) 반응 속도는 반응식의 계수, 평형 상수 등과 관련성이 없음

2. 속도 법칙
1) 미분 속도 법칙: 반응 속도를 농도의 함수로 나타냄

$$속도 = -\frac{d[A]}{dt} = k[A]^n$$

k: 속도 상수

n: 반응 차수, 계수와 관계없음, 실험으로 구함

2) 적분 속도식: 농도를 시간에 대한 함수로 나타냄

다음 반응이 일어날 때,

$$aA \rightarrow 생성물$$

속도를 다음과 같이 정의한다면,

$$속도 = -\frac{d[A]}{dt} = k[A]^n$$

반응 차수	미분 속도식	적분 속도식	반감기 공식
1차	$v = -\dfrac{d[A]}{dt} = k[A]^1$	$\ln[A] = -kt + \ln[A]_0$	$t_{1/2} = \dfrac{\ln 2}{k}$
2차	$v = -\dfrac{d[A]}{dt} = k[A]^2$	$\dfrac{1}{[A]} = kt + \dfrac{1}{[A]_0}$	$t_{1/2} = \dfrac{1}{k[A]_0}$
0차	$v = -\dfrac{d[A]}{dt} = k$	$[A] = -kt + [A]_0$	$t_{1/2} = \dfrac{[A]_0}{2k}$

3. 속도식(속도법칙)을 알아낼 수 있는 방법
1) 속도식은 균형 반응식으로부터 알아낼 수 없다.
2) 속도식은 반드시 실험을 통해서만 알아낼 수 있다.
   (1) 초기속도법
   (2) 고립법(isolation method)
4) 만약 단일단계 반응이라면 분자도는 반응차수와 같다.
3) 만약 반응메커니즘이 주어진다면 그와 부합하는 속도식을 유추할 수 있다.
   (1) 사전 평형법
   (2) 정류상태 근사법

4. 반응 메커니즘

1) 전체 반응을 이루는 일련의 단일 단계 반응들의 집합

   (1) 단일 단계 반응: 속도 법칙은 분자도를 이용하여 나타낼 수 있다.

	중간체	촉매	전이상태
균형 반응식	×	×	×
속도식	×	○	×
반응 메커니즘	○	○	×

   ○: 나타남, ×: 나타나지 않음

2) 타당한 반응 메커니즘이 되기 위한 두 가지 조건

   (1) 단일 단계 반응을 모두 더하면 전체 균형 반응식이 되어야한다.

   (2) 메커니즘에서 예상되는 속도 법칙은 실험적으로 구한 속도법칙과 일치해야 한다.

3) 속도 결정 단계: 다른 모든 단계보다 느린 단일 단계, 전체 속도를 결정

5. 화학 반응 속도론의 모형

1) 충돌 모형

   (1) 분자들이 반응하려면 충돌해야 한다.

   (2) 충돌 운동 에너지는 생성물을 만들기 위해 반응물을 재배열시키는 데 필요한 퍼텐셜 에너지를 제공한다.

   (3) 반응이 일어나기 위해서는 활성화 에너지(E_a)라고 부르는 문턱 에너지가 필요하다.

   (4) 이 모형으로부터 아레니우스 식이 유도된다.

   $$k = Ae^{-\frac{E_a}{RT}}$$

   양변에 자연로그를 취하면

   $$\ln k = -\frac{E_a}{RT} + \ln A$$

   (5) 여러 다른 온도에서의 k를 측정하여 E_a를 구할 수 있다.

   (6) (T_1에서 k_1), (T_2에서 k_2)일 때, $E_a = \left(\dfrac{T_1 \times T_2 \, R \ln \dfrac{k_2}{k_1}}{T_2 - T_1} \right)$

2) 활성화 에너지가 클수록 속도상수는 온도에 따라 더 민감하게 변한다.

6. 촉매

1) 자신은 소모되지 않고 반응 속도를 증가시킨다.
2) 활성화 에너지가 낮은 반응 경로를 제공한다.(정촉매)
3) 촉매에는 균일 촉매와 불균일 촉매가 있다.

   (1) 균일 촉매: 반응물과 같은 상

   (2) 불균일 촉매: 반응물과 다른 상

초기속도법

11-1A. CK초기속도법/21경희기출6번

충분한 열을 가하여 아래의 반응을 유도했다.

$$A + B \rightarrow C + D$$

다음은 A와 B 각각의 농도에서 측정한 반응 초기 속도이다.

	[A] (mM)	[B] (mM)	초기 반응속도 (M s^{-1})
실험 1	6.0	2.4	1.5×10^{-5}
실험 2	12.0	2.4	6.0×10^{-5}
실험 3	12.0	4.8	1.2×10^{-4}

이 실험들로부터 구한 반응 속도 상수는?

① 1.7×10^2 M^{-1} s^{-1}
② 1.7×10^2 M^{-2} s^{-1}
③ 6.8×10^2 M^{-1} s^{-1}
④ 6.8×10^2 M^{-2} s^{-1}
⑤ 6.8×10^3 M^{-1} s^{-1}

11-2B. CK반응속도/22중앙기출26번

아래 표는 반응 $H_2 + I_2 \rightarrow 2HI$에 대한 속도 자료이다. 다음 <보기>에서 옳은 것만을 모두 고른 것은?

H_2의 초기 농도(M)	I_2의 초기 농도(M)	초기반응속도 (M·s^{-1})
5.0×10^{-3}	5.0×10^{-3}	7.5×10^{-5}
1.0×10^{-2}	5.0×10^{-3}	1.5×10^{-4}
1.0×10^{-2}	1.5×10^{-2}	4.5×10^{-4}

―――〈보 기〉―――

가. 이 반응의 속도식은 $k[H_2][I_2]$로 나타낼 수 있으며, 속도 상수의 단위는 M^{-1}s^{-1}이다.

나. 이 반응의 속도 결정 단계에서는 H_2와 I_2의 충돌이 일어난다.

① 가
② 나
③ 가, 나
④ 없음

기본적인 속도식 문제

11-3B. CKS1285 반응 속도/24원광모의 2회25번 ★★

다음은 온도 T에서 A~C의 균형 반응식과 속도식에 대한 자료이다. (n은 정수이다.)

$$2A(g) \rightarrow 2B(g) + C(g)$$

$$v = -\frac{d[A]}{dt} = k[A]^n, \quad k = 0.25 M^{-1}s^{-1}$$

표는 온도 T, 일정 부피의 진공 용기에 A(g)를 넣고 반응시켰을 때, 반응 시간에 따른 반응속도를 나타낸 것이다.

단위 (M/s)

반응 시간(초)	A의 소멸속도	B의 생성속도	C의 생성속도
0	0.09		
t_1			0.02
t_2		0.01	

$\dfrac{t_2}{t_1}$는? (단, 온도는 일정하다.)

① 2　　② $\dfrac{3}{2}$　　③ $\dfrac{5}{2}$

④ 3　　⑤ 4

11-4B. CKU 반응속도/ 23원광대기출복원20번

다음은 A가 반응하여 생성물 P를 생성하는 반응식이다.

$$A \rightarrow P$$

표는 25℃에서 2개의 강철용기에 A를 각각 넣고 실험 I과 II를 진행할 때, 반응 시간(t)에 따른 A의 농도([A])를 나타낸 것이다.

실험	[A] (M)			
	$t=0$	$t=10$초	$t=20$초	$t=30$초
I	0.4	a	0.2	b
II	0.6	c	0.3	d

이에 관한 설명으로 옳은 것만을 〈보기〉에서 있는 대로 고른 것은? (단, 온도는 25℃로 일정하다. ln2=0.7로 한다.)

〈 보 기 〉
ㄱ. ln[A]와 반응 시간(t)은 직선 관계를 나타내며, 직선의 기울기는 실험 I과 II에서 동일하다.
ㄴ. 실험 I에서 초기 반응속도는 1.4×10^{-2} M/s이다.
ㄷ. $\dfrac{a+b}{c+d} = \dfrac{2}{3}$이다.

① ㄱ　　② ㄷ　　③ ㄱ, ㄴ
④ ㄴ, ㄷ　　⑤ ㄱ, ㄴ, ㄷ

11-5B. CKSH220 반응속도/24원광모의 3회34번★

다음은 사이클로뷰테인이 분해되는 반응의 화학 반응식과 속도 법칙이다.

$$C_4H_8(g) \rightarrow 2C_2H_2(g) \quad rate = k[C_4H_8]^n$$

표는 1L 강철 용기에 x mol의 $C_4H_8(g)$을 넣은 후 반응이 진행될 때, 시간에 따른 C_2H_2의 양을 나타낸 것이다.

시간(s)	10	20	30
C_2H_2의 양(mol)	0.40	0.60	0.70

이에 대한 설명으로 옳은 것만을 〈보기〉에서 있는 대로 고른 것은? (단, 온도는 $t\,°C$로 일정하다.)

─────〈보 기〉─────
ㄱ. $n = 1$이다.
ㄴ. $k = \dfrac{\ln 2}{10}\ s^{-1}$이다.
ㄷ. $x = 0.80$이다.

① ㄱ ② ㄷ ③ ㄱ, ㄴ
④ ㄴ, ㄷ ⑤ ㄱ, ㄴ, ㄷ

11-6C. CKS283 반응속도 /24단국모의 1회25번★

다음은 A가 반응하여 B를 생성하는 반응의 균형 반응식과 속도 법칙이다.

$$2A(g) \rightarrow B(g) \quad v = -\dfrac{d[A]}{dt} = k[A]^n$$

그림은 온도와 부피가 일정한 진공 용기에 A를 넣고 반응시킬 때, 반응 시간에 따른 A의 농도를 나타낸 것이다. P와 Q에서 접선의 기울기는 각각 $-0.04M/s$와 $-0.01M/s$이다.

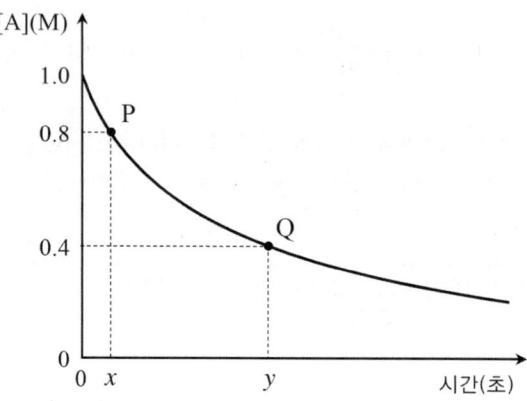

$(y - x)$는? (단, 온도는 일정하다.)

① 8 ② 10 ③ 12
④ 15 ⑤ 20

11-7B. CK반응속도/19중앙기출4

다음과 같은 X_2 분자의 해리 반응이 단일 단계 반응(elementary reaction)으로 일어날 때, [X]의 변화속도를 구하는 식은?

$$X_2(g) \xrightarrow{k} 2X(g)$$

① $\dfrac{d[X]}{dt} = \dfrac{k}{2}[X_2]$

② $\dfrac{d[X]}{dt} = k[X_2]$

③ $\dfrac{d[X]}{dt} = 2k[X_2]$

④ $\dfrac{d[X]}{dt} = k[X_2]^{1/2}$

11-8B. CK반응속도/19중앙기출23

과학자 X는 일차 반응 A → B에 대해 초기 반응물의 농도가 1/3로 감소하는데 걸리는 시간을 "삼감기"라고 정의하였다. 초기 농도 0.120 M인 A의 삼감기가 10초일 때, 반응을 시작한지 20초 후 A의 농도는 얼마인가?

① 0.0115 M
② 0.0133 M
③ 0.0200 M
④ 0.0300 M

11-9B. CK반응속도/24중앙기출23★

반응 $A(g) \rightarrow 2B(g)$은 A에 대한 1차 반응이고, 속도 상수는 $k(s^{-1})$이다. 초기 상태에서 기체 A만 반응 용기에 존재하였고, 그 압력은 8 atm이었다. 반응 용기의 압력이 8 atm에서 15 atm으로 증가하기까지 걸린 시간은? (단, 온도는 일정하다.)

① $\dfrac{\ln\dfrac{8}{15}}{k}$

② $\dfrac{\ln\dfrac{15}{8}}{k}$

③ $\dfrac{\ln 7}{k}$

④ $\dfrac{\ln 8}{k}$

11-10C. CK반응속도,촉매/23경희기출9번

반응물 A는 온도 1000K에서 다음과 같이 분해된다.

$$A(g) \rightarrow B(g) + C(g)$$

다음은 해당 분해 반응이 일어날 때 특정 금속 산화물 MO(s)의 존재 유무에 따른 1L 반응 용기 내의 반응물 A의 부분 압력 대 시간의 그래프이다.

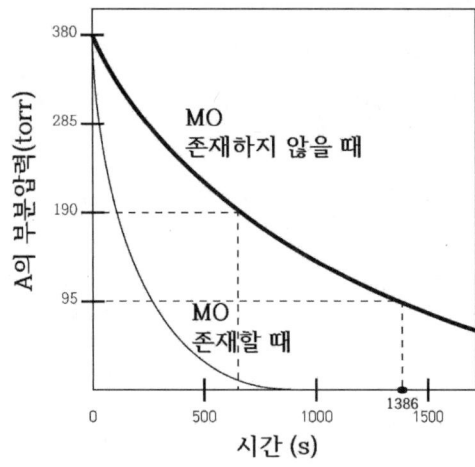

MO(s)가 존재하지 않는 경우의 반응 차수가 일차일 때, 해당 일차 분해 반응에 대한 설명으로 옳지 <u>않은</u> 것은? (단, 온도는 1000K로 일정하고, 기체상수는 R L·atm·mol^{-1}K^{-1}이다. 모든 기체는 이상 기체로 행동한다.)

① 반응물 A의 반감기는 693초이다.
② 반응물 A의 분해 반응에 대한 속도 상수는 1×10^{-3}s^{-1}이다.
③ 금속 산화물 MO(s)는 불균일 촉매이다.
④ 분해 반응이 완료되었을 때 전체 기체의 몰수는 $\frac{760}{R} \times 10^{-3}$mol이다.
⑤ 분해 반응이 완료되었을 때 반응 용기 내 전체 압력은 760torr이다.

11-11C. CK반응속도/21중앙기출10번

Cyclopropane이 propene으로 바뀌는 이성질체화 반응은 비가역 1차 반응이다. 700K, 22.0mmHg의 cyclopropane을 반응기에 넣었더니 1분 후 19.8mmHg의 propene이 생성되었다. 700K에서 이 이성질체화 반응의 속도 상수는? (단, ln2≈0.7, ln3≈1.1, ln5≈1.6이다.)

① 2.0×10^{-2} s^{-1}
② 3.8×10^{-2} s^{-1}
③ 4.5×10^{-2} s^{-1}
④ 1.7×10^{-3} s^{-1}

11-12C. CK반응속도/22중앙기출25번

아래 표는 250K, 350K에서 측정한 반응 A → B에 대한 속도 자료이다. 다음 〈보기〉에서 옳은 것만을 모두 고른 것은?

시간(s)	반응물 A의 농도(M)	
	250K	350K
0	1.0	1.0
40	0.50	0.25
120	0.25	0.10

〈보 기〉

가. 350K에서 속도 상수 k는 $\frac{3}{40}$ M^{-1}s^{-1}이다.

나. 350k에서 반응 시간이 200s가 되었을 때 반응속도는 $\frac{3}{10,240}$ M· s^{-1}이다.

① 가
② 나
③ 가, 나
④ 없음

11-13C. CKS281반응속도/24원광 기출복원16★★

다음은 A가 반응하여 X를 생성하는 균형 반응식과 속도 법칙이다. n은 0, 1, 2 중 하나이다.

$$A(g) \rightarrow X(g) \qquad v = k[A]^n$$

표는 온도가 25℃인 강철 용기에서 A의 초기 농도를 달리하여 진행한 실험 1과 실험 2에 대한 자료이다.

반응 시간(초)	[A](M)	
	실험 1	실험 2
0	1.2	2.4
10	0.6	0.8
20	x	y

$\dfrac{y}{x}$는? (단, 온도는 25℃로 일정하다.)

① 1.2 ② $\dfrac{7}{6}$ ③ $\dfrac{9}{8}$ ④ $\dfrac{5}{6}$ ⑤ 0.9

11-14C. CK반응속도/24원광 추가문제16-1(14미트)

반응 A→P에서 반응물의 초기 농도 $[A]_0 = 0.40M$일 때 연속적인 반감기($t_{1/2}$)를 측정하여 다음과 같은 결과를 얻었다.

〈실험 결과〉

○ 시간에 따른 [A]의 변화

$$[A]_0 \xrightarrow{t_{1/2}=10\text{분}} \dfrac{[A]_0}{2} \xrightarrow{t_{1/2}=20\text{분}} \dfrac{[A]_0}{4} \xrightarrow{t_{1/2}=40\text{분}} \dfrac{[A]_0}{8}$$

이에 대한 설명으로 옳은 것만을 〈보기〉에서 있는 대로 고른 것은?

〈보 기〉

ㄱ. 150분이 경과한 후의 반응물의 농도는 0.025M이다.

ㄴ. $[A] = \dfrac{3}{4}[A]_0$이 되는 데 걸리는 시간을 $t_{3/4}$이라 하면, $\dfrac{t_{1/2}}{t_{3/4}}$의 값은 $[A]_0$에 관계없이 일정하다.

ㄷ. 초기 농도 $[A]_0 = 0.50M$이면 $t_{1/2}$는 12.5분이다.

① ㄱ ② ㄷ ③ ㄱ, ㄴ
④ ㄴ, ㄷ ⑤ ㄱ, ㄴ, ㄷ

11-15C. CKS282반응속도/24원광 추가문제16-3(20피트)★

다음은 A(g)로부터 B(g)가 생성되는 반응의 화학 반응식이다.

$$A(g) \rightarrow 2B(g)$$

표는 온도 T에서 A(g)를 강철 용기에 넣고 반응시킬 때, 반응 시간에 따른 A(g)의 몰농도([A])와 반응속도(v)를 나타낸 것이다. A(g)의 초기 압력은 1atm이다.

반응 시간	0	t	$2t$	$3t$
[A]	$6a$	x	$3a$	$\frac{12}{5}a$
v		$4b$	b	y

이에 대한 설명으로 옳은 것만을 〈보기〉에서 있는 대로 고른 것은?

― 〈보 기〉―
ㄱ. $x = 4a$이다.
ㄴ. $y = \frac{16}{25}b$이다.
ㄷ. 반응 시간이 $2t$일 때, 용기 속 기체의 압력은 $\frac{3}{2}$atm이다.

① ㄱ   ② ㄴ   ③ ㄱ, ㄷ
④ ㄴ, ㄷ   ⑤ ㄱ, ㄴ, ㄷ

다양한 유형의 반응속도 문제

11-16A. CKSN215반응속도, 촉매/24경성 추가문제3-1

25℃ 강철 용기에서 A가 B를 생성하는 반응이 일어난다. 촉매가 없을 때(Ⅰ)와 촉매가 있을 때(Ⅱ), 시간에 따른 A의 농도를 나타낸 것으로 가장 적절한 것은? (단, 온도는 25℃로 일정하다.)

① 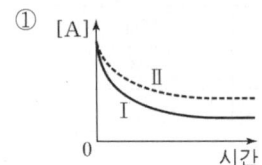 ②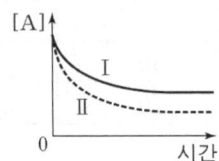

③ 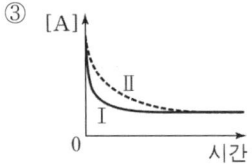 ④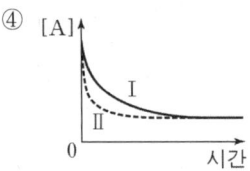

⑤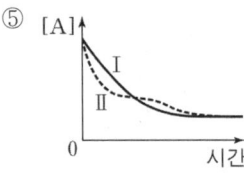

11-17A. CK반응속도,촉매/24경희기출2번

과산화 수소(H_2O_2)에 요오드화 포타슘(KI)를 첨가하면 H_2O_2의 분해 속도가 빨라진다. 이 때, KI에 의해 변화되는 것만을 <보기>에서 모두 고른 것은? [2

―<보 기>―
ㄱ. 평형 상수 (K)
ㄴ. 반응 엔탈피 ($\triangle H$)
ㄷ. 활성화 에너지 (E_a)

① ㄱ　　　② ㄴ　　　③ ㄷ
④ ㄱ, ㄴ　　⑤ ㄱ, ㄴ, ㄷ

11-18B. CKPA1021활성화 에너지/24경희 추가문제2-8번★★

다음 기체상 단일단계 반응 중 활성화 에너지가 가장 작을 것으로 예상되는 것은?

① $O + N_2 \rightarrow NO + N$
② $OH + H_2 \rightarrow H_2O + H$
③ $Cl + H_2 \rightarrow HCl + H$
④ $2CH_3 \rightarrow C_2H_6$
⑤ $NO + Cl_2 \rightarrow NOCl + Cl$

11-19A. CKZD630반응속도, 촉매/24경성 기출복원3

그림은 일정량의 효소에 의해 반응이 일어날 때, 반응물의 농도에 따른 반응속도를 나타낸 것이다.

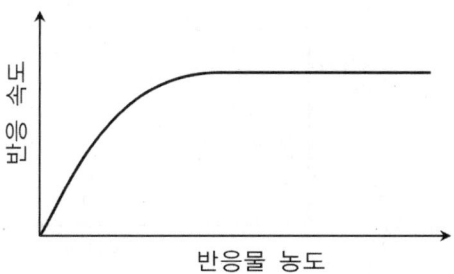

반응물이 높은 농도에 도달했을 때, 반응물의 농도가 증가해도 속도가 더 이상 증가하지 않는 이유로 가장 적절한 것은?

① 반응물이 모두 소모되었기 때문이다.
② 효소가 모두 반응하여 소모되었기 때문이다.
③ 효소가 기질에 의해 모두 포화되었기 때문이다.
④ 효소가 생성물에 의해 모두 포화되었기 때문이다.
⑤ 정반응보다 역반응의 속도가 더 크기 때문이다.

11-20A. CK반응속도,촉매/24중앙기출9

생체에서 효소에 의해 기질의 반응이 일어날 때, 생성물의 생성 속도가 일정한 시간이 지난 후 일정해지는 이유를 올바르게 설명한 것은?

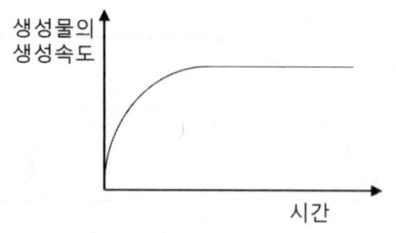

<보기>
가. 기질의 양이 일정하다.
나. 효소의 활성부위가 기질로 모두 채워졌다.

① 가
② 나
③ 가, 나
④ 정답 없음

11-21D. CK반응속도, 촉매/24중앙기출16

인체의 특정 효소의 활성이나 발현량이 증가하여 질병에 걸리는 경우가 있다. 이때 효소의 작용을 억제하는 화합물은 약물로 작용할 수 있는데, 작용 억제제의 기전은 반응속도를 비교하여 결정할 수 있다. 그러나 억제제 중 비경쟁적 가역 억제제(noncompetitive reversible inhibitor)는 비가역 억제제(irreversible inhibitor)와 유사한 반응속도 그래프를 보여 구분하기 어려울 수 있다. 다음 <보기>의 억제제에 대한 설명과 두 억제 효과를 구분하기 위한 실험 결과에 대한 설명 중 옳은 것을 모두 고른 것은?

<보기>
가. 효소에 비경쟁적 가역 억제제를 첨가할 때, 기질의 결합 능력(K_m)은 변화가 없으나 최대 반응속도(V_{max})는 감소한다.
나. 비가역 억제제는 효과가 지속되어 가역 억제제보다 좋은 약물이 될 수 있다.
다. 약물이 90% 저해 효과를 보일 때, 반응 용액을 희석하여 활성이 증가하면 비경쟁적 가역 억제제이다.

① 가, 나
② 가, 다
③ 나, 다
④ 가, 나, 다

11-22D. CK반응속도,동위원소/24중앙기출11

어떤 유기 분자의 C-H 결합에서 수소(H)를 중수소(D)로 치환하였을 때, 300 K에서 C-D 결합이 깨지는 속도는 C-H 결합이 깨지는 속도에 비해 어떻게 변하는가?

① 빨라진다.
② 느려진다.
③ 변화가 없다.
④ 정답 없음

반응 메커니즘과 속도식

11-23A. CK반응속도/24연세 기출복원3

다음은 오존(O_3)이 산소(O_2)로 분해되는 반응의 메커니즘이다.

1단계: $Cl(g) + O_3(g) \rightarrow O_2(g) + ClO(g)$
2단계: $O_3(g) \rightarrow O_2(g) + O(g)$
3단계: $ClO(g) + O(g) \rightarrow O_2(g) + Cl(g)$

이 반응에서 $O(g)$는 무엇인가?

① 반응물
② 생성물
③ 촉매
④ 중간체
⑤ 전이상태

11-24A. CKGA686 반응속도/23연세 기출복원18번

오존(O_3)의 분해 반응에 대하여 다음 메커니즘이 제안되었다.

⟨1단계⟩ $O_3 \underset{k_{-1}}{\overset{k_1}{\rightleftharpoons}} O_2 + O$ (빠른 평형)

⟨2단계⟩ $O + O_3 \overset{k_2}{\rightarrow} 2O_2$ (느림)

사전 평형법으로 속도식을 구했을 때, 전체 반응 차수는?

① 0
② 1
③ 2
④ $\frac{1}{2}$
⑤ $\frac{3}{2}$

11-25B. CK반응속도/22경희기출7번

다음은 단일 단계 반응으로 진행되는 반응 메커니즘이다.

(1) $A(g) + B(g) \rightleftharpoons AB(g)$
(2) $AB(g) + C(g) \rightarrow AC(g) + B(g)$

반응 (1)은 K의 평형 상수를 갖는 빠른 가역 반응이고 반응 (2)는 k의 속도 상수를 갖는 느린 반응이다. 이 반응의 반응 속도식을 옳게 나타낸 것은?

① $k[A][B]$
② $kK[A][B][C]$
③ $\dfrac{k[AC][B]}{[AB][C]}$
④ $\dfrac{[AB]}{[A][B]}$
⑤ $\dfrac{K[AC]}{[A][C]}$

11-26A. CK반응 메커니즘/23중앙기출18번

오존이 분해하여 산소 분자를 만드는 반응은 다음 <보기>의 두 단일 반응으로 진행된다.

---<보 기>---

1단계: $O_3 \rightleftharpoons O_2 + O$ (빠름)
2단계: $O_3 + O \rightarrow 2\,O_2$ (느림)

다음 중 오존의 분해 반응 속도식으로 옳은 것은?

① $k[O_3]^2/[O_2]$

② $k[O_3]^2$

③ $k[O_3][O_2]$

④ 정답 없음

11-27A. CK19PT반응속도/24경희 추가문제2-1번

다음은 25℃에서 과산화수소(H_2O_2)가 분해되는 화학 반응식과 반응 메커니즘이다.

$$2H_2O_2(aq) \xrightarrow{k} 2H_2O(l) + O_2(g)$$

<단계 1>: $H_2O_2 + I^- \xrightarrow{k_1} H_2O + IO^-$ (느림)

<단계 2>: $H_2O_2 + IO^- \xrightarrow{k_2} H_2O + O_2 + I^-$ (매우 빠름)

이에 대한 설명으로 옳은 것만을 <보기>에서 있는 대로 고른 것은? (단, 온도는 25℃로 일정하다.)

---<보 기>---

ㄱ. I^-는 균일 촉매이다.
ㄴ. 전체 반응은 H_2O_2에 대해 1차, I^-에 대해 1차이다.
ㄷ. 전체 반응의 속도상수(k)는 $k_1 \times k_2$이다.

---

① ㄱ   ② ㄷ   ③ ㄱ, ㄴ
④ ㄴ, ㄷ   ⑤ ㄱ, ㄴ, ㄷ

11-28C. CKDK22/22단국기출6번

냉동제와 기체 분무기의 분산제로 널리 쓰이는 클로로플루오르탄소(CFC)의 대표적 화합물은 CCl_2F_2이다. 성층권에서 자외선을 받으면 CCl_2F_2는 다음과 같이 광분해가 일어난다.

$$CCl_2F_2 + h\nu \rightarrow CClF_2 + Cl$$

이 때 생성된 Cl은 오존(O_3)과 반응하여 ClO와 산소 분자가 생성된다. 그리고 ClO와 오존이 반응하여 Cl과 산소 분자가 생성된다. 다음은 Cl과 오존의 반응에 따른 오존의 분해과정을 나타낸 것이다.

$$Cl + O_3 \rightarrow ClO + O_2$$
$$ClO + O_3 \rightarrow Cl + 2O_2$$

알짜 반응 : $2O_3 \rightarrow 3O_2$

이에 대한 설명으로 옳지 않은 것은?

① Cl은 라디칼(radical)이다.
② ClO는 중간체(intermediate)이다.
③ 한 개의 Cl은 한 개의 오존 분자를 분해한다.
④ CCl_2F_2는 극성화합물이다.
⑤ CCl_2F_2에서 C−Cl의 결합에너지는 C−F의 결합에너지 보다 작다.

11-29A. CKF20반응속도/24경희 추가문제2-7번

다음은 기체상에서 일어나는 단일 단계 반응이다.

$$NO_2(g) + CO(g) \rightarrow NO(g) + CO_2(g)$$

이 반응의 전이 상태로 가장 타당한 것은?

① O=N−O----O≡C
② O=N−O----C≡O
③ O₂N----C≡O
④ O₂N----O≡C
⑤ O₂N----C(≡O 세로)

11-30A. CK반응속도, 메커니즘/24단국 기출복원4★

다음은 $CHCl_3$와 Cl_2의 기체상 반응에 대해 제안된 메커니즘이다.

단계 1	$Cl_2 \underset{k_{-1}}{\overset{k_1}{\rightleftharpoons}} \cdot Cl + \cdot Cl$	(빠른 평형)
단계 2	$\cdot Cl + CHCl_3 \xrightarrow{k_2} HCl + \cdot CCl_3$	(느림)
단계 3	$\cdot Cl + \cdot CCl_3 \xrightarrow{k_3} CCl_4$	(빠름)

이에 대한 설명으로 옳은 것만을 〈보기〉에서 있는 대로 고른 것은?

― 〈보 기〉 ―
ㄱ. 단계 2는 속도 결정 단계이다.
ㄴ. $\cdot CCl_3$는 중간체이다.
ㄷ. 전체 속도 상수는 $k_2 \left(\dfrac{k_1}{k_{-1}} \right)^{\frac{1}{2}}$이다.

① ㄱ   ② ㄴ   ③ ㄱ, ㄷ
④ ㄴ, ㄷ   ⑤ ㄱ, ㄴ, ㄷ

11-31B. CK반응속도, 메커니즘/24단국 추가문제4-1(14미트)

다음은 $CHCl_3$와 Cl_2의 기체상 반응에 대해 제안된 메커니즘이다.

단계 1	$Cl_2 \underset{k_{-1}}{\overset{k_1}{\rightleftharpoons}} \cdot Cl + \cdot Cl$	(빠른 평형)
단계 2	$\cdot Cl + CHCl_3 \xrightarrow{k_2} HCl + \cdot CCl_3$	(느림)
단계 3	$\cdot Cl + \cdot CCl_3 \xrightarrow{k_3} CCl_4$	(빠름)

이에 대한 설명으로 옳지 않은 것은?

① 전체 반응은 $CHCl_3 + Cl_2 \rightarrow CCl_4 + HCl$이다.
② 반응의 속도결정 단계는 단계 2이다.
③ 반응의 속도 법칙은 Cl_2에 대해 1차, $CHCl_3$에 대해 $\dfrac{1}{2}$차이다.
④ $\cdot Cl$과 $\cdot CCl_3$는 모두 중간체이다.
⑤ 단계 3은 이분자 반응이다.

11-32A. CK반응메커니즘/24단국 추가문제4-2(12미트)★

다음은 A + B → C 반응에 대한 반응 메커니즘이다.

단계 (1): $A \underset{k_{-1}}{\overset{k_1}{\rightleftharpoons}} 2D$ (빠른 평형)

단계 (2): $D + B \xrightarrow{k_2} E$ (느림)

단계 (3): $D + E \xrightarrow{k_3} C$ (빠름)

사전평형(pre-equilibrium) 근사법을 사용하여 반응 속도 상수가 k인 전체 반응 속도(v)를 다음과 같이 나타낼 수 있다.

$$v = k[A]^m[B]^n$$

이 반응에 대한 설명으로 옳은 것만을 <보기>에서 있는 대로 고른 것은? (단, 단계 (2)에서 B가 소멸되는 속도와 단계 (3)에서 C가 생성되는 속도는 같다.)

―――――<보 기>―――――
ㄱ. k_1과 k_{-1}의 단위는 같다.
ㄴ. $m+n$은 1.5이다.
ㄷ. k는 $k_2\left(\dfrac{k_1}{k_{-1}}\right)^{\frac{1}{2}}$이다.

① ㄱ   ② ㄴ   ③ ㄷ
④ ㄱ, ㄴ   ⑤ ㄴ, ㄷ

11-33B. CK반응속도 메커니즘/24단국 추가문제4-3(21미트)★

다음은 A(g)+B(g) → C(g) 반응에 대해 제안된 반응 메커니즘이다.

(단계 1) $A(g)+A(g) \underset{k_{-1}}{\overset{k_1}{\rightleftharpoons}} D(g)$ (빠른 평형)

(단계 2) $A(g)+B(g) \underset{k_{-2}}{\overset{k_2}{\rightleftharpoons}} E(g)$ (빠른 평형)

(단계 3) $D(g)+E(g) \xrightarrow{k_3} A(g)+A(g)+C(g)$ (느림)

사전평형(pre-equilibrium) 근사법을 적용한 전체 반응 속도는 다음과 같이 나타낼 수 있다.

$$\text{전체 반응 속도} = k_{\text{전체}}[A]^m[B]^n$$

이에 대한 설명으로 옳지 <u>않은</u> 것은?

① 단계 1에서 정반응 속도와 역반응 속도는 같다.
② 단계 3은 이분자 반응이다.
③ 중간체의 개수는 2이다.
④ 전체 반응 차수는 2이다.
⑤ $k_{\text{전체}}$는 $\dfrac{k_1 k_2 k_3}{k_{-1} k_{-2}}$이다.

11-34B. CK반응속도 메커니즘/24단국 추가문제4-4(23미트)★

다음은 $2O_3(g) \to 3O_2(g)$ 반응에 대해 제안된 반응 메커니즘과, 이에 근거한 속도 법칙을 나타낸 것이다.

단계 1 $O_3(g) \underset{k_{-1}}{\overset{k_1}{\rightleftharpoons}} O_2(g) + O(g)$ 빠른 평형

단계 2 $O(g) + O_3(g) \overset{k_2}{\longrightarrow} 2O_2(g)$ 느림

전체 반응 속도 $= k[O_2]^m[O_3]^n$

이에 대한 설명으로 옳은 것만을 〈보기〉에서 있는 대로 고른 것은?

―〈보 기〉―
ㄱ. k_2의 단위는 s^{-1}이다.
ㄴ. $(m+n)$은 2이다.
ㄷ. k는 $\dfrac{k_1 k_2}{k_{-1}}$이다.

① ㄱ   ② ㄷ   ③ ㄱ, ㄴ
④ ㄴ, ㄷ   ⑤ ㄱ, ㄴ, ㄷ

11-35C. CK반응메커니즘/24동덕 기출복원11★

다음은 $A(g) + B(g) \to C(g) + D(g)$ 반응에 대해 제안된 반응 메커니즘이다.

(단계 1) $A(g) \underset{k_{-1}}{\overset{k_1}{\rightleftharpoons}} C(g) + E(g)$ (빠른 평형)

(단계 2) $B(g) + E(g) \underset{k_{-2}}{\overset{k_2}{\rightleftharpoons}} F(g)$ (빠른 평형)

(단계 3) $F(g) \overset{k_3}{\longrightarrow} D(g)$ (느림)

속도 $= k[A]^a[B]^b[C]^c[D]^d$일 때, $a+b+c+d$는?

① -1
② 0
③ 1
④ 1.5
⑤ 2

11-36B. CKZD18-26반응메커니즘/24동덕 추가문제11-1★

다음은 어떤 기체상 반응에 대한 메커니즘이다.

단계 1: $2A + B \underset{k_{-1}}{\overset{k_1}{\rightleftharpoons}} D$ 빠른평형

단계 2: $D + B \overset{k_2}{\rightarrow} E + F$ 느림

단계 3: $F \overset{k_3}{\rightarrow} G$ 빠름

속도 = $k[A]^a[B]^b$일 때, a+b는?

① 1
② 2
③ 3
④ 4
⑤ 5

11-37C. CKZD18-26반응메커니즘/24동덕 추가문제11-2★

다음은 A + B + D → G 반응에 대한 반응 메커니즘이다.

단계 1: $A + B \underset{k_{-1}}{\overset{k_1}{\rightleftharpoons}} C$ 빠른평형

단계 2: $C + D \underset{k_{-2}}{\overset{k_2}{\rightleftharpoons}} F$ 빠른평형

단계 3: $F \overset{k_3}{\rightarrow} G$ 느림

속도 = $k[A]^a[B]^b[D]^d$일 때, a+b+d는?

① 1
② 2
③ 3
④ 4
⑤ 5

11-38C. CKZD634반응메커니즘/24동덕 추가문제11-3★

다음은 기체상에서 염소와 일산화 탄소로부터 포스겐이 생성되는 반응 메커니즘이다. 전체 속도식으로 가장 적합한 것은?

단계 1: $Cl_2 \underset{k_{-1}}{\overset{k_1}{\rightleftharpoons}} 2Cl$ 빠른평형

단계 2: $Cl + CO \underset{k_{-2}}{\overset{k_2}{\rightleftharpoons}} COCl$ 빠른평형

단계 3: $COCl + Cl_2 \overset{k_3}{\longrightarrow} COCl_2 + Cl$ 느림

단계 4: $2Cl \overset{k_4}{\longrightarrow} Cl_2$ 빠름

① $k_3 \dfrac{k_2}{k_{-2}} \left(\dfrac{k_1}{k_{-1}}\right)^{\frac{1}{2}} [CO][Cl_2]^{\frac{3}{2}}$

② $k_3 \dfrac{k_2}{k_{-2}} \left(\dfrac{k_1}{k_{-1}}\right)^{2} [CO][Cl_2]^{\frac{3}{2}}$

③ $k_3 \dfrac{k_1}{k_{-1}} \dfrac{k_2}{k_{-2}} [CO][Cl_2]^{\frac{3}{2}}$

④ $k_3 \dfrac{k_1}{k_{-1}} \dfrac{k_2}{k_{-2}} [CO]^{\frac{3}{2}} [Cl_2]$

⑤ $k_3 \dfrac{k_2}{k_{-2}} \left(\dfrac{k_1}{k_{-1}}\right)^{\frac{1}{2}} [CO][Cl_2]^{2}$

11-39C. CKDB반응속도/24경희 추가문제2-2번★

다음은 오존(O_3)이 산소(O_2)로 분해되는 열화학 반응식과 반응 메커니즘이다.

$$O_3(g) + O(g) \rightarrow 2O_2(g) \quad \triangle H^0 = -392 kJ/mol$$

〈단계 1〉	$O_3 + Cl \underset{k_{-1}}{\overset{k_1}{\rightleftharpoons}} ClO + O_2$	E_a(정반응)=2kJ/mol
		E_a(역반응)=1kJ/mol
〈단계 2〉	$ClO + O \overset{k_2}{\longrightarrow} Cl + O_2$	$E_a = 0.4kJ/mol$

이에 대한 설명으로 옳은 것만을 〈보기〉에서 있는 대로 고른 것은?

―〈보 기〉―
ㄱ. Cl은 중간체이다.
ㄴ. 전체 반응은 2차 반응이다.
ㄷ. 〈단계 2〉의 반응 엔탈피($\triangle H^0$)는 $-393kJ/mol$이다.

① ㄱ ② ㄴ ③ ㄱ, ㄷ
④ ㄴ, ㄷ ⑤ ㄱ, ㄴ, ㄷ

고립법(isolation method) 문제

11-40C. CK3635PA862 반응속도,고립법/24연세모의 2회16번

다음은 A와 B가 반응하여 C를 생성하는 균형 반응식과 속도 법칙이다.

$$A(g) + B(g) \rightarrow C(g)$$
$$v = -\frac{d[A]}{dt} = k[A]^m[B]^n$$

표는 온도 $T°C$에서 진행한 실험 1과 실험 2에 대한 자료이다. 실험 1과 실험 2에서 B의 초기 농도는 각각 5.0M와 10.0M이다.

시간(초)	[A] (M)	
	실험 1	실험 2
0	4.0×10^{-2}	4.0×10^{-2}
20	2.0×10^{-2}	1.0×10^{-2}
40	1.0×10^{-2}	2.5×10^{-3}

이에 관한 설명으로 옳은 것만을 〈보기〉에서 있는 대로 고른 것은? (단, 온도는 $T°C$로 일정하다.)

―〈보 기〉―

ㄱ. 속도상수 $k = \frac{\ln 2}{100} M^{-1}s^{-1}$이다.

ㄴ. 실험 2에서 $\frac{15초에서 [A]}{5초에서 [A]} = \frac{1}{2}$이다.

ㄷ. [A]= 0.10M, [B]=0.10M일 때, B의 반감기는 시간에 따라 변하지 않는다.

① ㄱ   ② ㄷ   ③ ㄱ, ㄴ
④ ㄴ, ㄷ   ⑤ ㄱ, ㄴ, ㄷ

11-41C. CK반응속도,고립법/24원광 추가문제16-2(24미트)★

다음은 A와 B로부터 C와 D가 생성되는 반응의 화학 반응식과 속도법칙을 나타낸 것이다.

$$A + B \rightarrow C + D \qquad \text{전체 반응 속도} = k[A]^m[B]^n$$

그림은 일정한 온도에서 B의 초기 농도($[B]_0$)를 달리하여 진행한 실험 Ⅰ과 Ⅱ에서 반응 시간에 따른 $\frac{1}{[A]}$을 각각 나타낸 것이다. $[B]_0$가 A의 초기 농도($[A]_0$)보다 훨씬 크기 때문에 반응 과정에서 [B]의 변화는 무시할 수 있다.

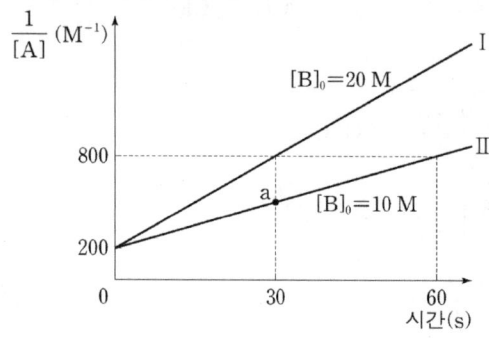

이에 대한 설명으로 옳은 것만을 〈보기〉에서 있는 대로 고른 것은?

―〈보 기〉―

ㄱ. n은 1이다.

ㄴ. k는 $1M^{-2} \cdot s^{-1}$이다.

ㄷ. a에서 전체 반응 속도는 $4 \times 10^{-5} M/s$이다.

① ㄱ   ② ㄷ   ③ ㄱ, ㄴ
④ ㄴ, ㄷ   ⑤ ㄱ, ㄴ, ㄷ

11-42C. CK반응속도,고립법/24원광 추가문제16-4(17피트)★

다음은 기체 A와 B가 반응하여 기체 C가 생성되는 반응의 화학 반응식이다. 이 반응은 단일 단계 반응이다.

$$aA(g) + bB(g) \rightarrow C(g) \quad (a, b: \text{반응 계수})$$

표는 반응 조건 (가)와 (나)에서 A와 B의 초기 농도에 대한 자료이고, $x \gg 1$이며 $y \gg 1$이다. 그림은 (가)에서 반응이 진행될 때 반응 시간에 따른 [A]와, (나)에서 반응이 진행될 때 반응 시간에 따른 [B]를 나타낸 것이다.

반응 조건	초기 농도(mM) A	B
(가)	0.45	x
(나)	y	0.32

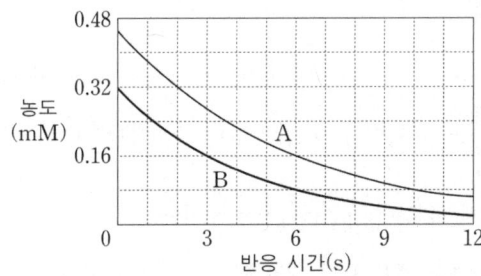

$\dfrac{y}{x}$는? (단, 온도는 25℃로 일정하다.)

① $\dfrac{5}{3}$ ② $\dfrac{4}{3}$ ③ $\dfrac{3}{4}$ ④ $\dfrac{3}{5}$ ⑤ $\dfrac{1}{2}$

11-43C. CKS299 반응속도,고립법/24원광모의 3회33번★

다음은 A와 B가 반응하여 C를 생성하는 균형 반응식과 온도 T에서의 속도 법칙이다. (a, b: 반응 차수)

$$A(g) + B(g) \rightarrow C(g) \qquad v = k[A]^a[B]^b$$

그림 (가)는 $[A]_0 \gg [B]_0$인 조건에서 시간에 따른 [B]를, 그림 (나)는 $[B]_0 \gg [A]_0$인 조건에서 시간에 따른 [A]를 나타낸 것이다. $[A]_0$와 $[B]_0$는 각각 A와 B의 초기 농도이다.

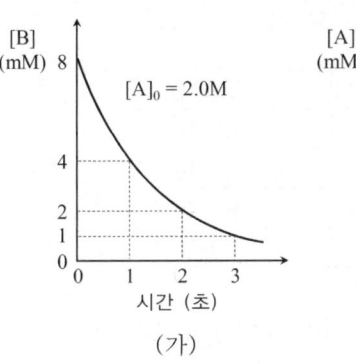 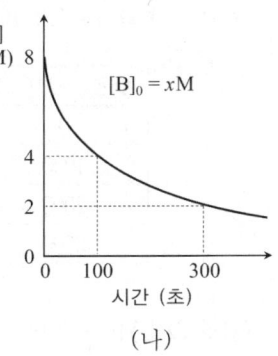

(가)　　　　　　　　(나)

x는? (단, 온도는 T로 일정하다.)

① $\dfrac{1}{\ln 2}$ ② $\dfrac{2}{\ln 2}$ ③ $\dfrac{3}{\ln 2}$

④ $\dfrac{4}{\ln 2}$ ⑤ $\dfrac{5}{\ln 2}$

11-44C. CK4636 반응속도, 고립법/24연세모의 1회4번

다음은 어떤 반응의 균형 반응식과 속도 법칙이다. k는 온도 T에서의 속도 상수이고 a와 b는 반응 차수이다.

$$A(g) + B(g) \rightarrow 2C(g) \qquad 속도 = -\frac{d[A]}{dt} = k[A]^a[B]^b$$

다음과 같이 온도 T에서 실험 1과 실험 2를 진행하였다. 표는 각 실험에서의 자료이다.

⟨실험 1⟩ $[A]_0 = 1.2 \times 10^{-2}$M, $[B]_0 = 3.0$M

반응 시간(초)	[A](M)
0	1.2×10^{-2}
1000	6.0×10^{-3}
2000	4.0×10^{-3}
3000	3.0×10^{-3}

⟨실험 2⟩ $[A]_0 = 3.0$M, $[B]_0 = 8.0 \times 10^{-3}$M

반응 시간(초)	[B](M)
0	8.0×10^{-3}
t	6.0×10^{-3}
$2t$	4.0×10^{-3}
$3t$	2.0×10^{-3}

(1) A와 B에 대한 반응 차수는 각각 얼마인가?

(2) 속도 상수 k는 얼마인가?

(3) ⟨실험 2⟩에서 t는 얼마인가?

정류상태 근사법

11-45C. CKU 정류상태 근사법/ 23원광 기출복원8번

오존(O_3)이 분해되는 반응에 대하여 다음 메커니즘을 제안하였다.

(1단계) $O_3 \underset{k_{-1}}{\overset{k_1}{\rightleftarrows}} O_2 + O$

(2단계) $O + O_3 \overset{k_2}{\longrightarrow} 2O_2$

정류상태 근사법(steady-state approximation)을 이용하여 속도식을 구했을 때, 이에 대한 설명으로 옳은 것만을 ⟨보기⟩에서 있는 대로 고른 것은?

─⟨보 기⟩─

ㄱ. $\dfrac{d[O]}{dt} = k_1[O_3] - k_{-1}[O_2][O] - k_2[O][O_3]$ 이다.

ㄴ. 전체 속도 $= \dfrac{k_1 k_2 [O_3]^2}{k_2[O_3] + k_{-1}[O_2]}$ 이다.

ㄷ. 1단계는 빠른 평형, 2단계는 속도 결정 단계일 때, 속도법칙은 O_3에 대한 2차, O_2에 대한 -1차이다.

① ㄱ ② ㄴ ③ ㄱ, ㄴ
④ ㄴ, ㄷ ⑤ ㄱ, ㄴ, ㄷ

11-46B. CK반응메커니즘,정류상태근사법/20중앙기출18

다음 반응은 Lindemann mechanism의 한 예이다. 정류 상태 근사법(steady-state approximation)을 이용해 생성물의 생성속도를 바르게 구한 것은?

$$A + M \underset{k_{-1}}{\overset{k_1}{\rightleftarrows}} A^* + M$$

$$A^* \xrightarrow{k_2} P$$

① $\dfrac{k_1 k_2 [A]}{k_{-1}}$

② $\dfrac{[A][M]}{(k_{-1}[M] + k_1)}$

③ $\dfrac{k_1 k_2 [A][M]}{(k_{-1}[M] + k_2)}$

④ $\dfrac{k_1 k_2 [A]}{(k_{-1} + k_1 [M])}$

11-47C. CK5879/853JH216 반응 속도/24원광모의 2회26번★

다음은 어떤 기체상 반응의 메커니즘을 나타낸 것이다. M은 인접한 비활성 기체이고, A^*는 A의 들뜬 상태이다.

〈1 단계〉 $\quad A + M \underset{k_{-1}}{\overset{k_1}{\rightleftarrows}} A^* + M$

〈2 단계〉 $\quad A^* \xrightarrow{k_2} B + C$

이 반응 메커니즘에 정류상태 근사법을 적용할 때, 이에 관한 설명으로 옳은 것만을 〈보기〉에서 있는 대로 고른 것은?

―〈보 기〉―

ㄱ. $-\dfrac{d[A]}{dt} = \dfrac{k_1 [A][M]}{k_2 + k_{-1}[M]}$ 이다.

ㄴ. $k_{-1}[M] \gg k_2$일 때, 전체 반응 차수는 1차이다.

ㄷ. $k_{-1}[M] \ll k_2$일 때, 전체 반응 차수는 2차이다.

① ㄱ ② ㄷ ③ ㄱ, ㄴ
④ ㄴ, ㄷ ⑤ ㄱ, ㄴ, ㄷ

11-48C. CK5889 반응속도/ 효소 동역학/24단국모의 2회2번

다음은 효소 E의 촉매 작용에 의해 기질 S가 생성물 P를 생성하는 반응에 대한 반응 메커니즘이다. ES는 기질이 활성화 자리와 결합한 착물이다.

⟨단계 1⟩　　　$E + S \underset{k_{-1}}{\overset{k_1}{\rightleftharpoons}} ES$

⟨단계 2⟩　　　$ES \xrightarrow{k_2} E + P$

E의 농도가 2×10^{-6}M이고 S의 농도가 충분히 클 때 P의 최대 생성 속도는 1×10^{-6}M/s이었다. S가 반응하여 농도가 6×10^{-6}M로 감소했을 때 P의 최대 생성 속도는 5×10^{-7}M/s였다. E의 Michaelis−Menten 상수 K_m 및 k_2를 옳게 짝지은 것은? (단, 온도는 일정하다.)

	K_m (M)	k_2 (s^{-1})
①	6×10^{-6}	0.4
②	6×10^{-6}	0.5
③	3×10^{-6}	0.4
④	3×10^{-6}	0.5
⑤	2×10^{-6}	0.1

활성화 에너지

11-49B. CKF16-1 반응 속도/24원광모의 1회33번

다음은 A가 반응하여 B를 생성하는 균형 반응식과 속도 법칙이다.

$$2A(g) \longrightarrow B(g) \qquad v = k[A]^n$$

표는 온도(T)가 다른 두 진공 용기에 A(g)를 각각 넣고 반응시킬 때, 반응 시간에 따른 A의 농도를 나타낸 것이다.

반응 시간(초)	A의 농도(M)	
	$T = 500K$	$T = 400K$
0	1.8	3.6
10	0.9	1.8
20	0.6	x

이에 대한 옳은 설명을 ⟨보기⟩에서 있는 대로 고른 것은?

―⟨보 기⟩―
ㄱ. A에 대한 2차 반응이다.
ㄴ. $x = 0.9$이다.
ㄷ. 활성화 에너지는 $8.314\times\ln2$ kJ/mol이다.

① ㄱ　　② ㄴ　　③ ㄱ, ㄷ
④ ㄴ, ㄷ　　⑤ ㄱ, ㄴ, ㄷ

11-50B. CK반응속도/20중앙기출17★

아래 그림은 X → Y 반응이 서로 다른 두 온도에서 일어날 때, 생성물 Y의 농도를 시간에 따라 그래프로 나타낸 것이다. 〈보기〉에서 이 반응에 대한 설명으로 옳은 것만을 모두 고른 것은? (단, 초기 X의 농도는 0.4 M이고, 아래 보기의 R은 기체상수이며, $\ln 2 = 0.7$로 한다.)

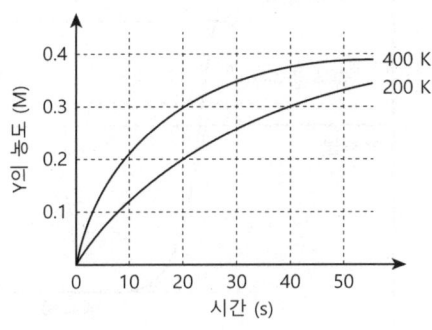

〈보기〉
가. 이 반응은 X에 대한 1차 반응이다.
나. 200 K에서의 반응 속도 상수는 3.5×10^{-2}이다. (단위 생략)
다. 활성화 에너지는 $140R$이다.

① 가, 나
② 나, 다
③ 가, 다
④ 가, 나, 다

11-51B. CKKR23 반응 속도/23고려 기출복원4번

표는 서로 다른 두 온도에서 $X(g) \longrightarrow Y(g)$가 진행될 때, 시간($s$)에 따른 X의 농도(M)를 나타낸 것이다.

온도(K)	0 s	10 s	20 s	30 s	40 s
100	0.4M		0.2M		0.1M
200	0.4M	0.2M	0.1M		A

이 반응에 대한 다음 질문에 답하시오. (단, $R = 8.0 \text{J/mol·K}$, $\ln 2 = 0.7$이다.)

(a) 100K에서 속도 상수는?

(b) 표에서 A는?

(c) 이 반응의 활성화 에너지는 얼마인가?

11-52C. CKF15-1/12 반응 속도/24원광모의 1회34번

다음은 25°C에서 오존(O_3)이 산소(O_2)로 분해되는 두 가지 경로에 대한 반응 메커니즘과 활성화 에너지 자료이다.

⟨경로 1⟩
$E_a = 2\text{kJ/mol}$

$O_3 + Cl \xrightarrow{k_1} ClO + O_2$ 느림
$ClO + O \xrightarrow{k_2} Cl + O_2$ 빠름

⟨경로 2⟩
$E_a = 12\text{kJ/mol}$

$O_3 + NO \xrightarrow{k_3} NO_2 + O_2$ 느림
$NO_2 + O \xrightarrow{k_4} NO + O_2$ 빠름

이에 관한 설명으로 옳은 것만을 ⟨보기⟩에서 있는 대로 고른 것은? (단, ⟨경로 1⟩과 ⟨경로 2⟩에서 아레니우스 인자 A의 크기는 같다. 25°C에서 $RT = 2.5\text{kJ/mol}$이다.)

―――⟨보 기⟩―――
ㄱ. 반응 엔탈피의 절대값은 ⟨경로 1⟩ > ⟨경로 2⟩이다.
ㄴ. 25°C에서 $\ln \frac{k_1}{k_3} = 4$이다.
ㄷ. 온도가 높아지면 $\frac{k_1}{k_3}$는 증가한다.

① ㄱ ② ㄴ ③ ㄱ, ㄷ
④ ㄴ, ㄷ ⑤ ㄱ, ㄴ, ㄷ

11-53C. CK활성화 에너지/23중앙기출29번

다음은 일정 온도 T에서 진행되는 어떤 일차 반응의 반응 경로에 대한 에너지 도표이다. 촉매가 존재할 때의 반응 속도는 촉매가 존재하지 않을 때와 비교해 얼마나 빠른가?

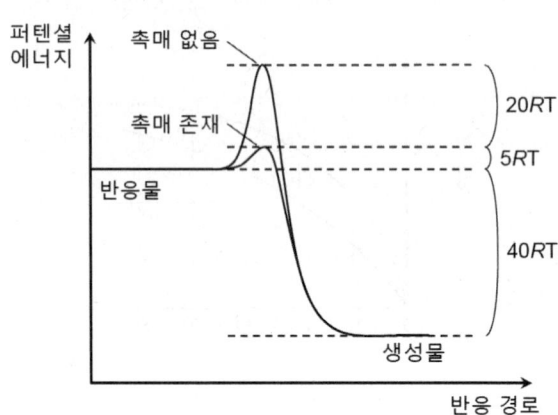

① 15
② e^{15}
③ e^{20}
④ e^{25}

11-54C. CKZD629촉매 메커니즘/24경희 추가문제2-3번★

다음은 성층권에서 오존의 분해 반응 경로 (가)와 (나)에 대한 반응 메커니즘과 각 반응 경로에서 활성화 에너지(E_a)이다.

반응 경로	메커니즘	E_a (kJ/mol)
(가)	$O_3 + O \rightarrow 2O_2$	14.0
(나)	⟨1단계⟩ $O_3 + Cl \rightarrow ClO + O_2$ (느림) ⟨2단계⟩ $ClO + O \rightarrow Cl + O_2$ (빠름)	2.0

25℃에서 $\dfrac{\text{(나)의 속도상수}}{\text{(가)의 속도상수}}$ 로 가장 적합한 것은? (단, 25℃에서 $RT = 2.5\,\text{kJ/mol}$이며, 잦음률 A는 (가)와 (나)에서 같다고 가정한다.)

① $e^{1.2} = 3.3$
② $e^{2.4} = 11$
③ $e^{3.6} = 36$
④ $e^{4.8} = 120$
⑤ $e^{6.0} = 400$

11-55C. CKZD629촉매 메커니즘/24경희 추가문제2-4번

다음은 과산화수소(H_2O_2)의 분해 반응 경로 (가)와 (나)에 대한 반응 메커니즘과 각 반응 경로에서 활성화 에너지(E_a)이다.

반응 경로	메커니즘	E_a (kJ/mol)
(가)	$2H_2O_2(aq) \rightarrow 2H_2O(l) + O_2(g)$	75
(나)	$H_2O_2 + I^- \rightarrow H_2O + IO^-$ (느림) $H_2O_2 + IO^- \rightarrow H_2O + O_2 + I^-$ (빠름)	55

25℃에서 $\dfrac{\text{(나)의 속도상수}}{\text{(가)의 속도상수}}$ 로 가장 적합한 것은? (단, 25℃에서 $RT = 2.5\,\text{kJ/mol}$이며, 잦음률 A는 (가)와 (나)에서 같다고 가정한다.)

① $e^4 = 55$
② $e^8 = 3000$
③ $e^{12} = 1.6 \times 10^5$
④ $e^{16} = 9.0 \times 10^6$
⑤ $e^{20} = 4.8 \times 10^8$

11-56B. CB루이스 구조/24경희 추가문제2-5번(11임용)★

균일 촉매를 사용한 A → P 반응에서 생성물은 〈반응 경로 1〉과 〈반응 경로 2〉 모두를 통해 생성되었다.

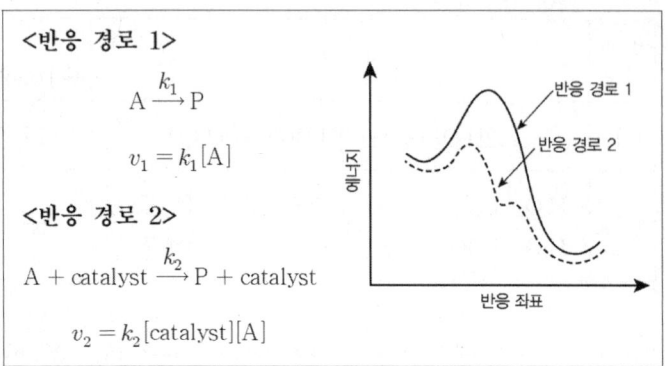

〈반응 경로 1〉

$$A \xrightarrow{k_1} P$$

$$v_1 = k_1[A]$$

〈반응 경로 2〉

$$A + catalyst \xrightarrow{k_2} P + catalyst$$

$$v_2 = k_2[catalyst][A]$$

이 반응에 대한 설명으로 옳은 것만을 〈보기〉에서 모두 고른 것은? (단, 촉매의 농도는 시간에 대해서 일정하다.)

─〈보 기〉─

ㄱ. 전체 반응에서 촉매의 초기 농도를 증가시키면 [A]의 반감기가 증가한다.

ㄴ. 온도를 증가시키면 $\dfrac{k_2}{k_1}$가 감소한다.

ㄷ. 촉매의 초기 농도를 증가시키면 k_2가 커진다.

① ㄱ　　② ㄴ　　③ ㄱ, ㄷ
④ ㄴ, ㄷ　　⑤ ㄱ, ㄴ, ㄷ

11-57C. CK반응속도/24경희 추가문제2-6번(15미트)★

그림은 R → P 반응에서 일정량의 촉매 X와 촉매 Y를 사용했을 때 280K와 300K에서 시간에 따른 R의 농도 변화를 각각 나타낸 것이다.

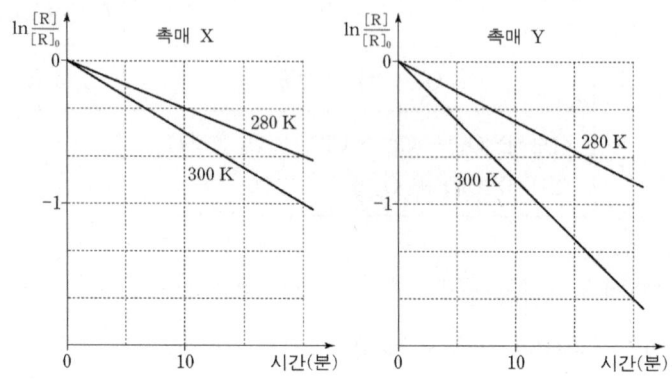

이에 대한 설명으로 옳은 것만을 〈보기〉에서 있는 대로 고른 것은?

─〈보 기〉─

ㄱ. 반응 차수는 R에 대해서 1이다.

ㄴ. 280K에서 반응 속도 상수는 촉매 X를 사용할 때가 촉매 Y를 사용할 때보다 작다.

ㄷ. 반응의 활성화 에너지는 촉매 X를 사용할 때가 촉매 Y를 사용할 때보다 작다.

① ㄱ　　② ㄷ　　③ ㄱ, ㄴ
④ ㄴ, ㄷ　　⑤ ㄱ, ㄴ, ㄷ

11-58B. CK반응속도/24단국 기출복원5★★

다음은 A가 반응하여 P를 생성하는 반응식과 반응 온도별 반응 시간(t)에 따른 A의 농도([A])를 나타낸 것이다.

$$A \rightarrow P$$

온도(K)	[A](M)			
	$t=0$	$t=10$초	$t=20$초	$t=30$초
100	1/2	1/4	1/6	1/8
200	1/2	1/10	1/18	1/26

이에 대한 설명으로 옳은 것만을 〈보기〉에서 있는 대로 고른 것은? (단, 기체상수 $R=8.314$ J/mol·K이다.)

---〈보 기〉---

ㄱ. 이 반응은 2차 반응이다.
ㄴ. 200K에서 속도상수는 $\frac{4}{5}M^{-1}s^{-1}$이다.
ㄷ. 활성화 에너지는 $(200 \times 8.314 \times \ln 4)$ J/mol이다.

① ㄱ ② ㄴ ③ ㄱ, ㄷ
④ ㄴ, ㄷ ⑤ ㄱ, ㄴ, ㄷ

11-59A. CK반응속도/24단국 추가문제5-1(06미트)★★

그림은 $aX(g) \rightarrow bY(g)$ 반응이 서로 다른 두 온도에서 일어날 때 X의 농도를 시간에 따라 나타낸 것이다.

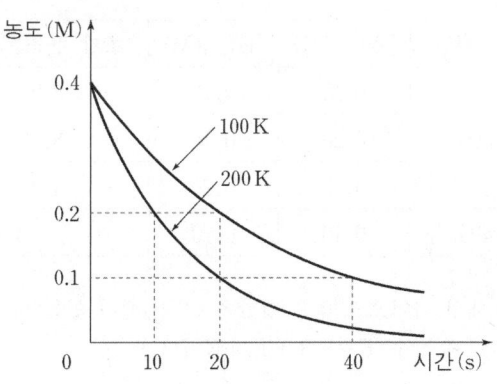

이에 대한 설명으로 옳은 것만을 〈보기〉에서 있는 대로 고른 것은? (단, R는 기체 상수이고, $\ln 2 = 0.7$로 한다.)

---〈보 기〉---

ㄱ. 이 반응은 X에 대해 1차 반응이다.
ㄴ. 100K에서의 반응 속도 상수는 $3.5 \times 10^{-2} s^{-1}$이다.
ㄷ. 활성화 에너지는 $140R$이다.

① ㄱ ② ㄴ ③ ㄷ
④ ㄱ, ㄴ ⑤ ㄱ, ㄴ, ㄷ

11-60B. CK반응속도/24단국 추가문제5-2(16미트)★★

표는 반응 A(g)+B(g)→C(g)에 대하여 300K와 400K에서 A와 B의 초기 농도를 변화시켜 측정한 초기 반응 속도를 나타낸 것이다.

온도(K)	[A]$_{초기}$(M)	[B]$_{초기}$(M)	초기 반응 속도(M·s^{-1})
300	0.10	0.10	2.0×10^{-3}
	0.20	0.10	8.0×10^{-3}
	0.10	0.20	4.0×10^{-3}
400	0.10	0.20	4.0

이에 대한 설명으로 옳은 것만을 〈보기〉에서 있는 대로 고른 것은? (단, 기체 상수 R=8.31J/mol·K이다.)

〈보 기〉
ㄱ. A에 대한 반응 차수는 2이다.
ㄴ. 300K에서 반응 속도 상수(k)는 2.0M^{-2}s^{-1}이다.
ㄷ. 반응의 활성화 에너지는 (1.2×8.31×ln1000)kJ/mol이다.

① ㄱ ② ㄷ ③ ㄱ, ㄴ
④ ㄴ, ㄷ ⑤ ㄱ, ㄴ, ㄷ

11-61B. CK반응속도/24단국 추가문제5-3(18미트)★

두 온도 200K와 400K에서 반응물 A가 생성물 P로 변환되는 반응에 대하여 표는 A의 농도 [A]를 반응 시간에 따라 나타낸 것이고, 그림은 $\frac{1}{[A]}$을 반응 시간에 따라 나타낸 것이다.

반응 시간(s)		0	10	20	30	40
A의 농도(M)	200K	1.00	0.67	0.50	0.40	0.33
	400K	1.00	0.50	0.33	0.25	0.20

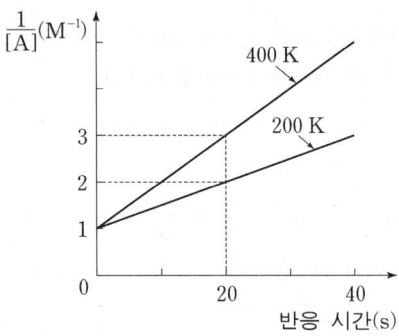

이 반응에 대한 설명으로 옳지 않은 것은? (단, 기체 상수 R는 8.31J mol·K이다.)

① 2차 반응이다.
② 일정 온도에서 반감기는 A의 초기 농도에 반비례한다.
③ 200K에서의 반응 속도 상수는 0.05M^{-1}·s^{-1}이다.
④ 20초에서의 반응 속도는 400K에서가 200K에서보다 빠르다.
⑤ 활성화 에너지는 (8.31×400×ln2)J/mol이다.

11-62B. CK반응속도/24단국 기출복원15

다음은 A가 반응하여 P를 생성하는 단일단계 반응이다. k_1과 k_{-1}는 각각 정반응의 속도 상수와 역반응의 속도 상수이다.

$$A(g) \underset{k_{-1}}{\overset{k_1}{\rightleftharpoons}} P(g)$$

표는 100K와 200K에서 속도상수 자료이다.

온도(K)	$k_1(s^{-1})$	$\ln k_1$	$k_{-1}(s^{-1})$	$\ln k_{-1}$
100	20	3.0	6.67	1.89
200	546.6	6.3	273.3	5.6

이에 대한 설명으로 옳은 것만을 <보기>에서 있는 대로 고른 것은?

―<보 기>―
ㄱ. 100K에서 평형상수(K_c)는 3이다.
ㄴ. 활성화 에너지(E_a)는 정반응이 역반응보다 크다.
ㄷ. 정반응은 흡열 반응이다.

① ㄱ   ② ㄴ   ③ ㄱ, ㄷ
④ ㄴ, ㄷ   ⑤ ㄱ, ㄴ, ㄷ

11-63B. CK17MO반응속도/24단국 추가문제15-1★

상온에서 온도가 10℃ 증가하면 화학 반응의 속도는 일반적으로 2배가량 증가한다. 이를 만족하는 단일 단계 반응 $A(g) \rightleftharpoons B(g)$에 대하여 $\Delta H^0 = -20$kJ/mol일 때, 이 반응의 역반응의 활성화 에너지(kJ/mol)에 가장 가까운 것은? (단, ln2=0.7로 한다.)

① 10
② 20
③ 40
④ 70
⑤ 120

11-64B. CKS312반응속도/24단국 추가문제15-2★★

다음은 A가 반응하여 B를 생성하는 단일 단계 균형 반응식과 k_1과 k_{-1}의 온도 의존성을 나타낸 것이다.

$$A(g) \underset{k_{-1}}{\overset{k_1}{\rightleftharpoons}} B(g)$$

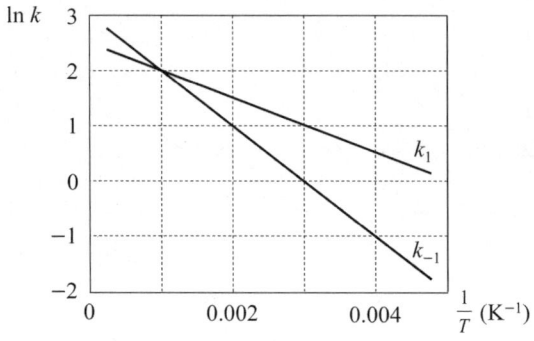

이 반응의 $\triangle H^0$(kJ/mol)는? (단, 기체상수 $R = r$ J/mol·K이다.)

① $0.5r$
② $-0.5r$
③ r
④ $-r$
⑤ $1.5r$

11-65B. CK반응속도/24단국 추가문제15-3(07미트)★★

표는 두 온도에서 측정한 $A(g) \rightleftharpoons B(g)$ 단일 단계 반응의 정반응 속도 상수와 평형 상수 값을 나타낸 것이다.

온도(K)	정반응 속도 상수(s^{-1})	평형 상수
200	1.00	2.72
400	2.72	1.00

이에 대한 설명으로 옳은 것만을 〈보기〉에서 있는 대로 고른 것은? (단, 기체상수 $R = 8.31$ J/mol·K, $\ln 2.72 = 1$로 한다.)

〈보 기〉
ㄱ. 정반응은 발열 반응이다.
ㄴ. 400K에서 역반응 속도 상수는 $\frac{1}{2.72}$ s^{-1}이다.
ㄷ. 역반응의 활성화 에너지는 9.97 kJ/mol이다.

① ㄱ　　② ㄷ　　③ ㄱ, ㄴ
④ ㄱ, ㄷ　　⑤ ㄴ, ㄷ

11-66B. CKGM11반응속도/24단국 추가문제15-4★

표는 임의의 단일단계 반응, $A(g) \rightleftharpoons 2B(g)$을 400K와 500K에서 각각 진행시켜 구한 자료이다.

온도	정반응 속도상수 (s^{-1})	역반응 속도상수 $(L \cdot mol^{-1} \cdot s^{-1})$
400K	2×10^{-4}	4×10^{-6}
500K	4×10^{-2}	2×10^{-5}

이에 대한 설명으로 옳은 것만을 〈보기〉에서 있는 대로 고른 것은?

〈보 기〉
- ㄱ. 활성화 에너지는 역반응이 정반응보다 크다.
- ㄴ. 이 반응은 흡열 반응이다.
- ㄷ. 400K와 500K에서 평형상수(K_c) 비는 1 : 40이다.

① ㄱ　　② ㄷ　　③ ㄱ, ㄷ
④ ㄴ, ㄷ　　⑤ ㄱ, ㄴ, ㄷ

11-67C. CKDB8-2반응속도/24단국 추가문제15-5★

다음은 어떤 1차 반응에서 온도 및 촉매 존재 여부에 따른 반감기($t_{1/2}$)를 나타낸 것이다.

	200K	250K
촉매가 없을 때	$t_{1/2} = 140$ 초	$t_{1/2} = 70$ 초
촉매가 있을 때	$t_{1/2} = 70$ 초	$t_{1/2} = x$ 초

이에 대한 설명으로 옳은 것만을 〈보기〉에서 있는 대로 고른 것은? (단, 기체상수 $R = 8.31 J/mol \cdot K$이며, 촉매의 활성은 온도에 따라 변하지 않는다. $\ln 2 = 0.7$로 한다.)

〈보 기〉
- ㄱ. 200K에서 촉매가 있을 때 속도 상수는 $0.01 s^{-1}$이다.
- ㄴ. 촉매가 없을 때 활성화 에너지는 (700×8.31) J/mol이다.
- ㄷ. $x > 35$이다.

① ㄱ　　② ㄴ　　③ ㄱ, ㄷ
④ ㄴ, ㄷ　　⑤ ㄱ, ㄴ, ㄷ

11-68C. CKDB8-4반응속도/24단국 추가문제15-6★

다음은 A가 분해되어 B를 생성하는 균형 반응식이다.

$$A(g) \rightarrow 2B(g)$$

표는 각 온도에서의 속도 상수를 나타낸 것이다.

온도(K)	속도 상수 ($M^{-1} \cdot s^{-1}$)
100	1.0×10^{-3}
200	4.0×10^{-3}
400	x

이에 대한 설명으로 옳은 것만을 〈보기〉에서 있는 대로 고른 것은? (단, 반응 차수와 활성화 에너지는 온도에 따라 변하지 않는다.)

〈보 기〉
ㄱ. 정반응은 단일 단계 반응이다.
ㄴ. 200K에서 $[A]_0 = 0.5M$일 때, 반감기는 500초이다.
ㄷ. $x = 8.0 \times 10^{-3}$이다.

① ㄱ   ② ㄴ   ③ ㄱ, ㄷ
④ ㄴ, ㄷ   ⑤ ㄱ, ㄴ, ㄷ

11-69B. CKMC14.118반응속도,아레니우스식/24대가 기출복원10

다음은 P가 반응하여 S를 생성하는 단일단계 반응이다. k_1과 k_{-1}는 각각 정반응과 역반응의 속도상수이다.

$$P(g) \underset{k_{-1}}{\overset{k_1}{\rightleftharpoons}} 2S(g)$$

표는 100.15K와 200.15K에서 정반응과 역반응의 속도상수를 나타낸 것이다. (단위는 생략되었음)

온도	k_1	k_{-1}
100.15K	30	600
200.15K	600	1200

(1) 역반응의 속도상수(k_{-1}) 단위는 무엇인가?

(2) 100.15K에서 정반응의 속도식은?

(3) 100.15K에서의 평형상수와 200.15K에서의 평형상수 비율은?

(4) 정반응은 발열반응인가, 흡열반응인가?

11-70B. CK반응속도/24대가 기출복원10-1(23피트)★★

다음은 A(g)가 B(g)와 C(g)로 분해되는 반응의 화학 반응식이다.

$$A(g) \rightarrow B(g) + C(g)$$

그림은 강철 용기에서 초기 압력이 8atm인 A(g)의 분해 반응이 온도 TK와 $1.5T$K에서 각각 진행될 때, 반응 시간에 따른 전체 기체의 압력을 나타낸 것이다.

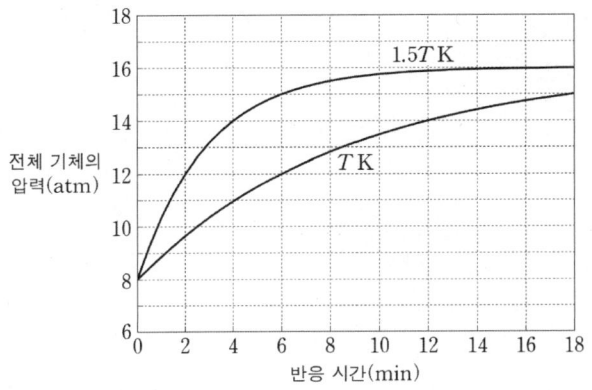

이 반응의 활성화 에너지(J/mol)는? (단, 기체 상수는 aJ/mol·K이다.)

① $aT\ln 2$
② $2aT\ln 2$
③ $3aT\ln 2$
④ $2aT\ln 3$
⑤ $3aT\ln 3$

11-71B. GF반응속도,화학열역학/24대가 추가문제10-2★★★

다음 단일 단계 반응에 대해서 그림 (가)는 정반응 속도 상수(k_1)와 절대 온도(T)의 관계를, 그림 (나)는 평형 상수(K)와 절대 온도의 관계를 나타낸 것이다. (가)와 (나)에서 직선의 기울기는 각각 -1.0×10^4K과 2.0×10^4K이다.

$$A + B \underset{}{\overset{k_1}{\rightleftharpoons}} C + D$$

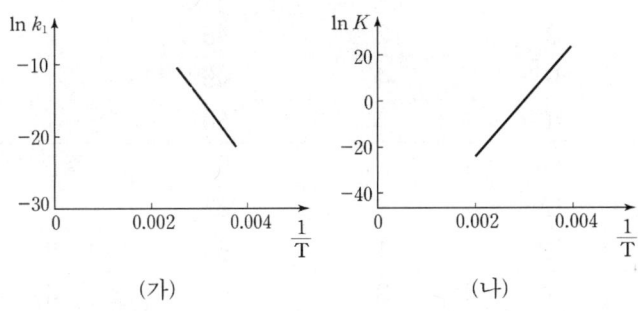

(가)   (나)

이에 대한 설명으로 옳은 것만을 <보기>에서 있는 대로 고른 것은?

─── <보 기> ───
ㄱ. 정반응은 발열 반응이다.
ㄴ. 엔트로피가 감소하는 반응이다.
ㄷ. $\dfrac{\text{역반응의 활성화 에너지}}{\text{정반응의 활성화 에너지}} = 3$이다.

① ㄱ   ② ㄴ   ③ ㄱ, ㄷ
④ ㄴ, ㄷ   ⑤ ㄱ, ㄴ, ㄷ

문제번호	정답	문제번호	정답
1	2	41	5
2	1	42	2
3	5	43	5
4	5	44	주관식
5	3	45	5
6	5	46	3
7	3	47	4
8	2	48	2
9	4	49	1
10	4	50	1
11	2	51	주관식
12	3	52	2
13	1	53	3
14	3	54	4
15	5	55	2
16	4	56	2
17	3	57	5
18	4	58	5
19	3	59	5
20	2	60	5
21	4	61	4
22	2	62	1
23	4	63	4
24	2	64	1
25	2	65	1
26	1	66	4
27	3	67	5
28	3	68	4
29	2	69	주관식
30	5	70	5
31	3	71	5
32	5		
33	4		
34	2		
35	3		
36	4		
37	3		
38	1		
39	4		
40	3		

11장 해설 링크 모음

12

화학평형

해설 링크 모음

12. 화학평형 핵심 써머리

1. 화학 평형
1) 밀폐된 용기에서 화학 반응을 진행 시키면, 반응계는 언젠가 평형에 도달한다.
2) 평형 상태: 시간에 따라 반응물과 생성물의 농도가 변하지 않는 상태
3) 평형 상태는 동적 평형 상태이다. (정반응의 속도 = 역반응의 속도)
4) 평형 상수 : 평형식에 평형 농도를 넣어서 나온 값
5) 질량 작용 법칙: 다음 반응에 대하여

$$aA + bB \rightleftarrows cC + dD$$

$$K_c = \frac{[C]^c[D]^d}{[A]^a[B]^b} = \text{농도로 정의한 평형 상수}$$

   (1) 평형식에는 순수한 액체나 고체가 포함되지 않는다.
   (2) 기체상 반응에 대해서는 압력으로 정의한 평형 상수(K_p)로 나타낼 수 있다.

$$K_p = K_c(RT)^{\Delta n} \quad (\Delta n = \text{(생성물의 기체 계수 총합)} - \text{(반응물의 기체 계수 총합)})$$

2. 평형의 위치
1) 평형 위치: 평형 상수식을 만족하는 한 세트의 반응물과 생성물의 농도
   (1) 주어진 온도에서, 한 반응계의 K는 하나 뿐이다.
   (1) 주어진 온도에서, 가능한 평형의 위치는 무한히 많다.
2) K의 크기는 반응이 정반응 쪽으로 얼마나 우세하게 일어나는가에 대한 척도이다.
   (1) K가 작다: 평형의 위치가 왼쪽에 있다. 평형에서 반응물이 우세
   (2) K가 크다: 평형의 위치가 오른쪽에 있다. 평형에서 생성물이 우세
3) K의 크기는 평형에 도달하는 속도와 관계가 없다.
4) 반응 지수(Q): 평형식에 평형 농도가 아니고 초기 농도를 넣어 나온 값
   (1) $Q < K$이면, 정반응이 자발적으로 진행된다.
   (2) $Q > K$이면, 역반응이 자발적으로 진행된다.
   (3) $Q = K$이면, 평형 상태에 있다.
5) 초기 농도(초기 압력)를 알고 평형 상수를 알면 평형의 위치를 계산할 수 있다.
6) 일정한 온도에서 평형의 위치는 무한히 많지만 평형 상수는 유일하다.
7) 일정한 온도에서 평형상수는 절대로 변하지 않는다.

3. 르샤틀리에의 원리
1) 평형에 있는 계에 농도, 압력, 온도 변화를 가했을 때, 평형의 위치 이동 방향을 정성적으로 예측할 수 있다.
2) 어떤 계에 변화를 주면 평형의 위치는 이 변화를 상쇄하는 방향으로 이동한다.

화학평형 기본문제

12-1B. CQ화학평형/24대가 기출복원8

다음은 어떤 기체 반응식과 298K에서의 평형 상수(K_p)이다.

$$A(g) + B(g) \rightleftharpoons C(g) + D(g) \qquad K_p = 0.64$$

진공 상태의 강철 용기에 A(g)와 B(g)를 각각 1atm씩 넣고 298K에서 평형에 도달했을 때 A(g)와 C(g)의 부분압(atm)을 옳게 짝지은 것은?

	A	C
①	$\frac{5}{9}$	$\frac{4}{9}$
②	$\frac{4}{9}$	$\frac{5}{9}$
③	0.5	0.4
④	0.4	0.5
⑤	0.8	0.8

12-2B. CQMC14.148화학평형/24대가 추가문제8-1★

다음은 $N_2O_4(g)$가 분해되어 $NO_2(g)$를 생성하는 균형 반응식이다.

$$N_2O_4(g) \rightleftharpoons 2NO_2(g)$$

400K에서 4.00L의 반응용기에 $N_2O_4(g)$ 0.500mol을 넣고 가열하면 80%가 $NO_2(g)$로 분해된다. 다음 중 400K에서 $N_2O_4(g) \rightleftharpoons NO_2(g)$의 K_p에 가장 가까운 것은? (단, 기체상수 $R = 0.08$L·atm/mol이다.)

① 10
② 20
③ 30
④ 40
⑤ 50

12-3B. CQU 평형/23원광 기출복원4번

다음은 $H_2(g)$와 $I_2(g)$가 반응하여 $HI(g)$를 생성하는 균형 반응식과 온도 T℃에서의 평형상수(K_p)이다.

$$H_2(g) + I_2(g) \rightleftharpoons 2HI(g) \qquad K_p = 1.0 \times 10^2$$

온도가 T℃로 유지되는 5.0L의 플라스크에 $H_2(g)$와 $I_2(g)$가 각각 1.0atm씩 들어있다. 평형에 도달했을 때, HI의 부분압(atm)은?

① 1
② 2
③ $\frac{5}{6}$
④ $\frac{5}{3}$
⑤ $\frac{2}{21}$

12-4B. CQGM11화학평형/24동덕 추가문제5-1

용액에서 일어나는 반응 A + B $\rightleftharpoons$ 2C의 평형 상수는 144이다. 같은 온도에서 A와 B를 각각 0.7 몰씩 넣어 용액 2 L를 만들고 평형에 도달하였을 때 C의 농도와 가장 가까운 값은? 용액에서 위 반응만 일어난다고 가정하라.

① 0.3 M
② 0.6 M
③ 0.7 M
④ 1.0 M
⑤ 1.2 M

12-5B. CQGM21화학평형/24동덕 추가문제5-2

반응식 A(g) + B(g) ⇌ 2C(g)에 따라 A, B, C가 평형 I에 도달해 있고, 이때 반응물의 농도는 A 4.0M, B 1.0M, C 4.0M이다. 평형 I에 B 3.0M을 첨가하여 새롭게 도달한 평형 II에서 C의 농도 [M]는? (단, 전체 과정에서 온도와 부피는 일정하다.)

① 4.8
② 6.0
③ 7.2
④ 8.4
⑤ 9.4

12-6B. CQGM20화학평형/24동덕 추가문제5-3

다음은 A(g)로부터 B(g)가 생성되는 평형 반응의 균형 화학 반응식이다.

$$a\text{A}(g) \rightleftharpoons b\text{B}(g)$$

용기 속에 들어 있는 A(g)의 초기 농도가 0.5M이고 반응이 진행되어 도달한 평형 상태에서 A(g)와 B(g)의 농도가 각각 0.1M과 0.2M일 때, 반응이 진행되는 과정에서 평형에 도달하기까지 A(g)와 B(g)의 농도가 같아지는 지점에서의 반응지수(Q)는? (단, 반응 초기에 용기 속에는 A(g)만 들어있고 온도와 용기의 부피는 일정하다.)

① $\frac{1}{6}$ ② $\frac{1}{3}$ ③ 3   ④ 6   ⑤ 2

12-7B. CQGM09화학평형/24동덕 추가문제5-4

700 K에서 H_2와 I_2가 반응하여 HI를 생성한다. 최초의 I_2 농도가 2.00 M이었고 같은 온도의 평형상태에서 처음 I_2의 50%가 변화된다고 할 때, 최초의 H_2 농도 [M]는? (단, 700 K에서 이 반응에 대한 평형상수 값은 200이다)

① 0.68
② 0.86
③ 1.02
④ 1.20

12-8B. CQZD681화학평형/24연세 기출복원9

어떤 온도에서 5.0L의 단단한 용기 속에서 다음 반응이 평형에 도달하였다.

$$H_2(g) + F_2(g) \rightleftharpoons 2HF(g)$$

각각의 평형 농도를 측정하였더니 $[H_2]$=0.040M, $[F_2]$=0.010M, [HF]=0.060M이었다. 이 평형 혼합물에 0.15 mol의 F_2를 첨가했을 때 반응지수 Q와 새로운 평형에 도달했을 때 [HF]가 모두 옳은 것은?

	Q	[HF](M)
①	9/16	0.084
②	9/16	0.072
③	9/4	0.084
④	9/4	0.072
⑤	9	0.06

12-9C. CQMO23화학평형/24대가 추가문제8-2

400K에서 아래 반응의 압력으로 표현한 평형상수 K_P는 7이다.

$$A(g) + 2B(g) \rightleftharpoons 2C(g)$$

400K 밀폐된 진공 용기에 $A(g)$, $B(g)$, $C(g)$을 각각 1.0, 1.0, 2.0기압이 되도록 채워 넣은 후 평형에 도달하였다. 평형 상태에 대한 설명으로 옳은 것만을 <보기>에서 있는 대로 고른 것은?

─────<보 기>─────
ㄱ. $A(g)$의 부분압은 1.0기압보다 작다.
ㄴ. 전체 압력은 4.0기압보다 작다.
ㄷ. $C(g)$의 부분압은 2.4기압보다 작다.

① ㄱ　　② ㄷ　　③ ㄱ, ㄴ
④ ㄴ, ㄷ　　⑤ ㄱ, ㄴ, ㄷ

12-10C. CQMO23화학평형/24대가 추가문제8-3

500℃에서 0.10 mol의 $H_2(g)$, 0.10 mol의 $I_2(g)$, 0.70 mol의 $HI(g)$ 혼합물이 1L 용기 안에서 아래와 같은 반응 평형을 이루고 있다.

$$H_2(g) + I_2(g) \rightleftharpoons 2HI(g)$$

여기에 0.10 mol의 $H_2(g)$와 0.10 mol의 $I_2(g)$를 추가로 투입한 후, 같은 온도에서 다시 평형에 이루었을 때, 용기 안에 남아 있는 최종 $H_2(g)$의 양(mol)과 가장 가까운 값은?

① 0.08
② 0.12
③ 0.16
④ 0.20

12-11A. CQKR23 화학 평형/23고려 기출복원7번

다음의 변화를 준다면 평형의 위치는 어느 방향으로 이동하겠는가?

$$3NO(g) \rightleftharpoons N_2O(g) + NO_2(g) \qquad \Delta H^0 < 0$$

(a) 온도와 부피를 유지시키며 $N_2O(g)$를 첨가한다.

(b) 일정한 온도에서 혼합 기체의 부피를 감소시킨다.

(c) 평형 혼합물을 냉각시킨다.

(d) 전체 압력과 온도를 유지시키며 $Ar(g)$을 첨가한다.

(e) 온도와 부피를 일정하게 유지하며 $Ar(g)$을 첨가한다.

12-12B. CQSN21109반응속도/24경성 추가문제3-2

다음은 기체 A가 분해되어 기체 B와 C를 생성하는 균형 반응식이다.

$$2A(g) \rightleftharpoons 2B(g) + C(g)$$

강철 용기에 기체 혼합물을 넣고 평형 (가)에 도달한 후, t_0에서 A를 첨가하여 새로운 평형 (나)에 도달하였다. 이에 대하여 시간에 따른 정반응 속도를 가장 적절히 나타낸 것은? (단, 온도는 일정하다.)

①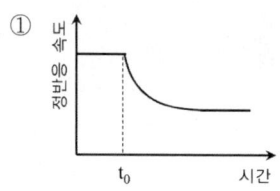
②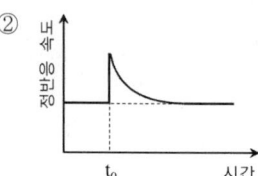
③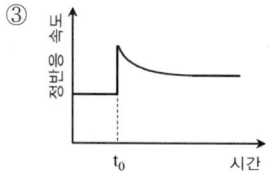
④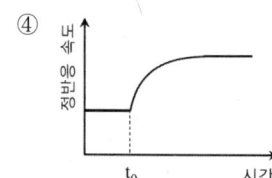
⑤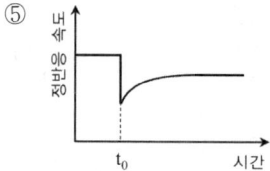

화학평형 복합적인 문제

12-13B. CQF16-1 화학평형/24원광모의 1회38번 ★★

다음은 A~C의 균형 반응식과 25℃에서의 K_p이다.

$$A(g) + B(g) \rightleftharpoons C(g) \qquad K_p = 1$$

그림은 25℃에서 콕으로 분리된 두 용기에 평형 상태의 혼합 기체가 각각 들어있는 것을 나타낸 것이다. P와 V는 각 용기에서 혼합 기체의 압력과 부피이다.

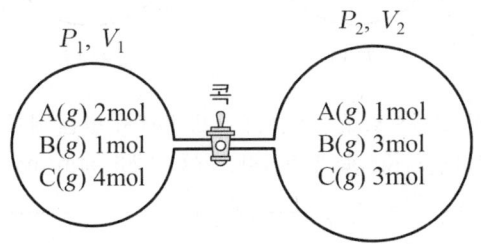

이에 대한 옳은 설명을 〈보기〉에서 있는 대로 고른 것은? (단, 온도는 일정하고, 기체는 이상 기체로 간주한다. 연결관의 부피는 무시한다.)

─〈보 기〉─
ㄱ. $V_2 = 2V_1$이다.
ㄴ. $P_1 = 7$기압이다.
ㄷ. 콕을 열면 정반응이 자발적으로 진행된다.

① ㄱ ② ㄴ ③ ㄱ, ㄷ
④ ㄴ, ㄷ ⑤ ㄱ, ㄴ, ㄷ

12-14B. CQS38 화학평형 /23 단국모의 1회27번 ★★

다음은 A와 B가 반응하여 C를 생성하는 균형 반응식이다.

$$A(g) + B(g) \rightleftharpoons C(g)$$

그림은 1기압이 유지되는 실린더에 $A(g)$와 $B(g)$를 각각 1몰씩 넣고 온도를 변화시켜 평형에 도달했을 때 $C(g)$의 퍼센트 수득률을 나타낸 것이다.

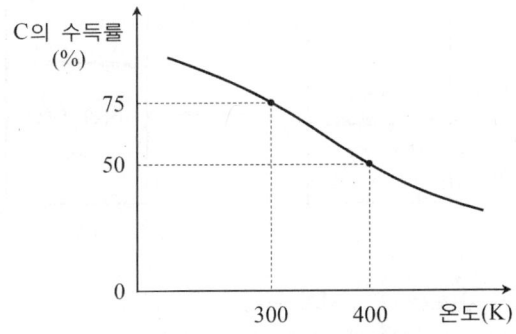

이에 대한 설명으로 옳은 것만을 〈보기〉에서 있는 대로 고른 것은?

─〈보 기〉─
ㄱ. 정반응은 발열 반응이다.
ㄴ. $\dfrac{400K에서 K_P}{300K에서 K_P} = \dfrac{1}{5}$이다.
ㄷ. 300K에서 혼합 기체의 압력을 2기압으로 높이면 $C(g)$의 수득률은 80%가 된다.

① ㄱ ② ㄷ ③ ㄱ, ㄴ
④ ㄴ, ㄷ ⑤ ㄱ, ㄴ, ㄷ

12-15B. CQS698 불균일 평형/24단국모의 2회21번 ★★

다음은 A와 B가 반응하여 C를 생성하는 균형 반응식이다.

$$A(s) + B(g) \rightleftharpoons 2C(g)$$

그림은 절대 온도 T인 실린더에 A(s)와 B(g)를 각각 1몰씩 넣고 도달한 평형 (가)와, 고정 장치를 제거하여 도달한 새로운 평형 (나)를 나타낸 것이다. (가)에서 B와 C의 부분압은 같다.

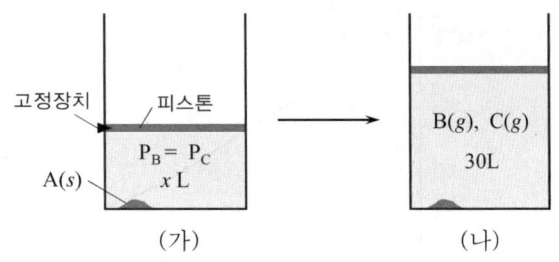

x는? (단, 온도는 T로 일정하다. 대기압은 1기압이다. 피스톤의 무게와 마찰, 고체상의 부피는 무시한다. 온도 T에서 $RT = 20 \text{L·atm/mol·K}$이다. 모든 기체는 이상 기체와 같이 거동한다.)

① 10 ② 12 ③ 15
④ 18 ⑤ 20

12-16B. CQF191평형+화학열역학/24단국모의 2회22번 ★

다음은 A로부터 B가 생성되는 균형 반응식과 T_1K에서 표준 깁스 자유 에너지(ΔG^0)이다.

$$A(g) \rightleftharpoons 2B(g) \quad \Delta G^0$$

그림은 T_1K에서 콕으로 분리된 동일 부피의 두 용기 (가)와 (나)에 들어있는 혼합 기체가 각각 평형 상태에 도달한 것을 나타낸 것이다.

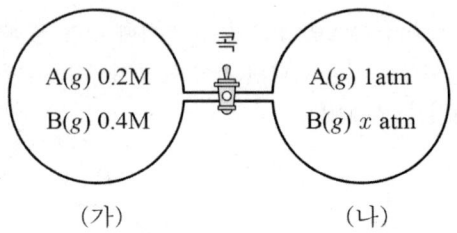

이에 대한 설명으로 옳은 것만을 〈보기〉에서 있는 대로 고른 것은? (단, 온도는 T_1K으로 일정하다. $RT_1 = 20$L·atm/mol이다.)

─〈보 기〉─
ㄱ. $x = 2$이다.
ㄴ. $\Delta G^0 < 0$이다.
ㄷ. 콕을 열어 새로운 평형에 도달했을 때, A의 부분 압력은 2.5atm보다 크다.

① ㄱ ② ㄴ ③ ㄷ
④ ㄱ, ㄷ ⑤ ㄴ, ㄷ

12-17B. CQ화학평형+양론/22경희기출4번

다음은 온도 500K에서 아래와 같은 평형 상태에 대한 설명이다.

$$PCl_5(g) \rightleftharpoons PCl_3(g) + Cl_2(g)$$

- 83.4 g의 $PCl_5(g)$를 진공 상태의 4.00L 용기에 주입하였다.
- 온도 500K에서 평형 상수(K)는 2.0이다.

온도 500K에서 용기 내부의 총 압력에 가장 가까운 값은? (단, P와 Cl의 원자량은 각각 31과 35.5이고 기체 상수는 0.082 L atm K^{-1} mol^{-1}이다. 모든 기체는 이상 기체이다.)

① 2.0atm
② 2.1atm
③ 4.1atm
④ 6.1atm
⑤ 8.1atm

12-18B. CO화학평형/22경희기출11번

다음은 일정 부피의 실린더에 들어 있는 기체 $A_2(g)$와 $B_2(g)$의 기체 반응식과 온도 600K에서의 평형 상수(K)이다.

$$A_2(g) + B_2(g) \rightleftharpoons 2AB(g) \qquad K = 4$$

온도 300K에서 $A_2(g)$와 $B_2(g)$는 서로 반응하지 않으며 부분 압력은 각각 $P_{A_2} = 1.5$ atm이고 $P_{B_2} = 1.0$ atm일 때, 이 반응에 대한 설명으로 옳은 것만을 <보기>에서 모두 고른 것은? (단, 반응 동안 온도 변화와 상 변화는 없으며, 기체는 이상 기체이다.)

<보 기>

ㄱ. 온도 600K에서 $A_2(g)$와 $B_2(g)$는 서로 반응하기 전 부분 압력이 각각 $P_{A_2} = 3.0$ atm이고 $P_{B_2} = 2.0$ atm이다.
ㄴ. 온도 600K에서 반응 후 평형 상태에서 $AB(g)$의 부분 압력은 $P_{AB} = 2.4$ atm이다.
ㄷ. 온도 600K에서 반응한 $B_2(g)$의 백분율은 60%이다.

① ㄱ
② ㄴ
③ ㄱ, ㄴ
④ ㄱ, ㄷ
⑤ ㄱ, ㄴ, ㄷ

매우 크거나 작은 K 포함 문제

12-19B. CQ평형,매우크거나작은K/21중앙기출15번

부피가 10L 용기 안에 N_2 0.5mol, O_2 1.0mol의 혼합 기체를 넣어 500K에서 N_2O 기체를 생성하게 하였다. 이 반응의 압력에 대한 평형상수가 500K에서 4×10^{-28}일 때 평형 혼합물 내 생성물의 부분 압력은?

① 4×10^{-14} atm
② 8×10^{-14} atm
③ 4×10^{-13} atm
④ 8×10^{-13} atm

12-20B. CQ평형,매우크거나작은K/23중앙기출7번

NOCl 기체가 분해하면 NO 기체와 Cl_2 기체가 만들어지며, 35℃에서 이 반응의 평형 상수는 1.6×10^{-5} mol·L^{-1}이다. 0.5 mol의 NOCl을 1.0L 용기에 넣어 평형에 도달했을 때, 다음 중 NO의 농도(mol·L^{-1})에 가장 근접한 것은?

① 1.6×10^{-5}
② 4×10^{-3}
③ 1×10^{-2}
④ 2×10^{-2}

12-21B. CQ평형,매우크거나작은K/24동덕 기출복원5★★★

다음은 A가 반응하여 B와 C를 생성하는 화학 반응식과 온도 T에서의 평형상수(K_c)이다.

$$2A(g) \rightleftharpoons 2B(g) + C(g) \qquad K_c = 1.0 \times 10^{-6}$$

A~C의 초기 농도가 모두 2.0M인 강철용기에서 평형에 도달했을 때, [B]= bM, [C]= cM이다. 다음 중 $b \times c$에 가장 가까운 값은?

① 4.0×10^{-6}
② 2.0×10^{-6}
③ 1.0×10^{-3}
④ 4.0×10^{-3}
⑤ 2.0

고난이도 화학평형 문제

12-22C. CQUS화학평형/24원광모의 1회39번★★

다음은 A와 B의 균형 반응식과 평형 실험이다.

$$A(g) \rightleftharpoons 2B(g)$$

〈실험 1〉
200K가 유지되는 진공 상태의 강철 용기에 $A(g)$ 1.0atm를 주입한 후 평형에 도달했을 때, 혼합 기체의 압력은 1.2atm이었다.

〈실험 2〉
300K, 1atm이 유지되는 피스톤 달린 실린더에 $A(g)$ 1.5L를 넣고 평형에 도달했을 때, 혼합 기체의 부피는 2.0L였다.

이에 관한 설명으로 옳은 것만을 〈보기〉에서 있는 대로 고른 것은?

〈보 기〉
ㄱ. $\dfrac{300K에서 \ K_p}{200K에서 \ K_p} = 5$이다.

ㄴ. 정반응은 흡열 반응이다.

ㄷ. 〈실험 2〉에서 온도를 300K로 유지하며 압력을 2atm으로 증가시켜 새로운 평형에 도달했을 때, 혼합 기체의 부피는 1.0L보다 크다.

① ㄱ   ② ㄴ   ③ ㄱ, ㄷ
④ ㄴ, ㄷ   ⑤ ㄱ, ㄴ, ㄷ

12-23C. CQS39화학평형/24원광모의 2회27번★

다음은 A가 반응하여 B를 생성하는 균형 반응식과 온도 T에서의 평형 상수이다.

$$2A(g) \rightleftharpoons B(g) \qquad K_p = 2$$

그림은 평형 (가)를 1L로 압축하여 새로운 평형 (나)에 도달한 것을 나타낸 것이다.

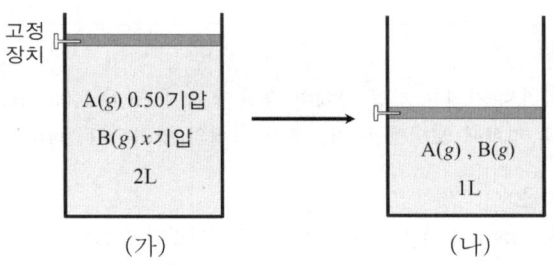

(가)   (나)

(나)에서 A(g)의 부분압(atm)은? (단, 온도는 T로 일정하다. 모든 기체는 이상 기체와 같이 거동한다.)

① 1   ② $\frac{1}{2}$ ③ $\frac{3}{4}$ ④ $\frac{2}{3}$ ⑤ $\frac{1}{4}$

12-24C. CQF235화학평형/24원광모의 2회28번

다음은 A(g)와 B(g)로부터 C(g)가 생성되는 반응의 균형 화학 반응식과 온도 T에서 압력으로 정의된 평형 상수(K_p)이다.

$$aA(g) \rightleftharpoons bB(g) + C(g) \quad (a, b: \text{반응 계수}) \quad K_p$$

표는 A(g)~C(g)의 혼합 기체가 V L에서 도달한 평형(평형 I)과, 부피를 $4V$ L로 변화시켜 도달한 새로운 평형(평형 II)에 대한 자료이다.

평형	부피 (L)	압력 (atm)	mol 수		
			A(g)	B(g)	C(g)
I	V	P	x	2	3
II	$4V$	1	y	3	4

$\dfrac{P}{K_p}$는? (단, 온도는 T로 일정하다. 모든 기체는 이상 기체와 같은 거동을 한다.)

① 3   ② $\frac{7}{3}$ ③ $\frac{7}{2}$ ④ 2   ⑤ $\frac{3}{4}$

12-25D. CQBL6012화학평형/변리사기출/24원광모의 3회38번

다음은 기체 A와 B가 반응하여 기체 C가 생성되는 반응의 화학 반응식이고, 표는 이 반응의 평형 (가)~(다)에 관한 자료이다.

$$a\mathrm{A}(g) + \mathrm{B}(g) \rightleftharpoons c\mathrm{C}(g) \quad (a, c\text{는 반응 계수})$$

평형	온도	농도(M) A	농도(M) B	농도(M) C	평형 상수
(가)	T_1	0.1	0.4	0.2	$K_c = 100$
(나)	T_2	1	0.01		$K_p = 0.0016$
(다)	T_2	0.5		0.2	$K_c = 4$

이에 관한 설명으로 옳은 것만을 〈보기〉에서 있는 대로 고른 것은? (단, $RT_1 = 25$L·atm/mol이고, $RT_2 = 50$L·atm/mol이다. 기체는 이상 기체와 같은 거동을 한다.)

―〈보 기〉―
ㄱ. [C]는 (다)에서가 (나)에서보다 크다.
ㄴ. 이 반응의 정반응은 발열 반응이다.
ㄷ. K_p는 (가)에서가 (다)에서의 100배이다.

① ㄱ   ② ㄷ   ③ ㄱ, ㄴ
④ ㄴ, ㄷ   ⑤ ㄱ, ㄴ, ㄷ

12-26C. CQF23319화학평형/24원광모의 3회39번★★

다음은 A가 반응하여 B를 생성하는 균형 화학 반응식과 TK에서 압력으로 정의된 평형 상수(K_p)이다.

$$\mathrm{A}(g) \rightleftharpoons 2\mathrm{B}(g) \qquad K_p$$

그림은 강철 용기 (가)와 실린더 (나)에 들어 있는 기체의 초기 상태를 각각 나타낸 것이다. (가)와 (나)에서 반응이 진행하여 평형에 도달한 후, 혼합 기체에서 $\dfrac{\mathrm{B}의\,\mathrm{mol}수}{\mathrm{A}의\,\mathrm{mol}수}$는 각각 2와 3중 하나이다.

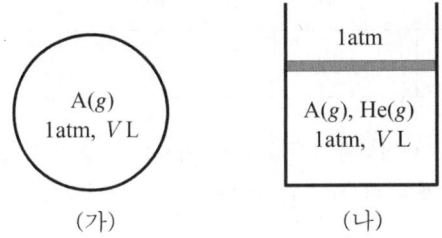

(나)의 평형에서 He(g)의 부분압력(atm)은? (단, 온도는 T, 대기압은 1atm으로 일정하다. 기체는 이상 기체와 같은 거동을 한다. 피스톤의 무게와 마찰은 무시한다.)

① $\dfrac{1}{9}$ ② $\dfrac{2}{9}$ ③ $\dfrac{3}{5}$
④ $\dfrac{2}{5}$ ⑤ $\dfrac{1}{5}$

12-27C. CQS61화학평형/23 단국모의 1회26번

다음은 A와 B의 균형 반응식과 평형 상수(K_p)이다.

$$A(g) \rightleftharpoons 2B(g) \quad K_p$$

표는 피스톤이 달린 실린더에 $A(g)$ n mol을 넣고 도달한 평형 상태 Ⅰ과 Ⅱ에 대한 자료이다.

상태	온도(K)	부피(L)	K_p
평형 Ⅰ	300	$10V$	$\frac{1}{2}$
평형 Ⅱ	200	$6V$	x

x는? (단, 대기압은 1기압이다. 기체는 이상 기체로 거동하며 피스톤의 무게와 마찰은 무시한다.)

① 1 ② $\frac{1}{6}$ ③ 2 ④ $\frac{1}{4}$ ⑤ $\frac{1}{3}$

기타 유형 문제

12-28C. CQ화학평형/20중앙기출14

〈보기〉 중 평형에 있는 반응계의 생성물을 증가시키는 변화에 해당하는 경우를 있는 대로 모두 고른 것은?

〈보기〉
가. 뷰테인의 연소 반응에서 압력을 감소시키는 경우.(단, 반응물과 생성물은 모두 기체)
나. 이중가닥 DNA를 단일가닥 DNA로 변성시키는 과정에서 온도를 낮추는 경우.
다. 카르복시산과 알코올의 축합 반응에서 물을 제거하는 경우.
라. $SO_3(g) \rightleftharpoons SO_2(g) + O_2(g)$의 반응에 불활성 기체를 첨가하는 경우.(단, 부피의 증가 동반)
마. 질소와 수소를 반응시켜 암모니아를 만드는 하버법에서 촉매를 첨가하는 경우.

① 가, 나, 다
② 가, 다, 라
③ 가, 라, 마
④ 나, 다, 라

12-29D. CQ화학평형/23경희기출15번

수소(H_2) 기체는 공업적으로 아래 평형 반응과 같이 고온의 코크스 $C(s)$에 수증기를 통과시켜 얻을 수 있다.

$$C(s) + H_2O(g) \rightleftharpoons CO(g) + H_2(g)$$

다음은 온도 1000K에서 위 반응에 관련된 가상의 자료이다.

- 평형 상수 $K_p = 16$이다.
- 1L 반응 용기에서 반응시키는 수증기의 초기 부분압력은 4atm이다.
- $C(s)$, $H_2O(g)$, $CO(g)$의 표준 생성 엔탈피($\triangle H_f^0$)는 각각 1, −241.8, −110.5 kJmol^{-1}이다.

해당 조건의 반응에 대한 설명으로 옳지 않은 것은? (단, 온도는 1000K로 일정하고, 기체 상수는 R L·atm·mol^{-1}K^{-1}이다. 모든 기체는 이상 기체로 행동한다.)

① 표준 반응 엔탈피 변화는 130.3 kJmol^{-1}이다.
② 평형 상태에서 반응 용기 내 전체 압력은 8atm이다.
③ 평형 상태에서 수증기의 부분 압력은 0.8atm이다.
④ 평형에 도달하기 위해 필요한 최소한의 $C(s)$의 양은 $\dfrac{32}{R} \times 10^{-4}$mol이다.
⑤ 수소 기체를 효율적으로 생산하기 위하여 계의 압력을 감소시켜야 한다.

12-30D. CQDK22/22단국기출(문제오류)14번

그림은 $X(g) \rightleftharpoons 2Y(g)$ 반응에서 전체 압력을 시간에 따라서 나타낸 것이다. 반응 초기에는 300K를 유지하면서 4.0 기압의 기체 X만 존재한다. B시점에서 온도를 400K로 올렸다. AB 구간과 CD 구간에서의 전체 압력은 각각 6.0 기압과 5.0 기압이다.

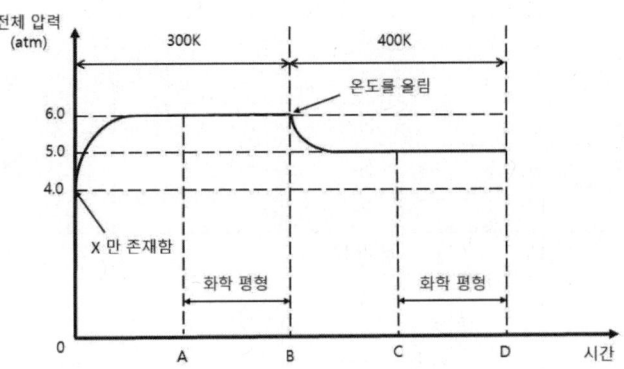

이 반응에 대한 설명으로 옳지 않은 것은? (단, 기체 상수는 8.31 J mol^{-1} K^{-1}이다.)

① AB 구간에서의 $Y(g)$의 몰분율은 $\dfrac{2}{3}$이다.
② AB 구간에서 $\triangle G°$는 $-(8.31 \times 300 \times \ln 8)$J mol^{-1}이다.
③ BC 구간에서 $\triangle G < 0$이다.
④ CD 구간에서의 평형 상수는 $\dfrac{4}{3}$이다.
⑤ $X(g) \rightarrow 2Y(g)$ 정반응은 흡열반응이다.

문제번호	정답	문제번호	정답
1	1		
2	5		
3	4		
4	2		
5	2		
6	4		
7	3		
8	3		
9	5		
10	2		
11	주관식		
12	3		
13	3		
14	3		
15	1		
16	2		
17	4		
18	5		
19	2		
20	4		
21	4		
22	2		
23	3		
24	2		
25	4		
26	1		
27	2		
28	2		
29	2		
30	3, 4		

12장 해설 링크 모음

13

산과 염기

해설 링크 모음

13. 산과 염기 핵심 써머리

1. 산-염기 모형
    1) 아레니우스 모형
        (1) 산: 물에 녹아서 H^+ 이온을 내어 놓는다.을 내어 놓는다.
        (2) 염기: 물에 녹아서 OH^- 이온을 내어 놓는다.
    2) 브뢴스테드-로우리 모형
        (1) 산: 양성자(H^+) 주개
        (2) 염기: 양성자(H^+) 받개
        (3) 산이 H^+ 한 개를 잃으면 그 짝염기가 만들어진다.
        (4) 염기가 H^+ 한 개를 얻으면 그 짝산이 만들어진다.
        (5) 산이 셀수록 그 짝염기는 약하다.
    3) 루이스 모형
        (1) 산: 전자쌍 받개
        (2) 염기: 전자쌍 주개

2. 산-염기 평형
    1) 물에 녹은 산의 해리(이온화)에 대한 평형 상수(산 해리 상수) :: K_a
    2) K_a 식은 다음과 같다.
    $$K_a = \frac{[H_3O^+][A^-]}{[HA]}$$
    또는 간단히 다음과 같이 표현된다.
    $$K_a = \frac{[H^+][A^-]}{[HA]}$$

3. 산의 세기
    1) 센산은 매우 큰 K_a값을 갖는다.
        (1) 센산은 물에서 완전히 해리된다.
        (2) 해리(이온화) 평형 위치는 완전히 오른쪽에 있다.
        (3) 센산은 약한 짝염기를 갖는다.
        (4) 흔한 센산으로는 질산(HNO_3), 염산(HCl), 황산(H_2SO_4), 과염소산($HClO_4$) 등이 있다.
    2) 약산은 작은 K_a값을 갖는다.
        (1) 약산은 매우 적은 양만 해리된다.
        (2) 해리 반응의 평형의 위치는 왼쪽으로 치우쳐 있다.
        (3) 약산의 짝염기는 강산의 짝염기보다 상대적으로 강하다.
        (4) 약산의 해리 백분율은 다음과 같다.
    3) 해리 백분율(%) = $\frac{\text{해리된 양(mol)}}{\text{초기 약산의 양(mol)}} \times 100(\%)$
        (1) 산이 약하면 해리 백분율이 더 작다.
        (2) 약산 용액이 묽을수록 해리 백분율은 증가한다.

4. 물의 자체 이온화

1) 물은 양쪽성 물질이다. (물은 산이나 염기로 행동할 수 있다.)
2) 물은 산-염기 반응에서 자신과 반응한다.

   $H_2O(l) + H_2O(l) \rightleftharpoons H_3O^+(aq) + OH^-(aq)$

   (1) 이 반응의 평형식은 다음과 같다.

   $K_w = [H_3O^+][OH^-]$ 또는 $K_w = [H^+][OH^-]$

   (2) K_w는 물의 이온-곱 상수이다.
   (3) 25℃의 순수한 물에서 $[H_3O^+]=[OH^-]=1.0 \times 10^{-7}$M이고, $K_w = 1.0 \times 10^{-14}$이다.
3) 산성 용액에서 $[H^+] > [OH^-]$
4) 염기성 용액에서 $[H^+] < [OH^-]$
5) 중성 용액에서 $[H^+] = [OH^-]$

5. pH 척도

1) pH= $-\log[H^+]$
2) pH가 1만큼 변하면 $[H^+]$는 10배만큼 변한다.
3) 그 밖에도 p척도가 있다.
   (1) pOH= $-\log[OH^-]$
   (2) pK_a= $-\log[K_a]$

6. 염기

1) 센염기는 NaOH나 KOH 같은 수산화물의 염이다.
2) 약염기는 물과 반응하여 OH^-를 내놓는다.(염기의 가수분해 반응)

   $B(aq) + H_2O(l) \rightleftharpoons HB^+(aq) + OH^-(aq)$

   (1) 이 반응의 평형 상수(염기 해리 상수)는 K_b라고 부르며, 이 때 K_b는 다음과 같다.

   $K_b = \dfrac{[HB^+][OH^-]}{[B]}$

7. 다양성자산

1) 다양성자산은 산성 양성자(H^+)를 두 개 이상 가지고 있다.
2) 다양성자산은 한 번에 한 개의 양성자를 해리한다.
   (1) 각 해리단계는 특정 K_a값을 갖는다.
   (2) 일반적으로 K_a값은 다음과 같이 감소한다.

   $K_{a1} > K_{a2} > K_{a3}$

3) 다양성자산 용액에서 거의 첫 번째 해리만 일어난다.
4) 황산(H_2SO_4)은
   (1) 첫 번째 해리 단계에서는 센산이고,
   (2) 두 번째 해리 단계에서는 약산이다.

8. 염의 산-염기 성질

1) 염(salt)은 이온 화합물을 의미한다.
2) 염은 물에 녹아 중성, 산성, 염기성을 나타낼 수 있다.
3) 산의 K_a와 그 짝염기의 K_b 곱은 K_w와 같다.

$$K_a \times K_b = K_w$$

4) 아래와 같은 이온을 포함하는 염이 물에 녹았을 때 용액의 산-염기 성질은 아래와 같다.
   (1) 센염기의 양이온+센산의 음이온으로 구성된 염→중성 용액
   (2) 센염기의 양이온+약산의 음이온으로 구성된 염→염기성 용액
   (3) 약염기의 양이온+센산의 음이온으로 구성된 염→산성 용액
   (4) 약산의 음이온+약염기의 양이온으로 구성된 염
      ① 약산의 K_a > 약염기의 K_b → 산성 용액
      ② 약산의 K_a < 약염기의 K_b → 염기성 용액

5) $Al^{3+}(aq)$, $Fe^{3+}(aq)$와 같은 큰 전하를 갖고 있는 금속 이온을 포함하는 염은 산성 용액을 만든다.
   ① 이온의 전하가 크고 반지름이 작을수록 강한 산으로 작용한다.

9. 산-염기 성질에 미치는 구조의 영향

1) 이성분 산(H-X)의 세기
   (1) X의 주기율표 위치가 오른쪽일수록, 아래일수록 산의 세기가 증가한다.
2) 산소산(H-O-Y)의 세기
   (1) Y의 전기 음성도가 클수록 산의 세기가 증가한다.
   (2) 산소(O)의 수가 많을수록 산의 세기가 증가한다.

심화주제 13-1: 산화물의 산염기 거동

1) 주기율표에서 왼쪽, 아래로 갈수록 그 산화물의 염기성은 강해진다.
2) 주기율표에서 오른쪽, 위로 갈수록 그 산화물의 산성은 강해진다.
3) 대부분의 비금속 산화물은 산 무수물이며, 과량의 물과 반응하여 산성 용액을 만든다.
   (1) $CO_2 + H_2O \rightarrow H_2CO_3$ (탄산)
   (2) $SO_3 + H_2O \rightarrow H_2SO_4$ (황산)
4) I족(알칼리 금속)과 II족(알칼리 토금속) 산화물은 염기 무수물이며, 물과 반응하여 염기성 용액을 만든다.
   (1) $Na_2O + H_2O \rightarrow 2NaOH$
   (2) $CaO + H_2O \rightarrow Ca(OH)_2$
5) 주기율표에서 중간에 해당하는 (III~V) 금속의 산화물은 종종 양쪽성을 나타낸다.
   (1) Al_2O_3 염기로 작용: $Al_2O_3 + 6HCl \rightarrow 2AlCl_3 + 3H_2O$
   (2) Al_2O_3 산으로 작용: $Al_2O_3 + 2NaOH + 3H_2O \rightarrow 2NaAl(OH)_4$

산성도 증가 →

I	II	III	IV	V	VI	VII
Li_2O	BeO	B_2O_3	CO_2	N_2O_5	(O_2)	OF_2
Na_2O	MgO	Al_2O_3	SiO_2	P_4O_{10}	SO_3	Cl_2O_7
K_2O	CaO	Ga_2O_3	GeO_2	As_2O_5	SeO_3	Br_2O_7
Rb_2O	SrO	In_2O_3	SnO_2	Sb_2O_5	TeO_3	I_2O_7
Cs_2O	BaO	Tl_2O_3	PbO_2	Bi_2O_5	PoO_3	At_2O_7

염기도 증가 ↓   ← 염기도 증가   산성도 증가 ↑

- 금속 산화물
- 준금속 산화물
- 비금속 산화물

심화주제 13-2: 평준화 효과

1. 물속에서 산과 염기

   1) 물속에서 존재하는 가장 강한 산은 H_3O^+이고, 가장 강한 염기는 OH^-이다.

   2) 물은 강한 산이나 강한 염기의 세기를 평준화시켜, 모든 강한 산은 H_3O^+로, 모든 강한 염기는 OH^-로 변환된다.
      (1) H_3O^+보다 더 강한 산이 물속에 녹아있으면 H_2O에게 양성자를 주어 H_3O^+를 생성한다.
      (2) 만약 OH^-보다 더 강한 염기가 물속에 녹아있으면 H_2O는 양성자를 잃고 OH^-로 된다.

   3) $HClO_4$와 HCl은 물에서는 마치 산의 세기가 같은 것처럼 거동한다. 두 가지 산은 H_3O^+로 평준화되었다.
      $HClO_4 + H_2O \rightarrow H_3O^+ + ClO_4^-$
      $HCl + H_2O \rightarrow H_3O^+ + Cl^-$

2. 아세트산 용매 속에서 산과 염기

   1) 아세트산 용매에서는 $HClO_4$와 HCl은 동일한 세기로 평준화되지 않는다.
      $HClO_4 + CH_3COOH \rightarrow CH_3COOH_2^+ + ClO_4^-$ $K = 1.3 \times 10^{-5}$
      $HCl + CH_3COOH \rightarrow CH_3COOH_2^+ + Cl^-$ $K = 2.8 \times 10^{-9}$

   2) $HClO_4$가 HCl보다 강산임을 알 수 있다.

기본적인 산염기 문제

13-1A. AQGM14-1산염기평형/24대가 추가문제3-2★

pH가 3.00인 강산 용액 5.0mL와 pH가 11.0인 강염기 용액 4.00mL를 섞은 용액의 pH는 약 얼마인가?

① 3
② 4
③ 5
④ 8
⑤ 11

13-2A. AB산염기/23중앙기출3번

다음 염 화합물을 물에 녹인 수용액의 액성이 중성인 것은?

① NH_4Cl
② KNO_3
③ $LiHSO_4$
④ $NaCN$

13-3B. AB산염기/21중앙기출8번

다음은 염소를 포함하는 산소산(Ⓐ~Ⓓ)에 대한 자료이다. Ⓐ~Ⓓ는 각각 $HClO$, $HClO_2$, $HClO_3$, $HClO_4$ 중 하나에 해당한다.

몰질량	Ⓑ < Ⓐ
짝염기의 염기성	Ⓓ < Ⓐ
Ⓒ의 짝염기가 가지는 기하구조	정사면체

다음 중 산소산이 올바르게 짝지어진 것은?

① Ⓐ $-HClO_2$
② Ⓑ $-HClO_3$
③ Ⓒ $-HClO$
④ Ⓓ $-HClO_4$

13-4A. AB산염기/24계명 기출복원9

다음 중 25℃에서 OH^-의 농도가 가장 높은 것은?

① 순수한 물
② pH= 4.0인 수용액
③ pOH= 12.0인 수용액
④ 1.0×10^{-5}mol/L인 HNO_3 용액
⑤ 1.0×10^{-3}mol/L인 NH_4Cl 용액

13-5B. ABGM15산염기/24계명 추가문제9-1 ★

60°C에서 pH 4.0인 어떤 수용액에서 OH^-농도는 얼마인가? (단, 60°C에서 pK_w는 13이다.)

① 10^{-4}
② 10^{-5}
③ 10^{-9}
④ 10^{-10}
⑤ 10^{-11}

13-6A. AB산염기/24동덕 기출복원9 ★

다음 설명 중 옳은 것을 모두 고른 것은? (단, NH_3의 K_b는 1.8×10^{-5}, HNO_2의 K_a는 4.0×10^{-4}이다.)

가. 증류수에 NH_4NO_2를 녹이면 pH < 7.0이다.
나. 증류수에 $NaNO_2$를 녹이면 pH < 7.0이다.
다. 증류수에 $AlCl_3$를 녹이면 pH < 7.0이다.
라. 증류수에 NH_4Cl을 녹이면 pH < 7.0이다.

① 가, 나, 다
② 가, 다, 라
③ 나, 라
④ 가, 나
⑤ 가, 나, 다, 라

13-7A. AB산염기/24동덕 추가문제9-1

다음 중 증류수에 녹았을 때 산성 수용액을 만드는 물질의 개수는?

$KCl, \quad NH_4Cl, \quad SO_2, \quad CO_2, \quad CaO, \quad K_2O, \quad FeCl_3$

① 3
② 4
③ 5
④ 6
⑤ 7

13-8A. AB산염기/24동덕 추가문제9-2

다음 염 1mol을 물에 녹여 1L 수용액을 제조할 때 염기성 용액인 것은?

① K_3PO_4
② $NaClO_4$
③ NH_4Cl
④ $Zn(NO_3)_2$

13-9A. AB산염기/24동덕 추가문제9-3

다음 Lewis 산-염기에 대한 설명으로 옳지 않은 것은?

① Lewis 염기는 전자쌍 주개이다.
② Lewis 산은 Brønsted-Lowry 산에 포함된다.
③ 착이온 $[Fe(H_2O)_6]^{3+}$이 생성되는 과정에서 H_2O는 Lewis 염기이다.
④ NH_3와 BF_3가 반응하여 H_3NBF_3가 생성되는 과정에서 BF_3는 Lewis 산이다.

13-10C. ABGM13산염기/24동덕 추가문제9-4

다음 화합물들을 루이스 염기도가 커지는 순서대로 바르게 나열한 것은?

$$P_4O_{10}, \quad N_2O_5, \quad As_2O_5$$

① $P_4O_{10} < N_2O_5 < As_2O_5$
② $P_4O_{10} < As_2O_5 < N_2O_5$
③ $N_2O_5 < As_2O_5 < P_4O_{10}$
④ $N_2O_5 < P_4O_{10} < As_2O_5$
⑤ $As_2O_5 < P_4O_{10} < N_2O_5$

13-11B. AB산염기/24충남 기출복원10★

25℃에서 메틸암모늄 이온($CH_3NH_3^+$)의 산 해리 상수(K_a)는 2.0×10^{-11}이다. 0.1M 메틸아민(CH_3NH_2) 용액의 pH에 가장 가까운 것은? (단, log2=0.30이다.)

① 10.70
② 11.85
③ 12.70
④ 13.00
⑤ 13.70

13-12B. ABMO16산염기/24충남 추가문제10-1★★

약산 0.2M HA(aq) 5mL를 0.05M NaOH(aq)로 적정하고자 한다. 당량점에서의 pH가 10.3이라면, HA의 pK_a와 가장 가까운 값은? (단, log2=0.3, log3=0.477, log5=0.7이다.)

① 4
② 5
③ 6
④ 7
⑤ 8

13-13B. ABGM18산염기/24충남 추가문제10-2

25℃에서 농도가 xM인 약산 HA의 이온화 백분율이 5%이다. x에 가장 가까운 것은? (단, 25℃에서 HA의 K_a는 1.0×10^{-3}이다.)

① 0.1
② 0.2
③ 0.3
④ 0.4
⑤ 0.5

13-14B. ABGM21산염기/24충남 추가문제10-3★

일양성자산인 프로피온산의 $\frac{2}{3}$가 해리되는 pH는? (단, 프로피온산의 pK_a=4.9이고, log2=0.3, log3=0.48이다.)

① 4.7
② 4.9
③ 5.2
④ 5.5
⑤ 5.8

13-15B. ABGM18산염기/24충남 추가문제10-4

25℃에서 다음 반응의 평형 상수 크기를 바르게 비교한 것은? (단, 25℃에서 HF의 산 해리 상수 $K_a = 6.8 \times 10^{-4}$이다.)

$$HF(aq) + OH^-(aq) \rightleftharpoons H_2O(l) + F^-(aq) \qquad K_1$$

$$F^-(aq) + H^+(aq) \rightleftharpoons HF(aq) \qquad K_2$$

$$H^+(aq) + OH^-(aq) \rightleftharpoons H_2O(l) \qquad K_3$$

① $K_1 > K_2 > K_3$
② $K_1 > K_3 > K_2$
③ $K_2 > K_3 > K_1$
④ $K_3 > K_2 > K_1$
⑤ $K_3 > K_1 > K_2$

13-16B. AB산염기/24충남 추가문제10-5(21미트)★

표는 25℃에서 약산 수용액 (가)~(다)에 대한 자료이다.

용액	산	농도	산 해리도(α)
(가)	HX	0.1M	0.01
(나)	HY	0.2M	0.005
(다)	HY	0.02M	a

25℃에서 이에 대한 설명으로 옳은 것만을 〈보기〉에서 있는 대로 고른 것은?

〈보 기〉
ㄱ. 용액 (가)의 pH는 3이다.
ㄴ. 산 해리 상수(K_a)는 HX가 HY보다 작다.
ㄷ. a는 0.05이다.

① ㄱ ② ㄴ ③ ㄱ, ㄷ
④ ㄴ, ㄷ ⑤ ㄱ, ㄴ, ㄷ

13-17A. AB산염기/24중앙기출20

다양성자산인 옥살산($H_2C_2O_4$)의 단계적 해리상수가 $K_{a1} = 5\times10^{-2}$이고, $K_{a2} = 5\times10^{-5}$일 때 다음 〈보기〉 반응의 평형 상수는 얼마인가?

〈보기〉
$$HC_2O_4^- + OH^- \rightarrow C_2O_4^{2-} + H_2O$$

① 5×10^9
② 5×10^{12}
③ 5×10^{-14}
④ 2.5×10^{-7}

13-18B. AB산염기/24중앙기출13

다음 반응 중 정반응이 일어나기 힘든 것은?

① $CH_3OH + C_2H_5NH_2 \rightarrow CH_3O^- + C_2H_5NH_3^+$
② $HCl + KF \rightarrow HF + NaCl$
③ $CH_3Br + NaF \rightarrow CH_3F + NaBr$
④ $CF_3CO_2H + CH_3CO_2^- \rightarrow CF_3CO_2^- + CH_3CO_2H$

13-19B. AB산염기/20중앙기출10

〈보기〉의 설명 중 옳은 것만을 모두 고른 것은?

〈보기〉
가. $HClO_3$의 pK_a는 $HClO_2$의 pK_a보다 더 큰 음의 값을 가진다.
나. HF가 HCl보다 더 약산인 이유는 F의 전기음성도가 Cl보다 크기 때문이다.
다. 페놀은 사이클로헥사놀보다 더 강한 산이다.
라. CF_3COO^-는 CH_3COO^-보다 강한 염기이다.
마. 모든 브뢴스테드-로우리 산은 루이스 산이다.

① 가, 나, 다
② 가, 다, 마
③ 가, 라, 마
④ 나, 다, 마

13-20B. AB산염기, 유기/23중앙기출6번

탄화수소 화합물의 산성도는 탄소의 혼성화 상태에 영향을 받는다. 다음 탄화수소 화합물 중 pK_a가 가장 큰 것은?

① Methane
② Ethylene
③ Acetylene
④ Cyclopropane

이온화도 > 5% 유형(근사공식 적용 못함)

13-21C. ABM015근사불가능한산염기/24단국모의 1회12번★

0.10M HA 수용액에서 HA의 이온화 백분율이 20%이다. HA의 이온화 백분율이 25%가 되는 HA의 초기 농도(M)는? (단, 온도는 25℃로 일정하다.)

① 0.080
② 0.060
③ 0.050
④ 0.040
⑤ 0.020

13-22C. ABS713-1근사불가능한산염기/24원광 추가문제3-2

다음은 일양성자 약산 HA의 해리 평형 반응식과 25℃에서의 산해리 상수(K_a)이다.

$$HA(aq) + H_2O(l) \rightleftharpoons H_3O^+(aq) + A^-(aq) \quad K_a = 1\times10^{-4}$$

표는 25℃에서 만든 1L 수용액 (가)와 (나)에서 용해시킨 초기 HA의 양과 평형에서 이온화 백분율이다.

수용액	초기 HA의 양(mol)	이온화 백분율(%)
(가)	x	1
(나)	y	20

$\dfrac{x}{y}$는? (단, 온도는 25℃로 일정하다.)

① 200 ② 300 ③ 400 ④ 500 ⑤ 600

13-23C. ABMO15근사불가능한산염기/24단국모의 1회5번

다음 중 0.010M 황산(H_2SO_4) 수용액에서 HSO_4^-의 이온화 백분율에 가장 가까운 것은? (단, 온도는 25℃로 일정하다. 25℃에서 황산의 $K_{a2} = 0.012$이다.)

① 5% ② 25% ③ 45%
④ 65% ⑤ 85%

복합적인 유형

13-24C. AQSN22409산염기평형/24동덕 추가문제6-2★

다음은 수용액에서 약산 HA의 이온화 반응식과 25℃에서의 이온화 상수(K_a)이다.

$$HA(aq) + H_2O(l) \rightleftharpoons A^-(aq) + H_3O^+(aq) \quad K_a$$

그림은 25℃에서 0.1M NaA(aq)를 나타낸 것이다. K_a는? (단, 25℃에서 물의 이온화 상수(K_w)는 1×10^{-14}이다.)

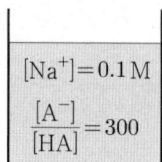

① 3×10^{-7}
② 9×10^{-8}
③ 3×10^{-8}
④ 9×10^{-9}
⑤ 3×10^{-9}

13-25C. ABS75 산염기 평형/24원광모의 2회29번

(가)와 (나)는 증류수에 HA와 HB를 각각 녹여 만든 용액이다. 표는 (가) 100mL와 (나) 100mL를 0.1M NaOH(aq)로 각각 적정한 자료이다. 25℃에서 HA와 HB의 산 해리상수(K_a)는 각각 1×10^{-7}과 5×10^{-8}이다.

수용액	용질	수용액의 pH	
		적정 전	당량점
(가)	HA	4.0	a
(나)	HB	4.0	b

이에 대한 설명으로 옳은 것만을 <보기>에서 있는 대로 고른 것은? (단, 온도는 25℃로 일정하다. HA와 HB는 일양성자산이다.)

─── <보 기> ───
ㄱ. (가)에서 적정 전 HA의 이온화 백분율은 0.1%이다.
ㄴ. (나)에서 HB의 초기 농도는 0.2M이다.
ㄷ. $a < b$이다.

① ㄱ ② ㄴ ③ ㄱ, ㄷ
④ ㄴ, ㄷ ⑤ ㄱ, ㄴ, ㄷ

13-26C. ABS745 산염기/24원광모의 3회19번

다음은 약산 HA 수용액에서의 해리 평형 반응식과 25℃에서의 산 해리 상수(K_a)이다.

$$HA(aq) + H_2O(l) \rightleftharpoons H_3O^+(aq) + A^-(aq) \quad K_a = 4 \times 10^{-7}$$

그림은 25℃에서 동일한 양의 HA를 각각 녹여 만든 수용액 (가)와 (나)를 나타낸 것이다. (가)에서 HA의 이온화 백분율은 0.2%이고, (나)에서 pH는 4.0이다.

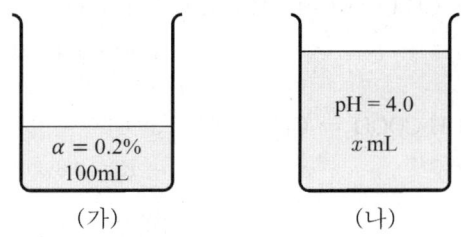

이에 관한 설명으로 옳은 것만을 <보기>에서 있는 대로 고른 것은? (단, 온도는 25℃로 일정하다.)

─── <보 기> ───
ㄱ. $x = 400$이다.
ㄴ. HA의 이온화 백분율은 (가)<(나)이다.
ㄷ. pH는 (가)<(나)이다.

① ㄱ　　② ㄴ　　③ ㄱ, ㄷ
④ ㄴ, ㄷ　　⑤ ㄱ, ㄴ, ㄷ

13-27B. ABS74 산염기/24단국모의 1회11번

표는 25℃에서 HX~HZ를 각각 n mol씩 녹여 만든 100mL 수용액 (가)~(다)에 대한 자료이다. HX~HZ는 각각 HCl, HClO, $HClO_2$ 중 하나이다.

수용액	용질	$[H^+]$(M)
(가)	HX	6×10^{-5}
(나)	HY	3×10^{-2}
(다)	HZ	1×10^{-1}

이에 대한 설명으로 옳은 것만을 <보기>에서 있는 대로 고른 것은? (단, 온도는 25℃로 일정하다.)

─── <보 기> ───
ㄱ. HX는 HClO이다.
ㄴ. HY의 $K_a = 9 \times 10^{-3}$이다.
ㄷ. (다)에 증류수 100mL를 첨가하면 HZ의 이온화 백분율은 증가한다.

① ㄱ　　② ㄴ　　③ ㄱ, ㄷ
④ ㄴ, ㄷ　　⑤ ㄱ, ㄴ, ㄷ

13-28D. ABF1857-1산염기/24원광 기출복원3

HA는 일양성자성 약산이다. 표는 HA, 또는 그 소듐염 NaA이 용해된 수용액 (가)와 (나)에 대한 자료이다.

수용액	초기 용질의 양	부피(L)	평형에서 $\frac{[A^-]}{[HA]}$
(가)	HA 0.1 mol	1.0	2.0×10^{-2}
(나)	NaA x mol	1.0	4.0×10^4

x 는? (단, 온도는 25℃로 일정하다.)

① 0.1 ② 0.2 ③ 0.3 ④ 0.4 ⑤ 0.5

13-29B. ABKH21/21경희기출10번

다음은 $HClO_4$와 HCl의 수용액과 아세트산 용액에서의 해리 반응식과 25℃에서의 평형 상수(K)이다.

[수용액]
$HClO_4 + H_2O \rightarrow ClO_4^- + H_3O^+$
$HCl + H_2O \rightarrow Cl^- + H_3O^+$

[아세트산 용액]
$HClO_4 + CH_3COOH \rightleftharpoons CH_3COOH_2^+ + ClO_4^-$
$$K = 1.3 \times 10^{-5}$$

$HCl + CH_3COOH \rightleftharpoons CH_3COOH_2^+ + Cl^-$
$$K = 2.8 \times 10^{-9}$$

25℃에서 네 가지 산 $HClO_4$, $HClO_2$, $HClO$, HCl에 대한 설명으로 옳지 않은 것은? (단, 25℃에서 아세트산의 산해리 상수(K_a)와 물의 해리 상수 (K_w)는 각각 1.76×10^{-5}과 1.00×10^{-14}이다.)

① 수용액에서 가장 약산 산은 $HClO_4$이다.
② Cl의 산화수가 가장 큰 산은 $HClO_4$이다.
③ 수용액에서 HCl은 $HClO_4$ 보다 강한 산이다.
④ 아세트산 용액에서 가장 강한 산은 $HClO_4$이다.
⑤ 10^{-9} M $HClO_4$ 수용액에서 OH^-의 농도($[OH^-]$)는 10^{-5}M 보다 작다.

13-30B. AB산염기/24동덕 추가문제9-6(20미트)

다음은 25℃의 수용액에서 수화된 이온 $Fe(H_2O)_6^{2+}$와 $Fe(H_2O)_6^{3+}$의 해리 평형 반응식과 평형 상수(K)를 각각 나타낸 것이다.

$Fe(H_2O)_6^{2+}(aq) + H_2O(l) \rightleftharpoons Fe(H_2O)_5OH^+(aq) + H_3O^+(aq)$
$$K = 10^{-9.5}$$

$Fe(H_2O)_6^{3+}(aq) + H_2O(l) \rightleftharpoons Fe(H_2O)_5OH^{2+}(aq) + H_3O^+(aq)$
$$K = a$$

25℃에서 이에 대한 설명으로 옳은 것만을 <보기>에서 있는 대로 고른 것은?

― <보 기> ―
ㄱ. $Fe(H_2O)_6^{2+}$의 해리 반응에서 Fe의 산화수는 감소한다.
ㄴ. 몰농도 비 $\dfrac{[Fe(H_2O)_6^{2+}]}{[Fe(H_2O)_5OH^+]}$가 100인 수용액의 pH는 7.5이다.
ㄷ. a는 $10^{-9.5}$보다 작다.

① ㄴ   ② ㄷ   ③ ㄱ, ㄴ
④ ㄱ, ㄷ   ⑤ ㄴ, ㄷ

지엽적이고 특이한 문제

13-31D. MJ5354MS235 무기화학/24원광모의 1회3번

굳고 무른 산 염기(HSAB) 개념을 이용할 때, 다음 중 가장 일어나기 힘든 반응으로 예상되는 것은?

① $HgF_2(g) + BeI_2(g) \rightarrow BeF_2(g) + HgI_2(g)$
② $AgBr(s) + I^-(aq) \rightarrow AgI(s) + Br^-(aq)$
③ $CaF_2(s) + CdI_2(s) \rightarrow CaI_2(s) + CdF_2(s)$
④ $Cr(CN)_2(s) + Cd(OH)_2(s) \rightarrow Cd(CN)_2(s) + Cr(OH)_3(s)$
⑤ $2NaI(s) + Hg_2F_2(s) \rightarrow 2NaF(s) + Hg_2I_2(s)$

13. 산과 염기

문제번호	정답	문제번호	정답
1	2		
2	2		
3	1		
4	1		
5	3		
6	2		
7	2		
8	1		
9	2		
10	4		
11	2		
12	5		
13	4		
14	3		
15	5		
16	1		
17	1		
18	1		
19	2		
20	1		
21	2		
22	4		
23	3		
24	4		
25	5		
26	5		
27	1		
28	4		
29	3		
30	1		
31	3		

13장 해설 링크 모음

14

산 염기 평형

해설 링크 모음

14. 산염기 평형 핵심 써머리

1. **완충 용액**
   1) 약산과 그 염 또는 약염기와 그 짝산을 포함한다.
   2) H^+ 이온 또는 OH^- 이온이 첨가될 때, pH 변화가 적다.
   3) HA와 A^-를 포함하는 완충 용액의 경우
      (1) Henderson-Hasselbalch 식은 다음과 같다.
      $$pH = pK_a + \log\left(\frac{[A^-]}{[HA]}\right)$$
   4) 완충 용량에 영향을 주는 요소는 다음과 같다.
      (1) HA와 A^-의 농도가 클수록 완충 용량이 크다.
      (2) HA와 A^-의 농도비가 1:1에 가까울수록 완충 용량이 크다.

2. **산-염기 적정**
   1) pH 적정 곡선: 용액의 pH를 세로축, 첨가한 적정 시약의 부피를 가로축으로 나타낸 그래프
   2) 당량점 부근에서 매우 급격한 pH 변화가 나타난다.
   3) 적정 곡선의 모양
      (1) 센산-센염기 적정: 당량점의 pH=7
      (2) 약산-센염기 적정: 당량점 전에는 완충 효과를 보인다.
         ① 반당량점에서 pH=pK_a
         ② 당량점의 pH >7
      (3) 약염기-강산 적정: 당량점 전에는 완충 효과를 보인다.
         ① 반당량점에서 pH = 짝산의 pK_a
         ② 당량점의 pH <7
      (4) 이양성자산-강염기 적정:
         ① 처음~제1 당량점 전에는 완충 효과를 보인다.
         ② 첫 번째 반당량점에서 pH=pK_{a1}
         ③ 제1 당량점에서 pH=$\dfrac{pK_{a1}+pK_{a2}}{2}$ (근사치)
         ④ 제1 당량점~제2 당량점 전에는 완충 효과를 보인다.
         ⑤ 두 번째 반당량점에서 pH=pK_{a2}
         ⑥ 제2 당량점에서 pH>7

   4) 지시약은 산-염기 적정에서 당량점을 알아내기 위해 사용될 수 있다.
      (1) 종말점은 지시약의 색깔이 변하는 지점이다.
      (2) 당량점과 종말점이 가까울수록 좋다.
      (3) 당량점의 pH와 지시약의 pKa가 가까울수록 좋다.

심화주제 14-1: 등전 pH와 등이온 pH

1. 아미노산과 쯔비터 이온
1) 아미노산은 산성에서는 양전하를 띠고, 염기성에서는 음전하를 띤다.
2) 그러나 특정 pH에서는 양전하와 음전하를 동시에 가지며 전하가 0인 쯔비터 이온(Zwitterion) 형태를 이룬다.
3) 알라닌(HA)과 같은 아미노산은 이양성자계로 이해할 수 있다.

$H_3N^+-CH(CH_3)-COOH \rightleftarrows H_3N^+-CH(CH_3)-COO^- + H^+$ $pK_1 = 2.34$
알라닌 양이온(H_2A^+)   중성 쯔비터 이온(HA)

$H_3N^+-CH(CH_3)-COO^- \rightleftarrows H_2N-CH(CH_3)-COO^- + H^+$ $pK_2 = 9.87$
중성 쯔비터 이온(HA)   알라닌 음이온(A^-)

2. 등전 pH (pI)
1) 등전점(isoelectric point)은 다양성자 산의 평균 전하가 0일 때의 pH이다.
2) 이 pH에서 대부분의 분자는 전하를 띠지 않는 HA형으로 존재한다.
3) $[H_2A^+] = [A^-]$
4) 등전 pH = $\dfrac{pK_1 + pK_2}{2}$

3. 등이온 pH
1) 등이온점(isoionic point)은 순수한 중성 다양성자산 HA(쯔비터이온)를 물에 녹였을 때 얻는 pH이다.
2) 등이온 pH는 H^+, OH^- 외에는 다른 이온이 없는 순수한 아미노산 용액의 pH이다.
3) 이 pH에서 대부분의 분자는 전하를 띠지 않는 HA형으로 존재한다.
4) $[H_2A^+] \neq [A^-]$
5) 다양성자성 산의 등전점과 등이온점은 거의 같다.

심화주제 14-2: 약물흡수와 pH

1. 약물 흡수의 기본 개념
1) 약물 흡수(Drug Absorption)는 약물이 인체에 투여된 후, 혈액 순환계로 이동하는 과정을 말한다.
2) 약물이 흡수되려면 먼저 세포막을 통과해야 한다. 세포막은 주로 비극성인 인지질 이중층으로 이루어져 있어, 지용성 약물이나 비이온화 상태의 약물이 더 쉽게 통과할 수 있다.
3) 약물의 이온화 상태는 흡수에 중요한 역할을 하며, 이온화 상태는 pH에 따라 달라진다.

2. 약물의 이온화 상태와 pH의 관계
1) 약물은 크게 산성 약물과 염기성 약물로 나눌 수 있다. 약물이 이온화 상태에 있느냐, 비이온화 상태에 있느냐는 pH에 따라 결정된다.
   (1) 산성 약물 (HA로 가정)
      ① 산성 약물은 낮은 pH에서는 비이온화 상태(HA)를 유지하고, 높은 pH에서는 이온화 상태(A^-)로 변한다.
      ② 비이온화 상태(HA)에서는 지질막을 더 쉽게 통과하여 흡수가 잘 된다.
   (2) 염기성 약물 ($R-NH_2$로 가정)
      ① 염기성 약물은 높은 pH에서는 비이온화 상태($R-NH_2$)를 유지하고, 낮은 pH에서는 이온화 상태($R-NH_3^+$)로 변한다.
      ② 염기성 약물도 비이온화 상태($R-NH_2$)일 때 흡수가 잘 된다.
2) 헨더슨-하셀바흐(Henderson-Hasselbalch)식
   (1) $pH = pK_a + \log\frac{[A^-]}{[HA]}$
   (2) pH와 pK_a가 같을 때, 약물의 50%가 이온화되고, 50%가 비이온화된다.

3. 인체 각 부위의 pH와 약물 흡수
1) 인체의 각 기관은 서로 다른 pH환경을 가지고 있으며, 이 pH는 약물의 흡수에 큰 영향을 미친다.
2) 위
   (1) 위는 산성(pH 1~3)환경을 가지고 있다.
   (2) 산성 약물(예: 아스피린)은 위에서 비이온화 상태를 유지하므로 위에서 잘 흡수된다.
   (3) 반면, 염기성 약물은 위에서 이온화되어 흡수가 잘 되지 않는다.

3) 소장
   (1) 소장은 약한 염기성(pH 5~7)환경을 가지고 있다.
   (2) 대부분의 약물은 소장에서 주로 흡수된다. 이는 소장이 넓은 표면적을 가지고 있고, 약물이 이온화 상태든 비이온화 상태든 흡수 효율이 높기 때문이다.
   (3) 특히, 염기성 약물은 소장에서 비이온화 상태를 유지하기 때문에 잘 흡수된다.

심화주제 14-2: 약물흡수와 pH

적정곡선 기본문제

14-1A. AQ산염기/24연세 기출복원7

HF(aq)와 F⁻(aq)가 혼합된 수용액에 소량의 HCl(aq)을 첨가하였을 때, 이에 대한 설명으로 옳은 것은?

	[HF]	[F⁻]	pH
①	감소	증가	높아짐
②	증가	감소	낮아짐
③	증가	감소	높아짐
④	감소	증가	일정
⑤	증가	감소	일정

14-2A. AQ산염기평형/24계명 기출복원8

F⁻(aq)와 HF(aq)가 함께 녹아있는 완충 용액에 소량의 HCl(aq)을 가하였다. 이에 대한 설명으로 옳은 것은?

① HF가 결정 형태로 침전된다.
② F⁻농도는 감소하고 HF 농도는 증가한다.
③ F⁻농도는 증가하고 HF 농도는 감소한다.
④ Cl⁻농도는 증가하고 HCl 농도는 감소한다.
⑤ Cl⁻농도는 감소하고 HCl 농도는 증가한다.

14-3B. AQU 산염기 적정/23원광 기출복원14번

25℃에서 약산 HA의 산 해리상수(K_a)는 1.0×10^{-6}이다. pH=3.0인 HA(aq) 11mL를 pH=13.0인 NaOH(aq)로 적정한다. 몇 mL의 NaOH(aq)를 첨가했을 때, 용액의 pH는 5.0에 도달하는가?

① 10mL ② 11mL ③ 55mL
④ 100mL ⑤ 110mL

14-4B. AQF16-3 산염기 평형/24원광모의 1회20번★★

HA는 K_a가 1×10^{-5}인 일양성자성 약산이다. 표는 완충 용액 (가)와 (나)에 대한 자료이다.

완충 용액	[HA](M)	[A⁻](M)	부피(mL)
(가)	a	a	60
(나)	b	b	60

(가)에 NaOH 10mmol을 첨가했을 때 pH=5.0+log2가 되었고, (나)에 HCl 10mmol을 첨가했을 때 pH=5.0−log3이 되었다. $\frac{b}{a}$는? (단, 온도는 25℃로 일정하다.)

① $\frac{3}{2}$ ② $\frac{2}{3}$ ③ $\frac{1}{4}$
④ $\frac{1}{2}$ ⑤ $\frac{1}{3}$

14-5B. AQKH22/22경희기출8번

그림은 약산 HA 0.1M 수용액 (가)와 이 수용액에 NaA(s)를 용해시킨 수용액 (나)를 나타낸 것이다.

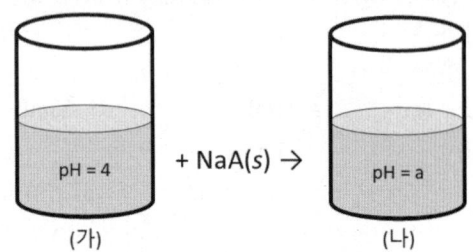

25℃에서 평형 상태에 있는 수용액 (가)와 (나)에 대한 설명으로 옳지 <u>않은</u> 것은? (단, 수용액 (가)와 (나)는 동일 부피 1L이고 HA의 산 해리 상수(K_a)는 1×10^{-7}이다.)

① (가) 용액에서 $\frac{[A^-]}{[HA]} = 1 \times 10^{-3}$이다.

② (나) 용액은 완충 용량이 (가) 용액보다 크다.

③ (가) 용액에서 HA의 이온화도는 1×10^{-3}이다.

④ (나) 용액에 용해된 NaA(s)이 0.1 mol이면 a는 6이다.

⑤ (나) 용액에서 HA의 이온화도는 (가) 용액에서보다 작다.

14-6B. AQKH23/23경희기출7번

pK_a가 4.5인 아세트산(CH_3COOH) 2.00M 수용액 50.00mL를 25℃에서 NaOH 1.00M 수용액으로 적정한다. 이 적정에 대한 설명으로 옳은 것만을 <보기>에서 모두 고른 것은?

<보 기>

ㄱ. NaOH를 10.00mL 넣었을 때 아세트산 수용액의 pH는 3.5이다.

ㄴ. NaOH를 25.00mL 넣었을 때 아세트산 수용액의 pH는 4.0이다.

ㄷ. NaOH를 50.00mL 넣었을 때 아세트산 수용액의 pH는 pK_a와 같다.

① ㄱ　　　② ㄱ, ㄴ　　　③ ㄱ, ㄷ
④ ㄴ, ㄷ　　　⑤ ㄱ, ㄴ, ㄷ

14-7B. AQDK22/22단국기출3번

약산 산(HA), 약산 산의 짝염(NaA), 강염기(NaOH) 수용액으로부터 3 가지 혼합 용액 (가)~(다)를 만들었다. 25℃에서 혼합 용액 (가)~(다)에 대한 설명으로 옳지 <u>않은</u> 것은?

용액 (가)	0.10 M HA 100 mL
용액 (나)	0.10 M HA 100 mL + 0.10 M NaA 100 mL
용액 (다)	0.10 M HA 100 mL + 0.10 M NaOH 100 mL

아래 표는 25℃에서 약한 산(HA)의 수용액의 평형 반응식과 K_a 값이다. (단, 근사법을 사용하여 계산하므로, 5% 이내의 계산 값은 오차 범위 이내에 있다고 가정한다.)

$$HA(aq) + H_2O(l) \rightleftharpoons H^+(aq) + A^-(aq) \quad K_a = 1.0 \times 10^{-5}$$

① 용액 (가)의 pH < 2.5이다
② 용액 (나)의 pH = 5.0이다
③ 용액 (다)의 pH > 7.5이다
④ A^-는 H_2O 보다 강한 염기이다.
⑤ 완충용액으로 가장 적합한 것은 용액 (나)이다.

14-8B. AQ산염기 평형/21중앙기출26번

대표적인 비스테로이드성 항염증제인 이부프로펜(ibuprofen)은 다음과 같은 구조를 가지는 유기산이며, 25℃에서의 pK_a는 4.4이다.

25℃에서 세포질(pH=7.4)과 위액(pH=2.4)에 동일한 농도의 이부프로펜이 녹아있다고 하자. 세포질과 위액에 존재하는 이부프로펜 짝염기의 농도비는 대략 얼마인가?

① 10^2 : 1
② 10^3 : 1
③ 10^4 : 1
④ 10^5 : 1

14-9B. AQ산염기 적정곡선/22중앙기출27번

1.0 M의 약산 HA ($pK_a = 6$) 25.0mL를 1.0 M의 NaOH로 적정하고자 한다. NaOH 5.0mL를 가했을 때와 25.0mL를 가했을 때의 근접한 pH를 각각 올바르게 표시한 것은? (단, $\log 2 = 0.3$)

① 5.4, 9.8
② 5.4, 11.3
③ 6.6, 9.8
④ 6.6, 11.3

14-10A. AQ산염기 평형/23중앙기출5번

0.05 mol의 CH_3COOH와 0.02 mol의 CH_3COONa을 물에 녹여 전체 부피가 500 mL가 되도록 만든 수용액의 pH로 옳은 것은? (단, CH_3COOH의 pK_a는 4.75이고, log 2 = 0.3이다.)

① 4.35
② 4.55
③ 4.95
④ 5.05

14-11B. AQ산염기/19중앙기출7

아래 구조를 갖는 아스피린의 카복실산 기는 체온에서 $K_a = 3 \times 10^{-5}$ 값을 갖는다. 한 알에 325 mg의 아스피린을 포함한 알약을 두 알 복용하여 pH = 2인 1 L의 위에서 100% 용해되었을 때, 중성으로 존재하는 아스피린의 백분율을 구하면?

① 99.7%
② 94.5%
③ 45.6%
④ 5.5%

14-12C. AQ산염기평형/19중앙기출13

0℃, 1 atm에서 HCl 기체 1.12 L를 0.150 M NH_3 용액 0.50 L에 통과시켰다. 모든 HCl이 용해되고 용액의 부피가 그대로 유지될 때, 이 용액의 pH에 가장 근접한 값은? (단, NH_3의 $K_b = 1.8 \times 10^{-5}$)

① 9.5
② 8.9
③ 7.6
④ 5.0

14-13B. AQ산염기/19중앙기출18

1 mM 약산(HA)과 짝염기 염(NaA) 0.1 mM로 이루어진 완충용액 100 mL에 1 M HCl을 1 mL 첨가하였다. HCl을 첨가하기 전과 후 용액의 pH에 가장 가까운 값은? (단, HA의 Ka는 1.0×10^{-5}이다.)

	HCl 첨가 전	HCl 첨가 후
①	4	2
②	6	4
③	4	3.8
④	6	5.8

14-14B. AQ산염기/20중앙기출12

임의의 약산 HA의 pK_a는 8이다. 0.1 M HA 수용액 100 mL를 0.01 M NaOH 수용액으로 적정하는 실험 중에, 실수를 저질러 알 수 없는 부피의 NaOH 수용액을 첨가하였다. 이때의 pH가 6이라면, 첨가한 NaOH 수용액의 부피에 <u>가장 근접한 값</u>은?

① 500 mL
② 100 mL
③ 10 mL
④ 1 mL

14-15A. AQ완충용액/24경희기출7

그림은 약산 HA 수용액 (가)에 강염기 NaOH를 가하여 pH 5.0이 되도록 제조한 수용액 (나)를 나타낸 것이다.

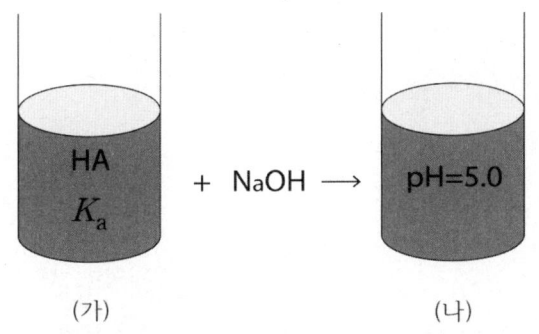

다음 약산 HA의 산 해리 상수 (K_a) 중 가장 높은 완충 용량의 수용액 (나)를 제조할 수 있는 것은? (단, 온도는 25℃로 일정하다.)

① 1.3×10^{-3}
② 1.3×10^{-5}
③ 2.6×10^{-6}
④ 2.6×10^{-8}
⑤ 2.6×10^{-9}

14-16B. AQ산염기 평형/24경희 추가문제7-2(21피트)

표는 25℃ 수용액에서 3가지 약산의 산 해리상수(K_a)이다.

약산	K_a
CH_3COOH	1.8×10^{-5}
CH_3CH_2COOH	1.3×10^{-5}
FCH_2COOH	a

그림은 25℃에서 만든 1.0L 수용액 (가)~(다)의 초기 상태 용질의 양을 나타낸 것이다.

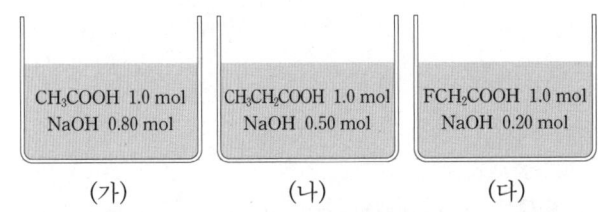

이에 대한 설명으로 옳은 것은? (단, 온도는 25℃로 일정하다.)

① $a < 1.8 \times 10^{-5}$이다.
② (나)의 $[CH_3CH_2COO^-]$는 (가)의 $[CH_3COO^-]$보다 크다.
③ pH는 (다)가 (가)보다 크다.
④ pH를 1만큼 증가시키기 위해 필요한 NaOH(s)의 양은 (가)가 (나)보다 크다.
⑤ 0.10M 수용액의 $[OH^-]$는 $CH_3CH_2COONa(aq)$에서가 $CH_3COONa(aq)$에서보다 크다.

14-17B. AQ완충용량 비교/24대가 기출복원3

다음 중 완충용량이 가장 큰 용액은?

① 0.50M $CH_3COOH(aq)$ 50mL + 0.20M $HCl(aq)$ 50mL
② 0.50M $CH_3COOH(aq)$ 50mL + 0.50M $NaOH(aq)$ 50mL
③ 0.40M $CH_3COONa(aq)$ 50mL + 0.20M $HCl(aq)$ 50mL
④ 0.10M $CH_3COONa(aq)$ 50mL + 0.10M $CH_3COOH(aq)$ 50mL
⑤ 0.50M $NaOH(aq)$ 50mL + 0.50M $HCl(aq)$ 50mL

14-18B. AQGM16-1완충용량 비교/24대가 추가문제3-1

동일한 소량의 산을 혼합 수용액 (가)~(라)에 각각 첨가할 때, pH 변화가 가장 작은 것은?

가. 0.3M CH_3COOH 10mL와 0.3M CH_3COONa 10mL의 혼합액
나. 0.2M CH_3COOH 10mL와 0.4M CH_3COONa 10mL의 혼합액
다. 0.3M CH_3COOH 20mL와 0.3M CH_3COONa 20mL의 혼합액
라. 0.4M CH_3COOH 20mL와 0.2M CH_3COONa 20mL의 혼합액

① (가)
② (나)
③ (다)
④ (라)

14-19A. AQBY2-74산염기평형/24대가 추가문제3-3

pH 7.4인 완충 용액을 조제하려고 한다. 진한 NaOH 용액과 다음의 농도의 산 용액들이 있다. 어느 것을 선택하여 조제하면 가장 완충 용량이 크게 되는가? (단, 용액의 최종 부피는 동일하다.)

① 1.0M H_3PO_4 ($pK_{a1} = 2.15$, $pK_{a2} = 7.20$)
② 1.0M H_2CO_3 ($pK_{a1} = 6.35$, $pK_{a2} = 10.33$)
③ 1.0M CH_3COOH ($pK_a = 4.67$)
④ 1.5M H_2CO_3 ($pK_{a1} = 6.35$, $pK_{a2} = 10.33$)
⑤ 2.0M $HCOOH$ ($pK_a = 3.75$)

14-20B. AQS91산염기평형, 완충용량/24경희 추가문제7-3★

그림은 부피 1.0L인 완충 용액 (가)와 (나)의 초기 조성을 나타낸 것이다. HA는 일양성자 약산이다.

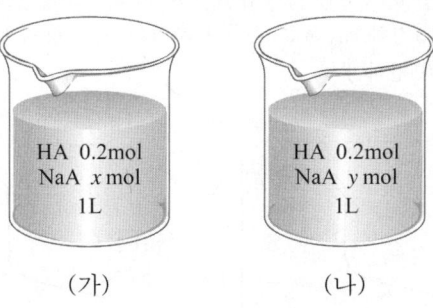

(가)   (나)

다음은 각 용액에 HCl이나 NaOH를 첨가했을 때, pH 변화량 자료이다.

완충 용액	첨가한 물질의 양	pH 변화량 ($\triangle$pH)
(가)	0.1mol HCl	-0.30
	0.1mol NaOH	$+0.40$
(나)	0.1mol HCl	-0.48
	0.1mol NaOH	$+0.48$

이에 대한 설명으로 옳은 것만을 <보기>에서 있는 대로 고른 것은? (단, 온도는 25℃로 일정하다. 첨가한 물질에 의한 부피 변화는 무시한다.)

─────<보 기>─────
ㄱ. $x > y$이다.
ㄴ. 초기 pH는 (가)>(나)이다.
ㄷ. (가)와 (나)를 같은 부피로 혼합한 용액은 산보다 염기에 대한 완충 용량이 크다.

① ㄱ   ② ㄷ   ③ ㄱ, ㄴ
④ ㄴ, ㄷ   ⑤ ㄱ, ㄴ, ㄷ

14-21B. AQ산염기평형/24동덕 기출복원6★

HA 10mmol을 녹여 만든 100mL 수용액에 0.20M KOH(aq) 10mL를 첨가했을 때, pH는 5.83이었다. 다음 중 HA의 pK_a에 가장 가까운 것은? (단, 온도는 25℃로 일정하며 log2=0.30, log3=0.48, log5=0.70이다.)

① 6.13
② 6.31
③ 6.43
④ 5.53
⑤ 5.23

14-22B. AQ산염기평형/24동덕 추가문제6-1★

25℃에서 0.10M HA 수용액 60mL와 0.10M NaOH 수용액 xmL를 혼합하여 만든 수용액의 pH가 4.0일 때, x는? (단, 25℃에서 HA의 산 해리 상수는 2.0×10^{-4}이다.)

① 20
② 30
③ 36
④ 40
⑤ 42

14-23B. AQ산염기/24중앙기출4★★

0.10M NH_3 25.0mL를 0.10M HCl로 적정할 때 당량점에서 pH는? (단, NH_3의 $K_b = 2 \times 10^{-5}$이고, log2 = 0.3이다.)

① 3
② 4.7
③ 5.3
④ 5.8

14-24B. AQS582산염기평형/24원광 추가문제3-3(20피트)

25℃에서 $pK_a=4.0$인 약산 HA의 0.1M 수용액 10mL와 0.01M 수용액 100mL를 각각 0.1M NaOH 수용액으로 적정하였다. 두 용액의 적정 곡선을 나타낸 것으로 가장 적절한 것은? (단, 온도는 25℃로 일정하고, 혼합 용액의 부피는 초기 용액과 가한 용액의 부피의 합과 같다.)

① 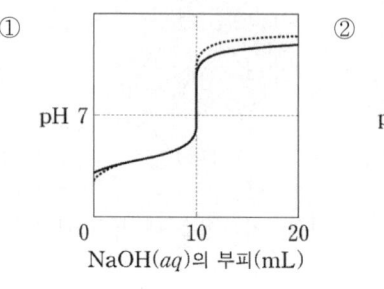 ②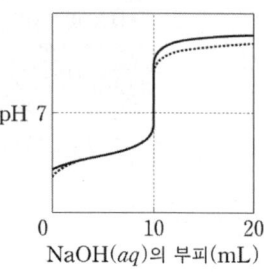

③ 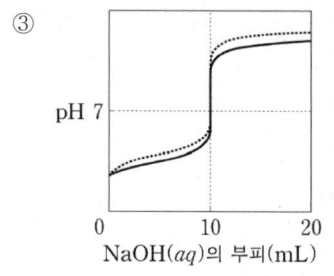 ④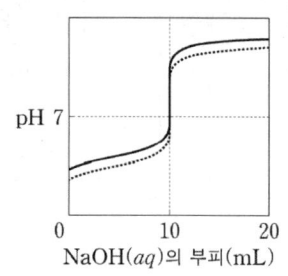

⑤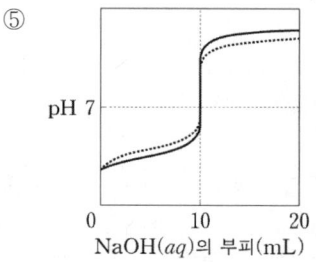

14-25B. AQ산염기/24충남 기출복원12★

표는 1.0L 수용액 (가)~(다)의 초기 용질의 양을 나타낸 것이다.

수용액	초기 용질의 양
(가)	CH_3COOH 1mol + NaOH 0.8mol
(나)	CH_3COOH 1mol + NaOH 0.4mol
(다)	CFH_2COOH 1mol + NaOH 0.4mol

25℃, 평형 상태에서 이에 대한 설명으로 옳은 것만을 <보기>에서 있는 대로 고른 것은?

<보 기>
ㄱ. $[CH_3COO^-]$는 (가)에서가 (나)에서보다 크다.
ㄴ. pH는 (나)가 (다)보다 낮다.
ㄷ. K_a는 CFH_2COOH가 CH_3COOH보다 크다.

① ㄱ ② ㄴ ③ ㄱ, ㄷ
④ ㄴ, ㄷ ⑤ ㄱ, ㄴ, ㄷ

14-26B. AQF17116-1 산염기 평형/24충남 추가문제12-2

다음은 25℃에서 약산 HA와 약염기 B의 관련 반응식과 평형 상수 (K)이다.

$HA(aq) + OH^-(aq) \rightleftharpoons A^-(aq) + H_2O(l) \quad K_1 = 1.0 \times 10^{11}$

$B(aq) + H_3O^+(aq) \rightleftharpoons BH^+(aq) + H_2O(l) \quad K_2 = 1.0 \times 10^9$

이에 대한 설명으로 옳은 것만을 <보기>에서 있는 대로 고른 것은? (단, 온도는 25℃로 일정하다.)

<보 기>
ㄱ. 0.10M HA(aq)에서 HA의 이온화도(α)는 0.10이다.
ㄴ. HA 1.0mol과 B 1.0mol을 함께 넣어 만든 1L 수용액이 평형에 도달했을 때, $[HA] = 1 \times 10^{-3}$M이다.
ㄷ. 0.2M B(aq)에서 $\dfrac{[OH^-]}{[H_3O^+]} = 2 \times 10^8$이다.

① ㄱ ② ㄴ ③ ㄱ, ㄷ
④ ㄴ, ㄷ ⑤ ㄱ, ㄴ, ㄷ

14-27C. AQS531-1산염기평형/24원광 추가문제3-1

표는 수용액 (가)~(다)에 대한 자료이다. HA는 일양성자산이다.

수용액	초기 농도(M) HA	초기 농도(M) NaA	부피(L)
(가)	0.10	0	1.0
(나)	0	0.40	1.0
(다)	0.10	0.40	1.0

(가)에 NaOH x몰을, (나)에 HCl x몰을 각각 첨가했을 때 두 용액의 pH는 5.0으로 같아졌다.

(다)의 pH는? (단, 온도는 25℃로 일정하다. 첨가한 NaOH와 HCl에 의한 부피 변화는 무시한다.)

① 4.0
② 4.0+log4
③ 4.0−log4
④ 5.0
⑤ 5.0+log4

다양성자산의 적정 문제

14-28A. AQ다양성자산적정/24단국 기출복원3

다음은 이양성자산 H_2A의 해리 반응식과 25℃에서의 해리 상수(K_a)이다.

$$H_2A(aq) + H_2O(l) \rightleftharpoons HA^-(aq) + H_3O^+(aq) \quad K_{a1} = 1\times 10^{-5}$$

$$HA^-(aq) + H_2O(l) \rightleftharpoons A^{2-}(aq) + H_3O^+(aq) \quad K_{a2} = 1\times 10^{-9}$$

이에 대한 설명으로 옳은 것만을 〈보기〉에서 있는 대로 고른 것은? (단, 온도는 25℃로 일정하다.)

―〈보 기〉―
ㄱ. pH= 3에서 $[H_2A] < [HA^-]$이다.
ㄴ. pH= 7에서 주 화학종은 HA^-이다.
ㄷ. pH= 8에서 $[HA^-] < [A_2^-]$이다.

① ㄱ   ② ㄴ   ③ ㄱ, ㄷ
④ ㄴ, ㄷ   ⑤ ㄱ, ㄴ, ㄷ

14-29A. AQ다양성자산적정/24단국 추가문제3-1(05미트)★★

이양성자산 H_2A는 아래와 같이 두 개의 평형 반응을 보인다.

$$H_2A(aq) \rightleftharpoons HA^-(aq) + H^+(aq) \quad pK_{a1} = 4.0$$
$$HA^-(aq) \rightleftharpoons A^{2-}(aq) + H^+(aq) \quad pK_{a2} = 10.0$$

이를 근거하여 다음 각 상황에 대하여 추론한 것으로 옳지 않은 것은?

① 0.1M H_2A 수용액에는 A^{2-}이온이 존재한다.
② H_2A 수용액을 NaOH로 적정할 때, pH=4 근처에서 완충용액의 성질이 관찰된다.
③ H_2A 수용액을 NaOH로 적정할 때, pH=7에서 위의 화학종 중 농도가 가장 큰 것은 HA^- 이온이다.
④ H_2A 수용액을 NaOH로 적정할 때, 2차 당량점은 pH=10에서 관찰된다.
⑤ 0.1M NaHA인 수용액에서 H_2A의 농도는 A^{2-} 이온의 농도와 같다.

14-30B. AQ10IY다양성자산적정/24단국 추가문제3-2★★

이양성자 산 $H_2A(pK_{a1}=4.0, pK_{a2}=8.0)$와 그것의 염을 사용하여 (가), (나), (다)의 혼합 용액을 만들었다.

(가) H_2A 0.20M 수용액 50mL + NaHA 0.20M 수용액 50mL
(나) NaHA 0.10M 수용액 50mL + Na_2A 0.10M 수용액 50mL
(다) H_2A 0.30M 수용액 50mL + Na_2A 0.10M 수용액 50mL

이 용액에 대한 설명으로 옳지 않은 것은?

① (나)의 pH는 8.0이다.
② (가)와 (다)의 pH는 같다.
③ (가)와 (나)를 섞으면 pH는 6.0이다.
④ (가)의 완충 용량은 (나)의 완충 용량보다 크다.
⑤ (가)에 염기를 가하여 pH가 7.0이 되었을 때 농도의 비는 $[H_2A] : [HA^-] : [A_2^-] = 1 : 1000 : 100$이다.

14-31C. AQMO2311 다양성자산적정/24연세모의 2회2번

25°C에서 어떤 이양성자 산 H_2A의 $K_{a1} = 2.0\times10^{-5}$, $K_{a2} = 5.0\times10^{-10}$ 이다. 다음 질문에 답하시오. (단, 온도는 25°C로 일정하다.)

(1) 0.10M HCl(aq) 1.0L에 H_2A 0.10mol을 녹였다. H_2A의 이온화 백분율을 구하시오.

(2) 0.20M H_2A(aq)의 pH를 구하시오.

(3) 0.10M NaHA(aq)의 pH를 구하시오.

(4) 0.20M H_2A(aq)에서 $[A^{2-}]$를 구하시오.

(5) 0.20M Na_2A(aq)의 pH를 구하시오.

14-32C. AQ4773 다양성자산적정/23연세 기출복원2번번

아인산(H_3PO_3)에 대한 다음 질문에 답하시오.

(1) 아인산이 이양성자산으로 작용하는 이유를 서술하시오.

(2) 1.00M H_3PO_3(aq) 50.0ml에 1.00M NaOH(aq) 110.0 ml까지 넣을 때의 적정 곡선을 그리시오. 적정 전, 제 1당량점, 제 2당량점, pH=pK_{a1}일 때와 pH=pK_{a2}일 때는 정확히 나타내시오. (단, 아인산의 $K_{a1} = 5.0\times10^{-2}$, $K_{a2} = 2.0\times10^{-7}$이다.)

14-33C. AQS713다양성자산적정/24원광모의 3회20번

그림은 25℃에서 수용액의 pH에 따른 탄산(H_2CO_3)의 해리를 H_2CO_3, HCO_3^-, CO_3^{2-}의 분율로 나타낸 것이다.

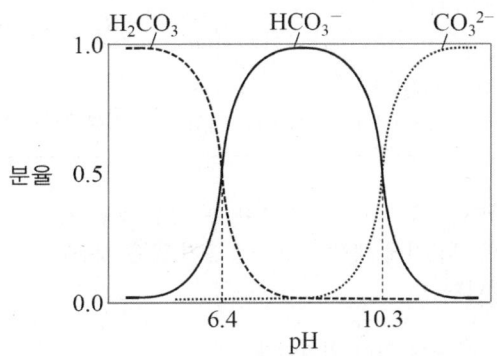

25℃에서 0.1M $H_2CO_3(aq)$ 100mL와 0.1M $Na_2CO_3(aq)$ 50mL를 혼합한 뒤, NaOH 10mmol을 첨가하였다. 이 용액의 pH는?

① 10.3 ② 10.3−log2 ③ 10.3+log2
④ 6.4   ⑤ 6.4+log2

14-34C. AQ산염기평형/24단국 추가문제3-3(21미트)★

그림은 25℃에서 수용액의 pH에 따른 인산(H_3PO_4)의 해리를 H_3PO_4, $H_2PO_4^-$, HPO_4^{2-}, PO_4^{3-}의 분율로 나타낸 것이다.

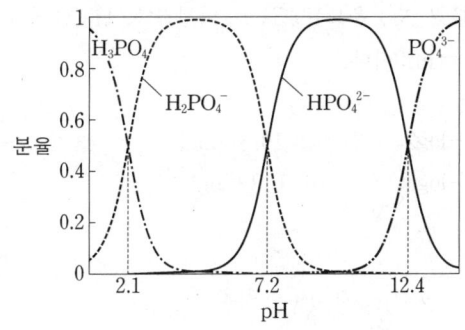

그림을 이용하여, 25℃에서 100mL의 0.1M 인산 수용액에 0.1M NaOH 수용액 VmL를 가한 용액에 대해 설명한 것으로 옳은 것만을 〈보기〉에서 있는 대로 고른 것은?

〈보 기〉
ㄱ. V가 130일 때, pH는 $\left(7.2+\log\dfrac{3}{7}\right)$이다.
ㄴ. V가 200일 때, pH는 7.2이다.
ㄷ. V가 230일 때, 화학종의 농도는 $[HPO_4^{2-}] > [PO_4^{3-}] > [H_2PO_4^-] > [H_3PO_4]$ 순서이다.

① ㄱ ② ㄴ ③ ㄱ, ㄷ
④ ㄴ, ㄷ ⑤ ㄱ, ㄴ, ㄷ

14-35C. AQMO2013다양성자산적정/24연세모의 1회16번

NaHCO$_3$와 Na$_2$CO$_3$의 혼합 용액을 HCl(aq)로 적정하였다. HCl(aq) 30mL를 가했을 때 첫 번째 당량점에 도달하였고, HCl(aq) 120mL를 가했을 때 두 번째 당량점에 도달하였다. 적정 전 혼합 용액의 pH는? (단, 온도는 25℃로 일정하다. H$_2$CO$_3$의 pK_{a1} = 6.3이고 pK_{a2} =10.3이다.)

① 10.3−log2   ② 10.3−log3   ③ 10.3+log4
④ 10.3−log4   ⑤ 6.3+log3

14-36B. AQ다양성자산적정/22경희기출10번

다음은 이양성자 산 H$_2$A의 단계적 해리 평형 반응식과 25℃에서의 산 해리 상수(K_a)이다.

$$H_2A(aq) + H_2O(l) \rightleftharpoons HA^-(aq) + H_3O^+(aq) \quad K_{a1} = 1 \times 10^{-7}$$

$$HA^-(aq) + H_2O(l) \rightleftharpoons A^{2-}(aq) + H_3O^+(aq) \quad K_{a2} = 1 \times 10^{-11}$$

0.1 M NaHA 수용액 1 L를 제조한 후 강산 혹은 강염기를 넣어 pH를 조절할 때, 이에 대한 설명으로 옳지 않은 것은? (단, 온도는 25℃로 일정하다.)

① HA$^-$는 A^{2-}보다 약한 염기이다.
② 제조한 0.1M NaHA 수용액의 pH는 9이다.
③ pH를 8로 조절한 수용액에 존재하는 주 화학종은 HA$^-$이다.
④ pH를 3으로 조절한 수용액에서 $\frac{[H_2A]}{[HA^-]} = 1 \times 10^4$이다.
⑤ pH를 10으로 조절한 수용액에서 $\frac{[H_2A]}{[A^{2-}]} = 1 \times 10^{-3}$이다.

14-37C. AQF195다양성자산적정/24단국모의 2회24번

표는 25℃에서 H_2A 1.0mol을 녹여 만든 1L 수용액 (가)와 (나)에서 각 화학종의 평형 농도를 나타낸 것이다.

수용액	pH	평형 농도(M)		
		H_2A	HA^-	A^{2-}
(가)	5.0	0.5	0.5	a
(나)	9.0	b	0.2	0.8

이에 대한 설명으로 옳은 것만을 <보기>에서 있는 대로 고른 것은? (단, 온도는 25℃로 일정하다.)

─────────<보 기>─────────
ㄱ. $\dfrac{a}{b} = 10$이다.
ㄴ. (나)에 HCl 0.30 mol을 첨가하면 pH는 $5.0 - \log 4$가 된다.
ㄷ. (가)와 (나)를 혼합한 용액은 산성이다.

① ㄱ   ② ㄷ   ③ ㄱ, ㄴ
④ ㄴ, ㄷ   ⑤ ㄱ, ㄴ, ㄷ

14-38B. AQ다양성자산적정/23경희기출13번

이산화탄소(CO_2)는 물에 용해되어 아래와 같이 탄산의 형태로 존재한다.

$$CO_2(aq) + H_2O(l) \rightarrow H_2CO_3(aq)$$

다음은 일정 온도와 기압에서 물에 용해되는 이산화탄소에 대한 가상의 자료이다.

─────────────────────────
○ 이산화탄소(CO_2)의 용해도는 0.004M이다.
○ $H_2CO_3(aq) \rightleftharpoons H^+(aq) + HCO_3^-(aq)$ $K_{a1} = 4 \times 10^{-7}$
○ $HCO_3^-(aq) \rightleftharpoons H^+(aq) + CO_3^{2-}(aq)$ $K_{a2} = 5 \times 10^{-11}$
─────────────────────────

해당 온도와 기압에서 이산화탄소로 포화된 수용액에 대한 설명으로 옳은 것만을 <보기>에서 모두 고른 것은? (단, 물에 용해된 이산화탄소는 모두 탄산의 형태로 존재하며, 온도와 기압은 일정하다.)

─────────<보 기>─────────
ㄱ. 중성 pH에서 탄산은 주로 HCO_3^-의 형태로 존재한다.
ㄴ. 이산화탄소로 포화된 수용액의 $[CO_3^{2-}]$는 5×10^{-11}M이다.
ㄷ. 이산화탄소로 포화된 수용액의 pH는 5.4이다.

① ㄱ   ② ㄷ   ③ ㄱ, ㄴ
④ ㄴ, ㄷ   ⑤ ㄱ, ㄴ, ㄷ

14-39C. AQ다양성자산적정/23경희기출14번

다음은 약산 H_2A의 단계적 해리 평형 반응식과 25℃에서의 산 해리상수(K_a)이다.

$$H_2A(aq) + H_2O(l) \rightleftharpoons HA^-(aq) + H_3O^+(aq)$$
$$K_{a1} = 1\times10^{-5}$$
$$HA^-(aq) + H_2O(l) \rightleftharpoons A^{2-}(aq) + H_3O^+(aq)$$
$$K_{a2} = 1\times10^{-8}$$

그림은 약산 0.1M H_2A와 0.1M HA^-를 각각 녹여 제조한 수용액 (가)와 (나), 그리고 두 수용액의 절반을 각각 섞어 제조한 수용액 (다)를 나타낸 것이다.

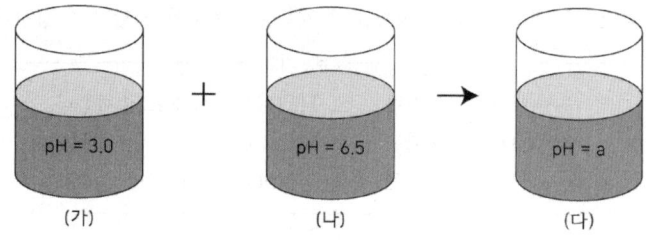

수용액 (가), (나), (다)와 관련한 설명으로 옳은 것만을 <보기>에서 모두 고른 것은? (단, 모든 수용액은 평형 상태이며 동일 부피이다. 온도는 25℃로 일정하다.)

─────── <보 기> ───────
ㄱ. (가) 수용액에서 $[H_2A]$는 $[HA^-]$보다 100배 크다.
ㄴ. (가) 수용액과 (나) 수용액 절반을 각각 취하여 섞은 (다) 수용액에서 $\dfrac{[A^{2-}]}{[H_2A]} = 10^{2a-13}$이다.
ㄷ. (가) 수용액에서 HA^- 형태로의 해리 분율(α_{HA^-})은 pH값을 높일수록 증가한다.

① ㄱ ② ㄷ ③ ㄱ, ㄴ
④ ㄴ, ㄷ ⑤ ㄱ, ㄴ, ㄷ

14-40B. AQ다양성자산적정/24경희 추가문제7-1(11피트예비)★

다음은 프탈산수소포타슘(KHP) 수용액에서의 평형 반응식과 25℃에서 pK_a 값이며, 표는 KHP을 포함하는 용액 A, B, C의 제조 방법을 나타낸 것이다. 반응식에서 P^{2-}은 프탈산 이온 ($C_8H_4O_4^{2-}$)이다.

$$H_2P \rightleftharpoons HP^- + H^+ \quad pK_{a1} = 3.0$$
$$HP^- \rightleftharpoons P^{2-} + H^+ \quad pK_{a2} = 5.4$$

용액	제조 방법
A	0.10M KHP 50mL + 0.10M Na_2P 50mL
B	0.20M KHP 50mL + 0.16M NaOH 50mL
C	0.02M KHP 50mL + 0.01M NaOH 50mL

이에 대한 설명으로 옳은 것만을 <보기>에서 있는 대로 고른 것은?

─────── <보 기> ───────
ㄱ. pH는 B가 C보다 크다.
ㄴ. A와 B에 0.10M NaOH 10mL를 각각 넣으면, pH의 변화량(|ΔpH|)은 B에서 더 크다.
ㄷ. A와 C에 0.01M HCl 20mL를 각각 넣은 용액의 pH는 A에서가 C에서보다 크다.

① ㄱ ② ㄷ ③ ㄱ, ㄴ
④ ㄴ, ㄷ ⑤ ㄱ, ㄴ, ㄷ

14-41C. AQ다양성자산적정/24충남 추가문제4-2(23피트)★★

다음은 산염기 적정으로 HCl(aq)의 농도를 결정하는 실험이다.

<자료>
- $NaHCO_3$의 몰질량: 84g/mol
- 25℃에서 H_2CO_3의 산 이온화 상수
  $K_{a1} = 4 \times 10^{-7}$, $K_{a2} = 6 \times 10^{-11}$
- 지시약의 변색 범위

지시약	변색 범위(pH)
메틸 오렌지	3.1 ~ 4.4
페놀 레드	6.8 ~ 8.4
페놀프탈레인	8.2 ~ 10.0

<실험 과정>
(가) 미지 농도의 HCl(aq)을 준비한다.
(나) $NaHCO_3(s)$ 2.1g을 취하여 250mL ㉠ 에 넣고 표시선까지 물을 넣어 $NaHCO_3(aq)$를 준비한다.
(다) (나)의 용액 25mL를 취하여 100mL 삼각 플라스크에 넣고 지시약 ㉡ 을 소량 가한 후 (가)의 HCl(aq)으로 적정한다.

<실험 결과>
- 종말점까지 가한 HCl(aq)의 부피 : 20mL
- HCl(aq)의 농도 : x M

이에 대한 설명으로 옳지 않은 것은? (단, 온도는 25℃로 일정하다.)

① 부피 플라스크는 ㉠으로 적절하다.
② (나)에서 $NaHCO_3(aq)$의 농도는 0.1M이다.
③ (다)의 적정 과정에서 일어나는 반응의 알짜 이온 반응식은
   $CO_3^{2-}(aq) + H^+(aq) \rightarrow HCO_3^-(aq)$이다.
④ 제시된 지시약 중 ㉡으로 가장 적절한 것은 메틸 오렌지이다.
⑤ $x = \frac{1}{8}$이다.

14-42B. CSZD990상식/24단국 추가문제9-12★

다음 중 아인산(H_3PO_3)(aq)을 강염기로 적정했을 때 예상되는 적정 곡선으로 가장 적합한 것은?

①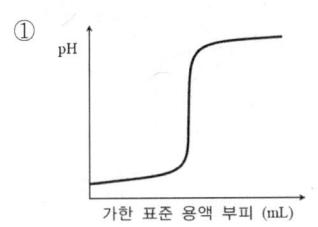
②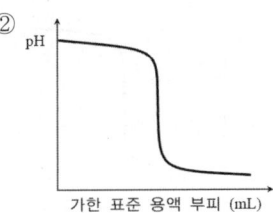
③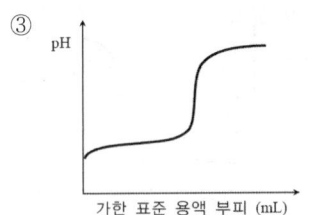
④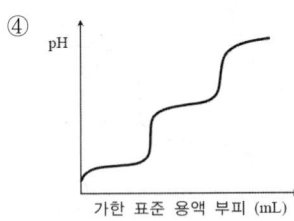
⑤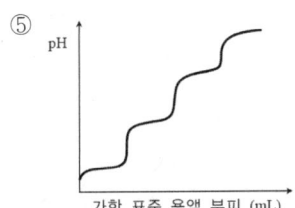

14-43B. CSZD990상식/24단국 추가문제9-13★

다음 중 하이포아인산(H_3PO_2)(aq)을 강염기로 적정했을 때 예상되는 적정곡선으로 가장 적합한 것은?

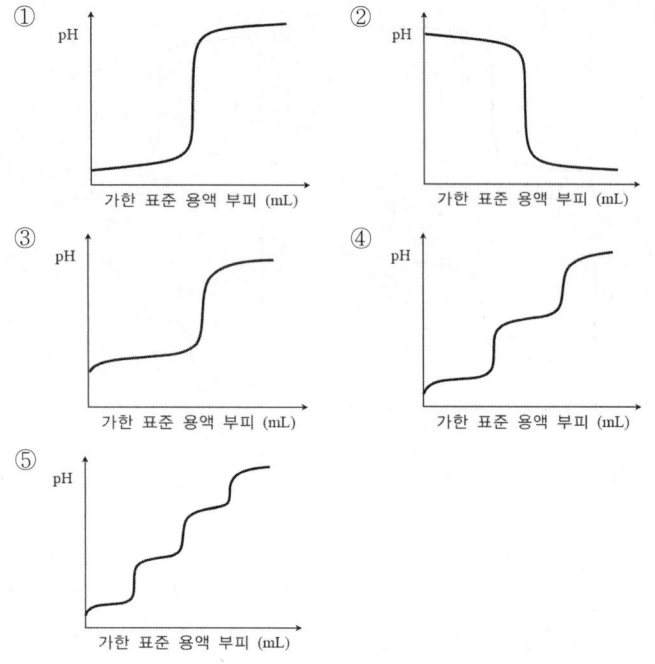

14-44B. AB산염기/24동덕 추가문제9-5(16미트)

표는 아인산(H_3PO_3)과 인산(H_3PO_4)의 구조식과 25℃ 수용액에서의 산 해리 상수(K_a)를 나타낸 것이다.

산	구조식	pK_{a1}	pK_{a2}	pK_{a3}
H_3PO_3	H–P(=O)(OH)–OH	1.8	6.2	
H_3PO_4	HO–P(=O)(OH)–OH	2.2	7.2	12.6

25℃에서 이에 대한 설명으로 옳은 것만을 〈보기〉에 있는 대로 고른 것은?

―〈보 기〉―

ㄱ. H_3PO_3는 삼양성자 산이다.
ㄴ. 1.0M Na_2HPO_3 수용액의 pH는 7보다 낮다.
ㄷ. 1.0M NaH_2PO_4 수용액의 pH는 4.7이다.

① ㄴ ② ㄷ ③ ㄱ, ㄴ
④ ㄱ, ㄷ ⑤ ㄴ, ㄷ

염기를 산으로 적정하는 유형

14-45B. AQU염기를산으로적정/23원광 기출복원16번

다음은 염기 B의 균형 반응식이다. 25℃에서의 B의 pK_{b1}과 pK_{b2}는 각각 5.0과 8.0이다.

$B(aq) + H_2O(l) \rightleftharpoons HB^+(aq) + OH^-(aq)$
$BH^+(aq) + H_2O(l) \rightleftharpoons H_2B^{2+}(aq) + OH^-(aq)$

25℃에서 0.10M B(aq) 110mL를 0.10M HCl(aq)로 적정할 때, 이에 대한 설명으로 옳지 않은 것은?

① HCl(aq)을 가하기 전 pH는 11.0이다.
② HCl(aq) 10mL를 첨가했을 때, pH는 10.0이다.
③ HCl(aq) 55mL를 첨가했을 때, pH는 9.0이다.
④ HCl(aq) 110mL를 첨가했을 때, 용액은 염기성이다.
⑤ HCl(aq) 165mL를 첨가했을 때, pH는 5.0이다.

14-46B. AQF15-1염기를산으로적정/24원광모의 1회19번

다음은 염기 B의 두 가지 가수 분해 반응식이다. 25℃에서의 B의 pK_{b1}과 pK_{b2}는 각각 5.0과 10.0이다.

○ $B(aq) + H_2O(l) \rightleftharpoons HB^+(aq) + OH^-(aq)$
○ $HB^+(aq) + H_2O(l) \rightleftharpoons H_2B^{2+}(aq) + OH^-(aq)$

25℃에서 0.10M B(aq) 110mL를 0.10M HCl(aq)로 적정할 때, 이에 대한 설명으로 옳은 것만을 <보기>에서 있는 대로 고른 것은?

─── <보 기> ───
ㄱ. HCl(aq)를 가하기 전 pH=13.0이다.
ㄴ. pH=7.0이 되었을 때, $[H_2B^{2+}]$: $[B]$ = 1 : 100이다.
ㄷ. HCl(aq) 120mL를 가했을 때, pH=5.0이다.

① ㄱ   ② ㄴ   ③ ㄷ
④ ㄱ, ㄷ   ⑤ ㄴ, ㄷ

14-47C. AQS88-1염기를산으로적정/24원광모의 2회30번

표는 25℃에서 0.30M $Na_2A(aq)$ 100mL를 0.30M $HCl(aq)$로 적정할 때, 첨가한 $HCl(aq)$의 부피에 따른 pH를 나타낸 것이다.

첨가한 $HCl(aq)$의 부피(mL)	pH
20	a
50	10.0
120	5.0
200	b

$a+b$는? (단, 온도는 25℃로 일정하다.)

① 13.0
② 13.0+log2
③ 13.0−log2
④ 12.0+log2
⑤ 12.0−log2

고난이도 적정문제

14-48C. AQF23-1-20산염기 평형/24동덕 추가문제6-3★

다음은 HA의 해리 평형 반응식과 25℃에서의 산 해리 상수이다.

$$HA(aq) + H_2O(l) \rightleftharpoons H_3O^+(aq) + A^-(aq) \quad K_a$$

그림 (가)는 0.05mol의 HA를 녹여 만든 평형 수용액을, (나)는 (가)에 NaOH(s) $x$mol을 첨가하여 만든 평형 수용액을 나타낸 것이다. x는?

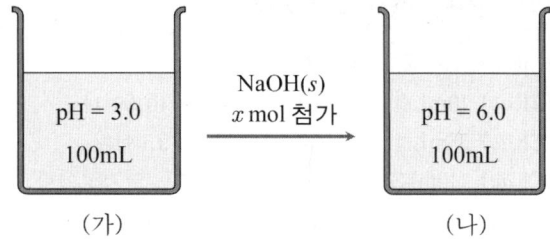

(가) pH = 3.0, 100mL → NaOH(s) $x$mol 첨가 → (나) pH = 6.0, 100mL

① 0.01
② 0.02
③ $\frac{1}{30}$
④ 0.05
⑤ 0.025

14-49C. AQS697 산염기 평형/24단국모의 2회23번

(가)는 초기 농도가 0.4M인 HA(aq)를, (나)는 NaOH(aq)를 첨가하여 pH가 5.0에 도달한 상태를 나타낸 것이다. HA는 일양성자 약산이다.

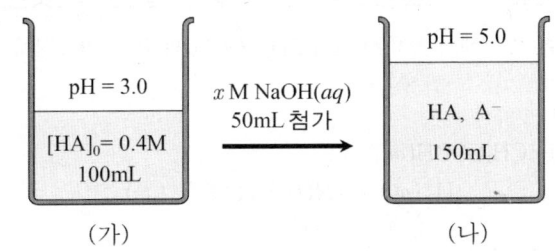

x는? (단, 온도는 25℃로 일정하다.)

① 0.10   ② 0.12   ③ 0.16
④ 0.20   ⑤ 0.18

14-50D. AQ산염기/24충남 추가문제12-1(23피트)

다음은 수용액에서 약산 HA와 약염기 B^-의 반응에 대한 화학 반응식과 25℃에서의 평형 상수이다.

$$HA(aq) + B^-(aq) \rightleftharpoons A^-(aq) + HB(aq) \qquad K = 1\times10^3$$

그림 (가)는 2.2M HA(aq) 0.5L와 0.2M B^-(aq) 0.5L를 혼합한 후 도달한 평형 상태를, (나)는 (가)에 NaOH(s) x mol을 넣어 녹인 후 도달한 평형 상태를 나타낸 것이다.

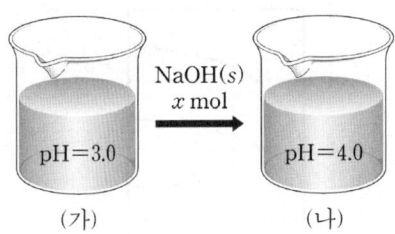

이에 대한 설명으로 옳은 것만을 〈보기〉에서 있는 대로 고른 것은? (단, 온도는 25℃로 일정하다.)

〈보 기〉
ㄱ. 25℃에서 HA의 산 이온화 상수는 1×10^{-4}이다.
ㄴ. (가)에서 $\dfrac{[B^-]}{[HB]} = 1\times10^{-4}$이다.
ㄷ. $x = 0.45$이다.

① ㄱ   ② ㄴ   ③ ㄱ, ㄷ
④ ㄴ, ㄷ   ⑤ ㄱ, ㄴ, ㄷ

14-51D. AQ산염기 평형/21중앙기출27번

아래 그림은 0.1M, 1L의 일양성자산 HA 수용액 및 같은 농도와 부피의 HB 수용액에 대한 중화 적정 곡선의 일부이다. 이와 별도의 실험에서는 0.1M HA 수용액 1L의 pH를 7로 만드는데 들어간 NaOH(s)와 정확히 같은 양의 NaOH(s)를 미지 농도의 HB 수용액 1L에 넣어주었더니 마찬가지로 pH가 7이 되었다. 다음 중 해당 HB 용액의 미지 농도에 가장 가까운 값을 고르시오. (단, NaOH를 첨가함으로써 발생하는 용액의 부피 및 온도 변화는 무시한다.)

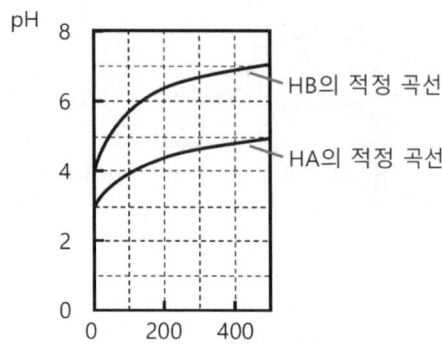

① 200 mM
② 400 mM
③ 1000 mM
④ 2000 mM

아미노산 적정곡선 (등전점, 등이온점)

14-52C. AQBS224적정곡선, 완충용액/24단국 기출복원23

다음은 25℃에서 글리신(NH_2CH_2COOH)의 해리 반응식과 평형 상수이다.

$NH_3^+CH_2COOH(aq) \rightleftharpoons$
$\qquad H^+(aq) + NH_3^+CH_2COO^-(aq) \qquad K_{a1} = 5 \times 10^{-3}$

$NH_3^+CH_2COO^-(aq) \rightleftharpoons$
$\qquad H^+(aq) + NH_2CH_2COO^-(aq) \qquad K_{a2} = 2 \times 10^{-10}$

$NH_3^+CH_2COOH(aq)$ 0.2M 100mL에 0.4M NaOH(aq) VmL를 가할 때, 이에 대한 설명으로 옳은 것만을 <보기>에서 있는 대로 고른 것은? (단, log2=0.3, log5=0.7이다.)

─ <보 기> ─
ㄱ. 글리신의 쯔비터 이온은 완충제로 사용할 수 있다.
ㄴ. V = 50일 때, pH = 7.0이다.
ㄷ. V = 100일 때, pH = 11.35이다.

① ㄱ   ② ㄴ   ③ ㄱ, ㄷ
④ ㄴ, ㄷ   ⑤ ㄱ, ㄴ, ㄷ

14-53B. AQBY2-16산염기,아미노산/24단국 추가문제23-1

아미노산은 한 분자 내에 +와 −의 두 가지 전하를 띨 수 있는 관능기가 공존한다. 이와 같은 다양성자 산 또는 염기에서 분자내 평균 전하가 0이 되는 pH를 무엇이라 하는가?

① 당량점
② 종말점
③ 삼중점
④ 등이온점
⑤ 등전점

14-54C. AQBY2-16-1산염기,아미노산/24단국 추가문제23-2

아미노산은 한 분자 내에 +와 −의 두 가지 전하를 띨 수 있는 관능기가 공존한다. 순수한 중성 아미노산을 물에 녹였을 때 얻는 pH를 무엇이라 하는가?

① 당량점
② 종말점
③ 삼중점
④ 등이온점
⑤ 등전점

14-55B. AQBY2-16-2산염기,아미노산/24단국 추가문제23-3

알라닌(H_2A^+)의 $pK_1=2$, $pK_2=10$이라면, 알라닌의 등전 pH에 가장 가까운 것은?

① 2
② 5
③ 6
④ 7
⑤ 10

14-56B. AQBY2-28산염기,아미노산/24단국 추가문제23-4★

아미노산 glutamic acid (H_3A^+)는 분자내 2개의 −COOH를 가지고 있다. 이 아미노산의 $pK_1=2$, $pK_2=4$, $pK_3=10$이라면 이 아미노산이 전하를 가장 적게 띠는 pH는?

① 2
② 3
③ 4
④ 7
⑤ 10

14-57B. AQBY2-35산염기,아미노산/24단국 추가문제23-5★

등전점(pI)에 대한 설명 중 옳은 것을 모두 조합한 것은?

> 가. 분자의 평균전하가 0이 된다.
> 나. 등전점에서 물에 대한 용해도가 커진다.
> 다. 등전점에 있는 물질은 전기장에서 움직이지 않는다.
> 라. 다양성자성 약산 1M 수용액의 pH이다.

① 가,나,다
② 가, 다
③ 나, 라
④ 라
⑤ 가, 나, 다, 라

14-58B. AQBY2-56-1산염기,아미노산/24단국 추가문제23-6★

다음 다양성자성산의 등전점에 대한 설명 중 옳은 것을 모두 조합한 것은?

> 가. 다양성자산이 띠고 있는 전하의 평균이 0이 되는 점이다.
> 나. 일반적으로 등전점에서 용해도가 가장 낮다.
> 다. 이양성자성 아미노산의 경우 등전점의 pH는 pK_1과 pK_2의 평균치다.
> 라. 등전점에 있는 다양성자성산은 전기장에서 전극쪽으로 잘 이동한다.

① 가, 나, 다
② 가, 다
③ 나, 라
④ 라
⑤ 가, 나, 다, 라

14-59C. AQBY2-57산염기,아미노산/24단국 추가문제23-7★

다음 중 등이온점(isoionic point)에 대한 올바른 설명은?

① 다양성자산이 띠고 있는 전하의 평균이 0이 되는 점이다.
② 일반적으로 등이온점에서 용해도가 가장 크다.
③ 등이온점에 있는 물질은 대부분 해리되어 있다.
④ 등이온점에 있는 다양성자성산은 전기장에서 전혀 이동하지 않는다.
⑤ 순수 중성의 다양성자산을 물에 녹였을 때의 pH이다.

14-60C. AQBY2-73BS224산염기,아미노산/24단국 추가문제23-8

알라닌은 pH에 따라 H_2A^+, HA, A^-로 존재할 수 있다. H_2A^+, HA, A^-는 각각 알라닌 양이온, 알라닌 중성 쯔비터 이온, 알라닌 음이온이다.

$$H_2A^+ \rightleftharpoons HA + H^+ \qquad pK_1 = 2.34$$
$$HA \rightleftharpoons A^- + H^+ \qquad pK_2 = 9.87$$

알라닌의 등전점 및 등이온점에 대한 설명으로 옳지 않은 것은?

① 등전점에서는 $[H_2A^+] = [A^-]$이다.
② 등이온점에서는 $[H_2A^+]$와 $[A^-]$는 항상 같지는 않다.
③ 등전점의 pH는 pK_1과 pK_2의 평균값이다.
④ 등이온점은 순수한 알라닌 중성 쯔비터 이온을 물에 녹였을 때의 pH이다.
⑤ 등이온점의 pH는 등전점의 pH와 정확히 같다.

14-61B. AQYS71-39산염기,아미노산/24단국 추가문제23-9★

Lysine 분자 내에 2개의 NH_2기와 1개의 COOH기가 있다. 이 분자의 등전점(pI)은? (단, lysine의 $K_1=1\times10^{-2}$, $K_2=1\times10^{-9}$, $K_3=1\times10^{-11}$이다.)

① 2.0
② 4.5
③ 5.5
④ 9.0
⑤ 10.0

14-62B. AQ산염기 평형/19중앙기출24

아미노산인 글리신(H_2N-CH_2-COOH)은 물속에서 〈보기〉와 같은 평형을 이룬다. K_a와 K_b값을 이용하여 쯔비터 이온(zwitter ion)을 형성하는 다음 반응의 평형 상수를 구하면?

$$H_2N-CH_2-COOH \rightleftharpoons {}^+H_3N-CH_2-COO^-$$

〈보기〉
$H_2N-CH_2-COOH + H_2O \rightleftharpoons H_2N-CH_2-COO^- + H_3O^+$
$$K_a = 4.3 \times 10^{-3}$$

$H_2N-CH_2-COO^- + H_2O \rightleftharpoons {}^+H_3N-CH_2-COO^- + OH^-$
$$K_b = 6.0 \times 10^{-5}$$

① 2.6×10^7
② 5.1×10^3
③ 2.6×10^{-7}
④ 5.1×10^{-4}

질량균형, 전하균형

14-63B. ABBY2-72전하균형식/24대가 추가문제3-4★

$MgCO_3$ 수용액에서의 전하 균형식으로 옳은 것은?

① $[Mg^{2+}] = [CO_3^{2-}]$
② $[Mg^{2+}] = [HCO_3^-] + [CO_3^{2-}]$
③ $2[Mg^{2+}] = [HCO_3^-] + 2[CO_3^{2-}]$
④ $[H^+] + [Mg^{2+}] = [OH^-] + [HCO_3^-] + [CO_3^{2-}]$
⑤ $[H^+] + 2[Mg^{2+}] = [OH^-] + [HCO_3^-] + 2[CO_3^{2-}]$

14-64B. ABBY2-5산염기,전하균형식/24대가 추가문제3-5★

Na_2SO_3 수용액 중 각 이온들 간에 이루어지는 전하 균형식으로 옳은 것은?

① $[Na^+] = [SO_3^{2-}]$
② $[Na^+]+[H^+] = [OH^-]+[HSO_3^-]+[SO_3^{2-}]$
③ $[Na^+]+[H^+] = [OH^-]+[HSO_3^-]+2[SO_3^{2-}]$
④ $[H^+] = [OH^-]$
⑤ $[Na^+] = [HSO_3^-]+2[SO_3^{2-}]$

14. 산염기 평형

문제번호	정답	문제번호	정답
1	2	41	3
2	2	42	4
3	1	43	3
4	2	44	2
5	4	45	5
6	5	46	3
7	1	47	2
8	1	48	3
9	1	49	3
10	1	50	5
11	1	51	1
12	2	52	3
13	1	53	5
14	3	54	4
15	2	55	3
16	5	56	2
17	3	57	2
18	4	58	1
19	1	59	5
20	3	60	5
21	3	61	5
22	4	62	1
23	3	63	5
24	1	64	3
25	3		
26	4		
27	4		
28	2		
29	4		
30	3		
31	주관식		
32	주관식		
33	2		
34	3		
35	1		
36	5		
37	1		
38	3		
39	5		
40	5		

14장 해설 링크 모음

15

용해도 평형, 착화합물 평형

해설 링크 모음

15. 용해도 평형, 착화합물 평형 핵심 써머리

1. **용해도 평형-물에 녹아있는 고체의 평형**

   1) 난용성 염에 대해서, 수용액에서 과량의 고체(MX)와 그 이온들 사이에는 다음과 같은 평형이 성립한다.

      $MX(s) \rightleftharpoons M^+(aq) + X^-(aq)$

   2) 해당하는 평형 상수를 K_{sp}(용해도곱 상수)라 한다.

      $K_{sp} = [M^+][X^-]$

      (1) 용액에 M^+이온이나 X^-이온을 내어놓을 수 있는 가용성의 다른 염을 첨가하면, $MX(s)$의 용해도가 감소한다.
      (공통 이온 효과)

   3) 두 용액을 혼합할 때, 초기 농도에 대한 Q_{sp}값과 K_{sp}값을 비교하면 침전 생성 여부를 예측할 수 있다.

      (1) $Q_{sp} \leq K_{sp}$: 자발적으로 침전이 생성되지 않는다.
      (2) $Q_{sp} > K_{sp}$: 자발적으로 침전이 생성된다.

2. **착이온 평형**

   1) 착이온은 금속 이온과 이를 둘러싸고 있는 리간드들로 이루어진다.

      (1) 리간드는 루이스 염기이다.
      (2) 금속 이온은 루이스 산이다.

   2) 금속 이온(M^+)과 리간드(L) 사이에서 다음과 같은 평형이 성립한다면,

      $M^+(aq) + 2L(aq) \rightleftharpoons ML_2^+(aq)$

   3) 해당하는 평형 상수를 생성 상수(K_f)라고 한다.

      $K_f = \dfrac{[ML_2^+]}{[M^+][L]^2}$

   4) 착이온의 형성을 이용하여 정성 분석에서 고체를 선택적으로 용해시킬 수 있다.

심화주제 15-1: 다양한 이온화합물의 용해도

⟨수용액에서 용해도 규칙, 위로 갈수록 우선순위↑⟩

가용성(soluble)	불용성(insoluble)
알칼리 금속, NH_4^+	X
Cl^-, Br^-, I^-	예외 → Ag^+, Hg_2^{2+}, Pb^{2+}
NO_3^-, ClO_4^-, HCO_3^-, CH_3COO^-, ClO_3^-	X
SO_4^{2-}	예외 → Sr^{2+}, Ba^{2+}, Hg_2^{2+}, Pb^{2+}, Ca^{2+}, Ag^+
X	CO_3^{2-}, PO_4^{3-}, CrO_4^{2-}, S^{2-}
Ca^{2+}, Sr^{2+}, Ba^{2+} ← 예외	OH^-

⟨물에서 이온화합물들의 용해도⟩

Solubilities of Ionic Compounds in Water

Anion	Soluble†	Slightly Soluble	Insoluble
NO_3^- (nitrate)	All	—	—
CH_3COO^- (acetate)	Most	—	$Be(CH_3COO)_2$
ClO_3^- (chlorate)	All	—	—
ClO_4^- (perchlorate)	Most	$KClO_4$	—
F^- (fluoride)	Group I, AgF, BeF_2	SrF_2, BaF_2, PbF_2	MgF_2, CaF_2
Cl^- (chloride)	Most	$PbCl_2$	$AgCl$, Hg_2Cl_2
Br^- (bromide)	Most	$PbBr_2$, $HgBr_2$	$AgBr$, Hg_2Br_2
I^- (iodide)	Most	—	AgI, Hg_2I_2, PbI_2, HgI_2
SO_4^{2-} (sulfate)	Most	$CaSO_4$, Ag_2SO_4, Hg_2SO_4	$SrSO_4$, $BaSO_4$, $PbSO_4$
S^{2-} (sulfide)	Groups I and II, $(NH_4)_2S$	—	Most
CO_3^{2-} (carbonate)	Group I, $(NH_4)_2CO_3$	—	Most
SO_3^{2-} (sulfite)	Group I, $(NH_4)_2SO_3$	—	Most
PO_4^{3-} (phosphate)	Group I, $(NH_4)_3PO_4$	—	Most
OH^- (hydroxide)	Group I, $Ba(OH)_2$	$Sr(OH)_2$, $Ca(OH)_2$	Most

심화주제 15-2: 양이온의 정성 분석

양이온의 정성분석 : 양이온의 혼합물에서 선택적 침전으로 이온을 분리할 수 있다.

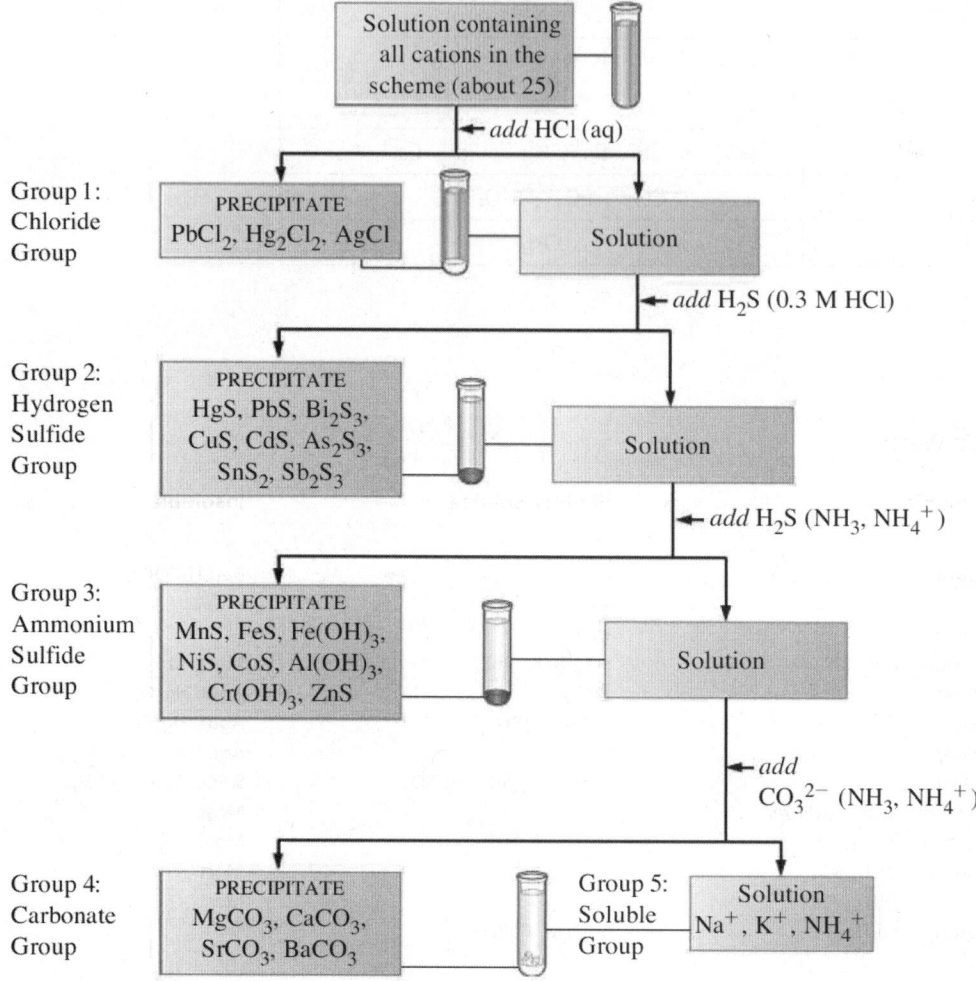

심화주제 15-2: 양이온의 정성 분석

용해도 평형, K_{sp} 기본문제

15-1A. SQ침전 평형/23중앙기출8번

Ag_2CrO_4의 용해도가 6×10^{-5} mol L^{-1}라면, 다음 중 Ag_2CrO_4의 용해도곱 상수(K_{sp})에 가장 근접한 것은?

① 2×10^{-13}
② 8×10^{-13}
③ 4×10^{-9}
④ 1×10^{-9}

15-2A. SQKH21/21경희기출4번

0.20 M NaF 수용액에서 고체 CaF_2의 용해도가 1.0×10^{-9} M일 때 CaF_2의 용해도곱 상수로 가장 가까운 값은?

① 4.0×10^{-9}
② 4.0×10^{-11}
③ 2.0×10^{-9}
④ 2.0×10^{-10}
⑤ 2.0×10^{-11}

15-3B. SQ4821 침전 평형/24원광모의 1회25번

0.25M $Ni(NO_3)_2$와 0.25M $Cu(NO_3)_2$가 포함된 용액이 있다. 이 용액에 Na_2CO_3를 서서히 첨가하여 한 금속 이온만 침전시키고자 할 때, 최대 몇 %의 Cu^{2+}를 침전시킬 수 있는가? (단, 온도는 25℃로 일정하다. 25℃에서 $NiCO_3$의 $K_{sp}=1.0\times10^{-7}$, $CuCO_3$의 $K_{sp}=2.5\times10^{-10}$이다.)

① 99.00%
② 99.90%
③ 98.50%
④ 99.75%
⑤ 98.25%

15-4B. SQ4821 침전 평형/24단국모의 2회25번

다음은 두 가지 평형 반응식과 25℃에서의 평형 상수이다.

> ○ $AgX(s) \rightleftharpoons Ag^+(aq) + X^-(aq)$ $K_{sp} = 1.0 \times 10^{-11}$
> ○ $PbX_2(s) \rightleftharpoons Pb^{2+}(aq) + 2X^-(aq)$ $K_{sp} = 1.0 \times 10^{-14}$

은 이온(Ag^+)과 납 이온(Pb^{2+})이 각각 0.010M씩 함께 녹아있는 수용액에 $X^-(aq)$을 서서히 가하였다. 이에 대한 설명으로 옳은 것만을 <보기>에서 있는 대로 고른 것은? (단, 온도는 25℃로 일정하다. 첨가한 $X^-(aq)$에 의한 부피 변화는 무시한다.)

─────── <보 기> ───────
ㄱ. $PbX_2(s)$이 먼저 침전된다.
ㄴ. $[X^-] = 1.0 \times 10^{-8}$M일 때, $\dfrac{[Pb^{2+}]}{[Ag^+]} = 10$이다.
ㄷ. $X^-(aq)$를 첨가하여 한 금속 이온만 99.99% 침전시킬 수 있다.

① ㄱ　　② ㄴ　　③ ㄷ
④ ㄱ, ㄷ　　⑤ ㄴ, ㄷ

15-5B. SQKH21/21경희기출13번

다음은 $PbI_2(s)$와 $Hg_2I_2(s)$의 해리 반응식과 25℃에서의 용해도곱 상수(K_{sp})이다.

$PbI_2(s) \rightleftharpoons Pb^{2+}(aq) + 2I^-(aq)$ $K_{sp} = 7.9 \times 10^{-9}$
$Hg_2I_2(s) \rightleftharpoons Hg_2^{2+}(aq) + 2I^-(aq)$ $K_{sp} = 4.6 \times 10^{-29}$

Pb^{2+}와 Hg_2^{2+} 이온이 각각 0.1 M 존재하는 혼합 수용액에 대한 설명으로 옳은 것만을 <보기>에서 모두 고른 것은? (단, 공동 침전과 착이온의 형성은 고려하지 않는다.)

─────── <보 기> ───────
ㄱ. $PbI_2(s)$의 용해도는 $Hg_2I_2(s)$의 용해도 보다 크다.
ㄴ. 혼합 수용액에 I^-를 가하면 $Hg_2I_2(s)$ 침전물이 먼저 생성된다.
ㄷ. 혼합 수용액에 I^-를 가하여 Pb^{2+} 이온을 침전시키지 않으면서 Hg_2^{2+} 이온만 99.99%까지 선택적으로 침전시킬 수 있다.

① ㄱ
② ㄷ
③ ㄱ, ㄴ
④ ㄴ, ㄷ
⑤ ㄱ, ㄴ, ㄷ

15-6B. SQM857 침전 평형/23원광 기출복원18번

25℃에서 다음과 같이 네 가지 실험 (가)~(라)를 각각 진행하였다.

> (가) 증류수에 AgCl(s)을 녹여 포화 용액을 만들었다.
> (나) 0.10M NaCl(aq)에 AgCl(s)을 녹여 포화 용액을 만들었다.
> (다) AgCl(s) 포화용액에 NaI(s)를 첨가하였다.
> (라) AgI(s) 포화용액에 NaCl(s)를 첨가하였다.

이에 관한 설명으로 옳은 것만을 〈보기〉에서 있는 대로 고른 것은? (단, 온도는 25℃로 일정하며 AgCl과 AgI의 K_{sp}는 각각 1.6×10^{-10}, 1.5×10^{-16}이다.)

〈보 기〉
ㄱ. AgCl의 용해도는 (가)<(나)이다.
ㄴ. (다)에서 고체상의 무게는 증가한다.
ㄷ. (라)에서 [Cl$^-$]=1.0×10^{-3}M로 만들었을 때, 용액에는 AgCl(s)이 있다.

① ㄱ   ② ㄴ   ③ ㄱ, ㄷ
④ ㄴ, ㄷ   ⑤ ㄱ, ㄴ, ㄷ

용해도평형 + 착화합물평형 ($K_{sp}+K_f$) 유형

15-7B. SQKsp+Kf침전평형/20중앙기출8

다음 중 1.00 M 암모니아 수용액에서의 AgBr의 용해도에 가장 근접한 값은? (단, AgBr의 K_{sp}는 1×10^{-12}, $Ag(NH_3)_2^+$의 K_f는 1×10^7으로 가정한다.)

① 3×10^{-3} M
② 3×10^{-6} M
③ 3×10^{-10} M
④ 3×10^{-12} M

15-8B. SQ4822-75Ksp+Kf침전평형/24원광모의 1회40번

다음은 세 가지 평형 반응식과 25℃에서의 평형 상수이다.

$AgI(s) \rightleftharpoons Ag^+(aq) + I^-(aq)$	$K_{sp}=1.0 \times 10^{-16}$
$AgCl(s) \rightleftharpoons Ag^+(aq) + Cl^-(aq)$	$K_{sp}=1.0 \times 10^{-10}$
$Ag^+(aq) + 2NH_3(aq) \rightleftharpoons Ag(NH_3)_2^+(aq)$	$K_f = 1.6 \times 10^7$

이에 관한 설명으로 옳은 것만을 〈보기〉에서 있는 대로 고른 것은?

〈보 기〉
ㄱ. 순수한 물에서 AgI(s)의 용해도는 1.0×10^{-8}M이다.
ㄴ. 4M NH$_3$(aq)에서 AgI(s)의 용해도는 1.6×10^{-4}M이다.
ㄷ. 1M NH$_3$(aq) 1000mL에 AgCl(s) 0.1mol을 넣으면 모두 녹는다.

① ㄱ   ② ㄷ   ③ ㄱ, ㄴ
④ ㄴ, ㄷ   ⑤ ㄱ, ㄴ, ㄷ

15-9C. SQF23523Ksp+Kf침전평형/24원광모의 3회40번

자료는 두 가지 평형 반응식과 25℃에서의 평형 상수이다.

○ $AgX(s) \rightleftharpoons Ag^+(aq) + X^-(aq)$ $K_{sp} = 1 \times 10^{-8}$
○ $Ag^+(aq) + 2NH_3(aq) \rightleftharpoons Ag(NH_3)_2^+(aq)$ $K_f = 1.6 \times 10^7$

그림 (가)는 과량의 $AgX(s)$를 증류수에 녹여 만든 수용액을, (나)는 (가)에 NH_3 1mol을 첨가하여 만든 포화 용액을 나타낸 것이다.

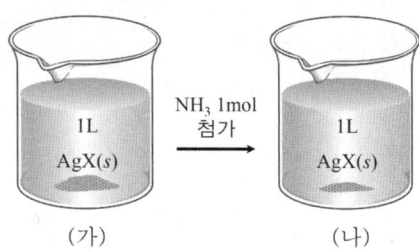
(가)   (나)

이에 대한 설명으로 옳은 것만을 <보기>에서 있는 대로 고른 것은? (온도는 25℃, 수용액의 부피는 1L로 일정하다. 제시되지 않은 반응은 고려하지 않는다.)

―<보 기>―
ㄱ. $\dfrac{(나)에서 AgX(s)의 몰용해도}{(가)에서 AgX(s)의 몰용해도} = \dfrac{2}{9} \times 10^4$이다.

ㄴ. $[Ag^+]$는 (가)<(나)이다.

ㄷ. (나)에 $AgX(s)$를 첨가하면 $AgX(s)$의 용해도가 증가한다.

① ㄱ   ② ㄴ   ③ ㄱ, ㄷ
④ ㄴ, ㄷ   ⑤ ㄱ, ㄴ, ㄷ

15-10D. SQKsp+Kf침전평형/21중앙기출22번

다음은 수용액에서 NiS의 평형 반응식과 25℃에서의 용해도곱 상수(K_{sp}), 그리고 Ni^{2+} 이온과 en(에틸렌다이아민)의 착화합물 생성 반응식과 25℃에서의 평형 상수(K_f)이다.

$NiS(s) \rightleftharpoons Ni^{2+}(aq) + S^{2-}(aq)$ $K_{sp} = 4.0 \times 10^{-20}$

$Ni^{2+}(aq) + 3en(aq) \rightleftharpoons [Ni(en)_3]^{2+}(aq)$ $K_f = 4.1 \times 10^{17}$

0.1M의 en 수용액에 충분한 양의 NiS를 첨가하였다. 평형 상태에서 en의 농도가 0.01M이었다면, 다음 중 평형 상태에서 S^{2-}의 농도에 가장 근접한 값은? (단, S^{2-}의 가수분해는 고려하지 않는다.)

① 5.5×10^{-7} M
② 5.5×10^{-3} M
③ 1.8×10^{-7} M
④ 1.8×10^{-5} M

15-11B. SQ전하균형,질량균형식/24대가 추가문제3-6(11임용)★

다음은 AgBr로 포화된 0.001 M NH_3 수용액에서의 평형 반응식이다.

$$AgBr(s) \rightleftharpoons Ag^+(aq) + Br^-(aq)$$
$$Ag^+(aq) + NH_3(aq) \rightleftharpoons Ag(NH_3)^+(aq)$$
$$Ag(NH_3)^+(aq) + NH_3(aq) \rightleftharpoons Ag(NH_3)_2^+(aq)$$
$$NH_4^+(aq) + H_2O(l) \rightleftharpoons NH_3(aq) + H_3O^+(aq)$$
$$2H_2O(l) \rightleftharpoons H_3O^+(aq) + OH^-(aq)$$

이 반응에 대한 질량 균형식 또는 전하 균형식을 옳게 나타낸 것만을 <보기>에서 모두 고른 것은?

―――――〈보 기〉―――――
ㄱ. $[Ag^+] + [Ag(NH_3)^+] + [Ag(NH_3)_2^+] = [Br^-]$
ㄴ. $[NH_3] + [NH_4^+] + [Ag(NH_3)^+] + 2[Ag(NH_3)_2^+] = 0.001$
ㄷ. $[Ag^+] + [Ag(NH_3)^+] + [Ag(NH_3)_2^+] + [H_3O^+] + [NH_4^+]$
　　$= [Br^-] + [OH^-]$

① ㄱ　　② ㄴ　　③ ㄱ, ㄷ
④ ㄴ, ㄷ　　⑤ ㄱ, ㄴ, ㄷ

15-12B. SQ전하균형,질량균형식/24대가 추가문제3-7(13임용)★

다음은 난용성 염 $Ag_2S(s)$로 포화된 수용액에서의 평형 반응과 평형 상수들이다.

$Ag_2S(s) \rightleftharpoons 2Ag^+(aq) + S^{2-}(aq)$	K_{sp}
$H_2O(l) + H_2O(l) \rightleftharpoons H_3O^+(aq) + OH^-(aq)$	K_w
$H_2S(g) + H_2O(l) \rightleftharpoons HS^-(aq) + H_3O^+(aq)$	K_{a1}
$HS^-(aq) + H_2O(l) \rightleftharpoons S^{2-}(aq) + H_3O^+(aq)$	K_{a2}

평형 농도와 $Ag_2S(s)$의 용해도에 관한 다음의 관계 중 옳은 것만을 <보기>에서 있는 대로 고른 것은?

―――――〈보 기〉―――――
ㄱ. $2[Ag^+] = [H_2S] + [HS^-] + [S^{2-}]$
ㄴ. $[Ag^+] + [H_3O^+] = 2[S^{2-}] + [HS^-] + [OH^-]$
ㄷ. 용해도는 $\sqrt[3]{K_{sp}}$에 비례한다.

① ㄱ　　② ㄴ　　③ ㄱ, ㄷ
④ ㄴ, ㄷ　　⑤ ㄱ, ㄴ, ㄷ

용해도평형 + 산염기평형 ($K_{sp}+K_a$) 유형

15-13B. SQ산염기+침전평형/23중앙기출9번

난용성 염인 수산화 알루미늄($Al(OH)_3$)의 용해도는 pH에 크게 영향을 받는다. pH가 7로 완충된 용액은 pH가 5인 완충 용액에 비해 약 몇 배의 용해도를 가지는가?

① 10^6
② 10^4
③ 10^3
④ 10^{-6}

15-14B. SQSH224산염기+침전평형/24원광모의 3회25번

다음은 25℃에서의 화학 반응식과 평형 상수이다.

$$M(OH)_2(s) \rightleftharpoons M^{2+}(aq) + 2OH^-(aq) \qquad K_{sp}=7.1\times10^{-12}$$

이에 대한 설명으로 옳은 것만을 <보기>에서 있는 대로 고른 것은? (단, 온도는 25℃로 일정하고, 완충 용액에 사용한 용질은 $M(OH)_2$의 용해에 영향을 주지 않는다.)

─── <보 기> ───
ㄱ. 증류수에 $M(OH)_2$를 포화시켰을 때 pH는 10보다 크다.
ㄴ. $M(OH)_2$ 포화 수용액에 $M(NO_3)_2(aq)$을 첨가하면 pH가 낮아진다.
ㄷ. pH=9.0로 일정한 완충 용액에서 $M(OH)_2$의 용해도는 $7.1\times10^{-2}\,mol/L$이다.

① ㄱ
② ㄷ
③ ㄱ, ㄴ
④ ㄴ, ㄷ
⑤ ㄱ, ㄴ, ㄷ

15-15C. SQ4824산염기+침전평형/24원광모의 2회31번

다음은 세 가지 평형 반응식과 25℃에서의 평형 상수 자료이다.

○ $CuS(s) \rightleftharpoons Cu^{2+}(aq) + S^{2-}(aq)$ $K_{sp}=1.0\times10^{-44}$
○ $MnS(s) \rightleftharpoons Mn^{2+}(aq) + S^{2-}(aq)$ $K_{sp}=1.0\times10^{-13}$
○ $H_2S(aq) \rightleftharpoons 2H^+(aq) + S^{2-}(aq)$ $K=1.0\times10^{-26}$

$[Cu^{2+}]=1.0\times10^{-4}M$, $[Mn^{2+}]=1.0\times10^{-4}M$, $[H_2S]=0.10M$인 어떤 수용액이 있다. 이 용액의 pH를 서서히 높여 두 금속 이온을 분리하고자 할 때, $CuS(s)$는 침전되지만 $MnS(s)$는 침전되지 않는 최대 pH는? (단, 온도는 25℃로 일정하다. $[H_2S]=0.1M$으로 일정하게 유지되며, 첨가한 물질에 의한 부피 변화는 무시한다.)

① 5.0
② 7.0
③ 8.0
④ 9.0
⑤ 10.0

15-16C. SQS136산염기+침전평형/24단국모의 1회28번번

다음은 금속 M의 양쪽성 수산화물 $M(OH)_3(s)$의 두 가지 평형 반응식과 25℃에서의 평형 상수 자료이다.

$M(OH)_3(s) \rightleftharpoons M^{3+}(aq) + 3OH^-(aq)$ $K_{sp}=1\times10^{-32}$
$M(OH)_3(s) + OH^-(aq) \rightleftharpoons M(OH)_4^-(aq)$ $K_f=1\times10^2$

$M(OH)_3$ 포화 용액의 pH를 변화시킬 때, 다음 중 $M(OH)_3(s)$의 용해도가 가장 큰 것은? (단, M은 임의의 금속 원소이다. 온도는 25℃로 일정하다. 제시되지 않은 반응은 고려하지 않는다.)

① pH= 3
② pH= 4
③ pH= 6
④ pH= 10
⑤ pH= 12

K_{sp} 관련 그래프 문제

15-17B. SQ침전평형/20중앙기출20

임의의 금속 이온은 황산 이온(SO_4^{2-})과 염을 형성해 침전된다. 아래의 그래프는 황산 이온 농도의 상용로그 값에 대해 표시한 금속 이온 농도의 상용로그 값이다. 다음 중 이 황산 금속염의 화학식으로 옳은 것은?

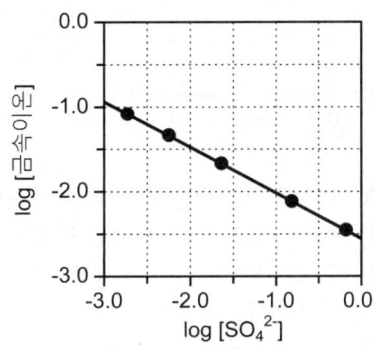

① M_2SO_4
② MSO_4
③ $M_2(SO_4)_3$
④ $M(SO_4)_2$

15-18B. SQ침전평형/24경희기출11★

다음은 두 이온성 염화물 고체 화합물들의 용해 반응, 용해도곱 상수, 그리고 용해 이온들의 평형 농도 관계를 나타내는 그림이다.

$$AgCl(s) \rightleftharpoons Ag^+(aq) + Cl^-(aq) \qquad K_{sp} = a$$

$$PbCl_2(s) \rightleftharpoons Pb^{2+}(aq) + 2Cl^-(aq) \qquad K_{sp} = b$$

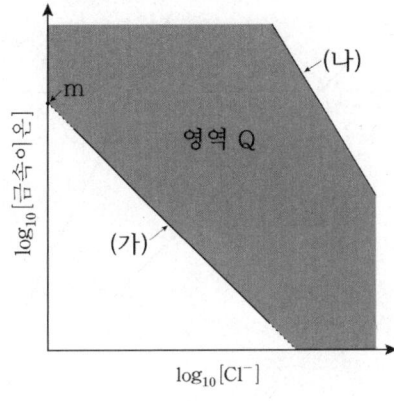

위 두 용해 반응에 대한 설명으로 옳은 것만을 <보기>에서 모두 고른 것은?

<보 기>
ㄱ. $b = 10^m$이다.
ㄴ. (나) 일차 그래프의 기울기 절대값의 크기는 (가) 일차 그래프 기울기 절대값의 크기의 2배이다.
ㄷ. 영역 Q의 은 이온(Ag^+)과 납 이온(Pb^{2+}) 혼합물에서 은 이온의 선택적 침전을 예상할 수 있다.

① ㄱ ② ㄴ ③ ㄷ
④ ㄴ, ㄷ ⑤ ㄱ, ㄴ, ㄷ

15-19C. SQ침전평형/24경희 추가문제11-1(14미트)★

그림은 25°C에서 난용성염 $AgBr$과 $PbBr_2$ 각각의 포화 수용액에서의 양이온 농도 $[M^{n+}]$와 음이온 농도 $[Br^-]$의 상관관계를 나타낸 것이다.

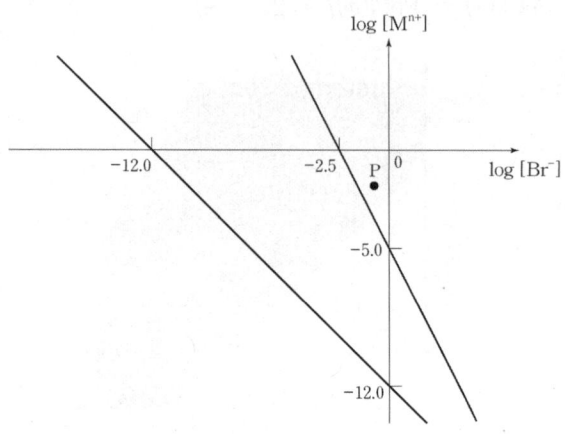

이에 대한 설명으로 옳은 것만을 〈보기〉에서 있는 대로 고른 것은?

〈보 기〉
ㄱ. $PbBr_2$의 용해도곱 상수 $K_{sp} = 1 \times 10^{-5}$이다.
ㄴ. P에서 $AgBr$과 $PbBr_2$ 수용액 각각에 침전이 존재한다.
ㄷ. $PbCO_3$에 대한 직선의 기울기는 $AgBr$의 직선 기울기와 같다.

① ㄱ ② ㄴ ③ ㄱ, ㄷ
④ ㄴ, ㄷ ⑤ ㄱ, ㄴ, ㄷ

15-20B. SQS481침전평형/24경희 추가문제11-2★

그림은 25°C에서 $AgX(s)$와 $PbX_2(s)$ 포화 수용액에서 양이온 농도와 음이온 농도의 상관관계를 각각의 직선으로 나타낸 것이다.

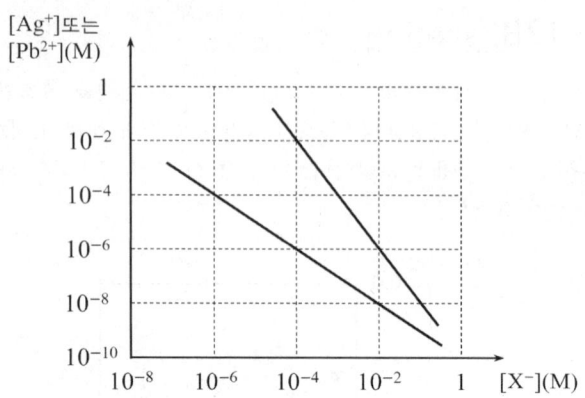

$Ag^+(aq)$와 $Pb^{2+}(aq)$가 1.0×10^{-4} M씩 함께 녹아있는 수용액에 $X^-(aq)$을 서서히 첨가하였다. 한 금속 이온만 99% 침전시키기 위한 X^-의 농도(M)는? (단, 온도는 25°C로 일정하다. 첨가한 물질에 의한 부피 변화는 무시한다. 제시되지 않은 반응은 고려하지 않는다.)

① 1×10^{-4}
② 1×10^{-5}
③ 1×10^{-6}
④ 1×10^{-7}
⑤ 1×10^{-8}

양이온의 정성분석 문제

15-21B. SQ침전종류/24중앙기출26★★

다음 <보기>에 나열한 두 묽은 수용액을 섞었을 때, 침전이 생기는 반응의 개수는?

<보기>
가. $Cu(NO_3)_2$와 $(NH_4)_2SO_4$
나. $FeCl_3$와 $AgNO_3$
다. $NaOH$와 $Cu(NO_3)_2$
라. $Ba(OH)_2$와 $MgSO_4$
마. $(NH_4)_3PO_4$와 K_2CO_3

① 1
② 2
③ 3
④ 4

15-22B. SQ4811양이온 정성분석/24원광모의 2회32번

K^+, Ag^+, Ca^{2+}, Cu^{2+}, Zn^{2+}가 혼합된 용액에 다음과 같이 순차적으로 시약을 첨가하였다. 각 단계에서 침전된 고체는 제거하였다.

○ 1단계: $HCl(aq)$ 첨가
○ 2단계: $H_2S(aq)$ 첨가
○ 3단계: $NaOH(aq)$ 첨가
○ 4단계: $Na_2CO_3(aq)$ 첨가

각 단계에서 침전되는 이온을 순서대로 맞게 나열한 것은?

① $Ag^+ \to Cu^{2+} \to Zn^{2+} \to Ca^{2+}$
② $Ag^+ \to Zn^{2+} \to Cu^{2+} \to Ca^{2+}$
③ $Ag^+ \to Ca^{2+} \to Zn^{2+} \to Cu^{2+}$
④ $Cu^{2+} \to Ag^+ \to Zn^{2+} \to Ca^{2+}$
⑤ $Cu^{2+} \to Ag^+ \to Ca^{2+} \to Zn^{2+}$

15-23B. SQ4823/M742양이온 정성분석/24단국모의 1회29번

어떤 용액에 Ni^{2+}, Cu^{2+}, Ag^+, Ba^{2+}이 함께 녹아있다. 각 금속이온을 선택적으로 분리하고자 할 때, 첨가하는 시약의 순서로 가장 적절한 것은?

① $HCl \to H_2S \to NaOH \to Na_2CO_3$
② $HCl \to H_2S \to Na_2CO_3 \to NaOH$
③ $HCl \to NaOH \to H_2S \to Na_2CO_3$
④ $HCl \to Na_2CO_3 \to NaOH \to H_2S$
⑤ $H_2S \to HCl \to NaOH \to Na_2CO_3$

15-24B. SQDK22/양이온 정성분석/22단국기출(복수정답)12번

어떤 용액에 Ag^+, Pb^{2+} 및 Ni^{2+} 이온이 포함되어 있다. 이 용액은 $NaCl$, Na_2SO_4 및 Na_2S의 희석 용액을 사용하여 양이온을 순차적으로 분리할 수 있다. 각 이온을 효과적으로 분리하기 위한 희석 용액의 투입 순서로 옳은 것은?

① $Na_2S \to NaCl \to Na_2SO_4$
② $Na_2SO_4 \to Na_2S \to NaCl$
③ $Na_2SO_4 \to NaCl \to Na_2S$
④ $NaCl \to Na_2S \to Na_2SO_4$
⑤ $NaCl \to Na_2SO_4 \to Na_2S$

15-25B. SQZD811 양이온 정성분석/24고려 기출복원10

다음은 금속 이온을 포함하는 혼합물을 분리하는 방법을 나타낸 것이다. (a)~(e)에 해당하는 것을 각각 서술하시오.

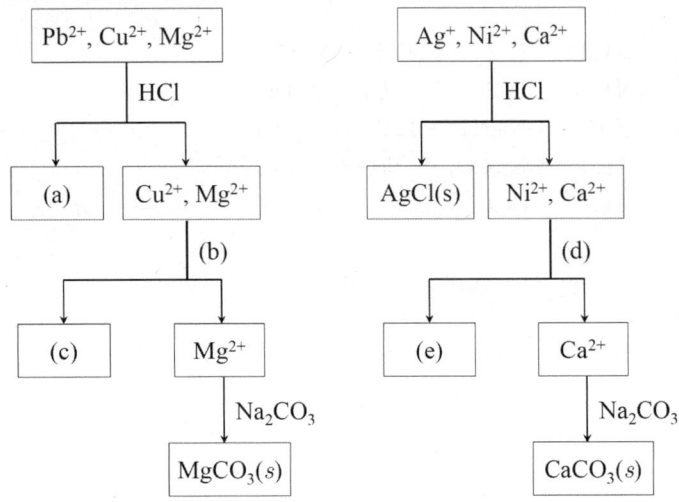

15-26B. SQPT18-92 양이온 정성분석/24고려 추가문제10-1★★

양이온의 정성분석에서 미지의 이온이 HCl에 의해 침전되었고, 뜨거운 물에서도 염화물 고체로 남아있었다. 이 침전에 암모니아를 첨가했을 때 검은 색으로 변했다. 미지 이온에 가장 적절한 것은?

① Hg_2^{2+}
② Pb^{2+}
③ Ag^+
④ K^+
⑤ Cd^{2+}

15-27B. SQPT18-93 양이온 정성분석/24고려 추가문제10-2★★

미지의 양이온이 포함된 수용액에 HCl을 첨가했을 때 침전이 형성되지 않았고, 혼합 용액에 H_2S를 첨가했더니 침전이 형성되었다. 미지 양이온으로 가장 적절한 것은?

① NH_4^+
② Cu^{2+}
③ Ag^+
④ K^+
⑤ Na^+

15-28B. SQPT18-94 양이온 정성분석/24고려 추가문제10-3 ★★

어떤 미지 양이온은 HCl 및 H_2S에 의해 침전되지 않으며 CO_3^{2-}에 의해서는 침전을 형성한다. 미지 양이온으로 가장 적절한 것은?

① Ag^+
② Mn^{2+}
③ Ca^{2+}
④ K^+
⑤ Al^{3+}

15-29B. SQPT18-95 양이온 정성분석/24고려 추가문제10-4 ★★

미지 양이온은 HCl, H_2S, CO_3^{2-}에 의해 침전되지 않으며, 불꽃반응 결과 보라색 불꽃이 관찰되었다. 미지 양이온으로 가장 적절한 것은?

① Ag^+
② Pb^{2+}
③ Fe^{2+}
④ K^+
⑤ NH_4^+

15-30B. SQPT18-95-1 양이온 정성분석/24고려 추가문제10-5 ★★

미지 양이온이 녹아있는 수용액에 HCl과 H_2S를 순차적으로 첨가했을 때 침전이 형성되지 않았고, 이 혼합 용액에 NH_3를 첨가하였더니 침전이 형성되었다. 미지 양이온으로 가장 적절한 것은?

① Pb^{2+}
② Cu^{2+}
③ Ni^{2+}
④ Mg^{2+}
⑤ Ca^{2+}

15-31B. SQZD16-78 양이온 정성분석/24고려 추가문제10-6 ★★

양이온 Na^+, Hg_2^{2+}, Mn^{2+}, Al^{3+}, Ag^+가 함께 녹아있는 용액을 묽은 HCl로 처리한 후 H_2S로 포화시켰을 때 침전이 형성되었다. 침전되지 않고 용액에 남아있는 이온을 모두 고른 것은?

① Ag^+
② Na^+, Hg_2^{2+}, Al^{3+}
③ Ag^+, Hg_2^{2+}
④ Na^+, Al^{3+}, Mn^{2+}
⑤ Na^+

문제번호	정답	문제번호	정답
1	2		
2	2		
3	4		
4	2		
5	5		
6	2		
7	1		
8	3		
9	1		
10	1		
11	5		
12	4		
13	4		
14	5		
15	4		
16	1		
17	1		
18	4		
19	5		
20	1		
21	3		
22	1		
23	1		
24	4, 5		
25	주관식		
26	1		
27	2		
28	3		
29	4		
30	3		
31	4		

15장 해설 링크 모음

16

화학 열역학

해설 링크 모음

16. 화학 열역학 핵심 써머리

1. **자유 에너지 변화($\triangle G$)**
    1) 자유 에너지(G)는 상태함수이다.
    2) 일정한 온도와 압력에서 자유 에너지가 감소하는 방향으로 자발적 과정이 진행된다.
    3) $\triangle G$는 어떤 반응계에서 진행되는 과정에 대한 자발성의 척도이다.
    4) $\triangle G$가 큰 음수일수록 그 반응계에서는 정반응이 자발적이다.
        (1) $\triangle G < 0$: 자발적 정반응
        (2) $\triangle G > 0$: 자발적 역반응
        (3) $\triangle G = 0$: 평형 상태 (자발성의 크기=0)
    5) 일정한 온도와 압력에서 어떤 과정으로부터 얻을 수 있는 최대 비팽창 일은 자유 에너지 변화와 같다.
        $w_{최대} = \triangle G$

2. **표준 자유 에너지 변화($\triangle G^0$)**
    1) $\triangle G^0$는 어떤 반응식의 자발성에 대한 척도이다.
    2) $\triangle G^0$가 큰 음수일수록 그 반응은 정반응 방향으로 자발성이 크다.
        (1) $\triangle G^0 < 0$: 표준 상태에서 자발적 정반응
        (2) $\triangle G^0 > 0$: 표준 상태에서 자발적 역반응
        (3) $\triangle G^0 = 0$: 표준 상태에서 평형 상태

3. **$\triangle G$와 $\triangle G^0$의 관계**
    1) 자유 에너지는 온도와 압력(농도)에 의존한다. (자발성의 농도 의존성)
        $\triangle G = \triangle G^0 + RT \ln Q$
    2) 이 식으로부터 $\triangle G^0$와 K의 관계식을 유도할 수 있다.
        $\triangle G^0 = -RT \ln K$
        (1) $\triangle G^0 < 0$: $K > 1$
        (2) $\triangle G^0 > 0$: $K < 1$
        (3) $\triangle G^0 = 0$: $K = 1$
    3) 어떤 반응의 $\triangle G^0$는 반응물과 생성물의 표준 생성 자유에너지($\triangle G_f^0$)로부터 구할 수 있다.
        $\triangle G^0$ = (생성물의 $\triangle G_f^0$ 총합) - (반응물의 $\triangle G_f^0$ 총합)

4. 자발성의 온도 의존성

1) 엔트로피(S)는 무질서도의 척도이다.

2) 열역학 제3 법칙: 0K에서 완전한 결정의 엔트로피는 0이다.
   (1) 표준 몰 엔트로피(S^0): 해당 온도, 표준 상태에서 물질 1몰이 가지는 절대적인 엔트로피 수치

3) 열역학 제2 법칙: 어떤 자발적 과정이 진행될 때, 우주의 엔트로피는 항상 증가한다.
   ($\triangle S_{우주} = \triangle S_{계} + \triangle S_{주위}$)
   (1) $\triangle S_{우주} > 0$: 자발적 정반응
   (2) $\triangle S_{우주} < 0$: 자발적 역반응
   (3) $\triangle S_{우주} = 0$: 평형 상태(가역 과정)

4) 일정한 온도와 압력에서의 과정에 대해서
   (1) $\triangle S_{계}$: 반응계의 무질서도가 증가할때 양의 값이다.
      ① $\triangle S^0_{계}$: 화학 반응에 대해서 기체 분자수가 증가하면 양의 값이다.
      ② $\triangle S^0_{계}$ =(생성물의 S^0 총합)-(반응물의 S^0 총합)
      ③ $\triangle S_{주위}$는 반응계로 들어오거나 나가는 열에 의해 결정된다.
   (2) $\triangle S_{주위} = -\dfrac{\triangle H}{T}$ (일정 온도, 압력)
      ① $\triangle S_{주위}$는 발열 과정에서 양의 값이다.
      ② $\triangle S_{주위}$는 흡열 과정에서 음의 값이다.

5) 일정 온도와 압력에서 다음 식이 성립한다.(자발성의 온도 의존성)
   $\triangle G^0 = \triangle H^0 - T\triangle S^0$

5. 자발성과 상전이

1) 정상 끓는점
   (1) 표준 상태에서 액체상과 기체상이 평형에 도달하는 온도
   (2) $\triangle G^0_{증발} = 0$인 온도
   (3) 정상 끓는점 = $\dfrac{\triangle H^0_{증발}}{\triangle S^0_{증발}}$

2) 정상 녹는점
   (1) 표준 상태에서 액체상과 고체상이 평형에 도달하는 온도
   (2) $\triangle G^0_{융융} = 0$인 온도
   (3) 정상 녹는점 = $\dfrac{\triangle H^0_{융융}}{\triangle S^0_{융융}}$

심화주제 16-1: 이상기체 열역학

1. **이상기체의 열역학적 척도 (상전이나 화학 반응이 없는 단원자 이상기체)**

   1) 이상기체의 내부 에너지는 오직 절대 온도에 의해서만 변한다.
   $$\triangle E = \frac{3}{2}nR\triangle T$$

   2) 내부 에너지의 변화는 열 또는 일의 형태로 일어난다.
   $$\triangle E = q + w$$

   3) 일정한 압력에서 내부 에너지 변화와 엔탈피 변화는 주위에 한 일만큼 차이난다.
   $$\triangle E = \triangle H - P\triangle V$$

   4) 내부 에너지 변화는 일정 부피에서의 열의 양과 같다.
   $$\triangle E = q_v = c_v \triangle T = \frac{3}{2}nR\triangle T$$

   5) 엔탈피 변화는 일정 압력에서의 열의 양과 같다.
   $$\triangle H = q_p = \triangle E + P\triangle V = c_p \triangle T = \frac{5}{2}nR\triangle T$$

   6) 엔탈피 변화는 오직 절대 온도에 의해서만 변한다.
   $$\triangle H = \frac{5}{2}nR\triangle T$$

   7) 일의 양은 PV곡선 아래의 면적과 같다.
   $$w = -\int P_{외부}dV$$

   8) 일정한 온도에서 $\triangle S_{계}$는 절대온도에 반비례하고, 계가 받은 열에 비례한다.
   $$\Delta S_{계} = \frac{q_{계}}{T} \text{ (일정 온도)}$$

   9) 일정한 온도에서 $\triangle S_{주위}$는 절대온도에 반비례하고, 주위가 받은 열에 비례한다.
   $$\Delta S_{주위} = \frac{q_{주위}}{T} = \frac{-q_{계}}{T} \text{ (일정 온도)}$$

2. 이상기체의 등온 가역 팽창

1) 가역 과정은 변수의 무한소 변화에 의해서 반대로도 진행될 수 있는 과정이다.

2) 모든 가역 과정에서 우주의 엔트로피 변화는 0이다.

3) 이상기체가 등온 가역 팽창 할 때 기체는 등온 곡선을 따라 팽창한다.

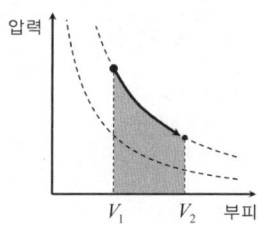

$\Delta E = 0$
$\Delta H = 0$
$w = -nRT \ln \dfrac{V_2}{V_1}$
$q = nRT \ln \dfrac{V_2}{V_1}$

$\Delta S = nR \ln \dfrac{V_2}{V_1}$
$\Delta G = -nRT \ln \dfrac{V_2}{V_1}$
$\Delta S_{우주} = 0$

3. 이상기체의 등온 자유 팽창

1) 자유 팽창은 진공 속으로 기체가 퍼지는 과정이다.

2) 등온 자유 팽창 과정에서 기체가 하는 일의 양은 0이다.

3) 등온 자유 팽창 과정에서 ΔE, ΔH, ΔS, ΔG는 등온 가역 과정에서의 값과 같다. (상태함수)

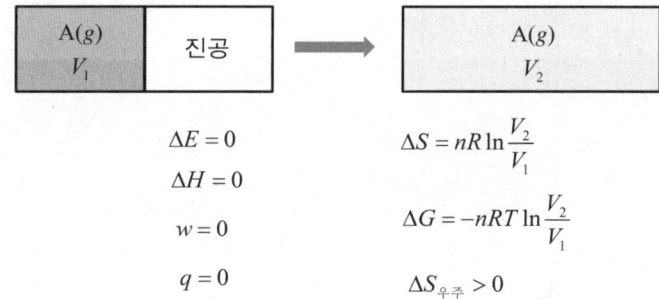

$\Delta E = 0$
$\Delta H = 0$
$w = 0$
$q = 0$

$\Delta S = nR \ln \dfrac{V_2}{V_1}$
$\Delta G = -nRT \ln \dfrac{V_2}{V_1}$
$\Delta S_{우주} > 0$

4. 이상기체의 등온 비가역 팽창

1) 비가역 과정은 변수의 무한소 변화에 의해서 진행 방향을 바꿀 수 없는 과정이다.

2) 모든 비가역 과정은 자발적 과정이다.

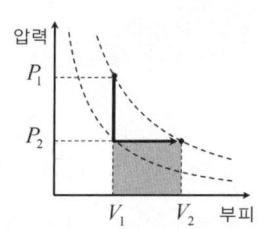

$\Delta E = 0$
$\Delta H = 0$
$w = -P_2 \Delta V$
$q = P_2 \Delta V$

$\Delta S = nR \ln \dfrac{V_2}{V_1}$
$\Delta G = -nRT \ln \dfrac{V_2}{V_1}$
$\Delta S_{우주} > 0$

5. 이상기체의 혼합과정 (일정 온도, 일정 압력)

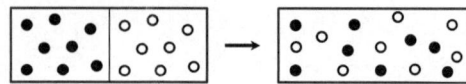

1) 이상기체의 혼합 과정에서 기체의 엔트로피는 증가한다.
2) 이상기체의 혼합 과정에서 기체의 자유 에너지는 감소한다.
3) 이상기체의 혼합 과정에서 전체 $\triangle S$는 각 기체의 $\triangle S$의 합과 같다.
4) 이상기체의 혼합 과정에서 전체 $\triangle G$는 각 기체의 $\triangle G$의 합과 같다.
5) 일정한 온도에서 이상기체가 혼합될 때 내부 에너지와 엔탈피는 변하지 않는다.

6. 단열 가역 과정

1) 단열 과정은 계와 주위 사이에 열교환 없이 일어나는 과정이다. ($q = 0$)
2) 단열 가역 팽창 과정에서 기체는 주위에 일을 하며 내부 에너지가 감소하고 온도가 내려간다.
3) 단열 가역 팽창 과정에서 기체의 내부 에너지와 엔탈피는 감소한다.
4) 단열 가역 과정에서 기체의 엔트로피는 변하지 않는다. (등엔트로피 과정)

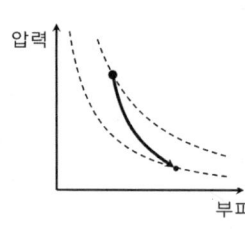

$q = 0$
$\Delta S = 0$
$\Delta E = \dfrac{3}{2}nR\Delta T$
$\Delta H = \dfrac{5}{2}nR\Delta T$
$w = \dfrac{3}{2}nR\Delta T$

7. 등압 과정

1) 등압 과정에서 기체의 압력은 일정하게 유지된다.
2) 등압 팽창 과정에서 기체는 주위에 일을 하며 내부 에너지가 증가한다.

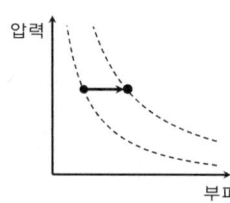

$\Delta E = \dfrac{3}{2}nR\Delta T$
$\Delta H = \dfrac{5}{2}nR\Delta T$
$w = -P\Delta V = -nR\Delta T$
$\Delta S = \dfrac{5}{2}nR\ln\dfrac{T_2}{T_1}$
$q = \dfrac{5}{2}nR\Delta T$

8. 등적 과정

1) 등적 과정에서 기체의 부피는 일정하게 유지된다.
2) 등적 과정에서 기체가 주위에 하는 PV 일의 크기는 0이다.

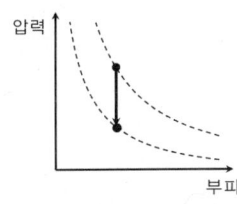

$$\Delta E = \frac{3}{2}nR\Delta T \qquad \Delta S = \frac{3}{2}nR\ln\frac{T_2}{T_1}$$

$$\Delta H = \frac{5}{2}nR\Delta T \qquad q = \frac{3}{2}nR\Delta T$$

$$w = 0$$

9. 카르노 열기관

1) 모든 과정이 이상적이고 가역적으로 진행되는 가상적인 열기관
2) 카르노 사이클을 순환하며 열에너지의 일부를 역학적에너지로 바꾼다.
3) 카르노 사이클:
   (1) 등온 팽창 – 고온으로 유지되는 열저장체에서 기체가 열을 흡수한다.
   (2) 단열 팽창 – 기체가 팽창되면서 온도가 낮아진다.(등엔트로피 과정)
   (3) 등온 압축 – 저온으로 유지되는 열저장체에서 기체가 열을 버린다.
   (4) 단열 압축 – 기체가 압축되면서 온도가 올라간다.

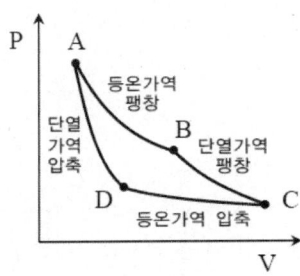

4) 카르노 기관의 효율: $\dfrac{T_h - T_c}{T_h}$ (T_h:고온부 온도, T_c:저온부 온도)

   (1) 카르노 기관의 효율은 항상 1보다 작음
   (2) 고온부와 저온부 사이의 온도차가 클수록 효율이 높음
   (3) 어떠한 열기관도 카르노 기관의 효율보다 높을 수 없음 (열기관 효율의 이론적 상한선)

심화주제 16-2: 기체 종류별 몰 열용량

1) c_V : 일정 부피에서 1몰의 열용량
2) c_P : 일정 압력에서 1몰의 열용량
3) $\triangle U = q_V = nc_V \triangle T$: 내부에너지 변화는 일정 부피에서의 열과 같다.
4) $\triangle H = q_P = nc_P \triangle T$: 엔탈피 변화는 일정 압력에서의 열과 같다.

이상기체	c_V	c_P	$c_P - c_V$
단원자 기체	$\frac{3}{2}R$	$\frac{5}{2}R$	R
2원자 또는 선형 다원자 기체	$\frac{5}{2}R$	$\frac{7}{2}R$	R
비선형 다원자 기체	$3R$	$4R$	R

심화주제 16-3: 단열 가역과정에서의 공식

1) c_V : 일정 부피에서 1몰의 열용량
2) c_P : 일정 압력에서 1몰의 열용량
3) $c_P - c_V = R$ (모든 이상기체)
4) $\gamma = \dfrac{c_P}{c_V}$ 일 때, 단열 가역과정에서 다음의 식이 성립한다.

① $T_1 V_1^{\gamma-1} = T_2 V_2^{\gamma-1}$: 단열 과정에서의 온도와 부피의 관계
② $P_1 V_1^{\gamma} = P_2 V_2^{\gamma}$: 단열 과정에서의 압력과 부피의 관계

열역학 척도 부호예측 문제

16-1A. GF4867화학열역학부호예측/23연세 기출복원16번

다음 중 옳은 설명은 모두 몇 개인가?

(a) 비자발적인 과정에서 항상 $\Delta S_{계} > 0$이다.
(b) 자발적인 과정에서 항상 $\Delta G < 0$이다.
(c) $\Delta H > 0$, $\Delta S > 0$이면, 높은 온도에서 비자발적, 낮은 온도에서 자발적이다.
(d) $\Delta S_{우주} > 0$이면 자발적 과정, $\Delta S_{우주} < 0$이면 비자발적 과정이다.

① 1
② 2
③ 3
④ 4
⑤ 0

16-2B. GF화학열역학부호예측/21중앙기출6번

다음 〈보기〉 중 반응이 자발적으로 일어나는 경우만을 모두 고른 것은?

─〈보 기〉─
가. 반응 계(system)의 엔트로피가 증가하는 경우
나. 반응 계의 엔트로피 증가량이 주위(surrounding)의 엔트로피 증가량보다 작은 경우
다. 반응 계의 엔트로피 증가량이 주위의 엔트로피 감소량보다 큰 경우
라. 반응 계의 엔탈피가 감소하는 경우
마. 반응 계의 엔탈피 증가량보다 엔트로피 증가량과 온도의 곱이 더 큰 경우

① 가, 다, 마
② 나, 다, 라
③ 나, 다, 마
④ 다, 라, 마

16-3B. GF화학열역학부호예측/19중앙기출17

〈보기〉중 온도와 압력이 일정할 때 반응이 자발적으로 일어나는 경우를 있는 대로 모두 고르면?

─〈보기〉─
가. 계의 엔트로피 증가량이 주변의 엔트로피 증가량보다 작은 경우
나. 계의 엔트로피 증가량이 주변의 엔트로피 감소량보다 큰 경우
다. 발열반응에서 계의 엔트로피가 대폭 감소하는 경우
라. 흡열반응에서 계의 엔트로피가 대폭 증가하는 경우

① 가, 다
② 가, 라
③ 나, 다
④ 가, 나, 라

16-4A. GF화학열역학/24경성기출복원5

다음 중 엔트로피가 증가하는 과정만을 모두 고른 것은?

가. 두 가지 액체를 한 비커에 넣어 균일하게 혼합한다.
나. 상온에서 얼음이 녹아 물이 된다.
다. 기체의 부피가 증가하여 압력이 낮아진다.
라. 상온에서 고체 이산화탄소가 승화한다.

① 가, 나, 다
② 가, 다
③ 나, 라
④ 라
⑤ 가, 나, 다, 라

16-5B. GFGM19화학열역학/24경성기출 추가문제5-1

25°C, 1 atm에서 물(H_2O)과 다이클로로메테인(CH_2Cl_2)을 강하게 흔들어 균일한 상태로 만든 후 가만히 놓아두면 자발적으로 층 분리가 일어난다. 이 과정에서 혼합 용액의 엔탈피 변화($\triangle H$)와 엔트로피 변화($\triangle S$)의 부호를 옳게 짝지은 것은?

① $\triangle H > 0$, $\triangle S > 0$
② $\triangle H > 0$, $\triangle S < 0$
③ $\triangle H < 0$, $\triangle S > 0$
④ $\triangle H < 0$, $\triangle S < 0$
⑤ $\triangle H = 0$, $\triangle S = 0$

16-7A. GF화학열역학/24대가 기출복원5

다음 중 엔트로피 변화량의 부호가 나머지와 다른 하나는?

① $CaCO_3(s) \rightarrow CaO(s) + CO_2(g)$
② $2NH_4ClO_4(s) \rightarrow N_2(g) + Cl_2(g) + 4H_2O(g) + 2O_2(g)$
③ $P_4(s) \rightarrow 2P_2(g)$
④ $C_6H_6CH_3(g) \rightarrow C_6H_6CH_3(l)$
⑤ $NaCl(s) \rightarrow Na^+(aq) + Cl^-(aq)$

16-6B. GFMO12화학열역학/24경성기출 추가문제5-2

다음 〈보기〉의 과정 중 계의 엔탈피와 엔트로피가 함께 증가하는 것을 모두 고른 것은?

〈보 기〉
ㄱ. 강산과 강염기를 중화시킨다.
ㄴ. 100°C, 1기압에서 물을 끓였다.
ㄷ. 질산나트륨($NaNO_3$)를 물에 녹였다.

① ㄱ   ② ㄴ   ③ ㄱ, ㄷ
④ ㄴ, ㄷ   ⑤ ㄱ, ㄴ, ㄷ

16-8B. GFGM711화학열역학/24대가 추가문제5-1

수용성 고체이온화합물이 물에 녹을 때의 열역학적 변화를 서술한 것으로 옳지 않은 것은?

① 계 전체의 엔탈피는 항상 증가한다.
② 고체 결정격자에서 자유로운 이온으로 바뀌어 엔트로피가 증가한다.
③ 조성이온의 크기에 따라 계의 엔트로피 변화 크기가 다르다.
④ 해리된 이온 화학종의 수화(hydration)는 계의 엔트로피를 감소하게 한다.
⑤ 일부 이온 화합물의 용해 과정에서 계의 엔트로피는 감소한다.

16-9A. GFGM711화학열역학/24대가 추가문제5-2

다음 반응 중 엔트로피가 증가하는 것을 모두 고른 것은?

가. $2O_3(g) \rightarrow 3O_2(g)$
나. $Br_2(g) \rightarrow Br_2(l)$
다. $O_2(297\ K) \rightarrow O_2(373\ K)$
라. $NaBr(s) \rightarrow Na^+(aq) + Br^-(aq)$
마. $6CO_2(g) + 6H_2O(l) \rightarrow C_6H_{12}O_6(s) + 6O_2(g)$

① 가, 나, 다
② 나, 라, 마
③ 가, 다, 라
④ 가, 다, 라, 마
⑤ 가, 나, 다, 라

16-10B. GFMO16화학열역학/24대가 추가문제5-3★★

액체 A와 B의 혼합용액은 라울의 법칙을 만족하는 이상용액이다. 액체 A와 B를 섞는 과정에 대하여 <보기> 값들 중 양수인 것을 모두 고른 것은?

<보기>
ㄱ. 엔탈피 변화(ΔH_{mix})
ㄴ. 엔트로피 변화(ΔS_{mix})
ㄷ. 깁스 자유에너지 변화(ΔG_{mix})

① ㄱ   ② ㄴ   ③ ㄱ, ㄷ
④ ㄴ, ㄷ   ⑤ ㄱ, ㄴ, ㄷ

16-11B. GFMO16화학열역학/24대가 추가문제5-4

이중 나선 구조를 갖고 있는 DNA 분자에서는 두 종류의 염기들이 수소 결합으로 서로 쌍을 이루고 있다(아데닌과 티민, 구아닌과 시토신). DNA를 40℃ 이상으로 가열하면 이러한 이중 나선 구조가 풀리게 되는데 이를 DNA 변성(denaturation)이라고 한다. 변성 과정의 엔탈피(ΔH)와 엔트로피(ΔS) 변화로 옳은 것은?

① $\Delta H > 0,\ \Delta S > 0$
② $\Delta H > 0,\ \Delta S < 0$
③ $\Delta H < 0,\ \Delta S > 0$
④ $\Delta H < 0,\ \Delta S < 0$
⑤ $\Delta H = 0,\ \Delta S = 0$

16-12B. GFMO19화학열역학/24대가 추가문제5-5

어떤 금속 표면에 단원자 이상기체가 결합하였다. 이 과정의 엔탈피(ΔH)와 엔트로피(ΔS) 변화를 옳게 짝지은 것은?

① $\Delta H > 0,\ \Delta S > 0$
② $\Delta H > 0,\ \Delta S < 0$
③ $\Delta H < 0,\ \Delta S > 0$
④ $\Delta H < 0,\ \Delta S < 0$
⑤ $\Delta H = 0,\ \Delta S = 0$

16-13B. GF화학열역학/24연세 기출복원11

다음 중 엔트로피가 감소하는 반응이 아닌 것은?

① 기체 2mol이 반응하여 기체 1mol을 생성하는 경우
② 일정한 온도에서 이상기체의 압력이 증가하는 경우
③ 수용액에서 이온들이 만나 불용성 침전을 형성
④ 정상 어는점보다 낮은 온도에서 얼음이 형성되는 경우
⑤ 자발적으로 흡열 반응이 일어나는 경우

16-14B. HAS740Hess의법칙/24충남 추가문제9-2★★

다음은 298K에서 4가지 열화학 자료이다.

화학 반응식	표준 반응 엔트로피
$N_2(g) + 3H_2(g) \rightarrow 2NH_3(g)$	ΔS_1^0
$2H_2O(g) \rightarrow 2H_2(g) + O_2(g)$	ΔS_2^0
$N_2(g) + O_2(g) \rightarrow 2NO(g)$	ΔS_3^0
$4NH_3(g) + 5O_2(g) \rightarrow 4NO(g) + 6H_2O(g)$	x

$\Delta S_1^0 \sim \Delta S_3^0$는 각각 $a \sim c$ 중 하나이며 $a < b < c$이다. 이 자료로부터 구한 x는?

① $-2a+2b-3c$
② $-2a-2b-3c$
③ $2a-2b-3c$
④ $2a+2b-3c$
⑤ $-3a+2b+2c$

△H와 △S로부터 △G계산, 해석 문제

16-15B. GF4867 화학 열역학/23원광 기출복원10

표는 세 가지 기체반응 (가)~(다)에 대한 자료이다.

반응	ΔH^0 (kJ/mol)	ΔS^0 (J/K·mol)
(가)	+24	+120
(나)	-25	-100
(다)	-100	+120

이에 대한 설명으로 옳지 <u>않은</u> 것은? (단, ΔH^0와 ΔS^0는 온도에 따라 변하지 않는다.)

① (가)는 저온에서 비자발적, 고온에서 자발적이다.
② 300K, 표준 상태에서 (가)는 정반응이 자발적이다.
③ (나)에서 K_p가 1이 되는 온도는 298K보다 낮다.
④ 500K에서 K_p는 (가)>(다)이다.
⑤ (다)는 모든 온도에서 자발적이다.

16-16B. GF41004 화학 열역학/24원광모의 1회13★

다음은 Haber 공정에 의한 암모니아의 합성 반응식과 열역학 자료이다.

$$3H_2(g) + N_2(g) \rightleftharpoons 2NH_3(g)$$

	표준 생성 엔탈피 (kJ/mol)	표준 몰 엔트로피 (J/K·mol)
$H_2(g)$	0	131
$N_2(g)$	0	192
$NH_3(g)$	−46	193

표준 상태에서, 암모니아 합성반응에 대한 설명으로 옳은 것은? (단, $\triangle H_f^0$와 $\triangle S^0$는 온도에 따라 변하지 않는다.)

―〈보 기〉―
ㄱ. 298K에서 $\triangle G^0 < 0$이다.
ㄴ. 298K에서 자발적이고, 398K에서 비자발적이다.
ㄷ. 촉매를 첨가하면 NH_3의 수득률이 증가한다.

① ㄱ　　② ㄷ　　③ ㄱ, ㄴ
④ ㄴ, ㄷ　　⑤ ㄱ, ㄴ, ㄷ

16-17B. GF4846 화학 열역학/24원광모의 2회33★

다음은 SO_2가 산화되어 SO_3를 생성하는 균형 반응식과 열역학 자료이다. (가)~(다)는 각각 $SO_2(g)$, $O_2(g)$, $SO_3(g)$ 중 하나이다.

$$2SO_2(g) + O_2(g) \rightleftharpoons 2SO_3(g)$$

물질	표준 생성 엔탈피 (kJ/mol)	표준 몰 엔트로피 (J/K·mol)
(가)	0	205
(나)	−297	248
(다)	−396	257

이에 관한 설명으로 옳은 것만을 〈보기〉에서 있는 대로 고른 것은? (단, $\triangle H_f^0$와 $\triangle S^0$는 온도에 따라 변하지 않는다.)

―〈보 기〉―
ㄱ. (다)는 $SO_3(g)$이다.
ㄴ. 298K, 표준 상태에서 정반응이 자발적이다.
ㄷ. 1000K에서 $K_p < 1$이다.

① ㄱ　　② ㄷ　　③ ㄱ, ㄴ
④ ㄴ, ㄷ　　⑤ ㄱ, ㄴ, ㄷ

16-18B. GFSH217 화학 열역학/24원광모의 3회13★

다음은 이산화 타이타늄의 환원 반응식과 관련 물질의 열화학 자료이다.

$$TiO_2(s) + 2C(s) \rightarrow Ti(s) + 2CO(g)$$

물질	$\Delta H_f°$ (kJ/mol)	$S°$ (J/mol·K)
$TiO_2(s)$	−944	50.3
$C(s)$	0	5.7
$Ti(s)$	0	30.6
$CO(g)$	−110.5	197.6

이에 관한 설명으로 옳은 것만을 <보기>에서 있는 대로 고른 것은? (단, 온도에 따른 $\Delta H_f°, \Delta S°$의 변화는 없다고 가정한다.)

―――――― <보 기> ――――――
ㄱ. 정반응이 일어날 때, 내부 에너지는 증가한다.
ㄴ. 1500 K, 표준 상태에서 정반응은 자발적이다.
ㄷ. CO의 분압이 클수록 정반응의 ΔG는 작아진다.

① ㄱ   ② ㄴ   ③ ㄱ, ㄷ
④ ㄴ, ㄷ   ⑤ ㄱ, ㄴ, ㄷ

16-19C. GFS609 화학 열역학/24단국모의 2회10★

다음은 A와 B가 반응하여 C를 생성하는 균형 반응식과 300K에서 각 물질의 열역학 자료이다.

$$A(g) + 2B(g) \rightleftharpoons 2C(g) \quad K_P$$

물질	ΔH_f^0(kJ/mol)	S^0(J/mol·K)	ΔG_f^0(kJ/mol)
$A(g)$	0	200	0
$B(g)$	0	240	0
$C(g)$	−45	a	−15

이에 대한 설명으로 옳은 것만을 <보기>에서 있는 대로 고른 것은? (단, 모든 기체는 이상 기체와 같이 거동한다. 300K와 600K에서 RT는 각각 2.5kJ/mol과 5kJ/mol이다. ΔH^0와 ΔS^0는 온도에 따라 변하지 않는다.)

―――――― <보 기> ――――――
ㄱ. $a = 240$이다.
ㄴ. 450K에서 A~C의 부분압이 모두 0.1기압일 때, 정반응이 자발적으로 진행된다.
ㄷ. 600K에서 $\ln K_P = -6$이다.

① ㄱ   ② ㄴ   ③ ㄷ
④ ㄱ, ㄷ   ⑤ ㄴ, ㄷ

16-20B. GFKH23/23경희기출8

다음은 300K에서의 화합물 $AX_2(g)$와 $X_2(g)$의 반응식과 열역학 자료이다.

$$2AX_2(g) + X_2(g) \rightleftharpoons 2AX_3(g)$$

물질	ΔH_f^0(kJmol^{-1})	S^0(Jmol^{-1}K^{-1})
$AX_2(g)$	-300	250
$X_2(g)$	0	200
$AX_3(g)$	-400	260

위 반응에 대한 설명으로 옳지 <u>않은</u> 것은? (단, 반응 동안 온도와 압력은 일정하며 상 변화는 없다. 모든 기체는 이상 기체로 행동한다. 기체상수는 8.3 Jmol^{-1}K^{-1}이다.)

① 평형 상수(K)는 1보다 크다.
② 위 반응의 S^0는 0보다 작다.
③ 위 반응은 자발적으로 일어난다.
④ 위 반응은 흡열 반응이다.
⑤ 반응 압력을 높이면 반응은 오른쪽으로 진행된다.

16-21B. GF화학열역학/24단국 기출복원14★

다음은 기체 A가 분해되어 B를 생성하는 균형 반응식과 298K에서 열역학 자료이다.

$$A(g) \rightleftharpoons 2B(g)$$

$$\Delta G^0 = 5\text{kJ}, \quad \Delta H^0 = 57\text{kJ}, \quad K = 0.14$$

이에 대한 설명으로 옳은 것만을 <보기>에서 있는 대로 고른 것은?

<보 기>
ㄱ. 400K에서 평형상수(K)는 0.14보다 크다.
ㄴ. 298K에서 $\Delta E^0 > 57$kJ이다.
ㄷ. 298K에서 $\Delta S^0 > 0$ 이다.

① ㄱ   ② ㄴ   ③ ㄱ, ㄷ
④ ㄴ, ㄷ   ⑤ ㄱ, ㄴ, ㄷ

16-22B. HA열화학/24단국 추가문제14-1(17미트)★★

다음은 25℃에서 $C_3H_6(g)$의 연소 반응에 대한 열화학 반응식을 나타낸 것이다.

$$C_3H_6(g) + \frac{9}{2}O_2(g) \rightarrow 3CO_2(g) + 3H_2O(l) \quad \Delta H^0 = -2060kJ$$

$CO_2(g)$와 $H_2O(l)$의 표준 생성 엔탈피(ΔH_f^0)는 각각 $-390kJ/mol$과 $-290kJ/mol$이다.

이 반응에 대한 설명으로 옳은 것만을 〈보기〉에서 있는 대로 고른 것은?

─〈보 기〉─
ㄱ. 엔트로피는 증가한다.
ㄴ. $C_3H_6(g)$의 표준 생성 엔탈피는 20kJ/mol이다.
ㄷ. 표준 내부 에너지 변화(ΔE^0) > 표준 반응 엔탈피(ΔH^0)이다.

① ㄱ   ② ㄴ   ③ ㄱ, ㄷ
④ ㄴ, ㄷ   ⑤ ㄱ, ㄴ, ㄷ

16-23B. GFZD925화학열역학/24단국 추가문제14-2★

다음은 납축전지의 전체 반응식과 열역학 자료이다.

$$Pb(s) + PbO_2(s) + 2H^+(aq) + 2HSO_4^-(aq)$$
$$\rightarrow 2PbSO_4(s) + 2H_2O(l)$$

$$\Delta H^0 = -315.9 \text{ kJ}, \quad \Delta S^0 = 263.5 \text{ J/K}$$

다음 중 25℃, 표준 상태에서 납축전지의 기전력에 가장 가까운 것은?

① 0.5 V
② 1.0 V
③ 2.0 V
④ 3.0 V
⑤ 4.0 V

16-24B. GFGM16화학열역학/24단국 추가문제14-3★

다음은 어떤 반응의 균형 반응식과 27℃에서 깁스 자유 에너지(ΔG^0)이다.

$$A(g) + B(s) \rightleftharpoons C(g) \quad \Delta G^0 = 24.9 kJ/mol$$

27℃에서 이 반응의 평형 상수(K_p)는? (단, 기체 상수 $R=8.3 J/K \cdot mol$로 계산한다.)

① e^{-5}
② e^{-8}
③ e^{-10}
④ e^{-12}
⑤ e^{-15}

16-25C. GFGM6화학열역학/24단국 추가문제14-4★★

다음은 어떤 반응의 열화학 반응식이다. 500K에서 이 반응의 $K_p = 1$ 이다.

$$A(g) + B(g) \rightleftharpoons C(g) + D(g) \quad \Delta H^0 = -4600R(J/mol)$$

1000K가 유지되는 강철 용기에 $A(g)$와 $B(g)$를 1몰씩 넣고 평형에 도달했을 때, 혼합 기체 중 $D(g)$의 몰분율은? (단, 혼합물은 이상 기체이며, 기체상수는 R J/mol·K이다. ΔH^0와 ΔS^0는 온도와 무관하며 $\ln(0.1) = -2.3$이다.)

① $\dfrac{1}{5}$

② $\dfrac{1}{7}$

③ $\dfrac{1}{9}$

④ $\dfrac{1}{11}$

⑤ $\dfrac{1}{22}$

16-26C. GFSN21610화학열역학/24단국 추가문제14-5★

다음은 갈륨(Ga)의 상태 변화와 관련된 열화학 반응식이다. 1기압에서 Ga의 녹는점과 끓는점은 각각 T_1K, 2673K이다.

(가) $Ga(s) \rightarrow Ga(l)$ $\Delta H^0 = 5.6$kJ, $\Delta S^0 = a$ J/K

(나) $Ga(l) \rightarrow Ga(g)$ $\Delta H^0 = 256$kJ, $\Delta S^0 = b$ J/K

이에 대한 설명으로 옳은 것만을 〈보기〉에서 있는 대로 고른 것은?

〈보 기〉

ㄱ. $b > a$이다.

ㄴ. T_1은 $\dfrac{5600}{a}$이다.

ㄷ. 3000K에서 반응 (나)의 $|\Delta S^0_{주위}|$는 $|\Delta S^0_{계}|$보다 크다.

① ㄱ   ② ㄷ   ③ ㄱ, ㄴ

④ ㄴ, ㄷ   ⑤ ㄱ, ㄴ, ㄷ

16-27B. GF5609KR23 화학 열역학/23고려 기출복원8

1200℃에서 산화 철은 그 원소인 철과 산소로 자발적으로 환원되지 않는다.

$$2Fe_2O_3(s) \rightarrow 4Fe(s) + 3O_2(g) \quad \Delta G = +840\text{kJ}$$

만약 아래 반응에 의해, 발생한 산소를 모두 탄소와 반응시키면 위 반응을 진행시킬 수 있을지 판단하시오.

$$C(s) + O_2(g) \rightarrow CO_2(g) \quad \Delta G = -400\text{kJ}$$

16-28B. GFKH22/22경희기출13

공업적으로 암모니아는 아래 평형 반응을 기반으로 합성한다.

$$N_2(g) + 3H_2(g) \rightleftharpoons 2NH_3(g)$$

다음은 온도 298K에서 암모니아 합성 반응에 관련된 자료이다.

- 표준 깁스 자유 에너지($\Delta G°$)는 -33.0 kJ이다.
- 표준 생성 엔탈피($\Delta H°$)는 -92.2 kJ이다.
- 평형 상수(K)는 $\dfrac{(P_{NH_3})^2}{(P_{N_2})(P_{H_2})^3}$ 이다.
- 발열 반응이다.

이 반응에 대한 설명으로 옳은 것만을 〈보기〉에서 모두 고른 것은? (단, 기체 상수는 $8.314 \text{ J K}^{-1} \text{ mol}^{-1}$이고, 반응 동안 온도 변화와 상 변화는 없으며 기체는 이상 기체이다.)

〈보 기〉

ㄱ. 반응 온도를 증가시키면 평형 상수(K)는 감소한다.
ㄴ. 온도 298K에서 평형 상수(K) > 1이다.
ㄷ. 반응 압력을 증가시키면 평형 상수(K)는 증가한다.

① ㄱ
② ㄴ
③ ㄱ, ㄴ
④ ㄱ, ㄷ
⑤ ㄱ, ㄴ, ㄷ

16-29B. GF화학열역학/24고려 기출복원4

다음은 A와 B가 반응하여 C를 생성하는 반응의 열화학 반응식이다.

$$A(g) + 2B(g) \rightleftharpoons C(g) \quad \Delta H^0 = 10\text{kJ}, \Delta S^0 = 100\text{J/K}$$

(1) 이 반응이 자발적으로 일어나기 위한 온도 범위를 구하라.

(2) 1atm, 300K에서 A 3mol과 B 3mol이 반응했을 때, 계가 주위에 할 수 있는 일(w)의 최대값을 계산하라.

16-30B. GFZD873화학열역학/24고려 추가문제4-1 ★★★

루비듐의 정상 끓는점은 686℃이고 증발 엔탈피는 69.0kJ/mol이다. 1기압, 정상 끓는점에서 루비듐이 증발할 때, ΔH, $|w|$, ΔE의 크기가 옳게 비교된 것은?

① $\Delta H < |w| < \Delta E$
② $\Delta H < \Delta E < |w|$
③ $|w| < \Delta H < \Delta E$
④ $|w| < \Delta E < \Delta H$
⑤ $\Delta E < \Delta H < |w|$

16-31B. GFOX826전기화학/24고려 추가문제4-2 ★

다음은 25℃에서 납-산 축전지의 반응식이다.

$$Pb(s) + PbO_2(s) + 2H^+(aq) + 2HSO_4^-(aq)$$
$$\rightleftharpoons 2PbSO_4(s) + 2H_2O(l) \quad E^0 = 2.041\text{V}$$

산화전극에서 반응할 수 있는 다공성 납의 무게가 10kg이고, 과량의 PbO_2가 들어 있는 완전히 충전된 표준 상태의 납-산 축전지로부터 이론적으로 얻을 수 있는 최대 일의 양(kJ)에 가장 가까운 것은? (단, Pb와 O의 원자량은 각각 207, 16이다. 온도는 25℃로 일정하다.)

① 1.9×10^3 kJ
② 1.9×10^4 kJ
③ 1.9×10^5 kJ
④ 1.9×10^6 kJ
⑤ 1.9×10^7 kJ

16-32B. GFOX827전기화학/24고려 추가문제4-3★

다음과 같은 전체 반응을 일으키는 연료 전지에서,

$$2CO(g) + O_2(g) \rightarrow 2CO_2(g)$$

연료 전지가 100% 효율로 작동되고 각 기체의 압력은 1atm일 때 25℃에서 1.00mol의 $CO(g)$가 $CO_2(g)$로 전환될 때 얻을 수 있는 최대 일의 양은 몇 kJ인가? (단, $CO(g)$와 $CO_2(g)$의 표준생성깁스 에너지($\triangle G_f^0$)는 각각 −137kJ/mol과 −394kJ/mol이다.)

① 137 kJ
② 394 kJ
③ 257 kJ
④ 514 kJ
⑤ 0 kJ

상전이 관련 화학열역학 문제

16-33B. GFMO21 화학 열역학/24단국모의 1회9

메탄올의 정상 끓는점은 64.5℃이다. 메탄올의 표준 증발 엔탈피($\triangle H_{vap}^0$)가 38.0kJ/mol일 때, 다음 중 메탄올의 표준 증발 엔트로피($\triangle S_{vap}^0$)에 가장 가까운 것은?

① 112 $J \cdot mol^{-1} \cdot K^{-1}$
② 162 $J \cdot mol^{-1} \cdot K^{-1}$
③ 589 $J \cdot mol^{-1} \cdot K^{-1}$
④ 58.9 $J \cdot mol^{-1} \cdot K^{-1}$
⑤ 11.2 $J \cdot mol^{-1} \cdot K^{-1}$

16-34B. GF5609 화학 열역학/24연세모의 2회3★★★

에탄올의 정상 끓는점은 78℃이고, 기화 엔탈피는 38.7kJ/mol이다. 78℃, 1atm에서 1.00mol의 에탄올이 가역적으로 기화할 때, 다음 물음에 답하시오. (단, 78℃에서 $RT=2.9$kJ/mol이다.)

(1) q는 얼마인가?

(2) w는 얼마인가?

(3) $\triangle U$는 얼마인가?

(4) $\triangle H$는 얼마인가?

(5) $\triangle S_{계}$는 얼마인가?

(6) $\triangle S_{주위}$는 얼마인가?

(7) $\triangle S_{우주}$는 얼마인가?

(8) $\triangle G$는 얼마인가?

16-35B. GFS184 화학 열역학/24원광모의 2회34★

그림은 240K, 1atm에서 A(l) 1.0mol이 60kJ의 열을 흡수하면서 가역적으로 기화하는 과정을 나타낸 것이다.

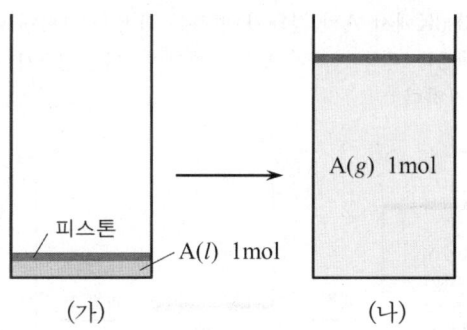

이에 대한 설명으로 옳지 않은 것은?

① A의 정상 끓는점은 240K이다.
② A의 증발 엔탈피는 60kJ/mol이다.
③ (가)→(나) 과정에서 A의 깁스 자유 에너지는 감소한다.
④ (가)→(나) 과정에서 A의 엔트로피는 250J/K 증가한다.
⑤ (가)→(나) 과정에서 주위의 엔트로피는 250J/K 감소한다.

16-36B. GFS597 화학 열역학/24단국모의 2회14

다음은 A의 증발 과정에 대한 열화학 반응식이다.

$$A(l) \rightleftharpoons A(g) \quad \triangle H^0 = 60 \text{kJ/mol}, \quad \triangle S^0 = 200 \text{J/K·mol}$$

그림은 300K에서 A의 상태가 변하는 과정을 나타낸 것이다. 과정 1과 과정 2는 각각 가역적으로 진행되며, 과정 2에서 압력은 1기압으로 일정하다.

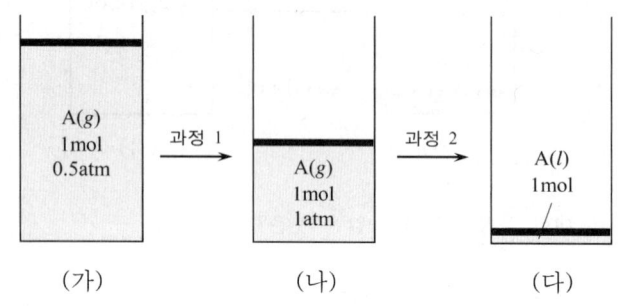

이에 대한 설명으로 옳은 것만을 〈보기〉에서 있는 대로 고른 것은? (단, A(g)는 단원자 이상 기체와 같이 거동한다.)

〈보 기〉
ㄱ. $\dfrac{\text{과정 1에서 } \triangle S_\text{계}}{\text{과정 2에서 } \triangle S_\text{계}} < 1$ 이다.
ㄴ. 과정 1에서 $\triangle H > 0$ 이다.
ㄷ. 과정 2에서 $\triangle G = 0$ 이다.

① ㄱ　　② ㄴ　　③ ㄱ, ㄷ
④ ㄴ, ㄷ　　⑤ ㄱ, ㄴ, ㄷ

16-37B. GFS728 화학 열역학, 상전이/24단국모의 2회17★

그림은 1기압에서 화합물 A(s) 1mol에 열을 가하여 A(l)를 거쳐 A(g)로 변할 때, A의 엔트로피(S)를 온도에 따라 나타낸 것이다.

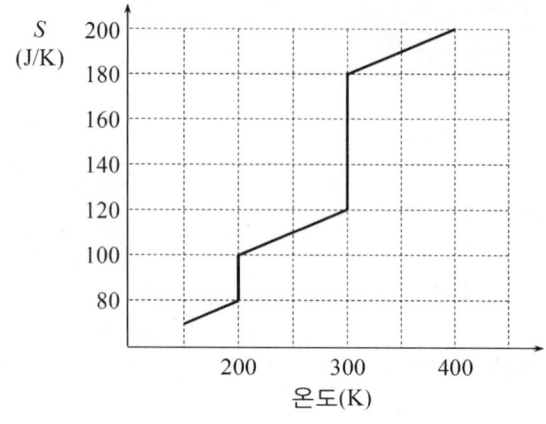

이 자료를 근거로 계산한 A(s)의 승화 엔탈피(kJ/mol)는?

① 22　　② 24　　③ 35
④ 45　　⑤ 62

고립계에 열역학 제2법칙 적용 문제

16-38C. GHF16화학열역학,고립계/24원광모의 1회8

다음은 물(H_2O)에 대한 자료이다.

융융 엔탈피	340J/g
$H_2O(l)$의 비열	4.2J/g·℃

부피가 일정하고 단열된 상자에 0℃의 $H_2O(s)$과 100℃의 $H_2O(l)$을 같은 질량으로 넣었더니 일정한 온도의 평형에 도달하였다.

이에 관한 설명으로 옳은 것만을 <보기>에서 있는 대로 고른 것은? (단, 상자는 고립계로 가정한다.)

─── <보 기> ───
ㄱ. 평형에서 상자 안에는 $H_2O(s)$가 있다.
ㄴ. 평형에 도달하는 동안 상자 안의 내부 에너지는 증가한다.
ㄷ. 평형에 도달하는 동안 상자 안의 엔트로피는 증가한다.

① ㄱ   ② ㄴ   ③ ㄷ
④ ㄱ, ㄷ   ⑤ ㄴ, ㄷ

16-39C. GFS696화학열역학,고립계/24단국모의 2회27

다음은 A가 반응하여 B를 생성하는 반응의 화학 반응식이다.

$$2A(g) \rightleftharpoons B(g) \quad \Delta S^0 < 0, \quad \Delta H^0 < 0$$

그림 (가)는 고립계에 A(g)가 들어있는 상태를, (나)는 자발적으로 A(g)가 반응하여 B(g)를 생성한 상태를 나타낸 것이다.

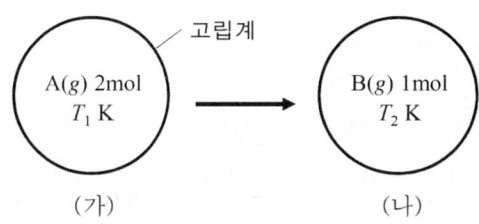

이에 대한 설명으로 옳은 것만을 <보기>에서 있는 대로 고른 것은?

─── <보 기> ───
ㄱ. (가) → (나) 과정에서 계의 엔트로피는 감소한다.
ㄴ. (가) → (나) 과정에서 주위의 엔트로피는 증가한다.
ㄷ. $T_1 < T_2$이다.

① ㄱ   ② ㄴ   ③ ㄷ
④ ㄱ, ㄷ   ⑤ ㄴ, ㄷ

그래프 포함 화학 열역학 문제

16-40C. GFMO2015화학열역학/24연세모의 1회19★

표는 반응 (가)~(다)의 균형 반응식과 반응 엔탈피(ΔH^0)이고, 그림은 각 반응에서 온도에 따른 ΔG^0를 나타낸 것이다.

(가)	$2Cu(s) + O_2(g) \rightarrow 2CuO(s)$	$\Delta H^0 = -314 kJ$
(나)	$2Fe(s) + O_2(g) \rightarrow 2FeO(s)$	$\Delta H^0 = -534 kJ$
(다)	$2C(s) + O_2(g) \rightarrow 2CO(g)$	$\Delta H^0 = a kJ$

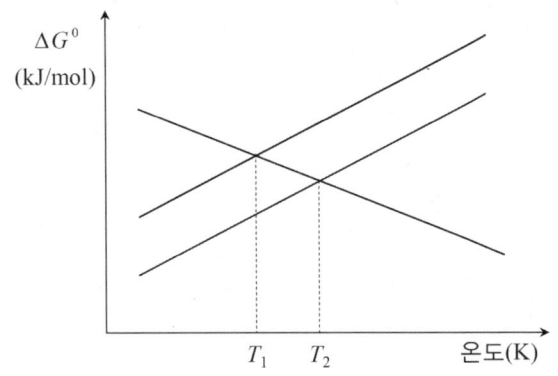

이에 관한 설명으로 옳은 것만을 〈보기〉에서 있는 대로 고른 것은?

〈보 기〉
ㄱ. $a > -314$이다.
ㄴ. T_1K에서 $FeO(s) + C(s) \rightarrow Fe(s) + CO(g)$의 $K_p < 1$이다.
ㄷ. T_2K, 표준 상태에서 $CuO(s) + C(s) \rightarrow Cu(s) + CO(g)$는 자발적이다.

① ㄱ　　② ㄴ　　③ ㄱ, ㄷ
④ ㄴ, ㄷ　　⑤ ㄱ, ㄴ, ㄷ

16-41C. GFS192화학열역학/24단국모의 1회14

다음은 반응 1과 반응 2의 균형 반응식과 열역학 자료이다.

반응 1 : $A(g) \rightleftharpoons 2B(g)$　　ΔH_1^0, ΔS_1^0
반응 2 : $2X(g) \rightleftharpoons Y(g)$　　ΔH_2^0, ΔS_2^0

그림은 반응 1과 반응 2에 대해 K_P의 온도 의존성을 나타낸 것이다.

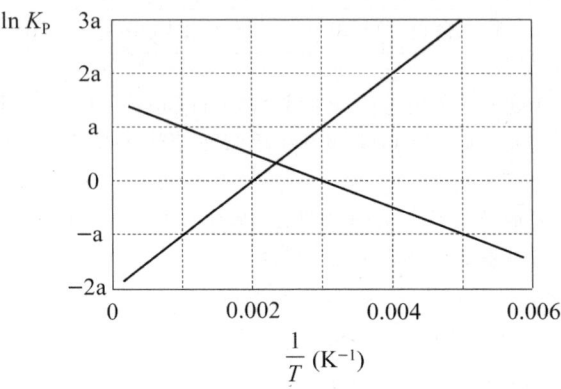

이에 대한 설명으로 옳은 것만을 〈보기〉에서 있는 대로 고른 것은? (단, 250K에서 $RT = 2kJ/mol$이다. ΔH^0와 ΔS^0는 온도에 따라 변하지 않는다.)

〈보 기〉
ㄱ. $\Delta H_1^0 < \Delta H_2^0$이다.
ㄴ. 500K, 표준 상태에서 반응 1은 정반응이 자발적이다.
ㄷ. 250K에서 반응 2의 ΔG^0는 $-4a$ kJ/mol이다.

① ㄱ　　② ㄷ　　③ ㄱ, ㄴ
④ ㄴ, ㄷ　　⑤ ㄱ, ㄴ, ㄷ

16-42C. GF화학열역학/24중앙기출8★

그림은 일정한 압력 P에서 어떤 물질의 세 가지 상태에 대한 Gibbs 자유 에너지(G)를 온도(T)에 따라 나타낸 그래프이다. 그래프를 바탕으로 〈보기〉의 설명 중 옳은 것을 모두 고른 것은?

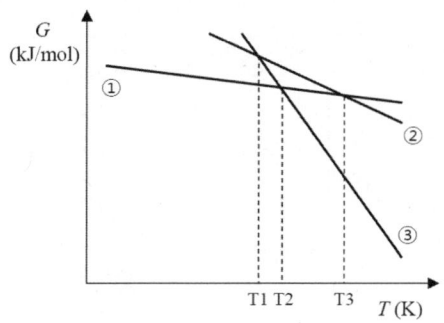

〈보기〉
가. 온도 T2에서 승화가 일어난다.
나. 온도 T3에서 기화가 일어난다.
다. 각 선의 기울기는 $-S$와 같다. (S : 엔트로피)
라. ①-고체, ②-기체, ③-액체 상태이다.

① 가, 다
② 나, 라
③ 가, 나, 다
④ 가, 나, 다, 라

16-43B. GF화학열역학/24중앙기출30

반응물과 생성물이 모두 기체인 화학 반응의 평형 상수와 온도 의존성 그래프가 아래 그림과 같다고 할 때, 이 화학 반응에 대한 〈보기〉의 설명 중 옳은 것을 모두 고른 것은?

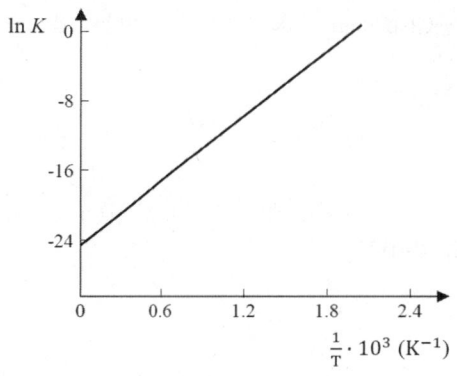

〈보기〉
가. 온도가 높을수록 평형은 역반응으로 이동한다.
나. 일정 온도에서 용기의 부피를 반으로 줄이면 반응은 정반응으로 이동한다.
다. 일정 온도에서 He 기체를 반응 용기에 주입하여 용기 내 전체 기체의 압력을 높이면 반응은 정반응으로 이동한다.

① 가, 나
② 나, 다
③ 가, 다
④ 가, 나, 다

Clausius-Clapeyron 식

16-44B. GF클라우지우스식/24단국 추가문제13-1(05미트예비)

Clausius−Clapeyron 식을 이용하여 증기압의 온도 의존성을 예측할 수 있다.

$$\ln(P_{증기}) = -\frac{\Delta H_{증발}}{R}\left(\frac{1}{T}\right) + 상수$$

그래프는 네 가지 분자성 물질 A, B, C, D의 증기압을 온도에 따라 나타낸 것이다.

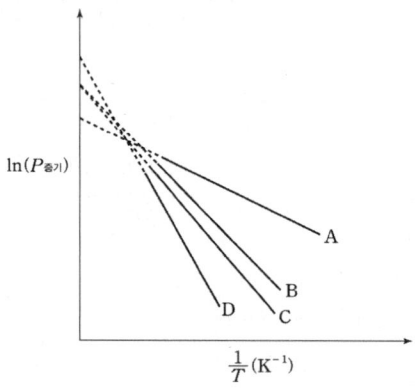

자료에 대한 해석으로 옳은 것만을 〈보기〉에서 모두 고른 것은?

―〈보 기〉―
ㄱ. 동일한 조건에서 증발 엔탈피가 가장 큰 물질은 A이다.
ㄴ. C_2H_5OH이 B라고 하면 $C_2H_5OC_2H_5$는 C 또는 D이다.
ㄷ. 동일한 조건에서 분자간 인력이 가장 큰 물질은 D이다.

① ㄱ ② ㄴ ③ ㄷ
④ ㄱ, ㄴ ⑤ ㄴ, ㄷ

16-45C. GF클라우지우스식/24단국 추가문제13-2(18미트)★

그림은 두 액체 A와 B의 온도에 따른 증기압($P_{증기}$)을 나타낸 것이다.

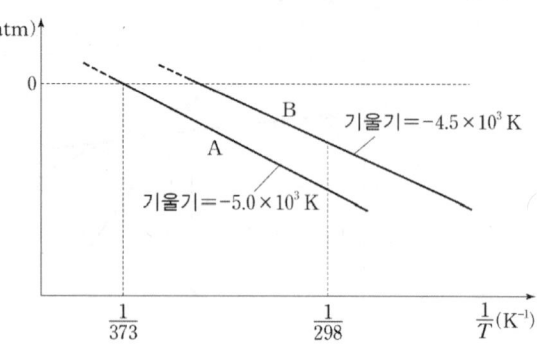

이에 대한 설명으로 옳지 않은 것은? (단, 표준 기화 엔탈피($\Delta H^0_{기화}$)는 온도에 무관하게 일정하고, 기체 상수 R는 8.31J/mol·K이다.)

① 298K에서 B는 A보다 휘발성이 크다.
② 298K에서 분자 간 인력은 A가 B보다 크다.
③ A의 정상 끓는점은 373K이다.
④ $\Delta H^0_{기화}$는 A가 B보다 작다.
⑤ 373K에서 A의 표준 기화 엔트로피($\Delta S^0_{기화}$)는 $\dfrac{5000 \times 8.31}{373}$ J/mol·K이다.

16-46C. PT증기압/24단국 기출복원13

표는 화합물 A와 B의 온도에 따른 증기압 자료이다. A와 B는 각각 물과 메탄올 중 하나이다.

온도(℃)	A		B	
	$P_{증기}$ (atm)	$\ln P_{증기}$	$P_{증기}$ (atm)	$\ln P_{증기}$
50	0.55	−0.60	0.042	−3.17
60	0.83	−0.19	0.12	−2.12
70	1.23	0.21	0.30	−1.20

이에 대한 설명으로 옳은 것만을 <보기>에서 있는 대로 고른 것은?

<보 기>
ㄱ. A는 메탄올이다.
ㄴ. 분자 간 인력은 A > B이다.
ㄷ. $\Delta H^0_{증발}$은 A > B이다.

① ㄱ   ② ㄴ   ③ ㄱ, ㄷ
④ ㄴ, ㄷ   ⑤ ㄱ, ㄴ, ㄷ

숫자 복잡한 화학 열역학 문제

16-47D. GFKH22/22경희기출9

다음은 온도 25℃와 압력 1 atm에서 아래와 같은 평형 반응에 관련된 열역학 자료이다.

$$CO(g) + 2H_2(g) \rightleftharpoons CH_3OH(l)$$

$\Delta G^\circ_f(CO)$	$= -137.3$ kJ mol^{-1}
$\Delta G^\circ_f(CH_3OH)$	$= -166.3$ kJ mol^{-1}
$\Delta H^\circ_f(CO)$	$= -110.5$ kJ mol^{-1}
$\Delta H^\circ_f(CH_3OH)$	$= -238.7$ kJ mol^{-1}
$S^\circ(CO)$	$= 197.9$ J K^{-1} mol^{-1}
$S^\circ(CO_3OH)$	$= 126.8$ J K^{-1} mol^{-1}

$H_2(g)$의 S^0에 가장 가까운 값은? (단, 0℃는 273K이다.)

① 91 J K^{-1} mol^{-1}
② 111 J K^{-1} mol^{-1}
③ 131 J K^{-1} mol^{-1}
④ 151 J K^{-1} mol^{-1}
⑤ 171 J K^{-1} mol^{-1}

16-48D. GF화학 열역학/21중앙기출3

아래 298K에서의 열역학 자료를 이용하여 $CH_4(g)$의 표준 생성 엔탈피를 계산하면?

물질	ΔH_f^0 (kJ/mol)	ΔG_f^0 (kJ/mol)	S^0 (J/K·mol)	C_P (J/K·mol)	$\Delta H_{연소}^0$ (kJ/mol)
$H_2O(l)$	−286	−237	70	75	
$H_2O(g)$	−242	−229	189	34	
$H(g)$	218	203	115	21	
$O(g)$	249	232	162	22	
$C(g)$	717	671	158	21	
$C(s)$					−394
$CH_4(g)$	?				−890

① $+12 \text{ kJ mol}^{-1}$
② -76 kJ mol^{-1}
③ -96 kJ mol^{-1}
④ -872 kJ mol^{-1}

16-49C. GF화학 열역학/21중앙기출7

다음은 반응 A와 B에 대한 세 온도에서의 평형 상수이다.

반응 A:
$N_2(g) + 3H_2(g) \rightleftharpoons 2NH_3(g)$

$T(K)$	K
298	6.8×10^5
400	41
500	3.6×10^{-2}

반응 B:
$N_2O_4(g) \rightleftharpoons 2NO_2(g)$

$T(K)$	K
298	0.15
400	47.9
500	1.7×10^3

다음 〈보기〉 설명 중 옳은 것만을 짝지은 것은?

〈보기〉

가. 상온에서 반응 A의 평형 상수가 반응 B의 평형 상수보다 훨씬 크므로 반응 A가 더 빨리 일어난다.
나. 반응 A는 상온에서 발열 반응일 가능성이 크다.
다. 500K에서는 분자들의 운동이 활발해져 암모니아가 더 잘 만들어진다.
라. 반응 B는 흡열 반응이며 $T = 500K$에서 $\left|\dfrac{\Delta H^0}{RT}\right| < \left|\dfrac{\Delta S^0}{R}\right|$를 만족한다.

① 가, 나
② 나, 다
③ 다, 라
④ 나, 라

16-50C. GF화학 열역학/21중앙기출17

아래 그래프는 NH_4^+의 온도(T)에 따른 산 해리상수(K_a) 값을 자연로그를 취해 $1/T$의 함수로 그린 것이다. 이 자료에 대한 <보기>의 설명 중 옳은 것만을 모두 고른 것은?

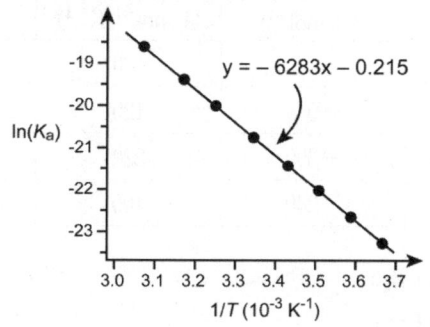

이에 대한 설명으로 옳은 것만을 <보기>에서 있는 대로 고른 것은?

―〈보 기〉―
가. 0.001M NH_4NO_3의 pH는 온도가 올라감에 따라 증가한다.
나. 암모늄 이온의 산 해리에 대한 ΔS^0은 양수이다.

① 가
② 나
③ 가, 나
④ 없음

16-51C. GF반트호프 식/22중앙기출29

아래 그래프는 어떤 반응의 평형 상수 K를 온도 T에 대해 나타낸 것이다. 이 반응의 표준 반응 엔탈피($\Delta H°$)가 3200 J·mol^{-1}일 때, 100K에서 이 반응의 평형 상수와 $\Delta S°$를 올바르게 짝지은 것은?

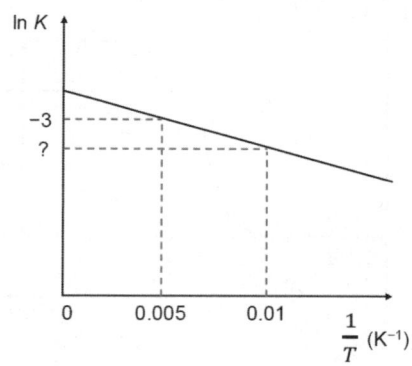

	100K에서의 평형 상수	$\Delta S°$ (J·$K^{-1}mol^{-1}$)
①	e^{-6}	-16
②	e^{-5}	-16
③	e^{-6}	-32
④	e^{-5}	-8

16-52C. GF화학 열역학/23중앙기출30

다음은 어떤 반응의 반응 경로에 대한 에너지 도표이며, 25℃에서 이 반응의 평형 상수는 e^{20}이다.

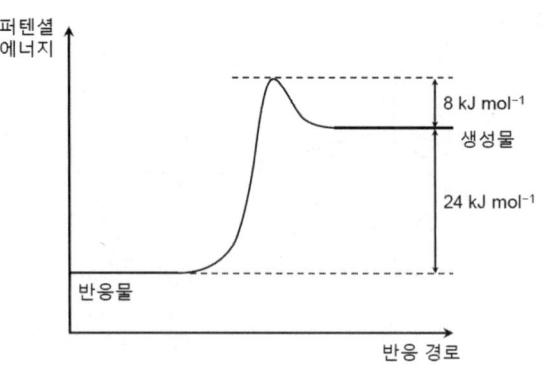

다음 중 이 반응의 표준 엔트로피 변화에 가장 근접한 것은?

① 240 J mol^{-1} K^{-1}
② 80 J mol^{-1} K^{-1}
③ 2400 J mol^{-1} K^{-1}
④ −80 J mol^{-1} K^{-1}

16-53D. GF화학열역학/20중앙기출29

200 K에서 $CH_4(g)$의 표준 몰 생성 Gibbs 에너지(ΔG_f^0)를 구하시오. (단, 아래에 주어진 데이터는 모두 200 K에서 얻은 것이다.)

물질	ΔH_f^0 (kJ·mol^{-1})	S^0 (J·mol^{-1}·K^{-1})	ΔG_f^0 (kJ·mol^{-1})
$CH_4(g)$	−70	180	?
$H_2(g)$	0	120	0
$CO_2(g)$	−390	220	−400
$H_2O(g)$	−240	100	−220

① −56 kJ·mol^{-1}
② −90 kJ·mol^{-1}
③ −106 kJ·mol^{-1}
④ −124 kJ·mol^{-1}

16-54D. GF화학열역학/19중앙기출29

25℃, 1 atm에서 사이클로헥세인에 녹아 있는 N_2O_4의 해리 반응을 분광광도계를 이용하여 관찰한 결과 〈보기〉와 같은 데이터를 얻었다. 〈보기〉의 왼쪽 그림에서 화살표는 시간의 진행 방향을 나타낸다. 이 데이터로부터 이 해리 반응의 표준 깁스에너지 변화($\Delta G°$)를 구하면? (단, N_2O_4와 NO_2의 최대 흡수 파장에서의 몰흡광계수는 각각 500 $M^{-1} \cdot cm^{-1}$, 40 $M^{-1} \cdot cm^{-1}$이며 흡광은 1 cm 길이 큐벳에서 측정하였다. 참고로 $\ln 2 \approx 0.7$, $\ln 10 \approx 2.3$.)

$$N_2O_4 \rightarrow 2NO_2$$

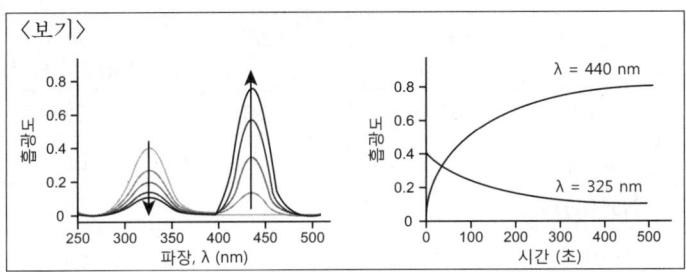

① -1.74 kJ·mol^{-1}
② -3.98 kJ·mol^{-1}
③ -11.5 kJ·mol^{-1}
④ -16.3 kJ·mol^{-1}

16-55C. GF화학열역학/19중앙기출30

고체 상태의 HCN에 대해 온도(T)를 높여 가며 증기압(P)을 측정한 결과 다음과 같은 그래프를 얻었다. 이 데이터로부터 구한 HCN의 승화열은?

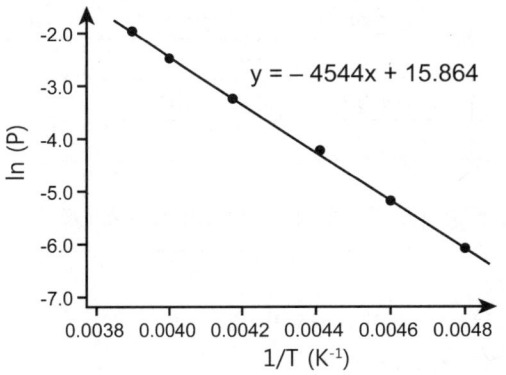

① 4.54 kJ·mol^{-1}
② 15.9 kJ·mol^{-1}
③ 37.8 kJ·mol^{-1}
④ 구할 수 없다

16-56D. GF화학열역학/20중앙기출11

아래 표는 세 가지 알칼리 금속, A, B, C에 대한 자료이다. $\triangle G_f^0$은 해당 금속 이온의 표준 몰 생성 Gibbs 에너지이다.

원소	이온화 에너지 (kJ·mol^{-1})	전자 친화도 (kJ·mol^{-1})	$\triangle G_f^0[\text{M}^+(aq)]$ (kJ·mol^{-1})
A	520	60	−293
B	496	53	−262
C	419	48	−283

위 자료를 근거로 추론할 때 〈보기〉에서 옳은 것만을 모두 고른 것은?

〈보기〉
가. 기체 상태에서의 환원력: A < B < C
나. 표준 환원 전위: A < C < B

① 가
② 나
③ 가, 나
④ 없음

16-57D. GF화학열역학/20중앙기출15

소금이 물에 녹을 때, 물의 온도는 올라갈까, 내려갈까? 소금이 물에 녹는 과정은 자발적인 반응일까, 비자발적인 반응일까? 아래 반응과 25 ℃에서 얻어진 아래 데이터를 참고해 발열/흡열 여부와 용해Gibbs 에너지($\triangle G^0_{용해}$)를 계산하시오.(단, 표 안에 주어진 엔탈피는 절댓값이다.)

$$\text{MX}(s) \rightarrow \text{M}^+(g) + \text{X}^-(g) \qquad \triangle H^0_{격자}$$
$$\text{M}^+(g) + \text{X}^-(g) \rightarrow \text{M}^+(aq) + \text{X}^-(aq) \qquad \triangle H^0_{수화}$$

물질	$|\triangle H^0_{격자}|$ (kJ·mol^{-1})	$|\triangle H^0_{수화}|$ (kJ·mol^{-1})	S^0 (J·mol^{-1}·K^{-1})
NaCl	787.9	784	72
Na(g)	−	−	154
Na$^+$(aq)	−	−	59
Cl(aq)	−	−	165
Cl$^-$(aq)	−	−	56

	흡열/ 발열	$\triangle G^0_{용해}$
①	흡열	−9.0 kJ·mol^{-1}
②	발열	−9.0 kJ·mol^{-1}
③	흡열	−12.9 kJ·mol^{-1}
④	발열	−12.9 kJ·mol^{-1}

16-58C. CBPT514BR815 격자 에너지/23연세 기출복원4번

다음은 NaCl과 관련된 여러가지 반응식과 반응 엔탈피(ΔH) 자료이다.

반응식	ΔH (kJ)
$Na(s) + 1/2Cl_2(g) \rightarrow NaCl(s)$	-411
$Na(s) \rightarrow Na(g)$	$+107$
$Na(g) \rightarrow Na^+(g) + e^-$	$+496$
$1/2Cl_2(g) \rightarrow Cl(g)$	$+122$
$Cl(g) + e^- \rightarrow Cl^-(g)$	-349
$Na^+(g) + Cl^-(g) \rightarrow Na^+(aq) + Cl^-(aq)$	-783

(1) NaCl(s)의 용해 반응에 대한 엔탈피 도표를 그리고, 용해 엔탈피를 계산하라. 엔탈피 도표에는 NaCl(s), $Na^+(g) + Cl^-(g)$, $Na^+(aq) + Cl^-(aq)$ 상태만 나타내시오.

(2) $NaCl(s) \rightarrow Na^+(aq) + Cl^-(aq)$ 과정에서 각 이온(Na^+, Cl^-)의 ΔS와 용매 물 분자의 ΔS 부호를 각각 예측하고 이유를 설명하시오.

(3) 10℃에서 NaCl의 용해가 자발적인지 판단하시오. (단, 용해 과정에서 온도와 압력은 일정하고 NaCl의 용해 엔트로피는 44J/K·mol이다.)

이상기체 열역학 - 기본문제

16-59A. IG이상기체 열역학/22중앙기출4번

분리된 용기에 있던 산소와 질소 기체는 한 용기에 섞으면 자발적으로 기체 혼합물이 된다. 이러한 과정에 대하여 자유에너지(G), 엔탈피(H), 그리고 엔트로피(S)의 변화량을 올바르게 표현한 것은?

① $\Delta G > 0, \Delta H \approx 0, \Delta S < 0$
② $\Delta G < 0, \Delta H < 0, \Delta S < 0$
③ $\Delta G < 0, \Delta H \approx 0, \Delta S > 0$
④ $\Delta G > 0, \Delta H > 0, \Delta S > 0$

16-60A. IG이상기체 열역학/24중앙기출29★

다음과 같이 콕이 닫힌 연결관으로 연결된 두 용기에 반응하지 않는 기체 A와 기체 B가 각각 들어 있다. 콕을 열었을 때 엔트로피 변화로 옳은 것은? (단, 온도는 일정하고, $\ln 2 \approx 0.7$, $\ln 5 \approx 1.6$ 이다.)

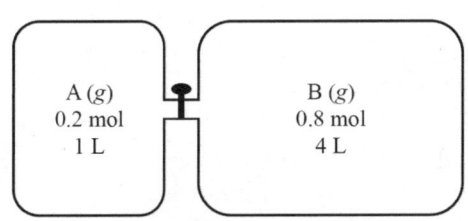

① -3.84 J K^{-1}
② -0.48 J K^{-1}
③ $+0.48 \text{ J K}^{-1}$
④ $+3.84 \text{ J K}^{-1}$

16-61A. IG이상기체열역학/24단국 기출복원21

그림은 단원자 이상 기체 1mol의 상태가 순환하는 과정을 나타낸 것이다.

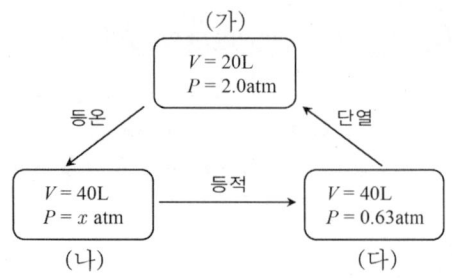

이에 대한 설명으로 옳은 것만을 <보기>에서 있는 대로 고른 것은? (단, 기체상수 $R = 0.082$ L·atm/mol·K이다.)

―――――〈보 기〉―――――
ㄱ. (가)에서 온도는 500K보다 높다.
ㄴ. $x = 1.0$이다.
ㄷ. (나)→(다) 과정에서 기체의 온도는 낮아진다.

① ㄱ   ② ㄴ   ③ ㄱ, ㄷ
④ ㄴ, ㄷ   ⑤ ㄱ, ㄴ, ㄷ

16-62B. IGGM-11이상기체 열역학/24단국 추가문제21-1★

다음 $P-V$ 그래프에서 a와 b 사이의 가역 과정에 대한 설명으로 옳지 않은 것은?

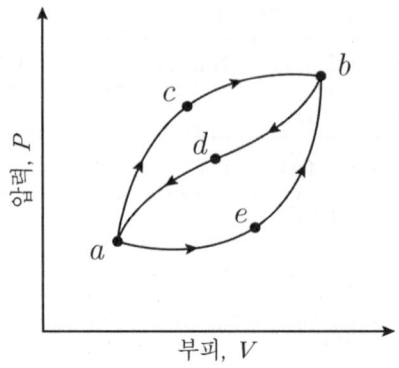

① $a \to c \to b \to d \to a$ 순환 경로의 내부에너지 변화량은 0이다.
② $a \to e \to b$ 경로와 $b \to d \to a$ 경로에 대한 엔탈피 변화량의 절댓값은 같다.
③ $a \to c \to b$ 경로와 $a \to e \to b$ 경로에서 한 일의 양은 서로 다르다.
④ $a \to c \to b \to d \to a$ 순환 경로에서 한 일은 0이다.

16-63B. IGGM-21A이상기체 열역학/24단국 추가문제21-2★

계가 상태 a에서 b로 acb의 경로를 따라서 변화를 일으킬 때 80 J의 열이 계로 들어오고 계는 30 J의 일을 행한다. 계가 상태 a에서 b로 adb의 경로를 따라 변화할 때 한 일이 20 J이라면, adb의 경로를 따라서 계로 들어오는 열량(J)은?

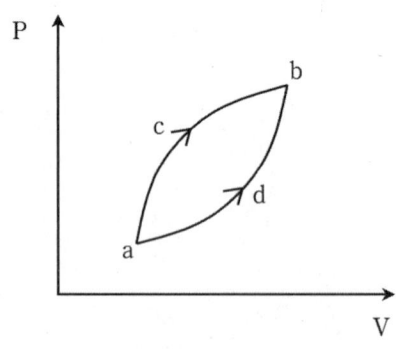

① 30
② 50
③ 70
④ 80

16-64B. IGGM-9이상기체 열역학/24단국 추가문제21-3★

어떤 닫힌 계의 압력(P)-부피(V) 그래프에서 단원자 이상기체의 가역과정에 대한 설명으로 옳지 않은 것은? (단, T는 온도이고, 단원자 이상기체의 정적 열용량과 정압 열용량은 서로 다른 상수값을 갖는다.)

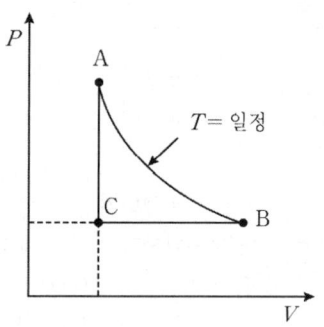

① A→B 경로에 대한 내부에너지 변화량은 0이다.
② B→C 경로를 거치면 온도가 감소한다.
③ C→A 경로에 대한 엔탈피 변화량은 정적 열용량과 온도차의 곱이다.
④ A→C 경로에 대한 엔탈피 변화량과 B→C 경로에 대한 엔탈피 변화량은 같다.

16-65C. IG이상기체 열역학/22중앙기출30번

아래 그래프 (가)는 이상기체 n몰의 세 가지 상태(A, B, C)에서 압력(P)과 부피(V)를 나타낸 것이다. 그림 (나)는 두 용기를 연결하는 연결관의 밸브를 열어 이상기체 n몰이 확산하는 과정을 나타낸 것이다. (나)의 두 용기는 부피가 같으며 기체 확산 전후로 온도의 변화는 없다. (단, 모든 기체는 단원자 분자이며, (나)에서 연결관의 부피는 무시한다.)

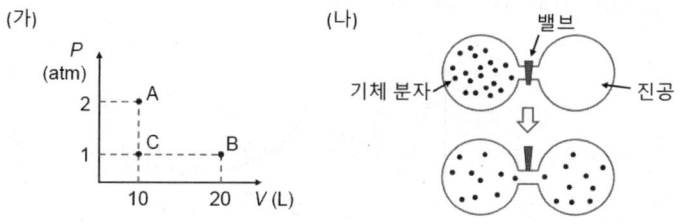

다음 〈보기〉의 설명 중 옳은 것의 개수는?

―〈보 기〉―

- (가): A → B로 가역 팽창할 때 우주의 엔트로피 변화는 0이다.
- A → C 경로에서 계의 엔트로피 변화는 $-\dfrac{3}{2}nR\ln 2$이다.
- (나): 밸브를 열어 기체가 확산할 때 우주의 엔트로피 변화는 (가)의 A → B 경로에서 계의 엔트로피 변화와 같다.

① 없음
② 1개
③ 2개
④ 3개

이상기체 열역학 - 복잡한 경로 문제

16-66C. IG이상기체열역학/20중앙기출16★★

다음은 단원자 분자 이상기체 1몰에 대한 압력(P)-부피(V) 그래프이다. 온도가 500 K인 이상기체 1몰이 초기 상태에서 경로 (가), (나), (다), (라)를 따라 최종 상태에 도달하였다.

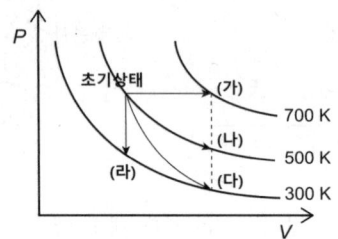

다음 <보기>에서 위 경로에 대한 설명으로 옳은 것의 개수는? (단, 경로 (다)는 가역 단열 팽창 과정이고, R은 기체상수이다.)

<보기>
○ 경로 (가)에서 500R의 열을 흡수한다.
○ 경로 (나)에서 엔탈피 변화량(ΔH)은 0이다.
○ 경로 (라)에서 내부 에너지 변화량(ΔU)은 $-300R$이다.
○ 엔트로피 변화량(ΔS)은 경로 (가)가 경로 (다)보다 크다.
○ 기체가 주위에 한 일의 양은 경로 (다)가 경로 (나)보다 작다.

① 2개
② 3개
③ 4개
④ 5개

16-67B. IGJH52 이상기체 열역학/24원광모의 1회4번

1기압, 300K의 기체를 다음과 같이 각각 가역적으로 변화시켰다.

○ (가) He 1몰을 일정한 부피에서 600K로 가열하였다.
○ (나) N_2 1몰을 일정한 부피에서 600K로 가열하였다.
○ (다) N_2 1몰을 일정한 압력에서 600K로 가열하였다.

이에 관한 설명으로 옳은 것만을 <보기>에서 있는 대로 고른 것은? (단, He과 N_2는 각각 단원자 이상기체와 이원자 이상기체로 가정한다.)

<보 기>
ㄱ. (가)에서 계의 내부 에너지 증가량과 흡수된 열은 같다.
ㄴ. 계가 흡수한 열의 크기는 (가)<(나)<(다)이다.
ㄷ. (다)에서 계의 엔탈피 증가량은 내부 에너지 증가량보다 크다.

① ㄱ
② ㄴ
③ ㄱ, ㄷ
④ ㄴ, ㄷ
⑤ ㄱ, ㄴ, ㄷ

16-68B. IG5588 이상기체 열역학/23원광 기출복원12번

300K에서 1.0mol의 이상기체 20L가 과정 (가) 또는 (나)에 따라 각각 10L로 압축되었다.

(가) 가역적 등온 압축 과정

(나) 일정한 외부 압력(2.4atm) 조건의 비가역적 등온 압축 과정

이에 관한 설명으로 옳은 것만을 〈보기〉에서 있는 대로 고른 것은? (단, 1L×1atm=100J이며, 기체상수 $R=8$J/K·mol, ln2=0.7이다.)

─〈보 기〉─
ㄱ. $\Delta S_{계}$는 (가)와 (나)에서 같다.
ㄴ. $\Delta S_{주위}$의 절댓값은 (가)에서가 (나)에서보다 크다.
ㄷ. (나)에서 $\Delta S_{우주}=2.4$J/K이다.

① ㄱ   ② ㄴ   ③ ㄱ, ㄷ
④ ㄴ, ㄷ   ⑤ ㄱ, ㄴ, ㄷ

16-69B. IGGM5이상기체 열역학/24단국 추가문제21-8★

초기 압력이 15atm, 온도가 300K인 이상기체 1mol이 최종 압력 1atm이 될 때까지 등온 가역팽창하였다. 이 때 기체가 주위에 한 일의 절댓값(J)은? (단, 기체상수는 8Jmol^{-1}K^{-1}, ln15 = 3으로 계산한다.)

① 7000
② 7200
③ 7400
④ 7600
⑤ 7800

16-70B. IGGM3이상기체 열역학/24단국 추가문제21-9★

다음은 일정한 온도에서 기체의 부피를 2배로 팽창시키는 두 가지 과정이다.

○ A : 피스톤에 가해지는 외압을 서서히 감소시켜 초기 부피의 2배로 팽창시켰다.
○ B : 피스톤에 가해지는 외압을 급격히 반으로 감소시켜 초기 부피의 2배로 팽창시켰다.

$\dfrac{\text{과정 A에서의 일}}{\text{과정 B에서의 일}}$은? (단, ln2 = 0.7로 계산한다.)

① 1.0
② 1.4
③ 1.6
④ 1.8
⑤ 2.0

16-71B. IGPT이상기체열역학/24원광모의 1회7번

다음은 온도 T, 대기압 1atm에서 질량이 같은 추 2개를 피스톤 위에 올려놓은 실린더 속에 이상기체 $X(g)$ 1mol이 들어있는 것을 나타낸 것이다. 추 1개가 나타내는 압력은 1atm이다.

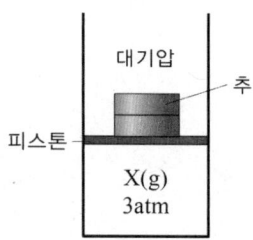

추 하나를 제거하여 $X(g)$가 팽창한 후에(과정 1), 다시 추 하나를 올려 놓아 $X(g)$가 원래 부피로 되돌아갔다(과정 2). 각 과정이 등온 비가역과정으로 진행되었을 때, 전체 과정(과정 1+과정 2)에서 $\triangle S_{우주}$는? (단, 온도와 대기압은 일정하며, 피스톤의 마찰과 무게는 무시한다.)

① R ② $-\frac{1}{4}R$ ③ $\frac{1}{2}R$

④ $\frac{2}{3}R$ ⑤ $\frac{1}{6}R$

16-72B. IG이상기체열역학/19중앙기출16

그림과 같이 대기압 1 atm에 같은 질량의 추 2개가 피스톤 위에 올려져 있는 실린더 안에 이상 기체가 외부 조건과 평형을 이루고 있다. 추 하나를 갑자기 제거하여 이상 기체가 팽창할 때 흡수한 열량을 q_1, 나머지 추 하나를 같은 방법으로 다시 제거할 때 흡수한 열량을 q_2라고 하면, q_1/q_2는? (단, 피스톤의 질량과 마찰은 무시하며, 팽창은 등온과정이라고 가정한다.)

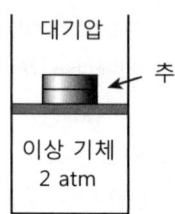

① $\frac{2}{3}$

② $\frac{3}{4}$

③ $\frac{\ln 4 - \ln 3}{\ln 3 - \ln 2}$

④ $\frac{\ln 3 - \ln 2}{\ln 4 - \ln 3}$

16-73B. IG이상기체 열역학/21중앙기출29번

다음과 같이 외부 조건과 평형을 이루고 있는 300K, 1mol 단원자 분자 이상기체에 대해 압력추의 무게를 갑자기 절반으로 줄여 기체를 팽창시킬 때 실린더 내부와 외부의 엔트로피 변화량의 합은? (단, 팽창 전후 실린더 내부의 온도 변화는 없으며 대기압은 무시한다. $\ln 2 \approx 0.7$로 계산한다.)

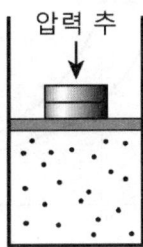

① $0 \, JK^{-1}$
② $1.6 \, JK^{-1}$
③ $3.8 \, JK^{-1}$
④ $5.6 \, JK^{-1}$

이상기체 열역학 - 단열경로 포함 문제

16-74C. IG이상기체 열역학/21중앙기출30번

외벽이 단열 처리된 실린더에 들어있는 300K, 20L, 2mol 질소기체를 1 bar의 일정한 외부 압력에 맞서 원래 부피의 3배 지점까지 팽창시키면 실린더 안의 최종 온도는? (단, 질소기체는 이상기체라 가정하고 실린더의 열용량은 무시한다. 질소기체의 열용량 $C_P = 28 \, J \, K^{-1} \, mol^{-1}$, 1 bar = 100000 Pa이다.)

① $-44 \, ℃$
② $-73 \, ℃$
③ $-98 \, ℃$
④ $-140 \, ℃$

16-75C. IG5554 이상기체 열역학/23원광 기출복원13번

그림은 1몰의 단원자 이상기체가 경로 A→B→C→A를 따라 순환하는 과정을 나타낸 것이다. A→B는 정적과정, B→C는 가역 단열 과정, C→A는 등온 가역과정이다.

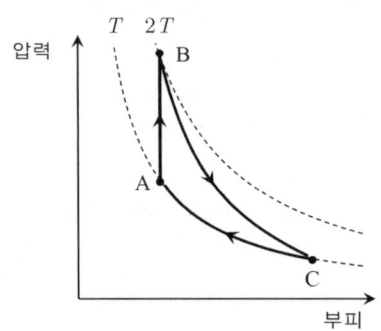

이에 관한 설명으로 옳은 것만을 〈보기〉에서 있는 대로 고른 것은?

―〈보 기〉―

ㄱ. B→C에서 기체가 한 일의 크기($|w|$)는 A→B에서 기체가 받은 열의 크기($|q|$)보다 크다.

ㄴ. C→A→B에서 기체의 엔트로피는 증가한다.

ㄷ. $\dfrac{\text{C에서의 부피}}{\text{A에서의 부피}} = 2^{\frac{3}{2}}$ 이다.

① ㄱ ② ㄴ ③ ㄷ
④ ㄱ, ㄴ ⑤ ㄴ, ㄷ

16-76C. IGMDPH08 이상기체 열역학/24원광모의 2회40번

그림은 1몰의 단원자 이상기체의 상태가 A→B→C→A를 따라 변화할 때 부피와 압력의 관계를 나타낸 것이다. A→B는 등압과정, B→C는 단열 가역 과정, C→A는 등온 가역 과정이다. A, B에서의 부피는 각각 V_0, $2V_0$이고, A에서의 온도는 T_0이다.

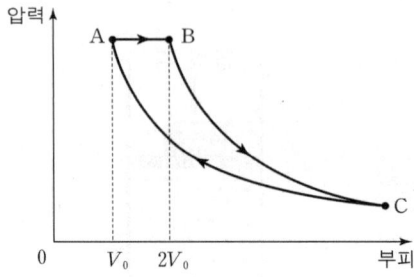

이에 대한 설명으로 옳은 것을 〈보기〉에서 모두 고른 것은? (단, R는 기체상수이고, T_0은 절대온도이다.)

―〈보 기〉―

ㄱ. A→B 과정에서 기체가 흡수한 열의 크기는 B→C 과정에서 기체가 한 일의 크기와 같다.

ㄴ. C→A 과정에서 $\triangle S = -\dfrac{5}{2} R \ln 2$ 이다.

ㄷ. A→B→C→A 과정을 거쳐 처음 상태로 돌아올 때, 열(q)의 총합은 0이다.

① ㄱ ② ㄴ ③ ㄱ, ㄷ
④ ㄴ, ㄷ ⑤ ㄱ, ㄴ, ㄷ

16-77C. IGOXGM10554이상기체 열역학/24단국 추가문제21-4★

10 kPa의 이상기체가 가역등온팽창과정을 거쳐 5 kPa로 감압된 후, 가역단열팽창과정을 거쳐 1 kPa로 감압되었다. 이 기체의 1 kPa에서 부피는 10 kPa에서 부피의 몇 배인가? (단, $C_P = 2R$ 이며, R은 기체상수이다)

① $\sqrt{10}$
② $\sqrt{20}$
③ 10
④ 20

16-78C. IGOX539GM3이상기체 열역학/24단국 추가문제21-5★

이상기체로 가정한 64g의 산소(O_2)를 0℃에서 100℃로 가열한다. 가역 과정으로 가열할 때, 내부 에너지의 변화량($\triangle U$)은 몇 kJ인가? (단, 이 온도 변화 구간에서는 열용량이 일정하다고 가정하며, 정압열용량은 20J/mol·K, 기체상수는 8J/mol·K, 산소의 분자량은 32g/mol로 가정한다.)

① 1.2
② 2.0
③ 2.4
④ 4.0
⑤ 4.2

16-79C. IGGM5이상기체 열역학/24단국 추가문제21-6★

일정한 압력하에서 이상기체 1mol이 80℃에서 100℃로 가열될 때 엔탈피의 변화량($\triangle H$)은 몇 J인가? (단, 기체상수는 8J/mol·K이며, $C_V = \frac{3}{2}R$, $C_P = \frac{5}{2}R$로 한다.

① 240
② −240
③ 400
④ −400
⑤ 0

16-80C. IGGM10이상기체 열역학/24단국 추가문제21-7★

이상기체 1몰이 일정한 압력에서 75℃에서 25℃까지 가역적으로 냉각될 때, 내부 에너지 변화량($\triangle U$)과 엔탈피 변화량($\triangle H$)이 모두 옳은 것은? (단, $C_V = \frac{3}{2}R$, $C_P = \frac{5}{2}R$이고, 기체상수 $R = 8 \text{Jmol}^{-1}\text{K}^{-1}$로 계산한다.)

	$\triangle U$ (J)	$\triangle H$ (J)
①	−600	−1000
②	−1000	−600
③	−400	−1000
④	−400	−600
⑤	−600	−1000

16-81C. IG이상기체 열역학/23중앙기출15번

부피가 일정한 용기에 들어있는 미지의 기체 2 mol에 1.2kJ의 열이 전달되었을 때 온도가 50K 상승하였다. 다음 〈보기〉의 화합물 중 이 미지의 기체에 해당되는 것으로 옳은 것은? (단, 용기는 열을 흡수·방출하지 않으며, 기체는 이상 기체와 같이 거동한다.)

〈보 기〉
가. Ne
나. H_2
다. CO_2
라. CH_4

① 가
② 나
③ 다
④ 라

16-82C. IGGM7이상기체 열역학/24단국 추가문제21-10★

닫힌계에서 300K, 1bar의 이상기체 1mol을 일정 부피에서 온도가 900K가 되도록 가열할 때, 엔트로피 변화(J/mol·K)는?

(단, $C_P = \frac{5}{2}R$이고, $\ln 3 = 1.1$이며, R은 기체 상수이다.)

① $1.12R$
② $1.65R$
③ $2.45R$
④ $3.26R$
⑤ $4.28R$

16-83C. IGGM10이상기체열역학/24중앙 추가문제12-2★

10kPa의 이상기체가 가역등온팽창과정을 거쳐 5kPa로 감압된 후, 가역단열팽창과정을 거쳐 1kPa로 감압되었다. 이 기체의 1kPa에서 부피는 10kPa에서 부피의 몇 배인가? (단, $C_p = 2R$이며, R은 기체상수이다.)

① $\sqrt{10}$
② $\sqrt{20}$
③ 10
④ 20

16-84C. IGGM10이상기체 열역학/24단국기출추가문제12-3★

이상기체 1몰이 200K, 10kPa의 상태에서 40kPa의 압력으로 가역단열압축 되었을 때, 기체의 최종 온도(K)와 기체가 얻은 일의 크기(J)이 모두 옳은 것은? (단, 정압비열(C_P)과 정적비열(C_V)은 일정하다고 가정하며 $\gamma = \dfrac{C_P}{C_V} = 2$, 기체상수 $R = 8$J/mol·K로 계산한다.)

	최종온도(K)	일의 양(J)
①	600	3200
②	600	1600
③	400	3200
④	400	1600
⑤	400	4800

16-85B. IGGM8이상기체 열역학/24단국 추가문제21-11★

어떤 기체 1몰이 일정 압력 1bar 조건에서 300K로부터 400K까지 가열되었을 때, 엔탈피 변화량(J)은? (단, 이 기체는 정적 열용량이 $\frac{5}{2}R$인 이상 기체이고, 기체 상수 R는 $8Jmol^{-1}K^{-1}$이다.)

① 1200
② 2000
③ 2400
④ 2800
⑤ 5600

16-86B. IGGM13이상기체 열역학/24단국 추가문제21-12★

2mol의 CO_2 기체가 300K에서 15L의 일정 부피 용기 안에 들어있다. 이 기체에 2kJ의 열을 가했을 때 온도가 340K로 변했다. 이 과정 동안 기체의 엔탈피 변화량은 얼마인가? (단, 기체는 이상 기체이고, 기체상수 $R = 8J/mol·K$로 계산한다.)

① 2 kJ
② 2.32 kJ
③ 2.64 kJ
④ 2.96 kJ
⑤ 3 kJ

이상기체 열역학 - 카르노 기관

16-87C. IG이상기체열역학/24중앙기출12★

그림은 0.5 mol의 단원자 이상기체로 작동하는 어떤 열기관의 열역학적 순환 과정(A→B: 등온 팽창, B→C: 단열 팽창, C→D: 등온 압축, D→A: 단열 압축)을 나타낸 압력-부피 그래프이다. 이 열기관의 열효율은?

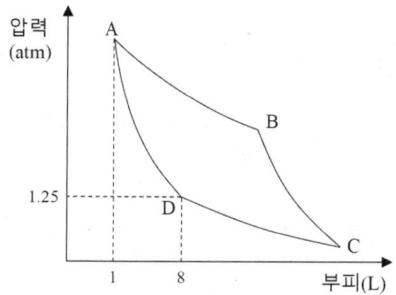

① 12.5%
② 25%
③ 75%
④ 87.5%

16-88D. IGGM10이상기체열역학/24중앙 추가문제12-1★

어떤 이상기체 1mol이 700K, 1L에서 2L로 가역단열팽창했다면 이 과정에서의 내부에너지 변화량의 크기(J)는? (단, 기체의 일정부피 열용량 c_V=16.6J/mol·K이고 R=8.3J/mol·K, $\sqrt{2}$=1.4로 계산한다.)

① 3320
② 8300
③ 8715
④ 11620

16-89B. IGGM13이상기체열역학/24중앙 추가문제12-4

어떤 동력장치가 350℃의 고온부와 50℃의 저온부 사이에서 운전된다. 이 장치의 열효율은 같은 온도 사이에서 운전되는 카르노 엔진의 갖는 열효율의 60%이다. 이 장치의 열효율에 가장 가까운 것은?

① 0.3
② 0.4
③ 0.5
④ 0.6
⑤ 0.7

16-90B. IGGM16이상기체열역학/24중앙 추가문제12-5★

어떤 열기관에서 작동유체가 500K의 고열원(T_h)으로부터 15kJ의 열량을 공급받아 250K의 저열원(T_c)에 12kJ의 열량을 방출할 때 이 사이클은?

① 가역이다.
② 비가역이다.
③ 카르노 사이클이다.
④ 위의 조건으로부터는 알 수 없다.

16-91D. IGJH915597 이상기체 열역학/24원광모의 3회7번

1mol의 단원자 이상기체를 작동물질로 사용하여 다음의 순환과정을 거치는 열기관을 작동시켰더니 효율이 0.7이었다.

> ○ 단계 1: 1000K, 5.0L에서 10L로 등온 가역 팽창
> ○ 단계 2: 단열 가역 팽창
> ○ 단계 3: 등온 가역 압축
> ○ 단계 4: 단열 가역 압축

이에 관한 설명으로 옳은 것만을 <보기>에서 있는 대로 고른 것은? (단, $R=8.3 \text{JK}^{-1}\text{mol}^{-1}$이다.)

―――――<보 기>―――――
ㄱ. 단계 2의 최종 온도는 300K이다.
ㄴ. 기관이 고열원으로부터 공급받은 열은 $8.3 \times 1000 \times \ln 2$ J이다.
ㄷ. 단계 4에서 증가된 기관의 내부 에너지는 $\frac{3}{2} \times 8.3 \times 700$ J이다.

① ㄱ   ② ㄴ   ③ ㄱ, ㄷ
④ ㄴ, ㄷ   ⑤ ㄱ, ㄴ, ㄷ

16. 화학 열역학

문제번호	정답	문제번호	정답	문제번호	정답	문제번호	정답
1	1	41	4	81	1		
2	3	42	1	82	2		
3	4	43	1	83	2		
4	5	44	3	84	4		
5	4	45	4	85	4		
6	4	46	1	86	3		
7	4	47	3	87	3		
8	1	48	2	88	1		
9	3	49	4	89	1		
10	2	50	4	90	2		
11	1	51	4	91	5		
12	4	52	1	92			
13	5	53	1	93			
14	1	54	1	94			
15	4	55	3	95			
16	1	56	3				
17	3	57	1				
18	1	58	주관식				
19	4	59	3				
20	4	60	4				
21	3	61	4				
22	4	62	4				
23	3	63	3				
24	3	64	3				
25	5	65	4				
26	3	66	4				
27	주관식	67	5				
28	3	68	3				
29	주관식	69	2				
30	4	70	2				
31	2	71	5				
32	3	72	2				
33	1	73	2				
34	주관식	74	2				
35	3	75	3				
36	3	76	2				
37	1	77	2				
38	3	78	3				
39	3	79	3				
40	5	80	1				

16장 해설 링크 모음

17

전기화학

해설 링크 모음

17. 전기화학 핵심 써머리

1. 전기 화학
1) 화학적 에너지와 전기 에너지의 상호 교환에 관한 학문
2) 산화-환원 반응을 사용
3) 갈바니 전지: 화학적 에너지를 전기 에너지로 바꾸는 장치
4) 전해 전지: 전기 에너지를 이용하여 화학 반응을 일으키는 장치

2. 갈바니 전지
1) 산화전극: 산화반응이 일어나는 전극
2) 환원전극: 환원반응이 일어나는 전극
3) 전지 전위 : 전자 이동의 추진력(E_{cell})
    (1) 전위의 단위는 볼트(V), 1V=1J/1C
    (2) 표준 환원 전위(E_{red}^0): 환원 반쪽 반응에 대한 추진력 척도
    (3) 표준 환원 전위를 이용하여 표준 전지 전위를 구할 수 있다.
    $$E_{cell}^0 = E_{red}^0(환원\,전극) - E_{red}^0(산화\,전극)$$

3. 자유 에너지와 일
1) $\triangle G = -nFE$
    (1) F: 패러데이 상수 = 96500C/mol
    (2) n: 균형 반응식에서 (숨어있는)전자의 계수

4. 농도차 전지
1) 두 개의 반쪽 전지에 동일한 성분이 농도만 다르게 들어있는 갈바니 전지
2) 전자는 그 농도를 같게 하는 방향으로 자발적으로 흐른다.
    (1) 금속 M과 M^{n+}로 구성된 농도전지의 기전력은 다음과 같다.
    $$E_{cell} = \frac{0.0592}{n}\log\frac{큰\,농도}{작은\,농도}$$

5. 네른스트 식
1) 네른스트 식은 전지 전위가 전지 성분의 농도에 어떻게 의존하는지 나타내는 식이다.
    $$E_{cell} = E_{cell}^0 - \frac{0.0592}{n}\log Q \;(25℃에서)$$
2) 갈바니 전지가 평형에 도달하면 Q=K이고, $E_{cell}=0$이다.
    (1) 이로부터 다음 식이 유도된다.
    $$E_{cell}^0 = \frac{0.0592}{n}\log K \quad (25℃)$$

6. 전기분해(전해전지)

1) 전기 에너지를 이용하여 비자발적인 화학 반응을 일으킴
2) 외부 전원의 (-)극에 연결된 전극
    (1) 환원 반응이 진행(환원 전극)
    (2) 가장 강한 산화제가 우선적으로 전자를 얻음
3) 외부 전원의 (+)극에 연결된 전극
    (1) 산화 반응이 진행(산화 전극)
    (2) 가장 강한 환원제가 우선적으로 전자를 잃음
4) 수용액을 전기분해 할 때,
    (1) Na^+, K^+, Li^+, Mg^{2+}, Al^{3+}은 전자를 받지 않는다.
    (2) NO_3^-, SO_4^{2-}는 전자를 잃지 않는다.
    (3) 백금(Pt) 전극, 탄소(C) 전극은 비활성 전극이다.
    (4) 물이 환원된다면, (-)극에서 H_2, OH^- 생성
        $$2H_2O(l) + 2e^- \rightarrow H_2(g) + 2OH^-(aq)$$
    (5) 물이 산화된다면, (+)극에서 O_2, H^+ 생성
        $$2H_2O(l) \rightarrow O_2(g) + 4H^+(aq) + 4e^-$$

표준환원전위, 갈바니전지 기본유형

17-1A. EC전기화학/21경희기출14번

다음은 몇몇 반쪽 반응들에 대한 표준 환원 전위($E°$) 값 자료이다.

$Pd^{2+} + 2e^- \rightleftarrows Pd(s)$　　　$E° = 0.915V$
$Cu^{2+} + 2e^- \rightleftarrows Cu(s)$　　　$E° = 0.339V$
$Cd^{2+} + 2e^- \rightleftarrows Cd(s)$　　　$E° = -0.402V$
$Be^{2+} + 2e^- \rightleftarrows Be(s)$　　　$E° = -1.968V$

―〈보 기〉―
ㄱ. Pd^{2+}는 가장 강한 환원제이다.
ㄴ. Be^{2+}는 H^+보다 더 쉽게 환원된다.
ㄷ. $Cd(s)$는 $Cu(s)$ 보다 더 쉽게 환원된다.

표준상태 조건에서 주어진 자료를 기반으로 이에 대한 설명으로 옳은 것만을 〈보기〉에서 모두 고른 것은?

① ㄱ
② ㄷ
③ ㄱ, ㄴ
④ ㄴ, ㄷ
⑤ ㄱ, ㄴ, ㄷ

17-2A. EC전기화학/22단국기출8번

표준상태에서 다음의 그림과 같이 구성된 갈바니 전지에 대한 설명이다.

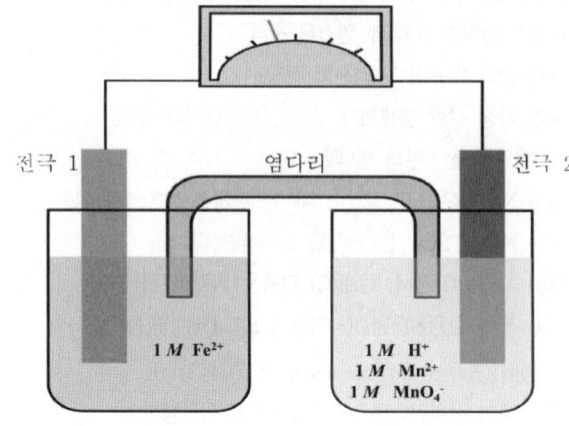

반쪽반응식
$Fe^{2+} + 2e^- \rightarrow Fe$　　　$E° = -0.44V$
$MnO_4^- + 5e^- + 8H^+ \rightarrow Mn^{2+} + 4H_2O$　　　$E° = +1.51V$

―〈보 기〉―
가. 이 전지에서 환원되는 화학종은 Fe^{2+}이다.
나. 전자는 왼쪽에서 오른쪽으로 흐른다.
다. 이 전지의 전위는 1.95V이다.
라. 전극 1은 Fe 금속판, 전극 2는 Mn 금속판이다.

보기에서 옳은 것만을 나열한 것은?

① 가, 나
② 가, 라
③ 나, 다
④ 가, 나, 다
⑤ 나, 다, 라

17-3B. ECSN22110전기화학/24단국 추가문제1-4

그림 (가)는 $H_2SO_4(aq)$에 금속 A와 B를 넣은 것을, (나)는 금속 B와 C를 사용한 화학 전지를 나타낸 것이다. (가)에서 A에서만 기체가 발생하였고, (나)에서 B(s) 전극의 질량은 감소하였으며, 전자의 이동 방향은 ㉠과 ㉡ 중 하나이다.

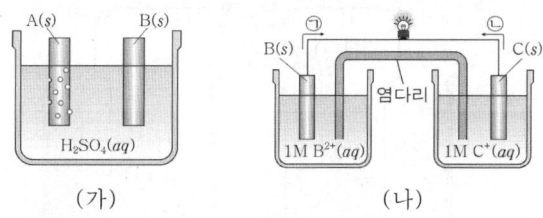

이에 대한 설명으로 옳은 것만을 <보기>에서 있는 대로 고른 것은? (단, A~C는 임의의 원소 기호이고, 온도는 25 ℃로 일정하다.)

―――――〈보 기〉―――――
ㄱ. 금속의 이온화 경향 크기는 A > C이다.
ㄴ. (나)에서 전자의 이동 방향은 ㉡이다.
ㄷ. (가)에서 금속 A와 B를 도선으로 연결하면 B에서 기체가 발생한다.

① ㄱ   ② ㄷ   ③ ㄱ, ㄴ
④ ㄱ, ㄷ   ⑤ ㄴ, ㄷ

네른스트식-기본유형

17-4B. ECMC850전기화학/24단국 기출복원24★★

다음은 25℃에서 갈바니 전지와 반쪽 반응의 표준 환원 전위(E^0)를 나타낸 것이다.

$$Ag(s) \mid AgCl(s) \mid Cl^-(aq) \parallel O_2(g) \mid H^+(aq), H_2O(l) \mid Pt(s)$$

$$AgCl(s) + e^- \rightleftharpoons Ag(s) + Cl^-(aq) \qquad E^0 = 0.22V$$
$$O_2(g) + 4H^+(aq) + 4e^- \rightleftharpoons 2H_2O(l) \qquad E^0 = 1.23V$$

산화 반쪽전지에서 [KCl]=0.10M, 환원 반쪽전지에서 $P_{O_2} = 1$atm, $[H^+]=1\times10^{-4}$M일 때 전지 전위(E)에 가장 가까운 것은?

① 0.41 V
② 0.51 V
③ 0.71 V
④ 0.93 V
⑤ 1.01 V

17-5B.

다음은 어떤 갈바니 전지를 선 표현법으로 나타낸 것이다.

$$Pt|Cl_2(0.1atm)|Cl^-(0.1M) \| Pb^{2+}(0.1M), H^+(0.1M)|PbO_2$$

25℃에서 이 전지에 대한 설명으로 옳은 것만을 〈보기〉에서 있는 대로 고른 것은?

―〈보 기〉―
ㄱ. 산화 반쪽 전지에서 $E_{red} < E_{red}^0$ 이다.
ㄴ. 환원 반쪽 전지에서 $E_{red} < E_{red}^0$ 이다.
ㄷ. 전체 전지에서 $E_{cell} < E_{cell}^0$ 이다.

① ㄱ ② ㄴ ③ ㄱ, ㄷ
④ ㄴ, ㄷ ⑤ ㄱ, ㄴ, ㄷ

17-6C.

그림은 25℃에서 Ni 전극과 Pb 전극으로 구성된 갈바니 전지와 두 반쪽 전지의 표준 환원 전위를 나타낸 것이다. 충분히 시간이 지나 전지가 평형에 도달했을 때, Pb^{2+}의 농도는 2×10^{-5}M였다.

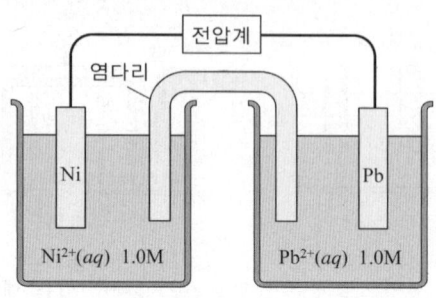

$$Ni^{2+}(aq) + 2e^- \to Ni(s) \quad E^0 = -0.28V$$
$$Pb^{2+}(aq) + 2e^- \to Pb(s) \quad E^0 = xV$$

이에 대한 설명으로 옳은 것만을 〈보기〉에서 있는 대로 고른 것은? (단, 온도는 25℃로 일정하다. 25℃에서 $\frac{RT}{F}\ln 10 = 0.06V$이며, 두 반쪽 전지에서 용액의 부피는 같다.)

―〈보 기〉―
ㄱ. 평형에서 Pb 반쪽 전지의 환원 전위는 xV보다 크다.
ㄴ. 평형에서 두 반쪽 전지의 표준 환원 전위는 같다.
ㄷ. $x = -0.13$이다.

① ㄱ ② ㄷ ③ ㄱ, ㄴ
④ ㄴ, ㄷ ⑤ ㄱ, ㄴ, ㄷ

17-7C. ECS615 전기화학/24단국모의 2회28번

다음은 구리(Cu)가 질산(HNO_3)에 의해 산화되는 두 가지 균형 반응식과 25℃에서의 표준 전위(E^0)를 나타낸 것이다.

<반응 1>
$3Cu(s) + 2NO_3^-(aq) + 8H^+(aq) \rightleftharpoons$
$\quad 3Cu^{2+}(aq) + 2NO(g) + 4H_2O(l) \qquad E_1^0 = 0.62V$

<반응 2>
$Cu(s) + 2NO_3^-(aq) + 4H^+(aq) \rightleftharpoons$
$\quad Cu^{2+}(aq) + 2NO_2(g) + 2H_2O(l) \qquad E_2^0 = 0.45V$

이에 대한 설명으로 옳은 것만을 <보기>에서 있는 대로 고른 것은? (단, 온도는 25℃로 일정하다.)

─────<보 기>─────
ㄱ. 반응 1에서 NO_3^-은 산화된다.
ㄴ. (반응 1의 ΔG^0) < (반응 2의 ΔG^0)이다.
ㄷ. pH=3인 표준 상태에서 $E_1 > E_2$이다.

① ㄱ   ② ㄴ   ③ ㄱ, ㄷ
④ ㄴ, ㄷ   ⑤ ㄱ, ㄴ, ㄷ

17-8B. ECS247전기화학/24단국 추가문제24-1★

다음은 두 가지 갈바니 전지와 25℃에서 전지전위(E_{cell})이다.

$Pt|H_2(1atm), H^+(pH=0.0) \parallel Ag^+(1M)|Ag \qquad E_{cell} = 0.8V$

$Pt|H_2(0.1atm), H^+(pH=2.0) \parallel Ag^+(0.01M)|Ag \qquad E_{cell} = xV$

x는?

① $(0.80 + 0.0592)$ V
② $(0.80 - 0.0592)$ V
③ $(0.80 + \dfrac{0.0592}{2})$ V
④ $(0.80 - \dfrac{0.0592}{2})$ V
⑤ 0.80 V

17-9B. EC전기화학/21경희기출11번

아래 전지는 임의의 수소 이온 농도($[H^+]$ = a M)를 지닌 수용액의 수소 전극과 표준 수소 전극으로 만든 전지이다.

$$Pt(s)|H_2(g,1atm)|H^+(aq, aM) \| H^+(aq, 1M)|H_2(g, 1atm)|Pt(s)$$

해당 전지에 대한 설명으로 옳지 <u>않은</u> 것은? (단, 온도는 25℃로 일정하다.)

① 표준 전지 전위($E°_{전지}$)는 0V이다.
② H_2/H^+ 산화환원 쌍의 반쪽 반응에 기초한 농도차 전지이다.
③ 산화 전극에서의 반쪽 반응은 $H_2(g) \rightarrow 2H^+(aq) + 2e^-$이다.
④ 수소 전극 수용액의 pH가 1일 때 전지 전위($E_{전지}$)는 0.0592V이다.
⑤ 수소 전극의 수소 이온 농도가 1.0×10^{-3} M에서 1.0×10^{-1}M로 증가할 때 전지 전위($E_{전지}$)는 2배 증가한다.

17-10B. ECKH22/22경희기출5번

그림은 KI 수용액을 한쪽 비커에, $K_2Cr_2O_7$과 H_2SO_4를 섞은 수용액은 다른 쪽 비커에 넣고 용액과 반응하지 않는 전극을 각 용액에 담가 전압계를 두 전극 사이에 도선으로 연결한 전지이다. 두 비커는 염다리로 연결하였다.

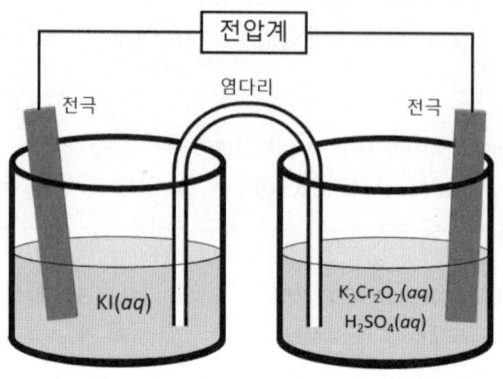

다음은 관련된 반쪽 반응식과 25℃에서의 표준 환원 전위($E°$)이다.

$$Cr_2O_7^{2-}(aq) + 14H^+(aq) + 6e^- \qquad E_1° = 1.33V$$
$$\rightarrow 2Cr^{3+}(aq) + 7H_2O(l)$$
$$I_2(s) + 2e^- \rightarrow 2I^-(aq) \qquad E_2° = 0.54V$$

해당 전지에 대한 설명으로 옳지 <u>않은</u> 것은? (단, 온도는 25℃로 일정하고 F는 패러데이 상수이다.)

① 표준 전지 전위(E^0_{cell})는 0.79V이다.
② 표준 조건에서 산화 전극에서의 반쪽 반응은
$2I^-(aq) \rightarrow I_2(s) + 2e^-$이다.
③ 수용액의 pH가 증가할 때 전지 전위(E_{cell})는 감소한다.
④ 전지 반응의 표준 깁스 자유 에너지 변화는 $-6FE^0_{cell}$이다.
⑤ 전지에서 1 A의 전류가 1초 동안 흘렀을 때 생성된 $Cr^{3+}(aq)$ 이온의 양은 $\frac{1}{6F}$ mol이다.

17-11D. EC전기화학/21중앙기출20번

다음과 같은 갈바니 전지를 구성하였다. 아래의 자료는 전지와 관련된 반쪽 반응식과 25℃에서의 표준 환원 전위(E^0)이다. (단, 25℃에서 $\ln 10 \times RT/F \approx 0.06\,\text{V}$이다.)

$$Zn(s)\,|\,Zn^{2+}(0.1M)\,\|\,Cd^{2+}(0.1M)\,|\,Cd(s)$$

반쪽 반응	E^0(V)
$Cd^{2+}(aq) + 2e^- \rightarrow Cd(s)$	-0.40
$Zn^{2+}(aq) + 2e^- \rightarrow Zn(s)$	-0.76

이 전지에 대한 <보기>의 설명 중 옳은 것만을 모두 고른 것은?

―〈보 기〉―

가. 이 갈바니 전지는 Zn 전극이 산화 전극으로, Cd 전극이 환원 전극으로 작용한다.
나. 이 갈바니 전지의 표준 전지 전위는 0.36V이다.
다. 25℃에서 일정 시간 전지를 사용 후 전지의 전압이 0.24V로 측정되었을 때, Zn^{2+}의 농도는 초기에 비해 $\dfrac{99}{1010}$M만큼 증가한다.

① 가
② 가, 나
③ 나, 다
④ 가, 나, 다

17-12B. EC전기화학/19중앙기출8★

온도 25℃에서 $[Cr_2O_7^{2-}] = 2.0$ M, $[H^+] = 1.0$ M, $[I^-] = 1.0$ M, $[Cr^{3+}] = 1.0 \times 10^{-5}$ M 일 때, <보기>의 표준 환원 전위를 이용하여, 다음 전지 반응의 기전력을 구하시오. (단, $\log_{10}2 = 0.30$, $\log_{10}3 = 0.48$이며, 25℃에서 $2.303RT/F = 0.06$ V로 계산하시오.)

$$Cr_2O_7^{2-}(aq) + 14H^+(aq) + 6I^-(aq) \rightarrow$$
$$2Cr^{3+}(aq) + 3I_2(s) + 7H_2O(l)$$

〈보기〉 온도 25℃ 수용액에서 표준 환원 전위

$Cr_2O_7^{2-}(aq) + 14H^+(aq) + 6e^-$
$\quad \rightarrow 2Cr^{3+}(aq) + 7H_2O(l)$ $\qquad E^0 = 1.23\text{V}$

$I_2(s) + 2e^- \rightarrow 2I^-(aq)$ $\qquad E^0 = 0.54\text{V}$

① -0.12 V
② 0.60 V
③ 0.92 V
④ 1.42 V

17-13B. EC전기화학/24경희 추가문제14-2(20미트)★

다음은 산성 수용액에서 일어나는 산화-환원 반응의 균형 반응식과 평형 상수(K)를, 표는 관련된 반쪽 반응식과 25℃에서의 표준 환원 전위(E^0)를 나타낸 것이다.

$$2MnO_4^- + aHNO_2 + bH^+ \rightleftharpoons 2Mn^{2+} + aNO_3^- + cH_2O$$
$$K = (가)$$

반쪽 반응식	E^0(V)
$MnO_4^- + 8H^+ + 5e^- \rightleftharpoons Mn^{2+} + 4H_2O$	1.51
$NO_3^- + 3H^+ + 2e^- \rightleftharpoons HNO_2 + H_2O$	0.96

25℃에서 위의 산화-환원 반응에 대한 설명으로 옳은 것만을 〈보기〉에서 있는 대로 고른 것은?

〈보 기〉
ㄱ. a는 5이다.
ㄴ. H^+ 이온은 산화제로 작용한다.
ㄷ. (가)는 $10^{\frac{1.51-0.96}{0.0592}}$ 이다.

① ㄱ　　② ㄴ　　③ ㄱ, ㄷ
④ ㄴ, ㄷ　　⑤ ㄱ, ㄴ, ㄷ

네른스트식 + pH

17-14B. EC전기화학/24동덕 기출복원7★★

다음은 갈바니 전지의 선표현법과 25℃에서 아연 반쪽 전지의 표준 환원 전위이다.

$$Zn(s) \mid Zn^{2+}(0.10M) \parallel H^+(xM) \mid H_2(1.0bar) \mid Pt(s)$$
$$Zn^{2+}(aq) + 2e^- \rightleftharpoons Zn(s) \quad E_{red}^0 = -0.76V$$

이 전지의 전지 전위(E)가 0.55V일 때, 환원 반쪽전지 수용액의 pH는? (단, $\ln 10 \times \frac{RT}{F}$는 0.06V이다.)

① 3.0
② 4.0
③ 5.0
④ 6.0
⑤ 7.0

17-15B. ECS259전기화학/24동덕 추가문제7-1★★

다음은 선 표현법으로 나타낸 갈바니 전지와 25℃에서의 자료이다.

$$Pt(s) \mid H_2(1atm) \mid 미지용액 \parallel Cl^-(2M) \mid AgCl(s) \mid Ag(s)$$

- 환원 반쪽 전지의 환원 전위는 0.20V이다.
- 전지 전위는 0.42V이다.

미지용액의 pH는? (단, 온도는 25℃로 일정하다. 25℃에서 $\dfrac{RT}{F}\ln 10 = 0.06\,\text{V}$로 한다.)

① $\dfrac{10}{3}$ ② $\dfrac{11}{3}$ ③ 4.0 ④ 3.0 ⑤ $\dfrac{7}{2}$

17-16B. ECBL6019전기화학/변리사기출/24원광모의 3회35번

다음은 금속 A를 이용한 갈바니 전지이고, 이 전지의 전위는 25℃에서 0.82V이다.

$$A(s) \mid A^{2+}(0.001M) \parallel H^+(0.1M) \mid H_2(0.1atm) \mid Pt(s)$$

이에 관한 설명으로 옳은 것만을 〈보기〉에서 있는 대로 고른 것은? (단, 25℃에서 $\dfrac{RT}{F}\ln 10 = 0.06\,\text{V}$로 한다. A는 임의의 원소 기호이며 온도는 25℃로 일정하다.)

〈보 기〉
ㄱ. H^+는 산화제이다.
ㄴ. $A^{2+}(aq)+2e^-\rightarrow A(s)$의 표준 환원 전위($E^0$)는 -0.70V이다.
ㄷ. 환원 반쪽 전지 용액의 pH가 3이 되면 전지의 전위는 0.76V보다 커진다.

① ㄱ ② ㄴ ③ ㄱ, ㄷ
④ ㄴ, ㄷ ⑤ ㄱ, ㄴ, ㄷ

17-17B. ECM015전기화학/24연세모의 2회13번

다음 전지의 전위가 25℃에서 aV로 측정되었다.

$$Pt(s) \mid H_2 \,(1.0atm) \mid H^+ \,(x M) \parallel H^+ \,(1.0M) \mid H_2 \,(1.0atm) \mid Pt(s)$$

25℃에서 산화 반쪽 전지 전해질 용액의 pH는?

① $\dfrac{a}{0.0592}$ ② $-\dfrac{a}{0.0592}$ ③ $\dfrac{2a}{0.0592}$

④ $-\dfrac{2a}{0.0592}$ ⑤ $\dfrac{a}{2 \times 0.0592}$

17-18B. EC전기화학/23중앙기출20번

초창기 pH 미터의 작동 원리는 하이드로늄 이온(H_3O^+) 농도에 따른 전지 전압을 측정하는 것이다. 표준 수소 전극(SHE)를 반쪽 전지를 포함하고 있는 전지를 다음 <보기>와 같이 구성하였다.

―― <보 기> ――
$2H_3O^+(aq, 가변) + 2e^- \rightarrow H_2(g, 1atm) + 2H_2O(l)$
$H_2(g, 1atm) + 2H_2O(l) \rightarrow 2H_3O^+(aq, 1M) + 2e^-$

전지 전압이 -0.3V로 측정되었을 때, 다음 중 네른스트식 ($E_{전지} = E^0 - \dfrac{0.0592V}{n}\log_{10}Q$)을 이용해서 구할 수 있는 미지 용액의 pH에 가장 근접한 것은?

① 3
② 4
③ 5
④ 10

17-19B. ECM825전기화학/24고려 기출복원2

다음은 25℃ 어떤 전지의 선 표현법과 각 반쪽 전지에 대한 자료이다.

$Pt(s) \mid H_2(1atm), H^+(1M) \parallel Cl^-(1M) \mid Hg_2Cl_2(s) \mid Hg(l)$

$2H^+(aq) + 2e^- \rightleftharpoons H_2(g)$ $\quad E^0 = 0.00V$

$Hg_2Cl_2(s) + 2e^- \rightleftharpoons 2Hg(l) + 2Cl^-(aq)$ $\quad E^0 = 0.28V$

(1) 산화 반응이 일어나는 전극은?

(2) 25℃, pH=1.0일 때, 전지 전위를 계산하시오.

네른스트식 + 산염기평형

17-20B. ECM856 전기화학/23원광 기출복원17번

다음은 어떤 갈바니 전지의 두 반쪽 반응과 25℃에서의 표준 환원 전위(E)이다.

⟨산화 전극⟩:
$ZnO(s) + 2H^+(aq) + 2e^- \rightarrow Zn(s) + H_2O(l)$ $E = -0.40V$

⟨환원 전극⟩:
$Ag^+(aq) + e^- \rightarrow Ag(s)$ $E = +0.80V$

25℃에서 이에 관한 설명으로 옳은 것만을 ⟨보기⟩에서 있는 대로 고른 것은? (단, $\dfrac{RT}{F}\ln 10$은 0.06V이다.)

―⟨보 기⟩―
ㄱ. 전지 반응의 평형 상수(K)는 1×10^{48}이다.
ㄴ. 산화 전극 구획의 pH=7.0일 때, 전지 전위는 0.78V이다.
ㄷ. 환원 전극 구획에 암모니아수를 첨가하면 전지 전압은 감소한다.

① ㄱ   ② ㄴ   ③ ㄷ
④ ㄱ, ㄷ   ⑤ ㄴ, ㄷ

17-21B. ECM825전기화학/24고려 추가문제2-1★

다음 전지는 25℃에서 0.55V의 전위를 갖는다.

$Pt(s) \mid H_2(1atm), H^+(xM) \parallel Cl^-(1M) \mid Hg_2Cl_2(s) \mid Hg(l)$

산화 전극 구획에 있는 용액의 pH를 계산한 것으로 가장 적절한 것은? (단, 칼로멜 전극의 표준 환원 전위는 0.28V이다.)

① 3.6
② 4.6
③ 5.6
④ 7.6
⑤ 8.6

17-22B. ECM825HR348전기화학/24고려 추가문제2-2★

다음 전지는 25℃에서 0.50V의 전위를 갖는다.

$Pt(s) \mid H_2(1atm), H^+(xM) \parallel KCl(포화) \mid Hg_2Cl_2(s) \mid Hg(l)$

산화 전극 구획에 있는 용액의 pH를 계산한 것으로 가장 적절한 것은? (단, 포화 칼로멜 전극(S.C.E.)의 환원 전위는 0.24V이다.)

① 2.4
② 3.4
③ 4.4
④ 5.4
⑤ 6.4

17-23C. ECZD926전기화학/24고려 추가문제2-3★★

다음 반쪽 반응에 기초한 갈바니 전지가 있다.

| $2H^+(aq) + 2e^- \rightleftharpoons H_2(g)$ | $E^0 = 0.00V$ |
| $Fe^{2+}(aq) + 2e^- \rightleftharpoons Fe(s)$ | $E^0 = -0.44V$ |

철 칸에는 철 전극과 $[Fe^{2+}]=1.00\times10^{-3}M$를 포함하고, 수소 칸에는 1.00atm의 $H_2(g)$, 초기 농도가 1.00M인 약산 HA, 백금 전극이 들어있다. 25℃에서 관찰된 전지전위가 0.333V라면, 약산 HA의 K_a에 가장 가까운 것은?

① 2.4×10^{-4}
② 2.4×10^{-5}
③ 2.4×10^{-6}
④ 2.4×10^{-7}
⑤ 2.4×10^{-8}

17-24B. ECZD926전기화학/24고려 추가문제2-4★★

다음 전지는 25℃에서 0.42V의 전위를 갖는다.

$Pt(s) \mid H_2(1atm), HA(1.0M) \parallel KCl(포화) \mid Hg_2Cl_2(s) \mid Hg(l)$

다음 중 약산 HA의 pK_a로 가장 적절한 것은? (단, 포화 칼로멜 전극(S.C.E.)의 환원 전위는 0.24V이다.)

① 3.0
② 4.0
③ 5.0
④ 6.0
⑤ 7.0

17-25B. EC전기화학/24단국 기출복원16★★

다음은 갈바니 전지를 선 표현법으로 나타낸 것이다. 25℃에서 HA의 $K_a = 1 \times 10^{-5}$이다.

$Pt(s) \mid H_2(1atm) \mid HA\ 0.5M,\ A^-\ 0.5M \parallel SHE$

이에 대한 설명으로 옳은 것만을 〈보기〉에서 있는 대로 고른 것은?

〈보 기〉
ㄱ. 이 전지는 갈바니 전지이다.
ㄴ. 표준 상태에서 전지 전위는 0.592V이다.
ㄷ. NaA의 농도를 1.0M로 높이면 전지 전위는 높아진다.

① ㄱ
② ㄴ
③ ㄱ, ㄷ
④ ㄴ, ㄷ
⑤ ㄱ, ㄴ, ㄷ

17-26B. ECS262 전기화학/24단국 추가문제16-1★★

25℃에서 다음 전지에 대한 전압은 0.490V이다. 염기 RNH_2의 K_b로 가장 적절한 것은? (단, log2=0.30이다.)

$Pt(s) \mid H_2(1.00bar) \mid RNH_2(0.10M),\ RNH_3^+(0.050M) \parallel S.H.E.$

① 9.6×10^{-3}
② 9.6×10^{-4}
③ 9.6×10^{-5}
④ 9.6×10^{-6}
⑤ 9.6×10^{-7}

17-27B. ECHBS14-13전기화학/24단국 추가문제16-2 ★

25℃에서 다음 전지의 전위가 1.00 V였다. 중크로뮴산 반쪽전지 용액의 pH는 얼마인가?

$$Fe \mid Fe^{2+}(1M) \parallel Cr_2O_7^{2-}(1M),\ Cr^{3+}(1M),\ H^+(xM) \mid Pt$$

$$Cr_2O_7^{2-} + 14H^+ + 6e^- \rightleftharpoons 2Cr^{3+} + 7H_2O \quad E^0 = 1.36V$$

$$Fe^{2+} + 2e^- \rightleftharpoons Fe(s) \quad E^0 = -0.44V$$

① 1.93
② 5.80
③ 12.2
④ 6.08
⑤ 4.05

17-28C. ECBR20-112전기화학/24단국 추가문제16-3 ★

25℃에서 다음 갈바니 전지의 전지전위는 1.04V이다.

$$Pt(s) \mid H_2(1.0atm) \mid HA(0.10M),\ A^-(0.050M),\ H^+(xM)$$
$$\parallel Ag^+(1M) \mid Ag(s)$$

HA의 pK_a로 가장 적절한 것은? (단, $E^0_{red}(Ag^+/Ag) = 0.80V$이고 log2=0.30이다. 25℃에서 $\frac{RT}{F}\ln 10 = 0.06V$이다.)

① 3.3
② 4.3
③ 5.3
④ 6.3
⑤ 7.3

17-29B. ECMC856전기화학/24단국 추가문제24-4 ★★

표는 25℃에서 두 가지 환원 반쪽 반응과 표준 환원 전위(E^0)이다.

반쪽 반응	E^0 (V)
$2H_2O(l) + 2e^- \rightarrow 2OH^-(aq) + H_2(g)$	x
$2H^+(aq) + 2e^- \rightarrow H_2(g)$	0

x는? (단, 25℃에서 $\frac{RT}{F}\ln 10 = 0.0592V$이다.)

① -0.83
② -0.41
③ $+0.83$
④ $+0.41$
⑤ $+1.23$

17-30B. EC4883 전기화학/24연세모의 1회9번 ★

다음은 298K에서 두 가지 반쪽 반응과 표준 환원 전위(E^0)이다.

$O_2(g) + 4H^+(aq) + 4e^- \rightarrow 2H_2O(l)$	$E^0 = 1.23V$
$O_2(g) + 2H_2O(l) + 4e^- \rightarrow 4OH^-(aq)$	$E^0 = xV$

x는? (단, 온도는 298K로 일정하다.)

① 0.40
② 0.34
③ -0.76
④ 0.83
⑤ -0.34

네른스트식 + 침전/착화합물 평형

17-31B. EC 전기화학/24경희기출14★

다음은 이플루오린화 금속 화합물 $MF_2(s)$의 용해도곱 상수와 금속 이온(M^{2+})의 표준 환원 전위에 대한 자료이다.

$$MF_2(s) \rightleftharpoons M^{2+}(aq) + 2F^-(aq) \quad K_{sp} = 1.0 \times 10^{-6}$$
$$M^{2+}(aq) + 2e^- \rightarrow M(s) \quad E^0 = -0.4V$$

수용액에서 $MF_2(s)$을 아래와 같이 이전자($2e^-$) 환원시킬 때 표준 환원 전위 a에 가장 가까운 값은? (단, 온도는 25℃로 일정하다.)

$$MF_2(s) + 2e^- \rightarrow M(s) + 2F^-(aq) \quad E^0 = a$$

① -0.2 V
② -0.3 V
③ -0.6 V
④ -0.9 V
⑤ -1.2 V

17-32B. ECOX830전기화학/24경희 추가문제14-1★

다음은 25℃에서 두 개의 반쪽 반응과 표준 환원 전위(E^0_{red})이다.

$$Ag^+(aq) + e^- \rightarrow Ag(s) \quad E^0_{red} = 0.80V$$
$$AgX(s) + e^- \rightarrow Ag(s) + X^-(aq) \quad E^0_{red} = 0.08V$$

다음 중 25℃, 0.10M $NaX(aq)$ 수용액에서 $AgX(s)$의 용해도(M)에 가장 가까운 것은? (단, 25℃에서 $\frac{RT}{F}\ln 10 = 0.06V$ 이다. X는 임의의 원소 기호이다.)

① 10^{-8}
② 10^{-9}
③ 10^{-10}
④ 10^{-11}
⑤ 10^{-12}

17-33B. ECMO1005 전기화학/24원광모의 1회35번★

다음은 25℃에서 두 가지 반쪽 반응식과 표준 환원전위 자료이다.

$$Mg^{2+}(aq) + 2e^- \rightleftharpoons Mg(s) \quad E^0 = -2.36V$$
$$Mg(OH)_2(s) + 2e^- \rightleftharpoons Mg(s) + 2OH^-(aq) \quad E^0 = -2.69V$$

다음 중 25℃에서 $Mg(OH)_2$의 용해도곱 상수(K_{sp})와 가장 가까운 것은?

① 7×10^{-14}
② 7×10^{-12}
③ 7×10^{-10}
④ 7×10^{-8}
⑤ 7×10^{-6}

17-34B. EC전기화학/22중앙기출28번

은-염화은 반쪽 전지와 표준 수소 전극(SHE)로 미지의 Ag^+ 이온의 농도를 측정하기 위하여 갈바니 전지를 만들었다. SHE가 산화 전극일 때 측정된 전지 전위($E_{전위}$)가 0.208V일 때, AgCl의 K_{sp}를 구하시오. (단, Ag^+의 표준 환원 전위(E^o)는 0.8V이고, Nernst 식은 $E = E^o - (0.0592V/n)\log Q$이다.)

$$Pt\ (s)\ |\ H_2(1atm)\ |\ H_3O^+(1M)\ ||$$
$$Cl^-(1.00 \times 10^{-3}M),\ Ag^+(?M)\ |\ AgCl\ (s)\ |\ Ag\ (s)$$

① 1×10^{-4}
② 1×10^{-7}
③ 1×10^{-10}
④ 1×10^{-13}

17-35C. EC전기화학/21중앙기출21번

다음과 같이 25℃에서 같은 부피의 두 반쪽 전지로 이루어진 갈바니 전지를 만들었더니 전위가 점차 감소하여 0에 이르렀다. 전지가 완전히 방전됐을 때 $Cu^{2+}(aq)$의 농도와 가장 가까운 값은? (단, 25℃에서 $\ln 10 \times RT/F \approx 0.06 \text{ V}$이다.)

$Cu(s)|Cu^{2+}(1.00M) \| Fe(CN)_6^{3-}(0.200M)|Fe(CN)_6^{4-}(0.200M)|Pt$

반쪽 반응	E^0(V)
$Cu^{2+}(aq) + 2e^- \rightarrow Cu(s)$	0.31
$Fe(CN)_6^{3-}(aq) + e^- \rightarrow Fe(CN)_6^{4-}(aq)$	0.37

① 0.96 M
② 1.04 M
③ 1.08 M
④ 1.12 M

17-36B. ECMC855전기화학/24단국 추가문제24-2★★

25℃에서 다음 갈바니 전지의 전지전위는 0.578V이다.

$Ag(s) | AgCl(s) | Cl^-(1.0M) \| Ag^+(1.0M) | Ag(s)$

25℃에서 $AgCl(s)$의 K_{sp}에 가장 가까운 것은?

① 1.7×10^{-8}
② 1.7×10^{-9}
③ 1.7×10^{-10}
④ 1.7×10^{-11}
⑤ 1.7×10^{-12}

17-37B. ECMC856전기화학/24단국 추가문제24-3★★

다음은 25℃에서 두 가지 반쪽 반응과 표준 환원 전위(E^0)이다.

$Cu^{2+}(aq) + e^- \rightleftharpoons Cu^+(aq)$ $E^0 = 0.15V$
$Cu^{2+}(aq) \, 2CN^-(aq) + e^- \rightleftharpoons Cu(CN)_2^-(aq)$ $E^0 = 1.10V$

25℃에서 $Cu(CN)_2^-$의 K_f에 가장 가까운 것은?

① 1×10^{10}
② 1×10^{12}
③ 1×10^{14}
④ 1×10^{16}
⑤ 1×10^{18}

17-38B. EC전기화학/24중앙기출21★★

25℃에서 다음과 같은 갈바니 전지의 전위를 <보기>의 자료를 이용하여 옳게 구한 것은? (단, 25℃에서 $\ln(10) \times RT/F \approx 0.06$이다.)

$Pb | PbSO_4 | SO_4^{2-}(aq, 0.010M) \| Cu^+(aq, 0.1M) | Cu$

<보기>
- $PbSO_4(s)$의 $K_{sp} = 1.0 \times 10^{-8}$
- 25℃에서의 표준 환원 전위:
  - $Cu^+(aq) + e^- \rightarrow Cu(s)$ $E^0 = 0.52V$
  - $Pb^{2+}(aq) + 2e^- \rightarrow Pb(s)$ $E^0 = -0.13V$

① 0.53 V
② 0.77 V
③ 0.89 V
④ 1.29 V

17-39C. ECM855 전기화학/24연세모의 2회1번

다음은 25℃에서 어떤 갈바니 전지와 관련된 자료이다.

- $Ag^+(aq) + e^- \rightarrow Ag(s)$ $E^0_{red} = 0.80V$
- $Cu^{2+}(aq) + 2e^- \rightarrow Cu(s)$ $E^0_{red} = 0.34V$
- $AgBr(s) \rightleftharpoons Ag^+(aq) + Br^-(aq)$ $K_{sp} = 5.4 \times 10^{-13}$

갈바니 전지에서 은(Ag) 전극은 0.10M $AgNO_3$ 용액에 담겨있고, 구리(Cu) 전극은 1.0M $Cu(NO_3)_2$ 용액에 담겨있다. 다음 질문에 답하시오. (단, 온도는 25℃로 일정하다.)

(1) 전체 전지 반응의 균형 반응식을 쓰고 전지 전위를 계산하시오.

(2) 과량의 $NaBr(aq)$을 $AgNO_3$ 용액에 넣어 AgBr 침전이 형성되었다. AgBr이 침전된 후 과량의 Br^- 농도가 1.0M이면 전지 전위는 얼마인가?

(3) (2)의 결과를 이용하여 다음 반쪽 반응의 표준 환원 전위를 구하시오.

$$AgBr(s) + e^- \rightarrow Ag(s) + Br^-(aq)$$

17-40C. ECS253 전기 화학/24단국모의 1회30번

다음은 25℃에서 몇 가지 환원 반쪽 반응식과 표준 환원 전위 자료이다.

$Ag^+(aq) + e^- \rightleftharpoons Ag(s)$ $E^0 = 0.80V$
$M^{2+}(aq) + 2e^- \rightleftharpoons M(s)$ $E^0 = xV$
$AgX(s) + e^- \rightleftharpoons Ag(s) + X^-(aq)$ $E^0 = yV$

그림은 Ag 전극과 M 전극으로 구성된 갈바니 전지이다. 이 전지에서 M 전극은 산화 전극이고, 초기 전위 전위는 0.34V이다.

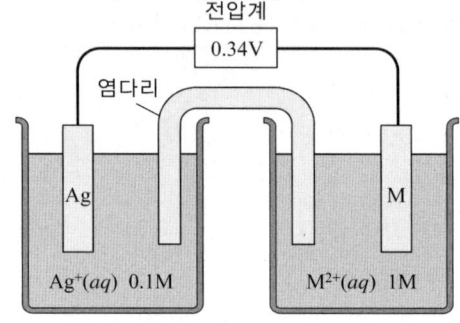

Ag 전극이 담긴 용액에 NaX를 녹여 $AgX(s)$를 침전시킨 후, 과량의 X^-가 1.0M가 되게 하였다. 이 때, M 전극은 환원 전극이고, 전압계에서 측정되는 전압의 크기는 0.32V이었다.

$\dfrac{x}{y}$는? (단, 온도는 25℃로 일정하다. 25℃에서 $\dfrac{RT}{F}\ln 10 = 0.06V$이다. M^{2+}의 농도는 1M로 일정하다.)

① 5   ② 4   ③ 3   ④ $\dfrac{8}{3}$ ⑤ $\dfrac{10}{3}$

17-41D. EC화학열역학+전기화학/21경희기출15번

다음은 금속 M의 금속 착물 MX_2의 생성 반응식과 25℃에서 평형 상수(K)이다.

$$M^{2+} + 2X^- \rightleftharpoons MX_2 \qquad K = 1.0 \times 10^{10}$$

$M^{2+}/M(s)$ 산화환원 쌍에 대한 표준 환원 전위($E°$)가 -0.254 V 일 때, $MX_2 + 2e^- \rightleftharpoons M(s) + 2X^-$ 반응에 대한 표준 자유 에너지 변화 ($\Delta G°$) 값은? (단, 온도는 25℃로 일정하고 표준상태이다. 패러데이 상수는 96485 C mol^{-1}이고, 기체 상수는 8.314 J K^{-1} mol^{-1}이다.)

① 1.03×10^5 J mol^{-1}
② 1.06×10^5 J mol^{-1}
③ 1.09×10^5 J mol^{-1}
④ 1.12×10^5 J mol^{-1}
⑤ 1.15×10^5 J mol^{-1}

납축전지

17-42B. ECMO2011 전기화학/24연세모의 1회5번

다음은 납축전지와 관련된 반쪽 반응식과 25℃에서의 표준 환원 전위(E^0)이다.

$$PbSO_4(s) + H^+(aq) + 2e^-$$
$$\rightarrow Pb(s) + HSO^{2-}(aq) \qquad E^0 = -0.35V$$

$$PbO_2(s) + HSO_4^-(aq) + 3H^+(aq) + 2e^-$$
$$\rightarrow PbSO_4(s) + 2H_2O(l) \qquad E^0 = +1.69V$$

납축전지를 충전할 때, 이에 대한 설명으로 옳지 않은 것은?

① 전해질 용액의 pH가 낮아진다.
② 전해질 용액의 밀도가 증가한다.
③ 산화 전극은 외부 전원의 +극에 연결된다.
④ 산화 전극의 질량이 감소한다.
⑤ 환원 전극에서 $PbO_2(s)$가 생성된다.

17-43B. EC전기화학, 납축전지/24단국 기출복원1

다음은 25°C에서 납축전지의 두 전극에서 일어나는 반쪽 반응과 표준 환원 전위(E_{red}^0)이다.

- $PbSO_4(s) + H^+(aq) + 2e^-$
  $\rightleftharpoons Pb(s) + HSO_4^-(aq)$ $E_{red}^0 = -0.30V$

- $PbO_2(s) + 3H^+(aq) + HSO_4^-(aq) + 2e^-$
  $\rightleftharpoons PbSO_4(s) + 2H_2O(l)$ $E_{red}^0 = +1.63V$

이에 대한 설명으로 옳은 것만을 〈보기〉에서 있는 대로 고른 것은?

―〈보 기〉―
ㄱ. $PbO_2(s)$는 환원 전극이다.
ㄴ. 방전시 산화 전극과 환원 전극의 질량이 모두 증가한다.
ㄷ. 납축 전지는 액간 접촉이 없는 전지이다.

① ㄱ   ② ㄴ   ③ ㄱ, ㄷ
④ ㄴ, ㄷ   ⑤ ㄱ, ㄴ, ㄷ

17-44A. ECGM23전기화학, 납축전지/24단국 추가문제1-1★★

다음은 납축전지의 전지 반응식과 25°C에서의 표준 기전력(E^0)이다.

$Pb(s) + PbO_2(s) + 2H^+(aq) + 2HSO_4^-(aq)$
$\rightleftharpoons 2PbSO_4(s) + 2H_2O(l)$ $E^0 = 2.05V$

이에 대한 설명으로 옳지 않은 것은?

① pH를 증가시키면 기전력은 증가한다.
② H_2O를 추가하면 기전력은 감소한다.
③ Pb를 추가해도 기전력은 변하지 않는다.
④ 전지가 평형 상태에 도달하면 기전력은 0V이다.
⑤ 전지가 방전되는 동안 전해질 용액의 밀도는 감소한다.

17-45B. EC납축전지/24단국 추가문제1-2(13미트)★★

다음은 납축전지에서의 환원 반쪽 반응식과 25℃에서의 표준 환원 전위(E^0)이다.

$PbO_2(s) + HSO_4^-(aq) + 3H^+(aq) + 2e^- \rightleftharpoons PbSO_4(s) + 2H_2O(l)$
$$E^0 = 1.63V$$

$PbSO_4(s) + H^+(aq) + 2e^- \rightleftharpoons Pb(s) + HSO_4^-(aq)$
$$E^0 = -0.30V$$

그림은 완전히 충전된 납축전지 (가)를 이용해서 방전된 납축전지 (나)를 충전할 때의 연결 상태를 나타낸 것이다. 각 전극 단자의 부호는 납축전지에 표시되어 있는 전극 부호를 나타낸다.

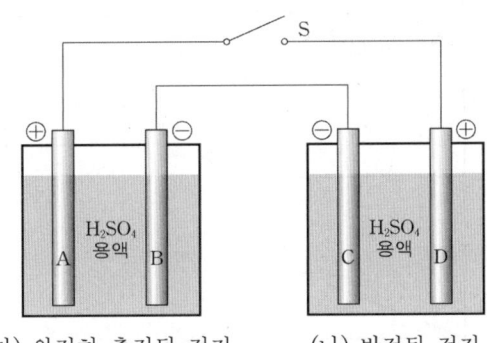

(가) 완전히 충전된 전지   (나) 방전된 전지

스위치 S를 닫아 충전을 시작하였다. 이에 대한 설명으로 옳지 않은 것은? (단, 두 축전지의 용량 및 규격은 같다.)

① 전극 B에서 산화 반응이 일어난다.
② 전극 D에서 $PbO_2(s)$이 생성된다.
③ 전지 (가)의 자유 에너지는 감소한다.
④ 전지 (나)의 황산 용액의 비중은 감소한다.
⑤ 반응이 평형에 도달하면 두 전지의 전위차는 같아진다.

17-46B. EC납축전지/24단국 추가문제1-3(11피트예비)

다음은 납축전지의 두 전극에서 일어나는 반쪽 반응과 표준 환원 전위(E^0)이다.

○ $PbSO_4(s) + H^+(aq) + 2e^-$
$\rightleftharpoons Pb(s) + HSO_4^-(aq)$ $E^0 = -0.30V$

○ $PbO_2(s) + HSO_4^-(aq) + 3H^+(aq) + 2e^-$
$\rightleftharpoons PbSO_4(s) + 2H_2O(l)$ $E^0 = 1.63V$

납축전지에 대한 설명으로 옳은 것만을 〈보기〉에서 있는 대로 고른 것은?

〈보 기〉
ㄱ. 1몰의 $Pb(s)$이 생성될 때 이동하는 전자의 전하량은 $9.65 \times 10^4 C$이다.
ㄴ. 전해질 용액의 황산 농도가 4M에서 2M로 낮아지면 전지 전위 값은 증가한다.
ㄷ. 방전 시 $PbSO_4(s)$이 두 전극 모두에서 생성된다.

① ㄴ   ② ㄷ   ③ ㄱ, ㄴ
④ ㄱ, ㄷ   ⑤ ㄴ, ㄷ

17-47B. ECZD925납축전지/24연세 추가문제17-5★★

다음은 납축전지의 전체 반응식이다.

$$Pb(s) + PbO_2(s) + 2H^+(aq) + 2HSO_4^-(aq) \rightarrow 2PbSO_4(s) + 2H_2O(l)$$

$$\triangle H^0 = -315.9 \text{ kJ}, \quad \triangle S^0 = 263.5 \text{ J/K}$$

납축전지에 대한 설명으로 옳은 것만을 <보기>에서 있는 대로 고른 것은? (단, $\triangle H^0$와 $\triangle S^0$는 온도와 무관하다고 가정한다.)

─── <보 기> ───
ㄱ. 전해질 용액의 황산 농도가 증가하면 기전력이 증가한다.
ㄴ. 전지가 방전될 때, 전해질 용액의 밀도는 증가한다.
ㄷ. 전지의 표준 기전력은 25℃에서가 -20℃에서보다 높다.

① ㄱ   ② ㄴ   ③ ㄱ, ㄷ
④ ㄴ, ㄷ   ⑤ ㄱ, ㄴ, ㄷ

17-48B. ECGZD925전기화학/24단국 추가문제1-7★

다음은 납축전지의 전체 반응식과 $\triangle H^0$ 및 $\triangle S^0$ 자료이다.

$$Pb(s) + PbO_2(s) + 2H^+(aq) + 2HSO_4^-(aq) \rightleftharpoons 2PbSO_4(s) + 2H_2O(l)$$

$$\triangle H^0 = -315.9 \text{ kJ}, \quad \triangle S^0 = 263.5 \text{ J/K}$$

다음 중 온도에 따른 표준 전지 전위(E^0)를 나타낸 그래프로 가장 적절한 것은? (단, $\triangle H^0$와 $\triangle S^0$는 온도에 따라 변하지 않는다고 가정한다.)

① 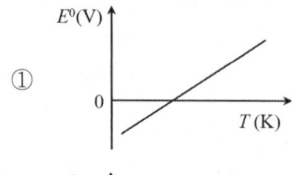   ②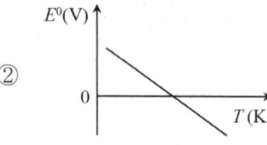

③ 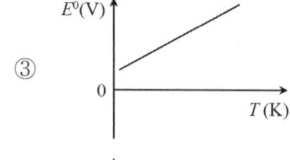   ④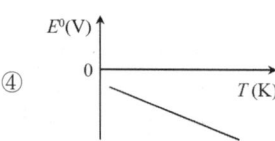

⑤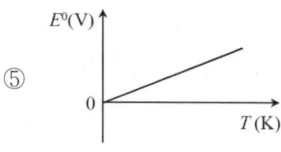

라티머 도표

17-49B. ECKH22/22경희기출2번

다음은 구리와 연관된 3가지 반쪽 반응식과 25℃에서의 표준 환원 전위($E°$)이다.

$Cu^+(aq) + e^- \rightarrow Cu(s)$ $E_1° = 0.522V$
$Cu^{2+}(aq) + 2e^- \rightarrow Cu(s)$ $E_2° = 0.340V$
$Cu^{2+}(aq) + e^- \rightarrow Cu^+(aq)$ $E_3° = a$

반쪽 반응들에 대한 설명으로 옳은 것만을 〈보기〉에서 모두 고른 것은? (단, 온도는 25℃로 일정하다.)

〈보 기〉
ㄱ. $2Cu^{2+}(aq) + 2e^- \rightarrow 2Cu(s)$ 반쪽 반응의 표준 환원 전위는 0.522V이다.
ㄴ. $Cu^{2+}(aq)$는 $Cu^+(aq)$보다 강한 산화제이다.
ㄷ. a= $-0.182V$이다.

① ㄱ
② ㄴ
③ ㄷ
④ ㄱ, ㄴ
⑤ ㄱ, ㄷ

17-50B. EC전기화학/20중앙기출23

다음은 철 이온의 환원 반응 및 환원 전위를 보여준다.

반응 1: $Fe^{3+}(aq) + e^- \rightarrow Fe^{2+}(aq)$ $E_1^0 = 0.77$ V
반응 2: $Fe^{2+}(aq) + 2e^- \rightarrow Fe(s)$ $E_2^0 = -0.44$ V
반응 3: $Fe^{3+}(aq) + 3e^- \rightarrow Fe(s)$ $E_3^0 = ?$

다음 중 반응 3의 환원 전위 E_3^0에 가장 근접한 값은? (단, 패러데이 상수는 96485 C·mol^{-1}이다.)

① -1.21 V
② -0.33 V
③ -0.04 V
④ 0.33 V

17-51B. ECJH186 전기화학/24원광모의 2회36번★

그림은 25℃, 산성 수용액에서 질소의 산화 상태의 변화 단계에 대한 표준 환원 전위(E^0)를 나타낸 것이다.

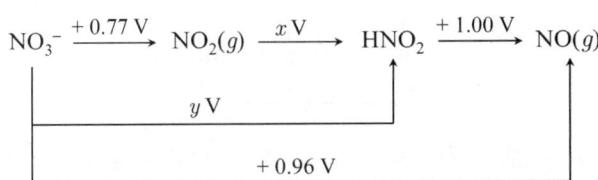

y는? (단, 온도는 25℃로 일정하다.)

① $+1.11$
② $+0.94$
③ $+1.59$
④ $+0.27$
⑤ -0.81

17-52B. EC전기화학,라티머도표/24원광 기출복원17

다음은 Cu와 관련된 반쪽 반응 및 25℃에서의 표준 환원 전위(E^0)이다. x는?

$$Cu^{2+}(aq) + 2e^- \rightleftharpoons Cu(s) \quad E^0 = 0.34V$$
$$Cu^+(aq) + e^- \rightleftharpoons Cu(s) \quad E^0 = 0.52V$$
$$Cu^{2+}(aq) + e^- \rightleftharpoons Cu^+(aq) \quad E^0 = x \text{ V}$$

① −0.18
② +0.18
③ −0.16
④ +0.16
⑤ +0.08

17-53B. ECGM20-1전기화학,라티머도표/24원광 추가문제17-1

다음은 25℃, 산성 수용액에서 Mn 화학종에 대한 Latimer 도표이다.

$$MnO_4^- \xrightarrow{+0.56V} MnO_4^{2-} \xrightarrow{+2.26V} MnO_2$$
$$\xrightarrow{+0.95V} Mn^{3+} \xrightarrow{+1.51V} Mn^{2+} \xrightarrow{-1.18V} Mn$$

다음 중 25℃, 산성 용액에서 MnO_4^-가 Mn^{2+}로 환원될 때의 표준 환원 전위(V)에 가장 가까운 것은?

① 7.56
② 3.78
③ 2.52
④ 1.89
⑤ 1.51

17-54B. EC전기화학,라티머도표/24원광 기출복원17-2(12임용)

그림은 산성 수용액에서 질소의 산화 상태의 변화 단계에 대한 표준 환원 전위(E^0)를 나타낸 것이다.

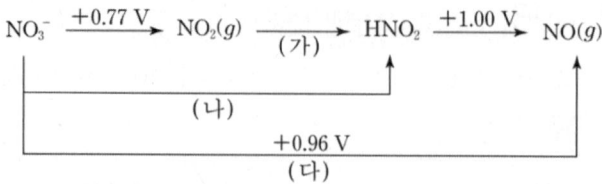

이에 대한 설명으로 옳은 것만을 〈보기〉에서 있는 대로 고른 것은?

―〈보 기〉―

ㄱ. (가)의 반쪽 반응에서 E^0는 −0.81V이다.
ㄴ. (나)의 반쪽 반응에서 필요한 전자는 NO_3^- 1몰당 2몰이다.
ㄷ. (다)의 반쪽 반응은 $NO_3^- + 4H^+ + 3e^- \rightarrow NO(g) + 2H_2O$ 이다.

① ㄱ
② ㄴ
③ ㄱ, ㄷ
④ ㄴ, ㄷ
⑤ ㄱ, ㄴ, ㄷ

17-55B. EC전기화학,라티머도표/24원광 추가문제17-3(23미트)★

표는 25℃의 수용액에서 산소 화학종이 환원되는 반쪽 반응의 표준 환원 전위(E^0)와 표준 반응 자유 에너지($\triangle G^0$)를 나타낸 것이다.

반쪽 반응	E^0(V)	$\triangle G^0$(kJ)
$O_2(g)+4H^+(aq)+4e^- \rightleftharpoons 2H_2O(l)$	1.2	a
$O_3(g)+2H^+(aq)+2e^- \rightleftharpoons O_2(g)+H_2O(l)$	2.1	b
$O_3(g)+6H^+(aq)+6e^- \rightleftharpoons 3H_2O(l)$		c

이에 대한 설명으로 옳은 것만을 <보기>에서 있는 대로 고른 것은?

―――――<보 기>―――――
ㄱ. $a > b$이다.
ㄴ. c는 1.5이다.
ㄷ. 25℃의 수용액에서 $O_2(g)$의 산화력은 수용액의 pH가 높을수록 크다.

① ㄱ   ② ㄴ   ③ ㄱ, ㄷ
④ ㄴ, ㄷ   ⑤ ㄱ, ㄴ, ㄷ

17-56B. EC전기화학/24원광 추가문제17-4(16피트)

다음은 염기성 수용액에서 일어나는 ClO_3^-과 ClO^-의 반쪽 반응식이고, E^0와 $\triangle G^0$는 각각 25℃에서의 표준 환원 전위와 표준 깁스 자유 에너지 변화이다.

$$ClO_3^- + 2H_2O + 4e^- \rightarrow ClO^- + 4OH^-$$
$$E_1^0, \triangle G^0 = a\,kJ/mol$$

$$ClO^- + H_2O + 2e^- \rightarrow Cl^- + 2OH^-$$
$$E_2^0, \triangle G^0 = b\,kJ/mol$$

25℃의 염기성 수용액에서 1mol의 ClO_3^-이 Cl^-로 환원되는 반응에 대한 설명으로 옳은 것만을 <보기>에서 있는 대로 고른 것은?

―――――<보 기>―――――
ㄱ. ClO_3^- 1mol 당 전자 6mol이 필요하다.
ㄴ. 표준 깁스 자유 에너지 변화는 $(a+b)$ kJ이다.
ㄷ. 표준 환원 전위는 $E_1^0 + E_2^0$이다.

① ㄱ   ② ㄷ   ③ ㄱ, ㄴ
④ ㄴ, ㄷ   ⑤ ㄱ, ㄴ, ㄷ

17-57C. ECDB13-7전기화학/24경희 추가문제14-3★★

다음은 298K에서 반응 (가)~(다)에 대한 자료이다.

(가)	$Zn(s) + Cl_2(g) \rightarrow ZnCl_2(aq)$	$\Delta G^0 = -400 kJ/mol$
(나)	$Cu^{2+}(aq) + Zn(s) \rightarrow$ $Cu(s) + Zn^{2+}(aq)$	$E^0 = 1.1V$
(다)	$Cu(s) + 2Fe^{3+}(aq) \rightarrow$ $Cu^{2+}(aq) + 2Fe^{2+}(aq)$	$K = 1.0 \times 10^{14}$

298K에서 이에 대한 설명으로 옳은 것만을 〈보기〉에서 있는 대로 고른 것은? (단, 25℃에서 $\frac{RT}{F}\ln 10 = 0.0592V$ 이다.)

―〈보 기〉―
ㄱ. 산화력의 세기는 $Fe^{3+} > Zn^{2+}$이다.
ㄴ. $Cu(s) + Cl_2(g) \rightarrow CuCl_2(aq)$는 표준 상태에서 자발적이다.
ㄷ. 표준 기전력(E^0)은 (가) > (다)이다.

① ㄱ   ② ㄴ   ③ ㄱ, ㄷ
④ ㄴ, ㄷ ⑤ ㄱ, ㄴ, ㄷ

전해전지

17-58B. EC41005 전기화학/24원광모의 1회15번

어떤 알칼리 토금속(M)의 염화물을 5.00A의 전류로 748초 동안 전극에서 전기 분해하였더니 0.471g의 금속이 석출되었.
금속 M으로 가장 적합한 것은? (단, M은 임의의 원소 기호이다.)

① Be (원자량: 9.012)
② Mg (원자량: 24.31)
③ Na (원자량: 22.99)
④ Ca (원자량: 40.08)
⑤ Sr (원자량: 87.62)

17-59B. ECS223 전기 화학/24원광모의 2회35번

다음은 25℃에서 네 가지 환원 반쪽 반응식과 표준 환원 전위(E_{red}^0)이다.

반쪽 반응	E_{red}^0 (V)
$O_2(g) + 4H^+(aq) + 4e^- \rightleftharpoons 2H_2O(l)$	+1.23
$I_2(aq) + 2e^- \rightleftharpoons 2I^-(aq)$	+0.54
$2H_2O(l) + 2e^- \rightleftharpoons H_2(g) + 2OH^-(aq)$	−0.83
$K^+(aq) + e^- \rightleftharpoons K(s)$	−2.92

1.0M 아이오딘화 포타슘(KI) 수용액 500mL에 백금 전극을 담가 5.0A의 전류로 965초 동안 전기 분해하였다. 이에 관한 설명으로 옳은 것만을 <보기>에서 있는 대로 고른 것은? (온도는 25℃로 일정하다. 모든 화학종은 표준 상태에 있다. 제시되지 않은 반응은 고려하지 않는다.)

─── <보 기> ───
ㄱ. 전기 분해 과정에서 용액에 녹아있는 음이온 수가 증가한다.
ㄴ. 환원 전극 근처에서 용액의 pH는 높아진다.
ㄷ. 산화 전극에서 생성된 물질은 50mmol이다.

① ㄱ ② ㄴ ③ ㄱ, ㄷ
④ ㄴ, ㄷ ⑤ ㄱ, ㄴ, ㄷ

17-60B. ECSH229 전기화학/24원광모의 3회15번

그림은 $M(NO_3)_3(aq)$의 전기 분해 실험 장치이다. 직류 전원 장치를 통하여 2.00 A의 전류를 96.5초 동안 흘려주었을 때 전극 A의 질량이 w g 증가하였다.

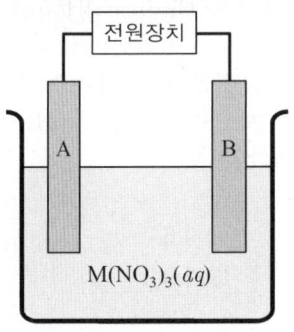

이에 관한 설명으로 옳은 것만을 <보기>에서 있는 대로 고른 것은? (단, 전극 A와 B는 반응하지 않는다.)

─── <보 기> ───
ㄱ. A는 전원 장치의 (−)극에 연결되어 있다.
ㄴ. B에서는 $H_2(g)$가 생성된다.
ㄷ. M의 원자량은 $1500w$이다.

① ㄱ ② ㄴ ③ ㄱ, ㄷ
④ ㄴ, ㄷ ⑤ ㄱ, ㄴ, ㄷ

17-61B. EC전해전지+Ph/23경희기출11번

황산구리($CuSO_4$) 수용액 5.0M, 36.0mL를 사용하여 음극에서 구리 도금을 한다. 이 때, 양극에서는 수소이온(H^+)과 산소(O_2)가 아래와 같이 발생한다.

$$2H_2O(l) \rightarrow O_2(g) + 4H^+(aq) + 4e^-$$

0.120 암페어(A)의 전류를 8시간 흘려주고 난 뒤 수용액의 pH에 가장 가까운 것은? (단, 수용액의 초기 pH는 7.0이고 반응 시 부피 변화는 일어나지 않는다.)

① 0.0 ② 0.5 ③ 1.0
④ 1.5 ⑤ 2.0

17-62C. EC전기화학,전해전지/24중앙기출28★★

크로뮴 도금에서 도금할 금속을 황산과 크로뮴산(H_2CrO_4)의 뜨거운 중탕 속에 넣어 전해 전지의 환원전극으로 한다. 크로뮴 원자 하나의 부피는 8×10^{-30} m^3 이고, 도금되는 금속 크로뮴의 결정 구조는 체심 입방 구조이다. 전해 전지에 250 A의 전류를 사용하여 표면적이 1×10^3 cm^2 인 강철 표면을 1.5×10^{-3} cm의 두께로 크로뮴 도금하는데 걸리는 시간에 가장 근접한 것은? (단, $\sqrt{3}\pi \approx 5.4$이다.)

① 80 s
② 120 s
③ 480 s
④ 720 s

연료전지

17-63B. EC전기화학,연료전지/24연세 기출복원17★★

수소 연료전지(fuel cell)은 수소가 산소에 의해 연소되는 반응을 이용한 갈바니 전지이다. 수소 연료전지에서 전체 반응은 단순히 수소와 산소가 물로 전환되는 반응이다. 연료전지는 반응물이 전지 내부에 저장되어 있지 않고 대신에 외부 가스탱크로부터 지속적으로 공급된다는 점에서 일반적인 배터리와 구별된다. 표는 관련 물질의 열역학 자료이다.

물질	ΔH_f^0 (kJ/mol)	S^0 (J/K·mol)
$H_2(g)$	0	131
$O_2(g)$	0	205
$H_2O(l)$	−286	70

(1) 수소 연료전지 반응의 ΔH^0와 ΔS^0를 계산하시오.

(2) 25℃에서 수소 연료전지 반응의 E^0를 계산하시오.

(3) 수소 연료전지를 효율적으로 작동시키려면 온도가 높은 것이 좋을지, 낮은 것이 좋을지 예측하고 그 이유를 서술하시오.

17-64B. ECZD924전기화학,연료전지/24연세 추가문제17-1★★

다음 반응을 이용한 연료전지가 있다.

$$2CO(g) + O_2(g) \rightarrow 2CO_2(g)$$

800℃와 어떤 농도 조건에서 전체 반응의 $\triangle G$는 -380kJ이다. 그 온도와 농도 조건에서 이 연료전지의 전지 전위에 가장 가까운 것은?

① 0.5 V
② 1.0 V
③ 1.5 V
④ 2.0 V
⑤ 2.5 V

17-65B. ECZD923전기화학,연료전지/24연세 추가문제17-2★★

다음은 298K에서 수소-산소 연료전지의 전체 반응식과 평형상수이다.

$$2H_2(g) + O_2(g) \rightarrow 2H_2O(l) \qquad K = 1.28 \times 10^{83}$$

다음 중 298K에서 이 연료전지의 표준 기전력(E^0)에 가장 가까운 것은?

① 0.62 V
② 1.23 V
③ 1.87 V
④ 2.21 V
⑤ 3.47 V

17-66B. ECGM11전기화학,연료전지/24연세 추가문제17-3★★

수소 연료전지에서 $2H_2(g) + O_2(g) \rightarrow 2H_2O(l)$의 반응이 일어난다. 각 성분의 표준생성엔탈피와 표준 몰 엔트로피가 표와 같을 때, 300K에서의 기전력(V)은? (단, Faraday 상수는 96500 C/mol이다)

화합물	표준생성엔탈피 (kJ/mol)	표준 몰 엔트로피 (J/mol·K)
$H_2O(l)$	-290	70
$H_2(g)$	0	130
$O_2(g)$	0	205

① 1.0
② 1.25
③ 1.5
④ 2.5

17-67B. ECMC845ZD141연료전지/24연세 추가문제17-4★★

다음은 메탄올 연료전지의 전체 반응식이다.

$$2CH_3OH(l) + 3O_2(g) \rightarrow 2CO_2(g) + 4H_2O(l)$$

$\triangle H^0$와 $\triangle S^0$가 온도에 무관하다고 가정할 때, 전지의 기전력 E^0과 절대온도(T)의 관계를 가장 적절히 나타낸 것은?

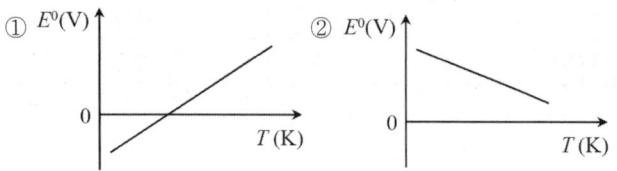

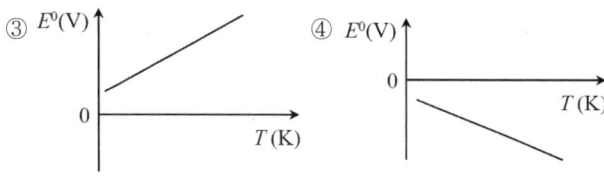

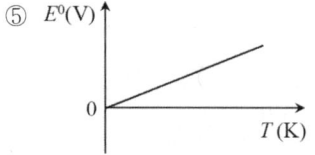

17-68B. EC전기화학/20중앙기출26★

〈보기〉의 설명 중 옳은 것만을 모두 고른 것은?

〈보기〉
가. 갈바니 전지가 작동 중에 양이온들은 산화전극으로 이동한다.
나. 농도차 전지에서 전자는 고농도의 전극에서 저농도의 전극으로 흐른다.
다. 염화 소듐 수용액의 전기 분해시 환원전극에서는 수소 기체가 발생한다.
라. 연료전지의 장점 중 하나는 에너지 효율이 열기관보다 높다는 점이다.

① 가, 나
② 나, 다
③ 나, 라
④ 다, 라

전기화학 상식

17-69B. EC전기화학,상식/23경희기출10번

다음은 일련의 반쪽 반응식과 온도 25℃에서의 표준 환원 전위(E^0)이다.

○ $O_2(g) + 4H^+(aq) + 4e^- \rightarrow 2H_2O(l)$ $E^0 = +1.23V$
○ $Cu^{2+}(aq) + 2e^- \rightarrow Cu(s)$ $E^0 = +0.34V$
○ $Fe^{2+}(aq) + 2e^- \rightarrow Fe(s)$ $E^0 = -0.44V$
○ $Zn^{2+}(aq) + 2e^- \rightarrow Zn(s)$ $E^0 = -0.76V$

주어진 자료를 바탕으로 금속의 부식에 대한 설명으로 옳은 것만을 <보기>에서 모두 고른 것은? (단, 표준 상태이며 온도는 25℃이다.)

〈보 기〉
ㄱ. 아연은 구리보다 강한 환원제이다.
ㄴ. 아연은 철보다 부식이 심하다.
ㄷ. 철 금속은 중성 수용액에 노출될 때 염기성 수용액보다 부식이 심하다.

① ㄱ   ② ㄷ   ③ ㄱ, ㄴ
④ ㄴ, ㄷ   ⑤ ㄱ, ㄴ, ㄷ

17-70A. EC전기화학,상식/24경희기출6

철근이 녹이 슬 때에 대한 설명 중 옳은 것을 <보기>에서 모두 고른 것은? (단, $E^0_{Fe^{2+}/Fe}$와 $E^0_{Zn^{2+}/Zn}$는 각각 -0.44V, -0.76V이다.)

〈보 기〉
ㄱ. 철의 산화수는 증가한다.
ㄴ. 녹이 슬고 난 후 철근의 질량은 증가한다.
ㄷ. 철근에 아연 판을 붙이면 철근에 녹이 스는 반응이 촉진된다.

① ㄱ   ② ㄴ   ③ ㄷ
④ ㄱ, ㄴ   ⑤ ㄱ, ㄴ, ㄷ

17-71A. EC21GM전기화학,상식/24경희 추가문제6-1★

음극화 보호(cathodic protection)를 이용하여 철(Fe)의 부식을 막을 수 있는 원소는?

① 마그네슘(Mg)
② 니켈(Ni)
③ 구리(Cu)
④ 납(Pb)
⑤ 주석(Sn)

17-72B. EC08GM전기화학,상식/24경희 추가문제6-2★

다음은 25℃에서 금속의 표준환원전위 값이다.

$Ag^+(aq) + e^- \rightarrow Ag(s)$	$E^0 = +0.80V$
$Fe^{2+}(aq) + 2e^- \rightarrow Fe(s)$	$E^0 = -0.44V$
$Cr^{3+}(aq) + 3e^- \rightarrow Cr(s)$	$E^0 = -0.74V$
$Zn^{2+}(aq) + 2e^- \rightarrow Zn(s)$	$E^0 = -0.76V$

전기 화학 반응에 대한 설명으로 옳지 않은 것은?

① 아연 전극과 은 전극으로 이루어진 갈바니 전지의 표준 기전력(E^0)은 1.56V이다.
② 철의 부식을 막기 위하여 은 금속을 희생 양극(sacrificial anode)으로 쓸 수 있다.
③ 크롬은 철보다 더 강한 환원제이다.
④ 철 금속을 진한 수소 이온 용액에 넣으면 수소 기체가 발생한다.

17-73A.

산소 기체와 물이 철을 녹슬게 하는 부식 반응에 대한 설명으로 옳지 않은 것은?

① 철의 초기 반응은 $Fe(s) \rightarrow Fe^{2+}(aq) + 2e^-$ 이다.
② 환원되는 화학종은 산소 기체($O_2(g)$)이다.
③ 이 부식 반응의 표준 기전력은 음의 값을 갖는다.
④ 철의 최종 부식 생성물은 산화철(Ⅲ)이다.
⑤ 염화 이온(Cl^-)은 Fe^{3+}와 안정한 착이온을 형성하여 철의 부식을 가속한다.

17-74B.

공기 중에서 세 개의 비커에 (a) pH = 7인 증류수, (b) pH = 4인 묽은 HCl 수용액, (c) pH = 10 인 묽은 NaOH 수용액이 각각 담겨 있다. 철 막대를 각각의 수용액 속에 담갔을 때 관찰되는 현상으로 옳은 것은?

① 수용액 (a)에서 녹이 가장 빠르게 생성된다.
② 수용액 (b)에서 녹이 가장 빠르게 생성된다.
③ 수용액 (c)에서 녹이 가장 빠르게 생성된다.
④ 녹이 생성되는 속도는 (a), (b), (c)에서 모두 비슷하게 진행된다.

17-75B.

다음은 철의 부식을 방지하는 방법이다.

(가)는 철 구조물에 금속 A를 도선으로 연결하는 방법이고, (나)는 철 구조물에 직류 전원 장치를 연결하는 방법이다.

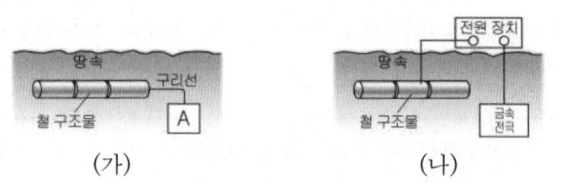

이에 대한 설명으로 옳은 것만을 <보기>에서 있는 대로 고른 것은?

<보 기>
ㄱ. A는 철보다 반응성이 크다.
ㄴ. A는 주기적으로 교체해야 한다.
ㄷ. (나)의 철 구조물은 전원 장치의 (+)극에 연결한다.

① ㄱ　　② ㄷ　　③ ㄱ, ㄴ
④ ㄴ, ㄷ　　⑤ ㄱ, ㄴ, ㄷ

17-76B. ECSN10604전기화학,상식/24경희 추가문제6-6★

그림은 불순물이 포함된 구리(A)를 전기 분해하여 순수한 구리(B)를 얻는 장치를 나타낸 것이다.

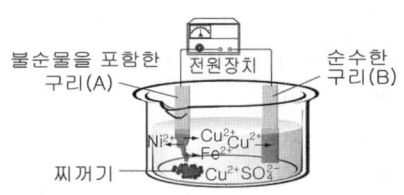

이에 대한 설명으로 옳은 것만을 〈보기〉에서 있는 대로 고른 것은?

─〈보 기〉─
ㄱ. A는 (+)극에 연결되어 있다.
ㄴ. B에서 산화 반응이 일어난다.
ㄷ. A의 질량은 감소하고, B의 질량은 증가한다.
ㄹ. 찌꺼기에는 구리보다 반응성이 큰 금속이 들어있다.

① ㄱ, ㄴ ② ㄱ, ㄷ ③ ㄴ, ㄷ
④ ㄴ, ㄹ ⑤ ㄷ, ㄹ

17-77B. EC08GM전기화학,상식/24경희 추가문제6-7

은 수저의 검은 녹은 일반적으로 공기 중의 황화수소 기체와 은이 반응하여 생기는 황화은(Ag_2S)이다. 황화은 녹을 제거하기 위해서는 알루미늄 호일을 깐 그릇에 탄산수소나트륨($NaHCO_3$) 수용액을 넣고 녹슨 은 수저를 담가 둔다. 이와 관련된 설명으로 옳은 것은?

① 황화은 녹 생성과정에서 황화수소는 은을 산화시킨다.
② 황화은 녹 제거과정에서 전자는 황화은에서 알루미늄으로 이동한다.
③ 황화은 녹이 제거되는 반응에서 수소 기체가 발생한다.
④ 금이 도금된 그릇을 사용할 경우에는 알루미늄 호일을 깔 필요가 없다.
⑤ 탄산수소나트륨은 환원제로 작용한다.

17-78B. ECGM2전기화학,상식/24단국 추가문제1-5★★

다음 중 2차 전지에 해당하지 않는 것은?

① 납축전지
② 알칼리 건전지
③ 니켈-카드뮴 전지
④ 니켈-아연 전지
⑤ 리튬 이온 전지

17-79B. ECGM1전기화학,상식/24단국 추가문제1-6★

1차 전지와 2차 전지로 전지의 종류를 분류할 때, 종류가 나머지와 다른 것은?

① 납 축전지
② 아연-산화 수은 전지
③ 망가니즈 전지
④ 알칼리 건전지
⑤ 산성형 건전지

불균등화 반응

17-80D. EC전기화학/24경희기출15

다음은 몇 가지 옥소산(oxoacids)들의 반쪽 반응식과 강한 산성 (pH=0) 조건에서의 표준 환원 전위(E^0)이다.

$HNO_2 + H_3O^+ + e^- \rightarrow NO + 2H_2O$ $\quad E^0 = +0.99V$
$NO_3^- + 3H_3O^+ + 2e^- \rightarrow HNO_2 + 4H_2O$ $\quad E^0 = +0.94V$
$2SO_2 + 2H_3O^+ + 4e^- \rightarrow S_2O_3^{2-} + 3H_2O$ $\quad E^0 = +0.40V$
$HSO_4^- + 3H_3O^+ + 2e^- \rightarrow SO_2 + 5H_2O$ $\quad E^0 = +0.17V$
$H_3PO_4 + 2H_3O^+ + 2e^- \rightarrow H_3PO_3 + 3H_2O$ $\quad E^0 = -0.28V$
$H_3PO_3 + 2H_3O^+ + 2e^- \rightarrow H_3PO_2 + 3H_2O$ $\quad E^0 = -0.50V$

반응들에 대한 설명으로 옳은 것만을 〈보기〉에서 모두 고른 것은? (단, 온도는 25℃로 일정하다.)

〈보 기〉
ㄱ. SO_2는 H_3PO_4보다 강한 산화제이다.
ㄴ. $NO_3^- + 4H_3O^+ + 3e^- \rightarrow NO + 6H_2O$ 반쪽 반응의 표준 환원 전위는 +1.93V이다.
ㄷ. 산성 조건에서 SO_2는 H_3PO_3와는 달리 불균등화 반응(disproportionation) 되어 불안정하다.

① ㄱ   ② ㄱ, ㄴ   ③ ㄴ, ㄷ
④ ㄱ, ㄷ   ⑤ ㄱ, ㄴ, ㄷ

17-81B. EC전기화학12MO/24경희 추가문제15-1★

불균등화 반응(disproportionation reaction)이란 한 반응에서 어떤 물질의 산화와 환원이 동시에 일어나는 반응을 말한다. 다음 중 불균등화 반응이 아닌 것은?

① $2H_2O_2 \rightarrow 2H_2O + O_2$
② $3BrF \rightarrow Br_2 + BrF_3$
③ $3NO \rightarrow N_2O + NO_2$
④ $U + 3ClF_3 \rightarrow UF_6 + 3ClF$
⑤ $Cl_2 + 2OH^- \rightarrow Cl^- + ClO^- + H_2O$

17-82B. EC전기화학/24경희 추가문제15-2★

다음 중 불균등화 반응(disproportionation reaction)을 모두 고른 것은?

가. $2Cu^+ \rightarrow Cu^{2+} + Cu$
나. $3MnO_4^{2-} + 4H^+ \rightarrow 2MnO_4^- + MnO_2 + 2H_2O$
다. $2KMnO_4 \rightarrow K_2MnO_4 + MnO_2 + O_2$
라. $2MnO_4^- + 3Mn^{2+} + 2H_2O \rightarrow 5MnO_2 + 4H^+$

① 가, 나
② 가, 다
③ 나, 라
④ 라
⑤ 가, 나, 다, 라

17-83C. EC20GM전기화학/24경희 추가문제15-3★★

다음은 25℃, 산성 수용액에서 Mn 화학종에 대한 Latimer 도표이다.

$$MnO_4^- \xrightarrow{+0.56V} MnO_4^{2-} \xrightarrow{+0.27V} MnO_3^- \xrightarrow{+4.27V}$$
$$MnO_2 \xrightarrow{+0.95V} Mn^{3+} \xrightarrow{+1.51V} Mn^{2+} \xrightarrow{-1.18V} Mn$$

다음 중 25℃, 산성 용액에서 불균등화 반응을 일으켜 자발적으로 분해되는 물질은?

① MnO_4^-
② MnO_4^{2-}
③ MnO_3^-
④ Mn
⑤ Mn^{2+}

초고난이도 - 산화·환원 적정

17-84D. ECBS380 산화환원적정/24단국모의 2회29

다음은 두 가지 환원 반쪽 반응식과 25℃에서의 표준 환원 전위이다.

$$Fe^{3+}(aq) + e^- \rightleftharpoons Fe^{2+}(aq) \qquad E^0_{red} = 0.78V$$
$$Ce^{4+}(aq) + e^- \rightleftharpoons Ce^{3+}(aq) \qquad E^0_{red} = 1.70V$$

그림은 반쪽 전지 (가)와 (나)로 구성된 갈바니 전지이다.

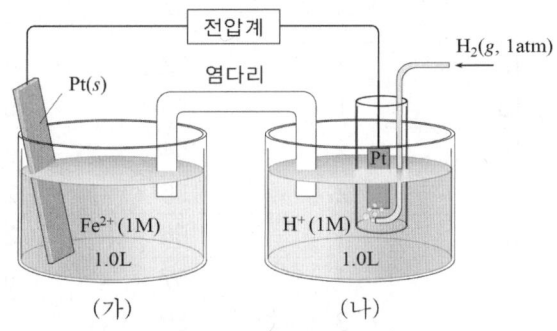

(가)에 $Ce^{4+}(aq)$를 첨가하며 전압(E_{cell})을 측정할 때, 이에 대한 설명으로 옳은 것만을 〈보기〉에서 있는 대로 고른 것은? (단, 온도는 25℃로 일정하다.)

〈보 기〉
ㄱ. Ce^{4+} 0.50mol을 첨가했을 때 $E_{cell} = 0.78V$이다.
ㄴ. Ce^{4+} 1.0mol을 첨가했을 때 $E_{cell} = 1.24V$이다.
ㄷ. Ce^{4+} 2.0mol을 첨가했을 때 $E_{cell} = 1.70V$이다.

① ㄱ   ② ㄴ   ③ ㄱ, ㄷ
④ ㄴ, ㄷ   ⑤ ㄱ, ㄴ, ㄷ

17. 전기화학

문제번호	정답	문제번호	정답
1	2	41	2
2	3	42	5
3	4	43	5
4	3	44	1
5	4	45	4
6	2	46	2
7	4	47	3
8	4	48	3
9	5	49	1
10	5	50	3
11	2	51	2
12	3	52	4
13	1	53	5
14	2	54	4
15	2	55	2
16	1	56	3
17	1	57	5
18	3	58	2
19	주관식	59	2
20	3	60	3
21	2	61	1
22	3	62	3
23	4	63	주관식
24	4	64	2
25	3	65	2
26	5	66	2
27	2	67	2
28	2	68	4
29	1	69	5
30	1	70	4
31	3	71	1
32	4	72	2
33	2	73	3
34	4	74	2
35	3	75	3
36	3	76	2
37	4	77	1
38	2	78	2
39	주관식	79	1
40	1	80	4

문제번호	정답	문제번호	정답
81	4		
82	1		
83	3		
84	5		
85			
86			
87			
88			
89			
90			

17장 해설 링크 모음

ps

18

배위 화합물

해설 링크 모음

18. 배위 화합물 핵심 써머리

1. 배위 화합물

1) 첫 주기 전이금속
    (1) $4s$ 오비탈에 한 개 또는 그 이상의 전자와 다수의 $3d$ 전자를 갖는다.
    (2) 대부분의 전이 금속 화합물들은 색을 띤다.

2) 대부분의 전이금속 원소들은 배위 화합물을 형성한다.
    (1) 배위 화합물: 중심 금속 이온에 리간드들이 결합된 착이온을 포함
    (2) 착이온에서 금속 이온에 직접 결합한 원자 수(배위수)는 주로 2, 4, 6이다.
    (3) 킬레이트 리간드는 전이 금속에 한 개 이상의 결합을 한다.

3) 배위수에 따라 중심금속의 혼성 오비탈이 결정된다.
    (1) 배위수 2: sp
    (2) 배위수 4: sp^3(사면체), dsp^2(평면사각)
    (3) 배위수 6: sp^3d^2 또는 d^2sp^3

2. 이성질 현상

1) 이성질체: 화학식은 같으나 성질이 다른 두 개 또는 그 이상의 화합물
    (1) 배위권 이성질 현상: 금속 주위의 리간드 배위 조성이 다르다.
    (2) 결합 이성질 현상: 하나 또는 그 이상의 리간드 결합 원소가 다르다.
    (3) 입체 이성질 현상
        ① 기하 이성질 현상: 이성질체의 결합은 동일하나 공간 배열이 다르다. (시스, 트랜스)
        ② 광학 이성질 현상: 대칭면을 가지지 않는 분자들은 광학 이성질 현상을 나타낸다.

2) 입체 이성질체 수 = 기하이성질체 수 + 광학활성인 기하이성질체 수
    (예 1) $MA_2B_2C_2$
        ① $MA_2B_2C_2$는 5개의 기하이성질체(㉮, ㉯, ㉰, ㉱, ㉲)를 가진다.
        ② 그 중 하나(㉮)는 광학활성이다. (㉮의 광학이성질체는 ㉮')
        ③ 그러므로 $MA_2B_2C_2$의 입체이성질체 수는 6이다. (㉮, ㉮', ㉯, ㉰, ㉱, ㉲)
    (예 2) $M(gly)_3$
        ① $M(gly)_3$는 4개의 기하이성질체(㉮,㉯,㉰,㉱)를 가진다.
        ② 그 중 두 개(㉮, ㉯)는 광학활성이다. (㉮와 ㉯의 광학 이성질체는 각각 ㉮'와 ㉯')
        ③ 그러므로 $M(gly)_3$의 입체이성질체 수는 6이다. (㉮, ㉮', ㉯, ㉯', ㉰, ㉱)

〈대표적인 팔면체 착화합물의 이성질체 종류/ 구조〉

착화합물	대표적인 기하 이성질체의 구조/ 개수 (회색 원표시 구조는 광학 활성인 구조)
(1) MA_4B_2	
(2) MA_3B_3	
(3) MA_3B_2C	
(4) MA_4BC	
(5) $MA_2B_2C_2$	
(6) MA_3BCD	
(7) $M(en)_2A_2$	

뒷 페이지에 이어집니다.

질문/ 상담 : 다음카페 박인규 일반화학

(8) M(en)$_3$	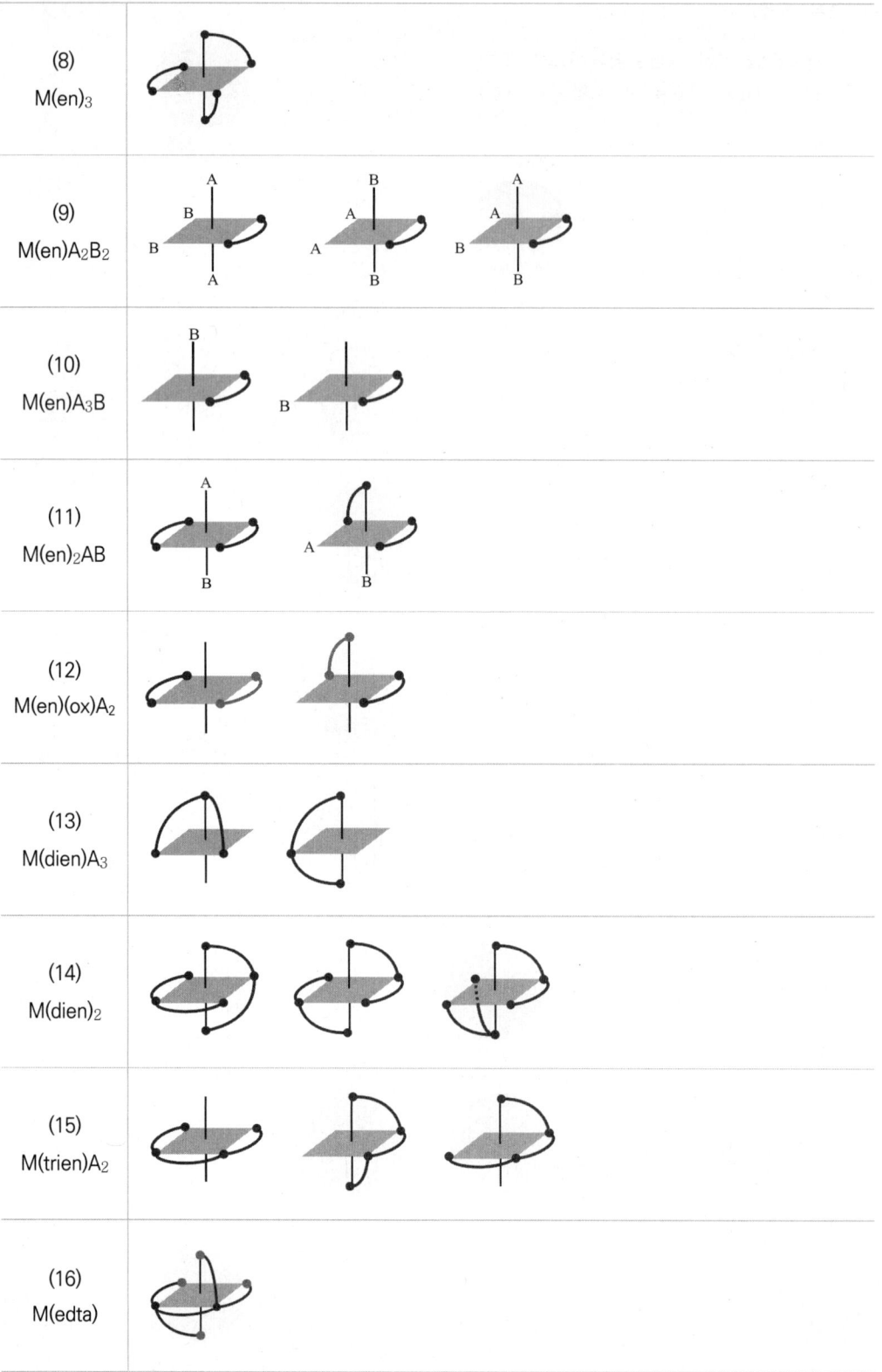
(9) M(en)A$_2$B$_2$	
(10) M(en)A$_3$B	
(11) M(en)$_2$AB	
(12) M(en)(ox)A$_2$	
(13) M(dien)A$_3$	
(14) M(dien)$_2$	
(15) M(trien)A$_2$	
(16) M(edta)	

3. 결정장 이론

1) 결정장 이론을 이용하여 착이온의 색깔과 자기적 성질을 설명할 수 있다.
2) 결정장 모형에서는 리간드를 $3d$오비탈의 에너지를 갈라지게 하는 점전하로 간주한다.
3) 착물의 색깔은 d오비탈 중 한 오비탈에서 다른 오비탈로의 전자 전이에 의해 발생한다.
4) 자기적 성질은 갈라진 $3d$ 에너지 준위를 $3d$ 전자가 어떻게 채우는가로 결정된다.
5) 결정장 갈라짐 에너지(Δ)에 영향을 주는 요소
   (1) 기하 구조: 사면체, 평면사각, 팔면체에 따라 $3d$오비탈의 갈라짐 모양이 다르다.
   (2) 중심금속의 산화수와 주기: 다른 조건이 같다면, 산화수가 클수록, 아래 주기 금속일수록 Δ가 크다.
   (3) 리간드: 분광화학적 계열에 따라 Δ의 크기가 달라진다.

$$\xrightarrow{\Delta \text{증가}}$$
$$I^- < Br^- < Cl^- < F^- < OH^- < H_2O < NH_3 < en < NO_2^- < CN^-, CO$$
약한장 리간드 　　　　　　　　　　　　　　　　　　　　　강한장 리간드

① 강한장 리간드: Δ가 크다. 저스핀 착물을 형성, 짧은 흡수 파장
② 약한장 리간드: Δ가 작다. 고스핀 착물을 형성, 긴 흡수 파장

〈배위화합물의 기하구조에 따른 오비탈 에너지 갈라짐 모양〉

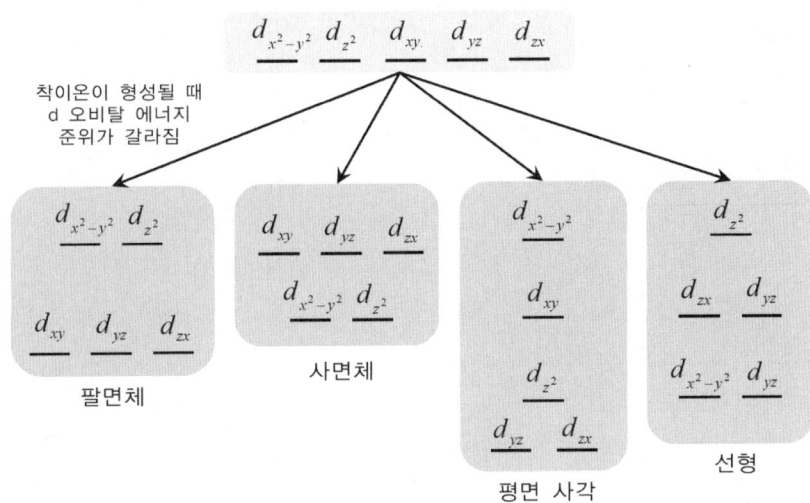

〈고스핀(high spin)과 저스핀(low spin)에서 전자 배치〉

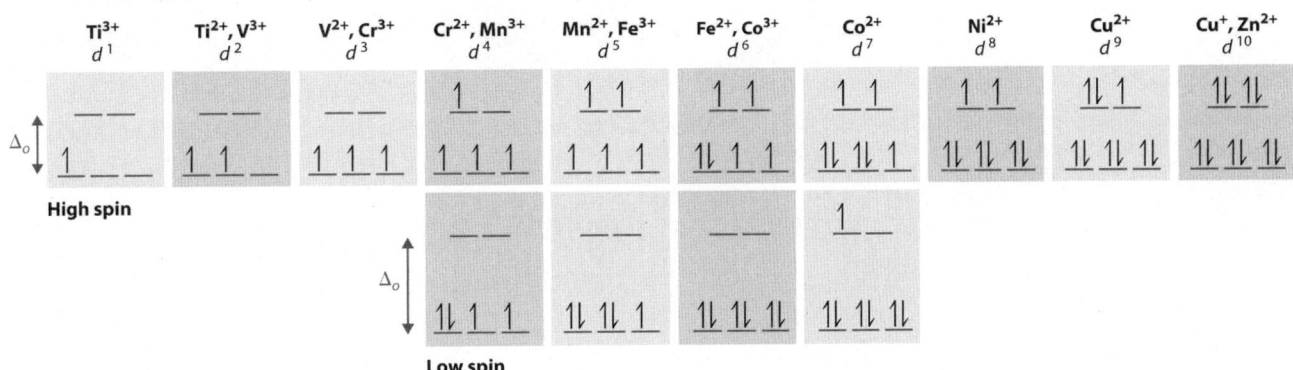

심화주제 18-1: 배위 화합물의 명명법

1) 접두사와 관계없이 알파벳 순서로 명명한다.
2) 영어이름: 양이온 먼저, 음이온 나중
3) 한글이름: 음이온 먼저, 양이온 나중
4) 리간드는 금속이온보다 먼저 부른다.
5) 단순한 리간드 수를 나타내는 접두사: 모노, 다이, 트라이, 테트라, 펜타, 헥사
6) 복잡한 리간드 수를 나타내는 접두사: 비스, 트리스, 테트라키스..
7) 착이온이 음전하를 띠면 금속 이름에 접미사 –산(-ate)를 붙인다.
   (1) 영문 표기시 금속 이름에 라틴명을 쓰기도 한다.

〈대표적인 한자리 리간드와 그 이름〉

리간드	리간드 이름	리간드	리간드 이름
H_2O	아쿠아(aqua)	F^-	플루오로(fluoro)
NH_3	암민(ammine)	Cl^-	클로로(chloro)
CO	카보닐(carbonyl)	Br^-	브로모(bromo)
NO	나이트로실(nitrosyl)	I^-	아이오도(iodo)
en	에틸렌다이아민	OH^-	하이드록소(hydroxo)
		CN^-	사이아노(cyano)

〈음이온성 착이온에서의 몇 가지 금속 이온에 대한 라틴어 이름〉

금속	음이온 착물에서의 금속 이름
철(iron)	철산(ferrate)
구리(copper)	구리산(cuprate)
납(lead)	납산(plumbate)
은(silver)	은산(argentate)
금(gold)	금산(aurate)
주석(tin)	주석산(stannate)

심화주제 18-1: 배위 화합물의 명명법

심화주제 18-2: 복잡한 배위 화합물의 이성질체 수

〈복잡한 배위화합물의 입체 이성질체 수〉

Formula	Number of Stereoisomers	Pairs of Enantiomers
Ma_6	1	0
Ma_5b	1	0
Ma_4b_2	2	0
Ma_3b_3	2	0
Ma_4bc	2	0
Ma_3bcd	5	1
Ma_2bcde	15	6
$Mabcdef$	30	15
$Ma_2b_2c_2$	6	1
Ma_2b_2cd	8	2
Ma_3b_2c	3	0
$M(AA)(BC)de$	10	5
$M(AB)(AB)cd$	11	5
$M(AB)(CD)ef$	20	10
$M(AB)_3$	4	2
$M(ABA)cde$	9	3
$M(ABC)_2$	11	5
$M(ABBA)cd$	7	3
$M(ABCBA)d$	7	3

심화주제 18-3: 전이원소의 성질

(1) 전이원소
1) 부분적으로 채워진 d 나 f 부껍질을 가지고 있는 원소이다.
2) d 구역 전이원소
   (1) 부분적으로 전자가 채워진 d 부껍질을 가지고 있는 원소이다.
   (2) 보통 이 원소들을 간단하게 전이원소라 한다.
3) f 구역 전이원소
   (1) 보통의 산화상태에서 부분적으로 채워진 f 부껍질을 가진 원소이다.
   (2) 내부 전이원소라고 하며, 주기율표 밑에 있는 두 줄의 원소이다.
      ① 첫 번째 줄에 있는 원소를 란타넘족 원소라 하며, 단단하고, 녹는점이 높다.
      ② 두 번째 줄에 있는 원소를 악티늄족 원소라 하며, 모든 원소들이 방사성을 가지고 있다.

(2) 전이원소의 특징
1) 모든 전이원소들은 금속성을 띤다.
2) 대부분의 전이금속 화합물은 색깔이 있으며, 상자기성이다.
3) 다양한 산화수를 갖고 있어서 산화-환원반응에 참여한다.
4) 궤도함수 사이에 전자전이가 가능하다.
5) 원소들의 양이온(가끔 중성원자의 경우에도)은 Lewis 산으로 작용하며, 착화합물을 형성하려는 경향이 매우 크다.
6) 열, 전기가 잘 통하며 촉매 또는 전자 재료로도 사용한다.
7) 묽은 산과의 반응성이 크다.

(3) 전이원소의 성질
1) 녹는점
   (1) 5B족이나 6B족까지 증가하다가 감소한다.
   (2) 이 성질은 금속결합의 세기에 달려 있다.
      ① 금속원자 내에 있는 짝을 이루지 않은 전자의 수에 달려 있다.
      ② 전이원소 주기의 첫 원소들은 짝을 이루지 않은 d 전자의 수가 6B족까지 증가하다가 그 후에는 전자가 짝을 이루기 시작한다.
   (3) 4주기 원소에서 Fe 이후로 녹는점이 감소하는 것은 짝진 전자들의 반발 때문이다.
   (4) 녹는점이 가장 낮은 것은 Hg(-39°C)이며, 가장 높은 것은 W(3,410°C)이다.

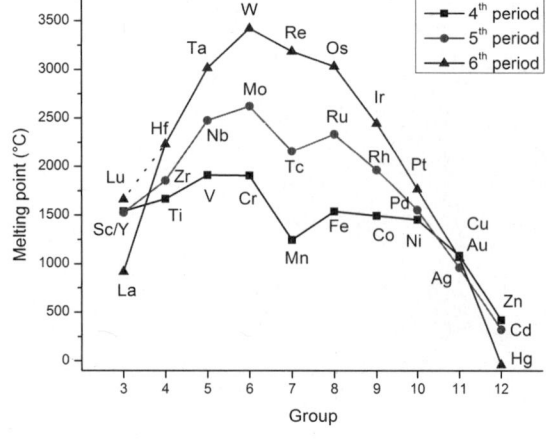

2) 원자 반지름
   (1) 주기의 오른쪽으로 갈수록 유효핵전하가 증가하므로 감소한다.
   (2) 끝부분이 증가하는 것은 전자간의 반발이 핵과 인력보다 크게 작용하기 때문이다.
   (3) 어느 족에서나 4주기에서 5주기로 가면서 증가한다.
   (4) 5주기와 6주기 전이원소의 반지름은 유사하다. 이를 란타넘족 수축이라 한다.
      ① 란타넘 계열에서 전자는 4f 오비탈에 채워진다.
      ② 4f 오비탈은 란타넘계열 원소의 내부에 묻혀있으므로 전자가 더 들어가도 원자의 크기에 기여하지 못한다
      ③ 이로 인하여 같은 족에 있는 4d와 5d원소들(각각 5주기와 6주기 원소들)은 화학적 성질이 매우 비슷하다.

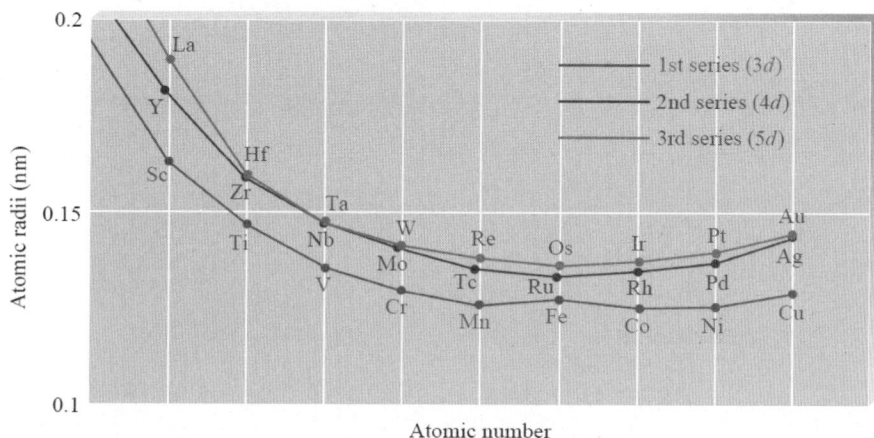

3) 이온화 에너지
   (1) 4주기 전이원소의 이온화 에너지는 원자번호가 증가함에 따라 점진적으로 증가한다.
   (2) 세 번째 이온화 에너지(3d오비탈에서 전자를 제거)는 첫 번째 이온화 에너지보다 더 큰 기울기로 증가한다.
      ① 이것은 전이 금속 첫 주기를 가로질러 갈 때 3d오비탈의 에너지가 크게 감소함을 보여주는 증거이다.
   (3) 6주기 원소는 4주기나 5주기 원소의 이온화 에너지보다 높다.
      ① 이들 원소의 반응성이 상대적으로 낮기 때문이다.
      ② 주족원소와 반대의 경향이다.

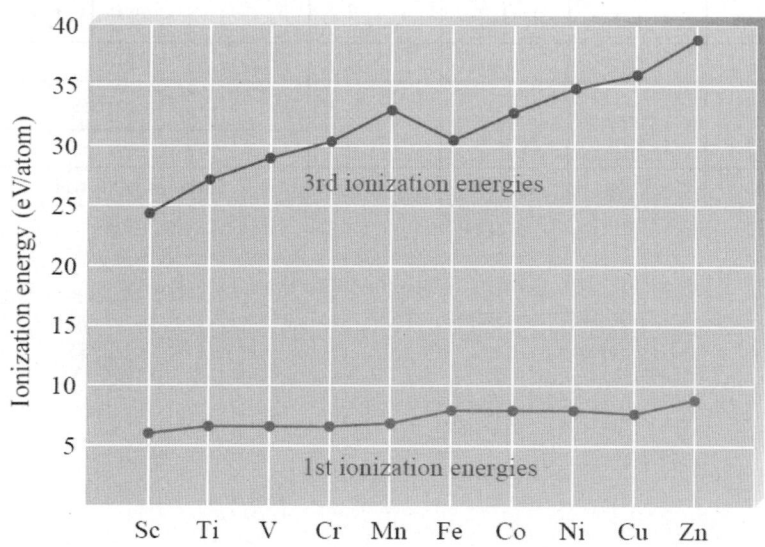

심화주제 18-4: 결정장 안정화 에너지(Crystal Field Stabilization Energy, CFSE)

1. 결정장 안정화 에너지(CFSE)

1) t_{2g} 오비탈은 평균에너지 준위(구형장 에너지)에 비해 $0.4\Delta_o$ 만큼 더 낮은 상태가 된다.
2) e_g 오비탈은 평균에너지 준위(구형장 에너지)에 비해 $0.6\Delta_o$ 만큼 더 높은 상태가 된다.
3) 구형장에서 전자의 평균 에너지와 팔면체장에서 전자의 에너지와의 차이가 결정장 안정화 에너지이다.

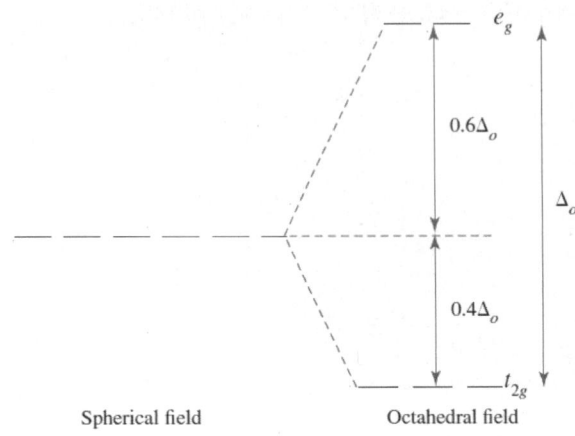

2. 결정장 안정화 에너지 계산

1) CFSE는 전자들이 t_{2g} 와 e_g 오비탈에 어떻게 배치되는지에 따라 결정된다.
2) CFSE는 다음 식에 의해 계산된다. (팔면체 착물의 경우)

   CFSE = $(-0.4\Delta_o \times t_{2g}$ 전자 수$) + (+0.6\Delta_o \times e_g$ 전자 수$)$

〈팔면체 착물에서 고스핀과 저스핀 전자배치에 따른 CFSE〉

Configuration		d^1	d^2	d^3	d^4	d^5	d^6	d^7	d^8	d^9	d^{10}
Examples		Ti^{3+}	Ti^{2+}, V^{3+}	V^{2+}, Cr^{3+}	Cr^{2+}, Mn^{3+}	Mn^{2+}, Fe^{3+}	Fe^{2+}, Co^{3+}	Co^{2+}, Ni^{3+}	Ni^{2+}, Pt^{2+}	Cu^{2+}	Zn^{2+}
HIGH SPIN	e_g	— —	— —	— —	↑ —	↑ ↑	↑ ↑	↑ ↑	↑ ↑	↑↓ ↑	↑↓ ↑↓
	t_{2g}	↑ _ _	↑ ↑ _	↑ ↑ ↑	↑ ↑ ↑	↑ ↑ ↑	↑↓ ↑ ↑	↑↓ ↑↓ ↑	↑↓ ↑↓ ↑↓	↑↓ ↑↓ ↑↓	↑↓ ↑↓ ↑↓
	CFSE	$-\frac{2}{5}\Delta_o$	$-\frac{4}{5}\Delta_o$	$-\frac{6}{5}\Delta_o$	$-\frac{3}{5}\Delta_o$	0	$-\frac{2}{5}\Delta_o$	$-\frac{4}{5}\Delta_o$	$-\frac{6}{5}\Delta_o$	$-\frac{3}{5}\Delta_o$	0
LOW SPIN	e_g				— —	— —	— —	↑ —			
	t_{2g}				↑↓ ↑ ↑	↑↓ ↑↓ ↑	↑↓ ↑↓ ↑↓	↑↓ ↑↓ ↑↓			
	CFSE	Same as high spin			$-\frac{8}{5}\Delta_o$	$-\frac{10}{5}\Delta_o$	$-\frac{12}{5}\Delta_o$	$-\frac{9}{5}\Delta_o$	Same as high spin		

심화주제 18-5: 금속 카보닐 결합

1. 금속 카보닐 결합
1) 금속과 카보닐(CO)는 안정한 착화합물을 형성한다.
   (1) 예: $Ni(CO)_4$, $Fe(CO)_5$, $Cr(CO)_6$ 등

2. 금속 카보닐 결합의 안정성
1) 금속과 CO 리간드 사이의 착물이 안정한 이유는 CO 리간드가 금속원자로부터 '역제공'되는 전자밀도를 받아들일 수 있는 능력을 갖기 때문이다.
2) CO의 HOMO와 LUMO는 각각 효과적인 σ주개와 π받개로 작용한다.

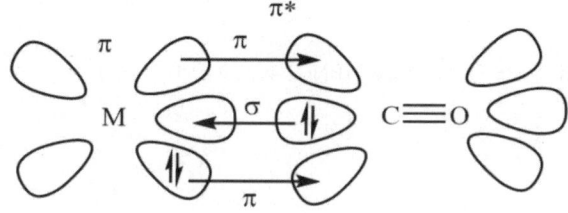

Synergic bonding in metal carbonyls

   (1) CO는 σ주개로서의 역할을 한다. CO의 HOMO는 σ대칭을 가지며, 탄소 쪽에 큰 로브가 있다. CO의 σ궤도함수는 전자밀도를 금속 원자에 제공하여 σ주개로서의 역할을 하고 중심 금속원자와 σ결합을 형성한다.

   (2) CO는 π받개로서의 역할을 한다. CO의 LUMO는 두 개의 π^*궤도함수로, 탄소 쪽에 큰 로브가 있다. π대칭을 가지는 금속의 d궤도함수와 겹칠 수 있기 때문에 π상호작용을 통하여 금속원자의 채워진 d궤도함수로부터 CO 리간드에 비어있는 π^*궤도함수로 전자가 이동하여 $d\pi \rightarrow \pi^*$가 되어 전자들이 비편재화된다.

3. 금속-CO의 결합길이와 신축진동수
1) 금속의 (−)전하가 클수록 π결합성이 증가한다.
   (1) π결합성이 커질수록 C−O의 결합은 더 약해지고, 결합은 길어지고, 신축진동수는 감소한다.
   (2) π결합성이 커질수록 M−C의 결합은 더 강해지고, 결합은 짧아진다.

2) 금속의 (+)전하가 클수록 π결합성이 약해진다.
   (1) π결합성이 약해질수록 C−O의 결합은 더 강해지고, 결합은 짧아지고, 신축진동수는 증가한다.
   (2) π결합성이 약해질수록 M−C의 결합은 더 약해지고, 결합은 길어진다.

심화주제 18-6: 트랜스 효과

1. 트랜스 효과
  1) 사각평면 Pt(II) 화합물의 반응에서 Cl^-이온의 트랜스 위치에 있는 리간드는 NH_3의 트랜스 위치에 있는 리간드보다 더 쉽게 치환되며, 이 때 Cl^-이온은 NH_3보다 더 강한 트랜스 효과를 갖는다고 말한다.
  2) 트랜스 효과는 이탈기의 치환 속도에 영향을 주는 효과이며, 속도론적 지배를 받는다.

2. 트랜스 효과의 순서
  1) 가장 높은 리간드는 강한 π받개들로 이루어지며, 이어서 강한 σ주개들이 차지한다.
  2) 이 계열의 낮은 쪽 끝에 있는 리간드들은 강한 σ주개나 π받개 성질이 없다.
  3) 트랜스 효과의 세기 순서는 다음과 같다.

  $CO, CN^-, C_2H_4 > PR_3, H^- > CH_3^- > C_6H_5^- > NO_2^-, SCN^-, I^- > Br^- > Cl^- > py > RNH_2, NH_3 > OH^- > H_2O$

심화주제 18-7: 18전자 규칙

1. 18전자 규칙
  1) 안정한 전형원소 화합물에서 원자가 전자 수는 8이듯이 (8전자 규칙: s, p오비탈이 모두 채워질 때 안정) 안정한 전이금속 화합물에서 원자가 전자 수는 18이라는 규칙 (18전자 규칙: s, p, d오비탈이 모두 채워질 때 안정)
  2) 금속의 최외각 궤도함수의 전자배치가 $ns^2 (n-1)d^{10} np^6$일 때 18개의 전자를 가지게 되어 안정한 화합물을 만든다는 규칙
    (1) 금속과 리간드로부터 제공된 전자의 합이 영족기체의 전자배치를 가지면 안정하다.
    (2) 화합물의 Δ_o이 클수록 18전자 규칙을 잘 지킨다.
      예: $[Cr(CO)_6]$:
      - Cr: 6전자 ($4s^1, 3d^5$)
      - 6(CO): 6×2=12전자 (각 CO가 2개의 전자를 제공)
      - 전체: 18전자

2. 18전자 규칙의 예외
  1) 8전자 규칙에서와 같이 18전자 규칙에서도 많은 예외가 있음
  2) 18전자 규칙의 예외
    (1) 사각평면 d^8 전이금속 화합물은 16전자 규칙을 따른다.
    (2) $[FeCl_4]^-$: 13전자, $[WCl_6]^{2-}$: 14전자, $[TcF_6]^{2-}$: 15전자
    (3) Δ_o이 작으면 반결합성 e_g^* 궤도함수가 쉽게 점령되어 규칙을 벗어난다.
      $[Co(H_2O)_6]^{2+}$ = 19전자
      $[Ni(en)_3]^{2+}$ = 20전자
      $[Cu(NH_3)_6]^{2+}$ = 21전자
      $[Zn(NH_3)_6]^{2+}$ = 22전자

배위화합물 명명법

18-1B. CO41058 배위 화합물/23원광 기출복원7번

다음 중 배위 화합물의 화학식과 그 명명법이 옳게 대응된 것은?

① $[Cr(H_2O)_5Br]Br_2$:
   pentaaquabromochromium(III) dibromide
② $Na_3[Co(CN)_6]$:
   sodium hexacyanocobalt(III) :
③ $[Fe(en)_2(NO_2)_2]Cl$:
   bis(ethylenediamine)dinitroiron(II) chloride
④ $[Pt(NH_3)_4I_2][PtI_4]$:
   tetraamminediiodoplatinum(IV)tetraiodoplatinate(II)
⑤ $[CoCl(NH_3)_5]Cl_2$:
   chloropentaamminecobalt(III) chloride

18-2B. COF16-4 배위 화합물/24원광모의 1회16번

다음은 팔면체 착물 (가)~(다)를 체계적으로 명명한 것이다.

(가) 브롬화 펜타암민클로로코발트(Ⅲ)
(나) 염화 펜타암민브로모코발트(Ⅲ)
(다) 염화 테트라아쿠아다이클로로코발트(Ⅲ)

이에 관한 설명으로 옳은 것만을 〈보기〉에서 있는 대로 고른 것은?

〈보 기〉
ㄱ. (가)와 (나)는 배위권 이성질체이다.
ㄴ. 최대 흡수 파장은 (나)가 (다)보다 짧다.
ㄷ. (다) 1몰이 녹아있는 용액에 과량의 $AgNO_3$를 가하면 3몰의 AgCl이 침전된다.

① ㄱ   ② ㄴ   ③ ㄱ, ㄷ
④ ㄴ, ㄷ   ⑤ ㄱ, ㄴ, ㄷ

18-3B. CO5359 배위 화합물 명명법/24원광모의 3회16번

다음은 몇 가지 배위 화합물과 체계적(IUPAC) 이름을 나타낸 것이다. 화합물과 그 명명법이 옳게 짝지어진 것의 개수는?

○ $K_3[Fe(CN)_6]$: tripotassium hexacyanoferrate(III)
○ $Fe(CO)_5$: pentacarbonyliron(0)
○ $K_3[Co(NO_2)_6]$: potassium hexanitrocobalt(III)
○ $[Cr(OH_2)_4Cl_2]Cl$: tetra-aquadichlorochromium(III) chloride
○ $[Pt(en)_3]Br_4$: tri(ethylenediamine)platinum(IV) bromide

① 1개   ② 2개   ③ 3개
④ 4개   ⑤ 5개

18-4B. COKH22/22경희기출12번

착화물의 영문명에 대한 설명으로 옳은 것만을 〈보기〉에서 모두 고른 것은?

〈보 기〉
ㄱ. $[Cr(NH_3)_3(H_2O)Cl_2]Cl$의 영문명은
   aquatriamminedichlorochromium(III) chloride이다.
ㄴ. $K_3[CoBr_2(C_2O_4)_2]$의 영문명은
   potassium dibromobis(oxalato)cobaltate(III)이다.
ㄷ. $Pt(NH_3)_2Cl_2$의 영문명은
   diaminedichloroplatinum(II)이다.

① ㄱ
② ㄴ
③ ㄷ
④ ㄱ, ㄴ
⑤ ㄱ, ㄷ

18-5B. COMS9.1 배위화합물명명법/24원광 기출복원18

다음 중 화학식에 대한 명명법이 옳은 것은?

	화학식	명명법
①	$Cr(NH_3)_3Cl_3$	triaminetrichlorochromium(III)
②	$Pt(en)Cl_2$	dichloroethylenediamineplatinum
③	$[Pt(ox)_2]^{2-}$	bis(oxalato)platinum(II)
④	$[Cu(en)Cl_4]^{2-}$	ethylenediaminetetrachlorocuprate(II)
⑤	$[Fe(OH)_4]^-$	tetrahydroxoferrate(III)

18-6B. COMS9.5 배위화합물명명법/24원광 기출복원18-1

다음 중 화학식에 대한 명명법이 옳지 않은 것은?

① $[Pt(NH_3)_3Cl_3]^+$
   triamminetrichloroplatinum(IV)

② $[Co(NH_3)_2(H_2O)_2Cl_2]^+$
   diamminediaquadichlorocobalt(III)

③ $[Co(NH_3)_2(H_2O)_2BrCl]^+$
   diamminediaquabromochlorocobalt(III)

④ $Cr(H_2O)_3BrClI$
   triaquabromochloroiodochromium(III)

⑤ $[Co(en)_2(CO_3)]Cl$
   carbonatodi(ethylenediamine)cobalt(III) chloride

18-7B. COMS9.2 배위화합물명명법,점군/24원광 추가문제18-2

다음 중 점군 D_3에 속하는 것의 개수는?

- Tris(acetylacetonato)iron(III)
- Hexabromoplatinate(2−)
- Potassium diamminetetrabromocobaltate(III)
- Tris(ethylenediamine)copper(II) sulfate
- Hexacarbonylmanganese(I) perchlorate
- Ammonium tetrachlororuthenate(1−)

① 1개 ② 2개 ③ 3개 ④ 4개 ⑤ 5개

18-8D. CO5390KR23 배위화합물/23고려 기출복원9번

어떤 배위 화합물 A를 가열하면 다음과 같이 분해된다.

$$2A \rightarrow NH_3 + 2H_2O + HCl + (NH_4)_3[Ir_2Cl_9]$$

(a) 화합물 A의 화학식은?

(b) 화합물 A의 IUPAC 이름은?

배위화합물 이성질체

18-9B. COM371 배위 화합물/23원광 기출복원6번

다음은 전이 금속 이온 M^{2+}의 팔면체 착물 (가)~(다)의 화학식이다. A~D는 한 자리 중성 리간드이며 gly는 $NH_2CH_2COO^-$이다.

(가) $[MA_2B_2C_2]^{2+}$
(나) $[MA_2B_2CD]^{2+}$
(다) $[M(gly)_2A_2]$

이에 관한 설명으로 옳은 것만을 〈보기〉에서 있는 대로 고른 것은?

―〈보 기〉―
ㄱ. 기하 이성질체 수는 (가)=(다)<(나)이다.
ㄴ. 입체 이성질체 수는 (가)<(나)=(다)이다.
ㄷ. 광학 활성인 입체 이성질체 수는 (가)<(나)<(다)이다.

① ㄱ ② ㄴ ③ ㄱ, ㄷ
④ ㄴ, ㄷ ⑤ ㄱ, ㄴ, ㄷ

18-10B. COMS371 배위 화합물/24원광모의 1회17번

표는 전이 금속 이온 M^{2+}의 팔면체 착이온 (가)~(다)의 화학식이다. A~D는 한 자리 중성 리간드이며, en은 $H_2NCH_2CH_2NH_2$이다.

(가) $[MA_3BCD]^{2+}$
(나) $[MA_2B_2C_2]^{2+}$
(다) $[M(en)A_2B_2]^{2+}$

(가)~(다)의 입체 이성질체 수를 모두 더한 값은?

① 11 ② 12 ③ 13
④ 14 ⑤ 15

18-11B. COS433 배위 화합물/24원광모의 2회39번

다음은 팔면체 착이온 (가)~(다)에 대한 설명이다. (가)~(다)는 각각 $[Co(C_2O_4)_3]^{3-}$, $[Co(en)_2Cl_2]^+$, $[Co(NH_3)_3Cl_2(H_2O)]^+$ 중 하나이다.

> ○ (가)와 (나)의 입체 이성질체 수는 같다.
> ○ (나)와 (다)는 광학 활성인 입체 이성질체를 가진다.

이에 대한 설명으로 옳은 것만을 <보기>에서 있는 대로 고른 것은? (단, en은 $H_2NCH_2CH_2NH_2$이다.)

<보 기>
ㄱ. (가)는 $[Co(en)_2Cl_2]^+$이다.
ㄴ. (나)의 입체 이성질체 수는 3이다.
ㄷ. (다)는 쌍극자 모멘트가 0인 입체 이성질체를 갖는다.

① ㄱ   ② ㄷ   ③ ㄱ, ㄴ
④ ㄴ, ㄷ   ⑤ ㄱ, ㄴ, ㄷ

18-12C. COJH261 배위 화합물/24원광모의 3회17번

다음은 M^{2+}의 정팔면체 착이온 (가)~(다)의 화학식이다. A~D는 한자리 중성 리간드이며 gly는 $NH_2CH_2COO^-$이다.

(가) $[MA_2B_2CD]^{2+}$
(나) $[MA_3BCD]^{2+}$
(다) $[M(gly)_3]^-$

이에 관한 설명으로 옳은 것만을 <보기>에서 있는 대로 고른 것은?

<보 기>
ㄱ. (가)에서 광학 활성인 입체 이성질체 수는 2이다.
ㄴ. 입체 이성질체 수는 (나)>(다)이다.
ㄷ. (다)의 기하 이성질체 수는 2이다.

① ㄱ   ② ㄴ   ③ ㄷ
④ ㄱ, ㄴ   ⑤ ㄴ, ㄷ

18-13C. COMS372배위이성질체/24원광 기출복원11★

팔면체 착물 M(AA)bcde의 입체 이성질체 수는? (단, AA는 양쪽 끝이 동일한 두 자리 킬레이트 리간드이고 b~e는 한 자리 리간드이다.)

① 2개
② 4개
③ 6개
④ 12개
⑤ 16개

18-14C. COMS9.2배위이성질체/24원광 추가문제11-1★

팔면체 착물 M(AA)(BB)cd의 입체 이성질체 수는? (단, AA와 BB는 각각 양쪽 끝이 동일한 두 자리 킬레이트 리간드이고 c, d는 한 자리 리간드이다.)

① 2개
② 4개
③ 5개
④ 10개
⑤ 12개

18-15C. COMS9.11배위이성질체/24원광 추가문제11-2★

팔면체 착물 M(AB)$_3$의 입체 이성질체 수는? (단, AB는 양쪽 끝 주개원자가 A와 B인 두 자리 킬레이트 리간드이다.)

① 2개
② 4개
③ 5개
④ 10개
⑤ 12개

18-16C. COMS9.10배위이성질체/24원광 추가문제11-3★

글라이신은 NH_2CH_2COOH 구조를 가지는데, 양성자를 잃으면서 카르복실기를 형성하여 N과 O를 통해 킬레이트를 형성할 수 있다. tris(glycinato)cobalt(Ⅲ) 화합물의 입체 이성질체 수는?

① 2개
② 4개
③ 5개
④ 10개
⑤ 12개

18-17B. COMS9.8배위이성질체/24원광 추가문제11-4★

다음 배위화합물의 착이온이 가지는 모든 입체 이성질체 수는?

Triammineaquadichlorocobalt(Ⅲ) chloride

① 2개
② 3개
③ 4개
④ 5개
⑤ 6개

18-18B. COMS9.8배위이성질체/24원광 추가문제11-5★

다음 배위화합물의 착이온이 가지는 모든 입체 이성질체 수는?

Potassium diaquabis(oxalato)manganate(Ⅲ)

① 2개
② 3개
③ 4개
④ 5개
⑤ 6개

18-19B. COMS9.12배위이성질체/24원광 기출복원11-6

다음 중 착물의 입체 이성질체 수가 옳지 않은 것은?

	화학식	입체이성질체 수
①	$[Pt(NH_3)_3Cl_3]^+$	2
②	$[Co(NH_3)_2(H_2O)_2Cl_2]^+$	6
③	$[Co(NH_3)_2(H_2O)_2BrCl]^+$	8
④	$Cr(H_2O)_3BrClI$	5
⑤	$[Co(en)_2(CO_3)]^+$	3

18-20C. COMS9.16배위이성질체/24원광 추가문제11-7

$M(AB)(CD)e_2$의 입체 이성질체 수는? (단, AB는 주개원자가 A와 B인 두 자리 리간드, CD는 주개원자가 C와 D인 두 자리 리간드, e는 한 자리 리간드이다.)

① 8
② 9
③ 10
④ 11
⑤ 12

18-21B. CO배위이성질체/24원광 추가문제11-8(18미트)

팔면체 코발트 착이온, $[Co(CN)_6]^{3-}$, $[Co(en)_3]^{3+}$, $[Co(en)_2Cl_2]^+$에 대한 설명으로 옳은 것만을 <보기>에서 있는 대로 고른 것은? (단, en은 $NH_2CH_2CH_2NH_2$이다.)

―――――<보 기>―――――
ㄱ. $[Co(CN)_6]^{3-}$는 상자기성이다.
ㄴ. $[Co(en)_3]^{3+}$는 거울상 이성질체를 갖는다.
ㄷ. $[Co(en)_2Cl_2]^+$는 3개의 입체이성질체를 갖는다.

① ㄱ   ② ㄴ   ③ ㄱ, ㄷ
④ ㄴ, ㄷ   ⑤ ㄱ, ㄴ, ㄷ

18-22B. CO배위이성질체/24원광 추가문제11-9(19미트)

그림은 두 자리 리간드인 bpy을 나타낸 것이다.

bpy을 리간드로 포함하는 M^{3+}의 팔면체 착이온에 대한 설명으로 옳은 것만을 <보기>에서 있는 대로 고른 것은?

―――――<보 기>―――――
ㄱ. $[M(bpy)Cl_2Br_2]^-$의 입체이성질체 개수는 3이다.
ㄴ. $[M(bpy)_2Cl_2]^+$의 입체이성질체 개수는 3이다.
ㄷ. $[M(bpy)_3]^{3+}$는 거울상 이성질체를 갖는다.

① ㄱ   ② ㄷ   ③ ㄴ, ㄷ
④ ㄴ, ㄷ   ⑤ ㄱ, ㄴ, ㄷ

18-23B. CO배위이성질체/24원광 추가문제11-10(22피트)

다음은 3가지 착이온 (가)~(다)의 화학식이다. bipy는 이며 두자리 리간드이다.

$[CoBr_4Cl_2]^{3-}$ $[Co(bipy)Br_2Cl_2]^-$ $[Co(bipy)_2BrCl]^+$
(가)   (나)   (다)

이에 대한 설명으로 옳은 것만을 <보기>에서 있는 대로 고른 것은? (단, 모든 착이온의 배위 구조는 정팔면체이다.)

―――――<보 기>―――――
ㄱ. (가)는 기하 이성질체와 광학 이성질체를 모두 갖는다.
ㄴ. 입체 이성질체 수는 (나)>(다)이다.
ㄷ. (다)에서 결합각 ∠Cl−Co−Br이 90°인 이성질체는 광학 활성을 갖는다.

① ㄱ   ② ㄴ   ③ ㄱ, ㄷ
④ ㄴ, ㄷ   ⑤ ㄱ, ㄴ, ㄷ

18-24C. CO배위이성질체/24원광 추가문제11-11(23미트)

표는 정팔면체 구조를 갖는 전이 금속 M의 2가지 착이온에 대한 자료이다. Q^-은 두 자리 리간드 이다.

착이온	$[M(NH_3)_3(H_2O)_3]^{2+}$	$[MQ_3]^-$
광학 이성질체 수	0	
입체 이성질체 수	a	b

이에 대한 설명으로 옳은 것만을 <보기>에서 있는 대로 고른 것은?
(단, M은 임의의 원소 기호이다.)

<보 기>
ㄱ. $\frac{b}{a}=2$이다.
ㄴ. 두 착이온에서 M의 산화수는 같다.
ㄷ. 두 착이온에서 모두 기하 이성질체를 갖는다.

① ㄱ ② ㄴ ③ ㄱ, ㄷ
④ ㄴ, ㄷ ⑤ ㄱ, ㄴ, ㄷ

18-25C. COF17-5-12배위이성질체/24원광 추가문제11-12

그림은 두자리 리간드 1,1,1-트라이플루오르아세틸아세톤(Htfa)의 짝염기(tfa^-)가 중심 금속 M에 배위된 구조를 나타낸 것이다.

표는 착물 (가)~(다)의 화학식과 중심 금속의 혼성 오비탈 자료이다.

착물	화학식	혼성 오비탈
(가)	$Be(tfa)_2$	sp^3
(나)	$Cu(tfa)_2$	dsp^2
(다)	$Ni(tfa)_3$	sp^3d^2

이에 대한 설명으로 옳은 것만을 <보기>에서 있는 대로 고른 것은?

<보 기>
ㄱ. (가)는 기하 이성질 현상이 가능하다.
ㄴ. (나)는 입체 이성질 현상이 가능하다.
ㄷ. (다)의 기하 이성질체 수는 3이다.

① ㄱ ② ㄴ ③ ㄱ, ㄷ
④ ㄴ, ㄷ ⑤ ㄱ, ㄴ, ㄷ

결정장 이론 기본유형 문제

18-26B. COMA475 배위 화합물/23원광 기출복원11번

다음 중 리간드의 세기 비교가 옳지 않은 것은? (밑줄 친 원자는 주개 원자)

① $I^- < Br^- < Cl^- < F^- < H_2O$
② $OH^- < C_2O_4^{2-} < H_2O$
③ $NH_3 < en < \underline{N}O_2^- < N\underline{O}_2^-$
④ $SC\underline{N}^- < \underline{S}CN^-$
⑤ $CN^- < CO$

18-27B. COCS20.5결정장갈라짐에너지/24원광 추가문제7-5★★

다음 중 결정장 갈라짐 에너지(Δ_0)의 크기 비교가 옳지 않은 것은?

① $[Cr(OH_2)_6]^{2+} < [Cr(OH_2)_6]^{3+}$
② $[CrF_6]^{3-} < [Cr(NH_3)_6]^{3+}$
③ $[Ni(OH_2)_6]^{2+} < [Ni(en)_3]^{2+}$
④ $[MnF_6]^{2-} < [ReF_6]^{2-}$
⑤ $[Rh(en)_3]^{3+} < [Co(en)_3]^{3+}$

18-28A. COMS427 배위 화합물/23고려 기출복원5번

K_2PtCl_6는 결정장 갈라짐 에너지(Δ_0)가 큰 물질이다. K_2PtCl_6는 상자기성인가, 반자기성인가?

18-29A. CO배위화합물/24고려 기출복원9

$[Ni(CN)_4]^{2-}$는 반자기성이고 $[NiCl_4]^{2-}$는 상자기성이다.

(1) 각 착이온의 d 오비탈 전자 배치를 그려라.

(2) 각 착이온의 기하 구조를 서술하시오.

18-30A. CO배위화합물/24고려 기출복원3

다음 중 고스핀일 때가 저스핀일 때보다 홀전자가 2개 더 많은 화합물을 모두 골라라.

(a) $Co(NH_3)_4Cl_2$
(b) $Co(NH_3)_3Cl_3$
(c) $K_3Fe(CN)_6$
(d) $K_4Fe(CN)_6$

18-31A. COKH21/21경희기출3번

결정장 모형에 따라 예측되는 $[Fe(CN)_6]^{3-}$의 홀전자 개수는? (단, Fe의 원자번호는 26이다.)

① 1개
② 2개
③ 3개
④ 4개
⑤ 5개

18-32A. COKH22/22경희기출14번

착이온인 $[CoCl_6]^{4-}$에 대한 설명으로 옳은 것만을 <보기>에서 모두 고른 것은?

― <보 기> ―
ㄱ. Co의 배위수는 6이다.
ㄴ. Co의 산화수는 −4이다.
ㄷ. 이 착이온은 상자기성이다.
ㄹ. 이 착이온은 low−spin complex이다.

① ㄱ, ㄷ
② ㄱ, ㄹ
③ ㄱ, ㄴ, ㄷ
④ ㄱ, ㄷ, ㄹ
⑤ ㄱ, ㄴ, ㄷ, ㄹ

18-33B. COFU 배위 화합물/24원광모의 1회18번

다음은 4주기 전이 금속 M의 두 가지 팔면체 착이온에 대한 자료이다. A와 B는 한자리 중성 리간드이다.

착이온	자기적 성질	최대 흡수 파장(nm)
$[MA_6]^{2+}$	반자기성	a
$[MB_6]^{2+}$	상자기성	b

이에 관한 설명으로 옳은 것만을 <보기>에서 있는 대로 고른 것은?

― <보 기> ―
ㄱ. A는 B보다 강한장 리간드이다.
ㄴ. $a > b$이다.
ㄷ. $[MB_6]^{2+}$의 홀전자 수는 4이다.

① ㄱ   ② ㄴ   ③ ㄱ, ㄷ
④ ㄴ, ㄷ   ⑤ ㄱ, ㄴ, ㄷ

18-34B. COKH23/23경희기출5번

다음 그림은 전이금속 X를 포함하는 바닥 상태의 착화합물들에서 X 이온의 3d 전자 배치를 나타낸 것이다.

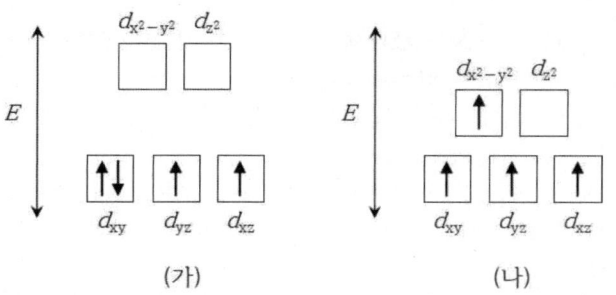

(가)   (나)

그림은 착화합물 (가)와 (나)에 대한 자료이다.

- (가)와 (나)는 각각 $[XA_6]^{4-}$, $[XB_6]^{4-}$이다.
- 리간드 A와 B는 서로 다른 리간드이지만 두 리간드의 전하는 모두 -1로 동일하다.

결정장 이론에 근거한 설명으로 옳은 것만을 〈보기〉에서 모두 고른 것은?

―〈보 기〉―
ㄱ. 전이금속 원소 X의 산화수는 +2이다.
ㄴ. 리간드 A는 리간드 B보다 약한 장 리간드이다.
ㄷ. (나)에 비해 (가)는 저스핀(low-spin) 착화합물이다.
ㄹ. 두 착화합물은 모두 사면체 구조를 가진다.

① ㄱ, ㄴ ② ㄱ, ㄷ ③ ㄴ, ㄷ
④ ㄴ, ㄹ ⑤ ㄷ, ㄹ

18-35A. CODK22/22단국기출7번

코발트(Co)의 중심 금속을 가지는 두 착이온에 설명으로 옳지 <u>않은</u> 것은? (Co의 원자번호는 27이다.)

$[CoCl_4]^{2-}$	$[Co(CN)_6]^{3-}$
(A)	(B)

① A에서 Co의 산화수는 +2이다.
② A는 사면체 구조를 가진다.
③ B에서 Co 이온의 전자 배치는 $[Ar]\,3d^6$이다.
④ A와 B 모두 쌍극자 모멘트가 0이다.
⑤ B는 상자성이다.

18-36B. CO배위 화합물/21중앙기출9번

다음 〈보기〉의 설명 중 옳은 것만을 모두 고른 것은?

―〈보 기〉―
가. 착이온 $[CoCl_4]^{2-}$의 홀전자는 총 세 개이다.
나. $[Fe(CN)_6]^{4-}$는 반자기성을 띤다.
다. $[Co(en)_2Cl_2]$는 기하이성질체만 존재하고 광학이성질체는 존재하지 않는다. (en: 에틸렌아이아민)
라. $[Co(CN)_6]^{2-}$의 결정장 갈라짐 에너지 < $[Co(H_2O)_6]^{2+}$의 결정장 갈라짐 에너지

① 가, 나
② 가, 다
③ 나, 다
④ 나, 라

18-37A. CO배위화합물/22중앙기출8번

다음 〈보기〉의 설명 중 옳은 것만을 모두 고른 것은? (Co의 원자번호는 27)

〈보 기〉
가. 착화합물을 형성하는 금속 이온은 루이스(Lewis)산으로 작용한다.
나. $Co(NH_3)_3Cl_3$의 가능한 기하 이성질체(geometry isomer)는 2개이다.
다. 상자기성(paramagnetic)의 $[CoCl_4]^{2-}$는 dsp^2 혼성(hybrid) 궤도 함수를 갖는다.
라. 배위화합물 $K[Pt(NH_3)Cl_5]$에서 Pt의 산화수는 +5이다.

① 가, 나
② 나, 다
③ 가, 다
④ 가, 나, 라

18-38B. CO배위화합물/19중앙기출15

〈보기〉의 설명 중 옳은 것을 있는 대로 모두 고른 것은?

〈보기〉
가. 전이 금속인 Ti (Z = 22)의 착물에서 $[Ti(H_2O)_6]^{3+}$ 등과 같은 Ti^{3+} 화합물은 색을 띠지만 Ti^{4+} 화합물은 무색이다.
나. Ni (Z = 28)의 착물 중, 약한 장 리간드를 갖는 $[Ni(H_2O)_6]^{2+}$의 최대 흡수 파장은 강한 장 리간드를 갖는 $[Ni(en)_3]^{2+}$의 최대흡수 파장보다 더 길다.
다. 사면체 결정장에서 t_2 세트인 d_{xy}, d_{xz}, d_{yz} 오비탈의 에너지가 e 세트인 d_{z^2}, $d_{x^2-y^2}$ 오비탈 에너지보다 더 낮다.

① 가, 나
② 나, 다
③ 가, 다
④ 가, 나, 다

18-39B. CO배위화합물/20중앙기출24

〈보기〉의 설명 중 옳은 것만을 모두 고른 것은?

〈보기〉
가. $[Fe(en)_2(NO_2)_2]_2SO_4$에서 중심 금속 원자의 산화수는 3이다. (단, en = ethylenediamine)
나. 테트라암민다이클로로코발트(III) 이온이 가질 수 있는 기하 이성질체의 개수는 2이다.
다. $[Cr(CN)_6]^{4-}$ 이온에서 짝짓지 않은 스핀의 수는 4이다.
라. $[Fe(CN)_6]^{3-}$ 이온에 존재하는 홀전자수는 5이다.

① 가, 나
② 나, 다
③ 다, 라
④ 가, 다

18-40B. CO배위화합물/24경희기출8

아래는 망간(Mn) ($[Ar]3d^54s^2$)이 형성할 수 있는 팔면체 구조의 세 가지 착이온이다.

$[Mn(CN)_6]^{5-}$, $[Mn(CN)_6]^{4-}$, $[Mn(CN)_6]^{3-}$

위 세 착이온에 대한 설명 중 옳은 것만을 보기에서 모두 고른 것은?

〈보 기〉
ㄱ. 세 착이온의 기하 이성질체와 광학 이성질체는 존재하지 않는다.
ㄴ. 세 착이온에서 Mn의 산화수 총 합은 +6이다.
ㄷ. 세 착이온에서 Mn의 홀전자 수의 총 합은 6개이다.
ㄹ. 세 착이온은 모두 고스핀 착물이다.

① ㄱ, ㄴ
② ㄴ, ㄷ
③ ㄷ, ㄹ
④ ㄱ, ㄴ, ㄷ
⑤ ㄴ, ㄷ, ㄹ

18-41B. CO배위화합물/24경희 추가문제8-1(19미트)★

표는 바닥 상태에 있는 4가지 착이온의 구조와 홀전자 개수를 나타낸 것이다.

착이온	구조	홀전자 개수
$[FeCl_6]^{4-}$	팔면체	(가)
$[Fe(CN)_6]^{4-}$	팔면체	–
$[NiCl_4]^{2-}$	(나)	2
$[Ni(CN)_4]^{2-}$	평면 사각형	(다)

이에 대한 설명으로 옳은 것만을 〈보기〉에서 있는 대로 고른 것은?

─〈보 기〉─
ㄱ. (가)와 (다)의 합은 4이다.
ㄴ. (나)는 사면체이다.
ㄷ. $[Fe(CN)_6]^{4-}$는 반자기성이다.

① ㄱ ② ㄷ ③ ㄱ, ㄴ
④ ㄴ, ㄷ ⑤ ㄱ, ㄴ, ㄷ

18-42B. COS434-1 배위 화합물 /24단국모의 1회23번

그림은 배위 화합물 (가)와 (나)의 구조식을 나타낸 것이다.

이에 대한 설명으로 옳지 <u>않은</u> 것은?

① (나)에서 Co의 산화수는 +3이다.
② (나)는 광학 활성이 없다.
③ (가)는 (나)의 구조 이성질체이다.
④ (가)는 트라이암민다이클로로나이트로코발트(Ⅲ)이다.
⑤ 최대 흡수 파장은 (가)>(나)이다.

18-43C. COS757 배위 화합물/24단국모의 2회4번★

표는 팔면체 착이온 $[CoCl_a(en)_b]^+$의 세 가지 입체 이성질체 (가)~(다)에 대한 자료이다. en은 에틸렌 다이아민$(NH_2CH_2CH_2NH_2)$이며 a와 b는 정수이다.

입체 이성질체	최대 흡수 파장(nm)	쌍극자 모멘트(D)
(가)	480	x
(나)	720	y
(다)		x

이에 대한 설명으로 옳은 것만을 〈보기〉에서 있는 대로 고른 것은?

〈보 기〉
ㄱ. $[CoCl_a(en)_b]^+$에서 Co의 산화수는 +3이다.
ㄴ. $x < y$이다.
ㄷ. 결정장 갈라짐 에너지는 (나) < (다)이다.

① ㄱ ② ㄴ ③ ㄱ, ㄷ
④ ㄴ, ㄷ ⑤ ㄱ, ㄴ, ㄷ

18-44B. COF195 배위 화합물/24단국모의 2회26번★

다음은 Co^{3+}의 착이온 형성과 관련된 두 가지 화학 반응식이다.

〈반응 1〉 $Co^{3+}(g) + 6H_2O(l) \rightarrow [Co(H_2O)_6]^{3+}(aq)$

〈반응 2〉 $[Co(H_2O)_6]^{3+}(aq) + H_2O(l)$
$\rightleftharpoons [Co(H_2O)_5(OH^-)]^{2+}(aq) + H_3O^+(aq)$

이에 대한 설명으로 옳은 것은?

① $Co^{3+}(g)$에서 에너지 준위는 $3d_{xy} < 3d_{x^2-y^2}$이다.
② $[Co(H_2O)_6]^{3+}$에서 Co는 옥텟 규칙을 만족한다.
③ 반응 1에서 $Co^{3+}(g)$는 루이스 염기이다.
④ 반응 2에서 $[Co(H_2O)_6]^{3+}$는 브뢴스테드-로우리 산이다.
⑤ $[Co(H_2O)_6]^{3+}$에서 결합각 ∠Co-O-H는 180°이다.

결정장 이론 추론유형 문제

18-45C. COS789 배위 화합물/24원광모의 3회18번★

표는 팔면체 착이온 (가)~(다)에 대한 자료이다. (가)~(다)는 각각 $[M(NH_3)_6]^{2+}$, $[M(CN)_6]^{4-}$, $[MF_6]^{4-}$ 중 하나이고 M은 4주기 전이 금속이다.

착이온	최대 흡수 파장(nm)	홀전자 수
(가)	770	
(나)	440	3
(다)	290	1

이에 대한 설명으로 옳은 것만을 〈보기〉에서 있는 대로 고른 것은?

―〈보 기〉―
ㄱ. M은 철(Fe)이다.
ㄴ. (나)는 $[M(NH_3)_6]^{2+}$이다.
ㄷ. 바닥 상태 (가)에서 t_{2g} 전자수는 5, e_g 전자수는 2이다.

① ㄱ　　② ㄴ　　③ ㄱ, ㄷ
④ ㄴ, ㄷ　　⑤ ㄱ, ㄴ, ㄷ

18-46C. COS436 배위 화합물 /24단국모의 1회22번

표는 바닥 상태 착이온 (가)~(다)의 $3d_{x^2-y^2}$, $3d_{xy}$ 및 $3d_{z^2}$ 궤도함수에 들어있는 전자 수를 나타낸 것이다. (가)~(다)는 각각 $[CoBr_2Cl_2]^{2-}$, $[Ni(CN)_4]^{2-}$, $[Co(CO)_6]^{3+}$ 중 하나이다.

착이온	궤도함수에 들어있는 전자 수		
	$3d_{x^2-y^2}$	$3d_{z^2}$	$3d_{xy}$
(가)	0	0	―
(나)	2	2	1
(다)	0	2	2

이에 대한 설명으로 옳은 것만을 〈보기〉에서 있는 대로 고른 것은?

―〈보 기〉―
ㄱ. (가)는 반자기성이다.
ㄴ. (나)는 기하 이성질체를 가진다.
ㄷ. (다)에서 중심 금속의 혼성 궤도함수는 dsp^2이다.

① ㄱ　　② ㄴ　　③ ㄱ, ㄷ
④ ㄴ, ㄷ　　⑤ ㄱ, ㄴ, ㄷ

18-47D. CO배위화합물/24고려 추가문제3-1(23피트)

표는 금속 A와 B의 정팔면체 착이온 (가)~(라)에 대한 자료이다. A와 B는 각각 Cr, Mn, Fe, Co 중 하나이다.

착이온	화학식	$3d$ 전자 수 + 홀전자 수
(가)	$[A(H_2O)_6]^{2+}$	a
(나)	$[A(CN)_6]^{4-}$	$a-2$
(다)	$[A(H_2O)_6]^{3+}$	$a-4$
(라)	$[B(H_2O)_6]^{3+}$	$a-4$

결정장 이론에 근거하여, 이에 대한 설명으로 옳은 것을 <보기>에서 있는 대로 고른 것은? (단, 모든 화학종은 바닥 상태이다.)

―<보 기>―
ㄱ. (가)의 홀전자 수는 3이다.
ㄴ. 원자 번호는 A가 B보다 크다.
ㄷ. (다)의 e_g에는 전자가 없다.

① ㄱ ② ㄷ ③ ㄱ, ㄴ
④ ㄴ, ㄷ ⑤ ㄱ, ㄴ, ㄷ

18-48B. COMO23021763 배위 화합물/24연세모의 1회1번

표는 4주기 금속 M과 Cu의 바닥 상태 착이온 A~C에 대한 자료이다. X^-와 Y^-는 한 자리 리간드이다.

착이온	A	B	C
화학식	$[MX_4]^{2-}$	$[MY_4]^{2-}$	$[CuY_2]^-$
홀전자 수	0	2	1
금속 이온의 $3d$ 오비탈 에너지 준위	(가)	(나) d_{z^2}	(다) d_{yz}

(1) 착이온 A~C의 기하 구조를 각각 설명하시오.

(2) (가)~(다)에 들어갈 오비탈을 쓰고, 그 이유를 설명하시오.

(3) 금속 M은 무엇인지 추론하고, 그 이유를 설명하시오.

(4) 착이온 C에서 두 개의 리간드 Y가 x축 위에 놓여있을 때 오비탈의 에너지 준위를 그리고 각 오비탈의 종류를 나타내시오.

18-49B. CO배위화합물/24단국 기출복원6★

표는 세 가지 착이온에 대한 자료이다. 이에 대한 설명으로 옳지 않은 것은? (단, Cr, Fe, Co의 원자번호는 각각 24, 26, 27이다.)

착물	구조	홀전자 수	거울상 이성질체
$[Cr(en)_3]^{2+}$	(가)	(나)	있음
$[FeF_6]^{3-}$	팔면체	(다)	없음
trans-$[Co(en)_2Cl_2]^+$	팔면체	(라)	(마)

① (가)는 '팔면체'이다.
② (나)는 2이다.
③ (다)는 1이다.
④ (라)는 0이다.
⑤ (마)는 '없음'이다.

18-50B. CO배위화합물/24단국 추가문제6-1(19미트)★

표는 바닥 상태에 있는 4가지 착이온의 구조와 홀전자 개수를 나타낸 것이다.

착이온	구조	홀전자 개수
$[FeCl_6]^{4-}$	팔면체	(가)
$[Fe(CN)_6]^{4-}$	팔면체	—
$[NiCl_4]^{2-}$	(나)	2
$[Ni(CN)_4]^{2-}$	평면 사각형	(다)

이에 대한 설명으로 옳은 것만을 <보기>에서 있는 대로 고른 것은?

<보 기>
ㄱ. (가)와 (다)의 합은 4이다.
ㄴ. (나)는 사면체이다.
ㄷ. $[Fe(CN)_6]^{4-}$는 반자기성이다.

① ㄱ ② ㄷ ③ ㄱ, ㄴ
④ ㄴ, ㄷ ⑤ ㄱ, ㄴ, ㄷ

18-51B. CO배위화합물/24단국 추가문제6-2(24미트)★

표는 바닥 상태의 3가지 Ni 착물에 대한 자료를 나타낸 것이다.

착물	$Ni(CN)_4^{2-}$	$Ni(CO)_4$	$Ni(NH_3)_6^{2+}$
색	노란색	무색	푸른색
기하 구조	평면 사각형	사면체	팔면체

이에 대한 설명으로 옳은 것만을 <보기>에서 있는 대로 고른 것은? (단, 착물의 색은 Ni의 3d 오비탈 사이의 전자 전이에 의한 것이다.)

―――――<보 기>―――――
ㄱ. $Ni(CN)_4^{2-}$은 반자기성이다.
ㄴ. Ni의 산화수는 $Ni(CO)_4$과 $Ni(NH_3)_6^{2+}$이 같다.
ㄷ. 착물의 색과 관련된 전자 전이 에너지는 $Ni(NH_3)_6^{2+}$이 $Ni(CN)_4^{2-}$보다 크다.

① ㄱ ② ㄴ ③ ㄷ
④ ㄱ, ㄷ ⑤ ㄴ, ㄷ

18-52B. CO배위화합물/24중앙기출18

다음 <보기>의 설명 중 옳은 것을 모두 고른 것은? (단, Co(Z=27), Fe(Z=26)이다.)

―――――<보기>―――――
가. $Co(CN)_6^{3-}$는 상자기성이다.
나. 자유 금속 이온의 d 오비탈 에너지 준위는 같다.
다. 팔면체 착물의 경우 d_{z^2}의 에너지 준위가 d_{xy}의 에너지 준위보다 높다.
라. $Fe(Cl)_6^{3-}$는 $Fe(Br)_6^{3-}$보다 단파장의 빛을 흡수한다.

① 가, 나
② 나, 다
③ 가, 다
④ 나, 다, 라

결정장 이론 색깔 문제

18-53B. CO배위화합물/24대가 기출복원2

다음 화합물 중 수용액에서 무색인 것은? (단, Cr, Fe, Cu, Zn, Cd의 원자번호는 각각 24, 26, 29, 30, 48이다)

① $[Cr(H_2O)_6]Cl_3$
② $K_4[Fe(CN)_6]$
③ $CuSO_4 \cdot 5H_2O$
④ $[Zn(NH_3)_4]SO_4$
⑤ CdS

8-54A. COMC947배위화합물/24대가 추가문제2-1

다음 이온 중 수용액에서 색깔을 띠는 것은?

① $Cu^+(aq)$
② $Ti^{4+}(aq)$
③ $Zn^{2+}(aq)$
④ $Ag^+(aq)$
⑤ $Ni^{2+}(aq)$

18-55A. CO배위화합물/24대가 추가문제2-2★

Co^{2+} 착물 $[CoCl_6]^{4-}$, $[Co(CN)_6]^{4-}$, $[Co(H_2O)_6]^{2+}$, $[Co(NH_3)_6]^{2+}$의 수용액은 빨간색, 주황색, 노란색, 초록색 중 한 색을 띤다. 다음 중 노란색을 띠는 착물은?

① $[CoCl_6]^{4-}$
② $[Co(CN)_6]^{4-}$
③ $[Co(H_2O)_6]^{2+}$
④ $[Co(NH_3)_6]^{2+}$

18-56B. CO배위화합물/24연세 기출복원18

(1) $[Co(en)_3]Cl_3$의 구조를 그리시오.

(2) $[Co(en)_3]Cl_3$이 저스핀 착물일지 고스핀 착물일지 예상하고 자기적 성질 예측하시오. (힌트 : $[Co(NH_3)_6]Cl_3$는 반자기성이다.)

(3) $[Co(en)_3]Cl_3$의 색깔을 예측하시오. (힌트 : $[Co(NH_3)_6]Cl_3$는 파란색을 흡수한다.)

결정장 안정화 에너지(CFSE)

18-57B. COMS416,429CFSE/24원광 기출복원7★

Co^{3+}의 팔면체 착물은 $3d$ 오비탈에 6개의 전자를 가진다. high spin일 때와 low spin일 때 결정장 안정화 에너지(CFSE)를 맞게 계산한 것은?

	high spin	low spin
①	$-\frac{2}{5}\Delta_o$	$-\frac{2}{5}\Delta_o$
②	$-\frac{6}{5}\Delta_o$	$-\frac{6}{5}\Delta_o$
③	$-\frac{3}{5}\Delta_o$	$-\frac{8}{5}\Delta_o$
④	0	$-\frac{10}{5}\Delta_o$
⑤	$-\frac{2}{5}\Delta_o$	$-\frac{12}{5}\Delta_o$

18-58B. COMS10.3CFSE/24원광 추가문제7-1★

다음 설명에 가장 적합한 전이금속 X~Z를 모두 옳게 나타낸 것은? (단, 모든 화학종은 바닥 상태에 있다.)

- X: $K_3[X(CN)_6]$을 형성하면서 3개의 홀전자를 가진다.
- Y: $[Y(H_2O)_6]^{3+}$의 CFSE= $-2.4\Delta_o$이다.
- Z: 정사면체 $[ZCl_4]^-$를 형성하면서 5개의 홀전자를 가진다.

	X	Y	Z
①	Cr	Pd	Co
②	Cr	Rh	Fe
③	Fe	Rh	Co
④	Fe	Pd	Cr
⑤	Co	Pd	Fe

18-59B. CO5389/ 369 배위 화합물/24원광모의 2회38번

다음은 착이온 (가)와 (나)의 화학식이다.

착이온	화학식
(가)	$[MnCl_6]^{3-}$
(나)	$[Mn(CN)_6]^{3-}$

이에 관한 설명으로 옳은 것만을 〈보기〉에서 있는 대로 고른 것은?

〈보 기〉
ㄱ. 홀전자 수는 (가)<(나)이다.
ㄴ. (가)에서 결정장 갈라짐 에너지(Δ_o)는 스핀 짝지음 에너지(P)보다 크다.
ㄷ. (나)에서 결정장 안정화 에너지(CFSE)는 $-\frac{8}{5}\Delta_o$이다.

① ㄱ   ② ㄷ   ③ ㄱ, ㄴ
④ ㄴ, ㄷ   ⑤ ㄱ, ㄴ, ㄷ

18-60C. COJH313CFSE/24원광 추가문제7-2(17임용)★

다음은 어떤 정팔면체 착이온 $[CrL_6]^{2+}$의 d 궤도함수 갈라짐(Δ_o)과 평균 전자쌍 에너지(Π)이다. L은 한 자리 중성 리간드이다.

착이온	Δ_o (cm^{-1})	Π (cm^{-1})
$[CrL_6]^{2+}$	15000	23500

이 착이온의 결정장 안정화 에너지의 절댓값(cm^{-1})은?

① 6000
② 9000
③ 12000
④ 24000
⑤ 36000

18-61B. COBL61-18CFSE/24원광 추가문제7-3(24변리사)

표는 결정장 이론에 근거한 바닥상태의 3가지 착이온에 대한 자료이다. X~Z는 각각 Fe, Co, Ni 중 하나이다.

화학식	$[XCl_4]^{2-}$	$[YCl_4]^{2-}$	$[ZCl_6]^{3-}$
홀전자 수	2	3	5
입체 구조	정사면체	정사면체	정팔면체

결정장 이론에 근거하여 바닥상태의 다음 착이온에 관한 설명으로 옳은 것만을 〈보기〉에서 있는 대로 고른 것은? (단, Fe, Co, Ni의 원자번호는 각각 26, 27, 28이고, Δ_o는 정팔면체 착화합물의 결정장 갈라짐 에너지이다. X~Z는 임의의 원소 기호이다.)

〈보 기〉
ㄱ. X는 Ni이다.
ㄴ. $[YI_6]^{3-}$의 결정장 안정화 에너지(CFSE)의 절댓값은 $0.4\Delta_o$이다.
ㄷ. $[Z(CN)_6]^{4-}$은 반자기성이다.

① ㄱ   ② ㄴ   ③ ㄱ, ㄷ
④ ㄴ, ㄷ   ⑤ ㄱ, ㄴ, ㄷ

18-62C. COS439배위화합물/24원광 추가문제7-4

한 오비탈에 2개의 전자가 점유될 때 생기는 반발력에 의한 에너지를 스핀-쌍 에너지(spin-pairing energy, P)라 한다. 다음은 착이온 (가)와 (나)에 대한 자료이다.

착이온	화학식	Δ_o (kJ/mol)	P (kJ/mol)
(가)	$[Mn(H_2O)_6]^{3+}$	250	300
(나)	$[Re(H_2O)_6]^{3+}$	400	180

이에 대한 설명으로 옳은 것만을 〈보기〉에서 있는 대로 고른 것은? 단, Mn과 Re은 같은 족 원소이며 원자번호는 각각 25와 75이다.)

〈보 기〉
ㄱ. (가)는 높은 스핀 착물이다.
ㄴ. 최대 흡수파장은 (가)>(나)이다.
ㄷ. CFSE는 (가)>(나)이다.

① ㄱ ② ㄷ ③ ㄱ, ㄴ
④ ㄴ, ㄷ ⑤ ㄱ, ㄴ, ㄷ

배위화합물 실험

18-63B. CO배위화합물/24대가 기출복원9

배위 화합물 A, B, C에서 중심 금속 Co^{3+}은 염화 이온(Cl^-)과 암모니아(NH_3)가 임의의 비율로 배위 결합되어 팔면체 구조를 형성한다. 다음은 A, B, C의 특성을 나타낸 것이다.

○ A는 중성 분자이고, B와 C는 염이다.
○ 1몰의 B를 과량의 질산은($AgNO_3$) 수용액과 반응시키면 3몰의 염화은(AgCl) 침전이 생성된다.
○ 1몰의 C를 물에 녹이면 2몰의 이온이 생성되며, 이 중 1몰은 포타슘 이온(K^+)이다.

(1) A, B, C의 화학식을 쓰시오.

(2) 쌍극자 모멘트가 0인 물질을 모두 고르시오.

(3) cis, trans 이성질체를 가지는 물질을 모두 고르시오.

(4) 입체 이성질체가 2개인 물질을 모두 고르시오.

18-64C. CO배위화합물/24대가 추가문제9-1(23미트)

표는 화학식이 $CrCl_3(H_2O)_6$인 팔면체 Cr 착물 (가)~(다)의 색과 화학식당 결정수 개수(n), Cr에 배위 결합한 염화 리간드 개수를 나타낸 것이다. 결정수는 수화된 착물 결정에서 중심 금속에 배위 결합하지 않으면서 구조를 안정화시키는 물(H_2O)이다.

착물	색	n	염화 리간드 개수
(가)	보라	0	a
(나)	−	2	b
(다)	청록	c	1

이에 대한 설명으로 옳은 것만을 <보기>에서 있는 대로 고른 것은? (단, 착물의 색은 Cr의 d 오비탈 사이의 전자 전이에 의한 것이고, 모든 리간드는 한자리 리간드이다.)

─── <보 기> ───
ㄱ. b는 $(a+c)$보다 작다.
ㄴ. (나)의 착이온은 기하 이성질체를 갖는다.
ㄷ. 결정장 갈라짐(Δ_o)은 (가)가 (다)보다 작다.

① ㄱ ② ㄴ ③ ㄱ, ㄷ
④ ㄴ, ㄷ ⑤ ㄱ, ㄴ, ㄷ

18-65C. CO배위화합물/24대가 추가문제9-2(21미트)

그림은 백금 착화합물 (가)로부터 착화합물 (나)와 (다)를 단계적으로 합성하는 과정을, 표는 각 착화합물의 조성을 몰비로 나타낸 것이다.

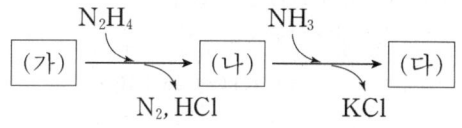

착화합물	몰비
(가)	Pt : K : Cl = 1 : 2 : 6
(나)	Pt : K : Cl = 1 : 2 : 4
(다)	Pt : NH_3 : Cl = 1 : 2 : 2

이에 대한 설명으로 옳은 것만을 <보기>에서 있는 대로 고른 것은?

─── <보 기> ───
ㄱ. (가)와 N_2H_4은 2 : 1의 몰비로 반응한다.
ㄴ. Pt의 배위수는 (나)와 (다)가 같다.
ㄷ. 1몰의 (다)가 용매에 녹으면 3몰의 이온이 생성된다.

① ㄱ ② ㄷ ③ ㄱ, ㄴ
④ ㄴ, ㄷ ⑤ ㄱ, ㄴ, ㄷ

18-66C. CO배위화합물/24대가 추가문제9-3(12임용)

다음은 $CoCl_2 \cdot 6H_2O$, 에틸렌다이아민(en), 염산(HCl)을 사용하여 여러 가지 Co(III) 배위 화합물을 합성하는 과정을 나타낸 것이다. 각각 다른 당량의 반응물을 사용하여 배위 화합물 (가)와 (나)를 얻었고, (나)를 가열하여 (다)를 얻었다.

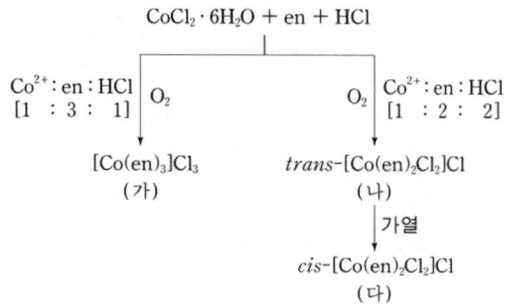

이에 대한 설명으로 옳은 것만을 〈보기〉에서 있는 대로 고른 것은?

〈보 기〉
ㄱ. 수용액에서 몰전도도는 (가)가 (나)보다 크다.
ㄴ. 광학 이성질체가 존재하는 생성물은 (가)와 (다)이다.
ㄷ. Δ_o값은 (가)의 착이온 $[Co(en)_3]^{3+}$이 $[Co(en)_3]^{2+}$보다 크다.

① ㄴ ② ㄷ ③ ㄱ, ㄴ
④ ㄱ, ㄷ ⑤ ㄱ, ㄴ, ㄷ

18-67C. CO배위화합물SN432/24대가 추가문제9-4★★

다음은 화학식이 $[M(en)A_3B]^{2+}$인 팔면체 착물 (가)의 리간드를 순차적으로 치환하는 과정을 나타낸 것이다.

○ (가)의 A 하나를 B 하나로 치환하여 (나)를 제조하였다.
○ (나)의 A 2개를 en 하나로 치환하여 (다)를 제조하였다.
○ (다)에 과량의 en을 첨가해도 $[M(en)_3]^{2+}$은 생성되지 않았다.

이에 대한 옳은 설명을 〈보기〉에서 있는 대로 고른 것은? (단, M은 임의의 금속 원소이다. A와 B는 한자리 중성 리간드이고, en은 $H_2NCH_2CH_2NH_2$이다.)

〈보 기〉
ㄱ. (가)는 $fac-[M(en)A_3B]^{2+}$이다.
ㄴ. (나)는 광학 활성이다.
ㄷ. (다)는 $cis-[M(en)_2B_2]^{2+}$이다.

① ㄱ ② ㄴ ③ ㄱ, ㄷ
④ ㄴ, ㄷ ⑤ ㄱ, ㄴ, ㄷ

심화주제 - 18전자 규칙

18-68C. COMS13.218전자규칙/24원광 기출복원12

18전자 규칙으로 예측하였을 때 다음 착물을 가장 안정하게 하는 금속 M으로 가장 적절한 것은?

$$[M(CO)_3PPh_3]^{-1}$$

① Fe
② Ni
③ Mn
④ Co
⑤ Cr

18-69C. COMS13.618전자규칙/24원광 추가문제12-1

다음 착이온이 18 전자 규칙을 만족할 때, 착이온의 전하(Z)는?

$$[Co(CO)_3]^Z$$

① Z = 3−
② Z = 1−
③ Z = 0
④ Z = 1+
⑤ Z = 2+

18-70C. COCS20.218전자규칙/24원광 추가문제12-2

$M(CO)_6$는 18−전자 규칙을 만족한다. M이 4주기 전이금속일 때, M으로 가장 적절한 것은?

① Cr
② Mn
③ Fe
④ Co
⑤ Ni

18-71C. COCS20.218전자규칙/24원광 추가문제12-3

$M(CO)_5$는 18−전자 규칙을 만족한다. M이 4주기 전이금속일 때, M으로 가장 적절한 것은?

① Cr
② Mn
③ Fe
④ Co
⑤ Ni

18-72C. COCS20.218전자규칙/24원광 추가문제12-4

M(CO)$_4$는 18−전자 규칙을 만족한다. M이 4주기 전이금속일 때, M으로 가장 적절한 것은?

① Cr
② Mn
③ Fe
④ Co
⑤ Ni

18-73C. COCS20.218전자규칙/24원광 추가문제12-5

[M(CO)$_5$]$^-$는 18−전자 규칙을 만족한다. M이 4주기 전이금속일 때, M으로 가장 적절한 것은?

① Cr
② Mn
③ Fe
④ Co
⑤ Ni

18-74C. COGM1418전자규칙/24원광 추가문제12-6

18전자 규칙으로 예측하였을 때 가장 안정한 카르보닐 화합물은?

① Cr(CO)$_5$
② Mn(CO)$_6$
③ Fe(CO)$_5$
④ Co$_2$(CO)$_{10}$
⑤ Ni(CO)$_5$

심화주제 - 트랜스 효과

18-75C. CO트랜스효과MS532/24원광 기출복원13

치환반응에서 리간드 CO, NH_3, Br^-일 경우, 트랜스 효과(trans effect)의 크기 순서를 나타낸 것으로 옳은 것은?

① $CO > NH_3 > Br^-$
② $CO > Br^- > NH_3$
③ $NH_3 > CO > Br^-$
④ $NH_3 > Br^- > CO$
⑤ $Br^- > NH_3 > CO$

18-76C. COMS12.16트랜스효과/24원광 추가문제13-1

사각평면 Pt(II) 화합물의 반응에서 염화이온의 트랜스 위치에 있는 리간드는 암모니아의 트랜스 위치에 있는 리간드보다 더 쉽게 치환되며, 이때 염화 이온은 암모니아보다 더 강한 트랜스 효과를 갖는다고 말한다. 트랜스 효과 순서는 다음과 같다.

$CN^-, CO, C_2H_4 > PH_3, SH_2 > NO_2^- > I^- > Br^- > Cl^- > NH_3, py > OH^- > H_2O$

다음 중 NH_3가 할로젠 이온을 치환할 때, trans 이성질체를 생성하는 것을 모두 고른 것은? (단, 반응물은 같은 몰수로 반응하였다.)

가. $[Pt(CO)Cl_3]^- + NH_3 \rightarrow (\ )$
나. $[Pt(NH_3)Br_3]^- + NH_3 \rightarrow (\ )$
다. $[(C_2H_4)PtCl_3]^- + NH_3 \rightarrow (\ )$

① 가
② 나
③ 가, 다
④ 나, 다
⑤ 가, 나, 다

18-77C. COJH372트랜스효과/24원광 추가문제13-2

사각평면 Pt(II) 화합물의 반응에서 염화이온의 트랜스 위치에 있는 리간드는 암모니아의 트랜스 위치에 있는 리간드보다 더 쉽게 치환되며, 이때 염화 이온은 암모니아보다 더 강한 트랜스 효과를 갖는다고 말한다. 트랜스 효과 순서는 다음과 같다.

$CN^-, CO, C_2H_4 > PH_3, SH_2 > NO_2^- > I^- > Br^- > Cl^- > NH_3, py > OH^- > H_2O$

생성물 (가)~(라) 중 trans 이성질체인 것을 모두 고른 것은?

- $[Pt(NH_3)_4]^{2+} \xrightarrow[-NH_3]{+Cl^-} ( ) \xrightarrow[-NH_3]{+Cl^-}$ (가)

- $[PtCl_4]^{2-} \xrightarrow[-Cl^-]{+NH_3} ( ) \xrightarrow[-Cl^-]{+NH_3}$ (나)

- $[PtCl_4]^{2-} \xrightarrow[-Cl^-]{+NH_3} ( ) \xrightarrow[-Cl^-]{+NO_2^-}$ (다)

- $[PtCl_4]^{2-} \xrightarrow[-Cl^-]{+NO_2^-} ( ) \xrightarrow[-Cl^-]{+NH_3}$ (라)

① 가, 나, 다
② 가, 라
③ 나, 다
④ 다
⑤ 가, 나, 다, 라

18-78C. COMO1108/MS532 배위화합물/24연세모의2회4번

백금 배위 화합물인 $Pt(NH_3)_2Cl_2$는 반자기성이다. 다음 질문에 답하시오.

(1) 이 화합물의 구조를 결정하고 이성질체를 모두 그려라.

(2) 중심 금속 이온의 $5d$ 오비탈에 대한 에너지 준위 도표를 그리고, 각 오비탈의 종류를 표시하시오.

(3) 트랜스 효과를 고려하여 (가)와 (나)의 기하 구조를 예측하시오. 트랜스 효과(trans effect)란 배위수가 4인 백금 화합물 $PtABX_2$에서 A의 반대편 리간드가 B의 반대편 리간드보다 더 쉽게 치환된다면 A가 B보다 트랜스 효과가 더 크다고 한다. Cl^-는 NH_3보다 트랜스 효과가 더 크다.

$[Pt(NH_3)_4]^{2+} \xrightarrow[-NH_3]{+Cl^-} [Pt(NH_3)_3Cl]^+ \xrightarrow[-NH_3]{+Cl^-}$ (가)

$[PtCl_4] \xrightarrow[-Cl^-]{+NH_3} [Pt(NH_3)Cl_3]^- \xrightarrow[-Cl^-]{+NH_3}$ (나)

심화주제 - 금속-카르보닐 결합(파이 역결합)

18-79C. COMS422파이역결합/24원광 기출복원19

다음 중 금속(M)과 CN^-의 결합을 분자 오비탈 이론 관점에서 설명할 때, 이에 대한 설명으로 옳은 것만을 〈보기〉에서 있는 대로 고른 것은?

〈보 기〉

ㄱ. CN^-의 HOMO는 착화합물을 이룰 때 σ주개 리간드 궤도함수로 작용하여 금속과 σ결합을 이룬다.
ㄴ. CN^-의 LUMO는 비어있는 두 π^* 분자 궤도함수로 금속과 π결합을 이룰 수 있다.
ㄷ. CN^-는 σ주개($M \leftarrow CN^-$)와 π받개($M \rightarrow CN^-$)로 작용하면서 이 두 상호작용에 의해 강한 결합을 형성한다.

① ㄱ ② ㄴ ③ ㄱ, ㄷ
④ ㄴ, ㄷ ⑤ ㄱ, ㄴ, ㄷ

18-80C. COJH307MS570파이역결합/24원광 추가문제19-1

금속 카보닐 결합(M-CO)에 대한 설명으로 옳은 것을 모두 골라라.

가. CO는 σ주개($M \leftarrow CO$)와 π받개($M \rightarrow CO$)로 작용하면서 이 두 상호작용에 의해 강한 결합을 형성한다.
나. 금속과 CO 리간드 사이의 착물이 안정한 이유는 CO 리간드가 금속 원자로부터 '역제공'되는 전자밀도를 받아들일 수 있기 때문이다.
다. 금속의 d오비탈은 CO의 π 반결합성 궤도함수와 겹치게 된다.
라. 금속으로부터 리간드로 전자밀도가 이동하여 $d_\pi \rightarrow \pi^*$의 역결합이 진행된다.

① 가, 나, 다
② 가, 다
③ 나, 라
④ 라
⑤ 가, 나, 다, 라

18-81C. COJH308MS567파이역결합/24원광 추가문제19-2

금속 카보닐 결합(M-CO)에 대한 설명으로 옳은 것을 모두 골라라.

> 가. M-CO 결합에서 π결합성이 커질수록 C-O 결합은 약해지고, M-C 결합은 강해진다.
> 나. 중심 금속 원자의 양전하가 증가할수록 C-O 결합은 강해진다.
> 다. CO의 삼중결합 세기는 $[Mn(CO)_6]^+ > [Ti(CO)_6]^{2-}$ 이다.
> 라. CO의 신축 진동수는 $[Ni(CO)_4] > [Fe(CO)_4]^{2-}$ 이다.

① 가, 나, 다
② 가, 다
③ 나, 라
④ 라
⑤ 가, 나, 다, 라

18-82C. COMS567BJ213 배위 화합물/24원광모의 3회3번

다음 중 CO의 신축 진동수가 가장 작은 화합물은?

① $[Mn(CO)_6]Cl$
② $[Cr(CO)_6]$
③ $K[V(CO)_6]$
④ $[Ni(CO)_4]$
⑤ $K_2[Fe(CO)_6]$

전이금속 지엽문제

18-83D. CO5349 전이금속/23연세 기출복원3번

다음은 4~6주기 전이 금속 원소들의 원자 반지름 변화 경향성을 나타낸 그래프이다.

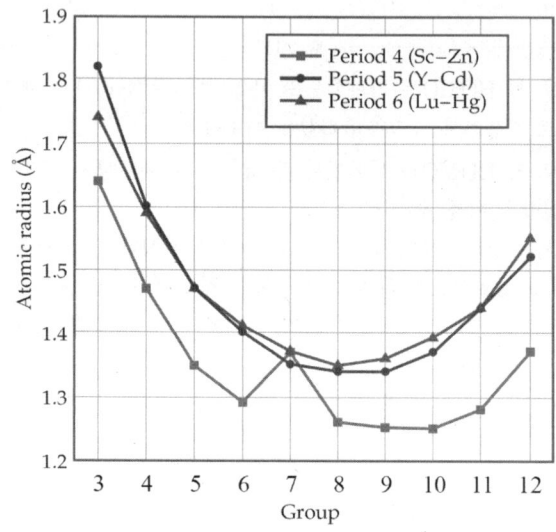

(1) 3족~8족까지 반지름이 왜 감소하는지 이유를 설명하시오.

(2) 8족~12족까지는 반지름이 왜 증가하는지 이유를 설명하시오.

(3) 4주기→5주기에서 전이 금속의 반지름이 증가하는 데 비하여, 5주기→6주기에서는 전이 금속의 반지름이 거의 증가하지 않는다. 그 이유를 설명하시오.

18-84D. CO41021/4340/5348 상식/24원광모의 3회9번

다음은 주기율표의 일부를 나타낸 것이다.

		Sc	Ti	V	Cr	Mn	Fe	Co	Ni	Cu	Zn						
		Y	Zr	Nb	Mo	Tc	Ru	Rh	Pd	Ag	Cd						
		La	Hf	Ta	W	Re	Os	Ir	Pt	Au	Hg						

다음 중 바닥 상태 전이 금속에 대한 설명 중 옳지 않은 것은?

① 원자 반지름은 Sc>Cr이다.
② 원자 반지름은 Zn>Cr이다.
③ 녹는점은 Cr>Zn이다.
④ La과 Hf에서 전자가 채워진 부껍질의 수가 같다.
⑤ $\dfrac{\text{Zr의 반지름}}{\text{Ti의 반지름}} > \dfrac{\text{Hf의 반지름}}{\text{Zr의 반지름}}$ 이다.

18-85D. MJ무기화학/23중앙기출22번

$[PtCl_4]^{2-}$는 I^-와 반응하여 $[PtI_4]^{2-}$가 생성되지만 $[AuCl_4]^-$은 I^-와 반응하여 치환반응보다는 AuI를 생성한다. 그 이유를 올바르게 설명한 것은?

① Pt^{2+}가 Au^{3+} 보다 강한 산화제이기 때문이다.
② Pt^{2+}의 이온 크기가 Au^{3+} 보다 크기 때문이다.
③ I^-가 Cl^-보다 센 장 리간드(strong field ligand)이기 때문이다.
④ 정답 없음

문제번호	정답	문제번호	정답
1	4	41	5
2	2	42	4
3	2	43	3
4	2	44	4
5	5	45	4
6	5	46	3
7	2	47	3
8	주관식	48	주관식
9	5	49	3
10	5	50	5
11	4	51	1
12	5	52	4
13	4	53	4
14	3	54	5
15	2	55	2
16	2	56	주관식
17	2	57	5
18	2	58	2
19	5	59	2
20	3	60	2
21	4	61	5
22	3	62	5
23	4	63	주관식
24	5	64	2
25	2	65	3
26	3	66	5
27	5	67	1
28	주관식	68	4
29	주관식	69	1
30	(a)	70	1
31	1	71	3
32	1	72	5
33	3	73	2
34	2	74	3
35	5	75	2
36	1	76	3
37	1	77	2
38	1	78	주관식
39	1	79	5
40	1	80	5

문제번호	정답	문제번호	정답
81	5		
82	5		
83	주관식		
84	4		
85	2		

18장 해설 링크 모음

19

핵화학

19. 핵화학 핵심 써머리

1. **핵의 안정도와 방사성 붕괴**

    1) 어떤 핵들은 자발적으로 더 안정한 핵으로 붕괴한다.
    2) 방사능 붕괴의 형태

        (1) α-입자($^{4}_{2}He$) 생성

        (2) β-입자($^{0}_{-1}e$, β^{-}) 생성

        (3) 양전자($^{0}_{1}e$, β^{+}) 생성

        (4) γ-선은 핵붕괴와 입자반응에 수반되어 생긴다.

        (5) 전자포획: 한 개의 내부 오비탈 전자가 핵에 의해 포획되는 과정

    3) 핵종에 따른 붕괴 형태: 불안정한 핵종은 다음의 방법으로 안정한 핵종에 다다를 수 있다.

        (1) 중성자가 과잉인 핵종(안정영역 위): 자발적으로 베타선 방출
        (2) 양성자가 과잉인 핵종(안정영역 아래): 자발적으로 양전자 방출 또는 전자포획
        (3) 너무 무거운 핵종: 자발적으로 알파선을 방출

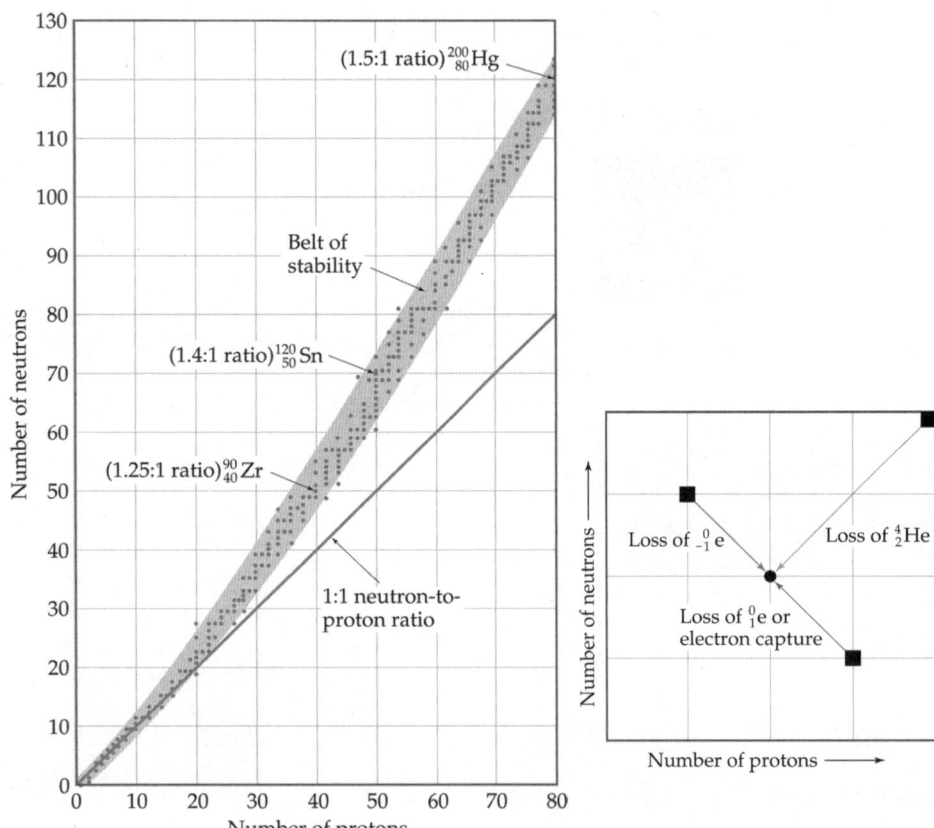

2. 핵반응의 속도

1) 방사성 붕괴는 1차 속도식을 따름: 반감기는 항상 일정

$\ln[A] = -kt + \ln[A]_0$

$t_{1/2} = \dfrac{\ln 2}{k}$

2) 방사성 시료의 반감기: 초기량의 절반에 도달하는데 필요한 시간

3) 방사성 탄소 연대 측정은 대상물의 기원 연대를 측정하기 위해 $^{14}_{6}C/^{12}_{6}C$의 비를 사용한다.

3. 핵의 열역학적 안정도와 핵 에너지 생성

1) 가장 안정한 핵은 $^{56}_{26}Fe$이며, 핵자당 결합에너지가 가장 크다.
2) 덜 안정한 핵종에서 더 안정한 핵종으로 핵과정이 진행될 때 에너지가 방출된다.
   (1) 핵융합 ; 두 개의 가벼운 핵이 더 무겁고 안정한 핵으로 합쳐지는 과정
   (2) 핵분열 : 무거운 핵이 더 안정한 두 개의 가벼운 핵으로 쪼개지는 과정
3) 핵반응의 에너지 변화량은 핵반응 전과 후의 질량 차이로부터 계산할 수 있다.
   (1) 핵반응에 의해 질량이 변할 때 $E=mc^2$에 해당하는 만큼의 에너지를 얻거나 잃는다.

4. 방사선 손상

1) 방사선은 생명체에 직접적인 손상 또는 후손에게 물려주는 유전적 손상의 원인이 될 수 있다.
2) 방사선의 생물학적 효과는 방사선의 에너지, 침투력, 이온화 능력과 방사선을 발생시키는 핵자의 화학적 성질에 의존한다.

〈방사선 측정 단위〉

단위	측정량	설명
그레이(Gy)	조직 1kg당 흡수에너지	1Gy=1J/kg조직
래드(rad)	조직 1kg당 흡수에너지	1rad = 0.01Gy
시버트(Sv)	조직손상	1Sv = 1J/kg
렘(rem)	조직손상	1rem = 0.01Sv

3) 방사선의 의학적 이용
   (1) 생체 내 시술
   (2) 치료 시술
   (3) 영상 시술

〈몇가지 방사성 핵종의 의학적 이용〉

방사성 동위원소	방사선	용도
플루오린-18	β^+	PET 정밀촬영
인-32	β^-	백혈병 치료
코발트-60	β^-, γ	암치료
아이오딘-123	γ	갑상선 치료

핵반응 기본문제

19-1A. NU핵화학/24대가 추가문제4-4(06미트)

다음 핵화학 반응식의 (가)~(라)에 들어갈 입자를 옳게 짝지은 것은?

$$^{3}_{1}H \longrightarrow {^{3}_{2}He} + \boxed{(가)}$$

$$^{10}_{6}C \longrightarrow {^{10}_{5}B} + \boxed{(나)}$$

$$^{239}_{94}Pu \longrightarrow {^{235}_{92}U} + \boxed{(다)}$$

$$^{226}_{88}Ra \longrightarrow {^{222}_{86}Rn} + \boxed{(다)} + \boxed{(라)}$$

	(가)	(나)	(다)	(라)
①	알파	베타	감마	양전자
②	베타	양전자	알파	감마
③	감마	베타	양전자	알파
④	감마	양전자	베타	알파
⑤	양전자	베타	알파	감마

19-2B. NU핵화학/24대가 추가문제4-5(13미트)

표는 핵종 (가)~(라)의 양성자 수와 중성자 수를 나타낸 것이다.

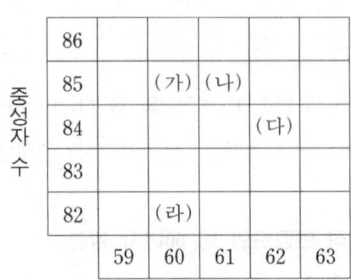

이에 대한 설명으로 옳은 것은?

① (가)와 (나)는 동위원소 관계이다.
② (가)와 (라)의 질량수는 같다.
③ (가)가 베타 입자를 방출하면 (나)가 된다.
④ (나)가 양전자를 방출하면 (다)가 된다.
⑤ (다)가 알파 입자를 방출하면 (라)가 된다.

19-3B. NU4959 핵화학/24원광모의 3회36번

$^{242}_{96}Cm$는 일련의 α-붕괴와 β-붕괴를 일으키며 $^{206}_{82}Pb$에 도달한다. 이 과정에서 방출한 α입자 수와 β입자 수를 옳게 짝지은 것은?

	α입자 수	β입자 수
①	8	4
②	9	3
③	9	4
④	10	3
⑤	10	4

19-4A. NU핵화학/19중앙기출11

다음 중 $^{52}_{25}Mn$에서 $^{52}_{24}Cr$로의 방사능 붕괴 과정에서 방출되는 것은?

① 알파 입자
② 베타 입자
③ 양전자
④ 감마선

19-5B. NU핵화학/24계명 기출복원11

양전자 방출 단층 촬영(PET)에 사용하는 ^{11}C가 붕괴될 때 방출하는 입자는?

① 알파입자
② 베타입자
③ 감마입자
④ 광자
⑤ 전자

19-6B. NUM012핵화학/24계명 추가문제11-1

$^{235}_{92}U$ 원자핵에 중성자를 충돌시키면, $^{144}_{58}Ce$와 $^{90}_{38}Sr$ 두 가지 핵종과 중성자 및 전자가 방출된다. 이 때 얻어지는 중성자와 전자는 각각 몇 개인가?

① 2, 2
② 2, 3
③ 2, 4
④ 3, 4
⑤ 3, 5

19-7B. NU핵화학/24대가 기출복원4

다음 중 중성자 1개가 증가하는 핵반응을 모두 고른 것은?

① 양전자 방출, 베타입자 방출
② 알파입자 방출, 양전자 방출
③ 전자 포획, 양전자 방출
④ 알파입자 방출, 베타입자 방출
⑤ 베타입자 방출, 전자 포획

19-8B. NUGM717핵화학/24대가 추가문제4-2

$^{238}_{92}U$이 일련의 붕괴과정을 거쳐 $^{206}_{82}Pb$로 변하였다. 이 과정에서 α 붕괴와 β^- 붕괴는 각각 몇 번씩 일어났는가?

	α 붕괴	β^- 붕괴
①	5회	12회
②	6회	10회
③	7회	8회
④	8회	7회
⑤	8회	6회

핵반응 속도

19-9C. NU4942 핵화학/24원광모의 2회37번

살아있는 식물로부터 ^{14}C가 붕괴하는 속도는 탄소 1g 에 대하여 분당 13.6번으로 관측되었다. 지층 속 어떤 동물 뼈 시료에서 탄소 1g 당 붕괴 속도가 분당 1.36번으로 관측되었다.

이에 관한 설명으로 옳은 것만을 <보기>에서 있는 대로 고른 것은? (단, ^{14}C의 반감기는 5730년이다.)

―――――<보 기>―――――
ㄱ. ^{14}C는 대기 중에서 지속적으로 생성되며, 대기 중 ^{14}C의 양은 거의 일정하게 유지된다.
ㄴ. ^{14}C는 양전자를 방출하며 붕괴한다.
ㄷ. 동물 뼈 시료의 연대는 $\frac{5730 \times \ln 10}{\ln 2}$년이다.

① ㄱ   ② ㄴ   ③ ㄱ, ㄷ
④ ㄴ, ㄷ   ⑤ ㄱ, ㄴ, ㄷ

19-10B. NUKH21/21경희기출9번

탄소의 동위원소인 ^{14}C는 방사성 붕괴를 통해 ^{12}C가 된다. 이러한 붕괴 반응의 반감기는 5.73×10^3년이다. 1.00g의 ^{14}C가 1.00×10^{-1} g 으로 줄어드는데 걸리는 시간은?

① 1.9×10^6 년
② 3.8×10^5 년
③ 1.9×10^5 년
④ 3.8×10^4 년
⑤ 1.9×10^4 년

19-11B. NUMO13핵화학/24계명 추가문제11-3

라돈-222의 반감기는 3.8일이다. 실내 공기 중 1.0g의 라돈-222가 존재한다면, 19일 후 실내 공기 중 라돈-222의 양은 얼마인가? (단, 실내 공기 중 라돈-222의 유출입은 없다고 가정한다.)

① 5.26×10^{-2}g
② 3.13×10^{-2}g
③ 1.56×10^{-2}g
④ 1.26×10^{-3}g
⑤ 4.18×10^{-3}g

19-12C. NUGM718핵화학/24대가 추가문제4-1★★

그림은 어떤 동굴에서 발견된 고대 유골에 남아있는 탄소-14($^{14}_{6}C$)와 질소-14($^{14}_{7}N$)의 상대적 양을 모형으로 나타낸 것이다. 이 고대 유골의 추정 연대로 가장 적합한 것은? (단, 모든 $^{14}_{7}N$는 $^{14}_{6}C$의 붕괴 반응을 통해서만 생성되며, 반응 속도 상수는 1.1×10^{-4}년$^{-1}$이고, $\ln 2 = 0.69$, $\ln 3 = 1.1$이다.)

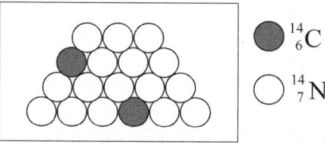

① 약 6300년 전
② 약 10000년 전
③ 약 16000년 전
④ 약 20000년 전
⑤ 약 30000년 전

19-13B. NUGM720핵화학/24대가 추가문제4-3

어느 제약회사에서 반감기가 20일인 어떤 방사능 동위원소를 생산하고, 생산 당시의 순도는 80.0%라고 한다. 재고조사를 하다가 생산한 지 80일이나 지난 시약을 창고에서 발견하였다면, 발견 당시의 이 시약의 순도[%]는?

① 2.0%
② 4.0%
③ 5.0%
④ 10.0%
⑤ 20.0%

안정도 띠 (핵종별 핵반응 예측)

19-14B. NU4963 핵화학/24원광모의 1회36번 ★

다음은 핵종 X~Z에 대한 설명이다. X~Z는 각각 $^{45}_{19}K$, $^{56}_{26}Fe$, $^{20}_{11}Na$ 중 하나이다.

> ○ X는 X~Z 중 가장 큰 핵자 당 결합 에너지를 갖는다.
> ○ Y는 전자 포획이나 양전자를 방출하며 안정해진다.
> ○ Z는 베타 붕괴를 일으키며 안정해진다.

X~Z가 모두 옳은 것은?

① X: $^{45}_{19}K$ Y: $^{56}_{26}Fe$ Z: $^{20}_{11}Na$
② X: $^{45}_{19}K$ Y: $^{20}_{11}Na$ Z: $^{56}_{26}Fe$
③ X: $^{56}_{26}Fe$ Y: $^{45}_{19}K$ Z: $^{20}_{11}Na$
④ X: $^{56}_{26}Fe$ Y: $^{20}_{11}Na$ Z: $^{45}_{19}K$
⑤ X: $^{20}_{11}Na$ Y: $^{56}_{26}Fe$ Z: $^{45}_{19}K$

19-15B. NUMO15 핵화학/24연세모의 2회14번 ★

다음의 세 가지 방사성 핵종에서 일어날 것으로 예상되는 방사성 붕괴 과정을 가장 적절하게 나타낸 것은?

	$^{210}_{84}Po$	$^{14}_{6}C$	$^{64}_{40}Zr$
①	알파 붕괴	베타 붕괴	양전자 방출
②	베타 붕괴	알파 붕괴	양전자 방출
③	베타 붕괴	양전자 방출	알파 붕괴
④	알파 붕괴	양전자 방출	베타 붕괴
⑤	양전자 방출	베타 붕괴	알파 붕괴

19-16B. NUM012핵화학/24계명 추가문제11-2★

다음 중 각 핵종의 방사성 붕괴 방식이 가장 적절한 것은?

	$^{210}_{84}Po$	$^{14}_{6}C$	$^{18}_{9}F$
①	알파붕괴	베타붕괴	양전자 방출
②	알파붕괴	양전자 방출	베타붕괴
③	베타붕괴	알파붕괴	양전자 방출
④	베타붕괴	양전자 방출	알파붕괴
⑤	양전자 방출	베타붕괴	알파붕괴

핵반응 관련 다양한 상식문제

19-17C. NUOX937-34핵화학/24계명 추가문제11-4★

다음 설명에서 (가)~(다)에 해당하는 핵종이 모두 옳은 것은?

> (가) : 뼈 속에 축적되어 칼슘과 치환되며, 뼈 속에서 높은 에너지의 베타 입자를 방출하여 암을 유발한다.
> (나) : 자연적으로 발생하는 비활성 기체로 알파 입자와 베타 입자를 방출하여 흡입시 폐암의 원인이 된다.
> (다) : 담배 속에 존재하며 흡연자의 폐암 원인 중 하나이다.

	(가)	(나)	(다)
①	^{90}Sr	^{210}Po	^{222}Rn
②	^{90}Sr	^{222}Rn	^{210}Po
③	^{222}Rn	^{90}Sr	^{210}Po
④	^{222}Rn	^{210}Po	^{90}Sr
⑤	^{210}Po	^{222}Rn	^{90}Sr

19-18C. NU핵화학/21중앙기출13번

다음 <보기>의 설명 중 옳은 것만을 모두 고른 것은?

<보 기>
가. 담배에서 발견되는 $^{210}_{84}Po$은 알파 입자 생성을 통해 $^{206}_{82}Pb$로 붕괴한다.
나. $^{40}_{19}K$은 베타 입자 생성을 통해 $^{40}_{18}Ar$으로 붕괴한다.
다. $^{210}_{84}Po$의 붕괴 속도 상수는 0.005 day^{-1}인데, 이는 붕괴 반감기가 약 140일임으로 의미한다. (단, ln2=0.7로 계산한다.)
라. 알파 입자는 생체 조직에 대한 침투 능력이 낮아 상대적으로 안전하다.

① 가, 다
② 가, 라
③ 나, 다
④ 나, 라

19-19C. NU핵화학/22중앙기출15번

핵화학 반응에 대한 다음 설명 중 틀린 것은?

① 모든 핵들은 양성자와 중성자의 비율이 일정하게 유지된 경우만 안정성을 가진다.
② 핵 결합에너지는 핵의 안정도를 보여주며 핵의 질량 손실을 알면 핵 결합에너지를 알 수 있다.
③ 핵융합은 아주 높은 온도에서 일어나서 대규모의 통제된 핵융합은 아직 성공하지 못하고 있다.
④ 핵분열은 큰 핵이 두 개의 작은 핵과 하나 이상의 중성자로 쪼개지는 것이다.

19-20C. NUM013핵화학/24대가 추가문제4-6★

다음 원자핵 반응에 관한 내용들 중에서 옳은 것을 있는 대로 고른 것은?

ㄱ. $^{195}_{79}Au$이 전자를 포획하면 $^{195}_{78}Pt$가 된다.
ㄴ. 핵분열 반응은 상온에서 일어나지만 핵융합은 상온에서 일어나지 않는다.
ㄷ. 방사능 붕괴과정에서 생성되는 α 입자, β 입자, γ-선 중에서 인체에 대한 투과력은 α 입자 > β 입자 > γ-선 순서이다.

① ㄱ ② ㄴ ③ ㄱ, ㄴ
④ ㄴ, ㄷ ⑤ ㄱ, ㄴ, ㄷ

19-21C. NU핵화학/24중앙기출27

원자핵 붕괴에 대한 <보기>의 설명 중 옳은 것을 모두 고른 것은?

<보기>
가. 양성자가 풍부한 핵종은 알파 붕괴를 통해 ^4_2He 입자를 방출한다.
나. 생물학적 반응을 추적할 목적으로 사용되는 $^{32}_{15}P$는 베타 붕괴를 통해 $^{31}_{16}S$로 변환된다.
다. 방사성 붕괴의 증거가 존재하지 않는 안정한 핵종은 양성자 수와 중성자 수가 비슷하다.

① 가
② 가, 나
③ 가, 다
④ 나, 다

문제번호	정답	문제번호	정답
1	2		
2	5		
3	3		
4	3		
5	2		
6	3		
7	3		
8	5		
9	3		
10	5		
11	2		
12	4		
13	3		
14	4		
15	1		
16	1		
17	2		
18	1		
19	1		
20	3		
21	3		

19장 해설 링크 모음

20

점군

해설 링크 모음

20. 점군 핵심 써머리

1. 점군(point group)이란
1) 대칭적 특성에 따라 분자들을 분류하는 체계
2) 특정 분자가 어떤 대칭요소들을 가지는지에 따라 그 분자가 속한 점군이 결정됨

2. 대칭요소와 대칭조작
3) 대칭요소: 분자나 어떤 물체가 가지는 대칭적 특징들 (회전축, 거울면, 반전중심 등)
4) 대칭조작: 실질적인 거울면 반사, 축과 점을 중심으로 한 움직임
5) '대칭요소를 가진다': 대칭조작 A를 하기 전과 후의 분자 모양, 방향, 위치가 완전히 동일하여 조작 전과 구별할 수 없다면, 그 분자는 대칭요소 A를 가진다.

3. 대칭조작의 종류
1) 동등조작(E): 분자에 아무런 변화를 일이키지 않는다. 모든 분자는 대칭요소 E를 가진다.

2) 회전조작(C_n): 대칭축을 중심으로 360°/n 돌린다.
   (1) C_2: 180° 돌린다.
   (2) C_3: 120° 돌린다.
   (3) 대칭축을 중심으로 180° 회전시켜도 이전과 동일하다면 그 분자는 대칭요소 C_2를 가진다.
   (4) 대칭축을 중심으로 120° 회전시켜도 이전과 동일하다면 그 분자는 대칭요소 C_3를 가진다.
   (5) n값이 가장 큰 회전축을 주회전축(주축)이라 한다.

3) 반사조작(σ): 거울면에 대하여 반사시킨다.
   (1) 거울면이 주축에 대하여 수직이면 그 면을 σ_h(horizontal)이라 한다.
   (2) 거울면이 주축을 포함하며, 바깥쪽 원자를 지나면 σ_v(vertical)이라 한다.
   (3) 주축에 수직인 C_2축을 양분하는 대칭면을 σ_d(dihedral)라 한다.

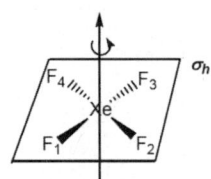 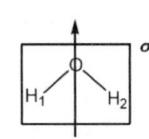 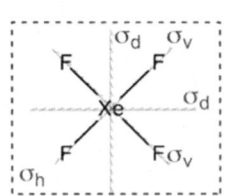

4) 반전(i): 각 점은 분자의 중심점에 대하여 시작점이 반대방향을 같은 거리로 이동한다.
   $(x, y, z) \to (-x, -y, -z)$

5) 회전반사조작 또는 반사회전 (S_n) : 360°/n 만큼 회전시킨 후 회전축의 수직면에 반사시킴

〈분자가 속한 점군을 결정하는 순서도〉

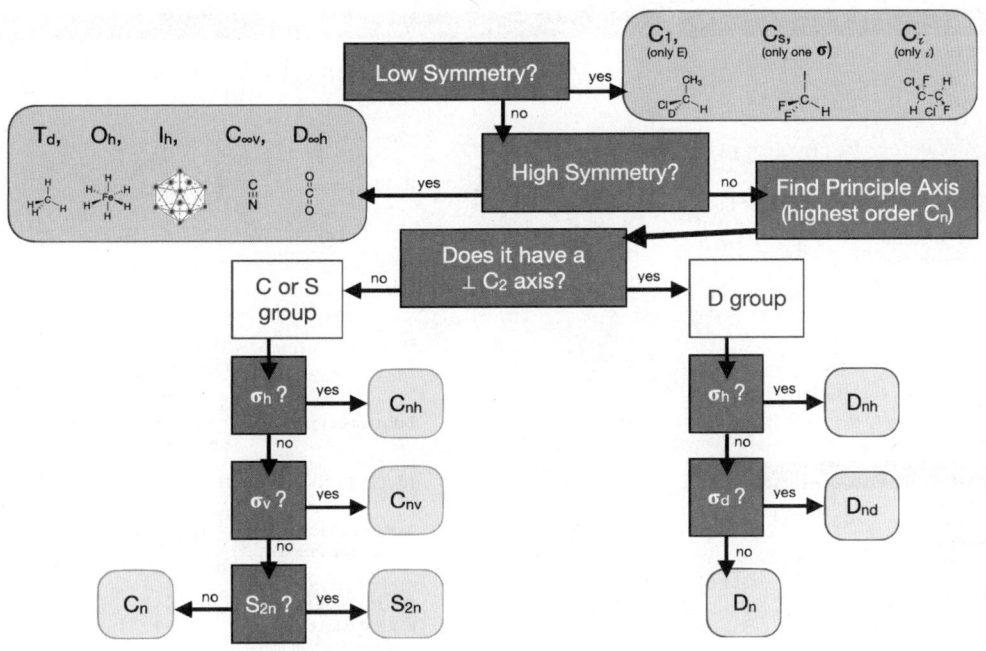

〈대표적인 점군의 모식도〉

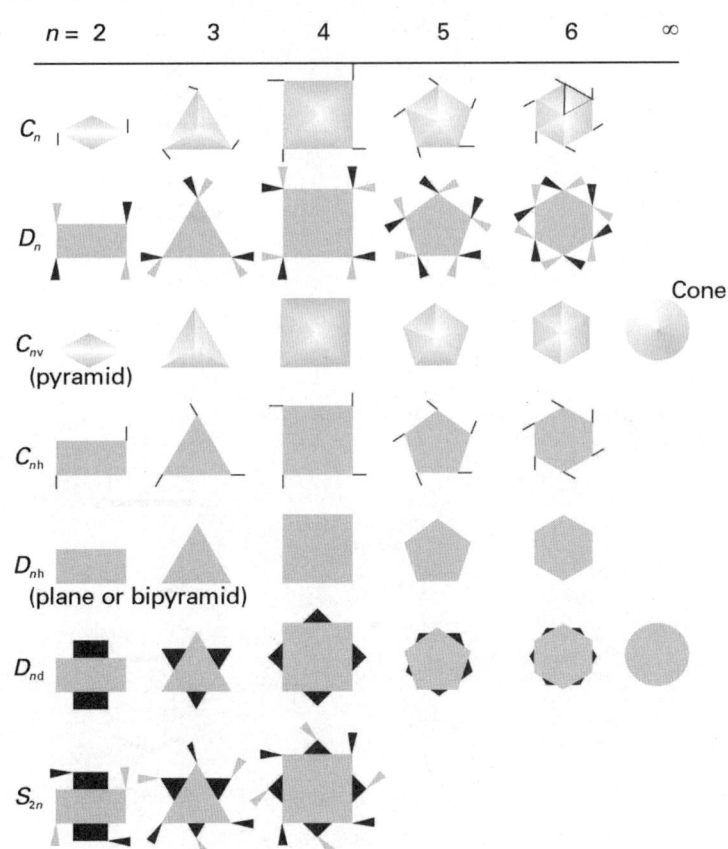

질문/ 상담 : 다음카페 박인규 일반화학

〈대칭성이 작은 점군들〉

Group	Symmetry	Examples	
C_1	No symmetry other than the identity operation	CHFClBr	
C_s	Only one mirror plane	$H_2C=CClBr$	
C_i	Only an inversion center; few molecular examples	HClBrC—CHClBr (staggered conformation)	

〈대칭성이 큰 점군들〉

Group	Description	Examples
$C_{\infty v}$	These molecules are linear, with an infinite number of rotations and an infinite number of reflection planes containing the rotation axis. They do not have a center of inversion.	C_{∞} H—Cl
$D_{\infty h}$	These molecules are linear, with an infinite number of rotations and an infinite number of reflection planes containing the rotation axis. They also have perpendicular C_2 axes, a perpendicular reflection plane, and an inversion center.	C_∞ O=C=O
T_d	Most (but not all) molecules in this point group have the familiar tetrahedral geometry. They have four C_3 axes, three C_2 axes, three S_4 axes, and six σ_d planes. They have no C_4 axes.	CH_4
O_h	These molecules include those of octahedral structure, although some other geometrical forms, such as the cube, share the same set of symmetry operations. Among their 48 symmetry operations are four C_3 rotations, three C_4 rotations, and an inversion.	SF_6
I_h	Icosahedral structures are best recognized by their six C_5 axes, as well as many other symmetry operations—120 in all.	$B_{12}H_{12}^{2-}$ with BH at each vertex of an icosahedron

〈점군 C와 D의 분자 예〉

General Label	Point Group and Example		
C_{nh}	C_{2h}	difluorodiazene	
	C_{3h}	$B(OH)_3$, planar	
C_{nv}	C_{2v}	H_2O	
	C_{3v}	PCl_3	
	C_{4v}	BrF_5 (square pyramid)	
	$C_{\infty v}$	HF, CO, HCN	
C_n	C_2	N_2H_4, which has a gauche conformation	
	C_3	$P(C_6H_5)_3$, which is like a three-bladed propeller distorted out of the planar shape by a lone pair on the P	
D_{nh}	D_{3h}	BF_3	
	D_{4h}	$PtCl_4^{2-}$	
	D_{5h}	$Os(C_5H_5)_2$ (eclipsed)	
	D_{6h}	benzene	
	$D_{\infty h}$	F_2, N_2 acetylene (C_2H_2)	
D_{nd}	D_{2d}	$H_2C=C=CH_2$, allene	
	D_{4d}	Ni(cyclobutadiene)$_2$ (staggered)	
	D_{5d}	$Fe(C_5H_5)_2$ (staggered)	
D_n	D_3	$[Ru(NH_2CH_2CH_2NH_2)_3]^{2+}$ (treating the $NH_2CH_2CH_2NH_2$ group as a planar ring)	

⟨대표적인 점군과 대칭요소들⟩

Point Group	Structure	Symmetry Elements	Examples
C_1	–	None	CHFClBr
C_s	–	One plane	ONCl, OSCl$_2$
C_2	–	One C_2 axis	H_2O_2
C_{2v}	AB$_2$ bent or XAB$_2$ planar	One C_2 axis and two σ_v at 90°	H_2O, SO_2, NO_2, H_2CO
C_{3v}	AB$_3$ pyramidal	One C_3 axis and three σ_v planes	NH_3, PH_3, $CHCl_3$
C_{nv}	–	One C_n axis and n σ_v planes	BrF_5 (C_{4v})
$C_{\infty v}$	ABC linear	One C_∞ axis and ∞ σ_v planes	HCN, SCO, OCN$^-$, SCN$^-$
D_{2h}	Planar	Three C_2 axes, two σ_v planes, one σ_h plane, and center of symmetry	C_2H_4, N_2O_4
D_{3h}	AB$_3$ planar	One C_3 axis, three C_2 axes, three σ_v and one σ_h plane	BF_3, CO_3^{2-}, NO_3^-, SO_3
D_{4h}	AB$_4$ planar	One C_4 and four C_2 axes, one σ_h and four σ_v planes, and center of symmetry	XeF_4, $PtCl_4^{2-}$
$D_{\infty h}$	AB$_2$ linear	One C_∞ axis, ∞ C_2 axes, ∞ σ_v and one σ_h planes, and center of symmetry	CO_2, NO_2^+ CS_2
T_d	AB$_4$	Four C_3 and three C_2 axes, six σ_v planes, and three S_4 axes	CH_4, $P_4MnO_4^-$, SO_4^{2-}
O_h	AB$_6$ octahedral	Three C_4, four C_3, six C_2, four S_6, and three S_4 axes, nine σ_v planes center of symmetry	SF_6, $Cr(CO)_6$, PF_6^-
I_h	Icosahedral	6 C_5, 10 C_3, and 15 C_2 axes, 15 planes, 20 S_6 axes	B_{12}, $B_{12}H_{12}^{2-}$

심화주제 20-1: IR 활성과 라만 활성

1. 분자의 대칭성과 광학적 성질
   1) 분자의 대칭적 성질을 이용하여 분자의 진동에 따른 IR활성, 라만 활성 여부를 알 수 있다.

2. IR 활성
   1) 분자가 진동할 때 쌍극자 모멘트(dipole moment)의 변화가 있는 모드만 IR 흡수 신호가 잘 관찰된다.
   2) 분자의 IR 활성
      (1) IR 활성인 분자: CO, HCl, H_2O 등
      (2) IR 불활성인 분자: H_2, N_2, F_2, Cl_2 등
   3) N개 원자로 이루어진 분자의 진동 모드 수
      (1) 선형의 경우: 3N-5
      (2) 비선형의 경우: 3N-6

3. Raman 활성
   1) 분자가 진동할 때 편극도(polarizability)의 변화가 있는 모드만 Raman 산란 신호가 잘 관찰된다.
   2) 편극도는 분자의 부피가 대칭적으로 증가/감소될 때 가장 많이 변한다.

⟨CO_2의 진동모드별 IR활성, 라만활성 분류표⟩

Symmetrical stretch	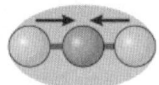	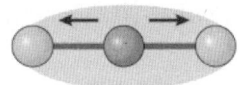	• Polarizability change during vibration • **Raman active** • Infrared inactive
Asymmetrical stretch	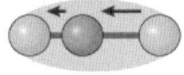	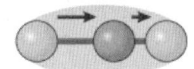	• Polarizability unchanged during vibration • **Raman inactive** • Infrared inactive
Bending	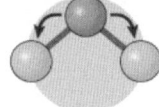	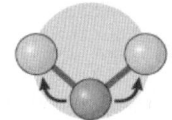	• Polarizability unchanged during vibration • **Raman inactive** • Infrared active

심화주제 20-1: IR 활성과 라만 활성

20-1B. PGMS100 점군/23원광 기출복원2번

I_2Cl_6는 $(ICl_3)_2$와 같이 이합체로 존재하며 비극성 평면형 분자이다. I_2Cl_6의 점군은 다음 중 어느 것인가?

① C_{2h}
② C_{3v}
③ D_{2h}
④ D_{4h}
⑤ D_{2d}

20-2B. PGMS96 점군/23원광 기출복원3번

다음 중 대칭성이 가장 낮은 점군은?

① T_d ② C_i ③ O_h
④ I_h ⑤ $D_{\infty h}$

20-3B. PGMS128 점군/24원광모의 1회1번

다음 중 물질과 점군의 대응이 옳지 않은 것은?

① SO_4^{2-} T_d
② B_2H_6(다이보레인) D_{4h}
③ C_3H_4(알렌) D_{2d}
④ SO_2Cl_2 C_{2v}
⑤ CN^- $C_{\infty v}$

20-4B. PGMS93JH46 점군/24원광모의 1회2번

다음 설명에 모두 해당하는 분자는?

> ○ 주 회전축은 C_2이다.
> ○ C_2축에 수직인 거울면이 없다.
> ○ C_2축을 포함하는 두 개의 거울면이 있다.

① CO_2 ② NH_3 ③ XeF_4
④ IOF_3 ⑤ SF_4

20-5B.

다음 중 같은 점군끼리 짝지어진 것이 아닌 것은?

① SO_3, PCl_5
② CO_2, KrF_2
③ NO_2^-, ICl_3
④ NHF_2, H_2O_2
⑤ C_2H_4, B_2H_6

20-6C.

다음은 알렌(allene)의 구조식이다.

다음 중 알렌이 속한 점군은?

① D_{2h} ② D_{2d} ③ T_d
④ C_{4v} ⑤ C_2

20-7B.

다음 중 점군 D_{2h}에 속하는 분자의 개수는?

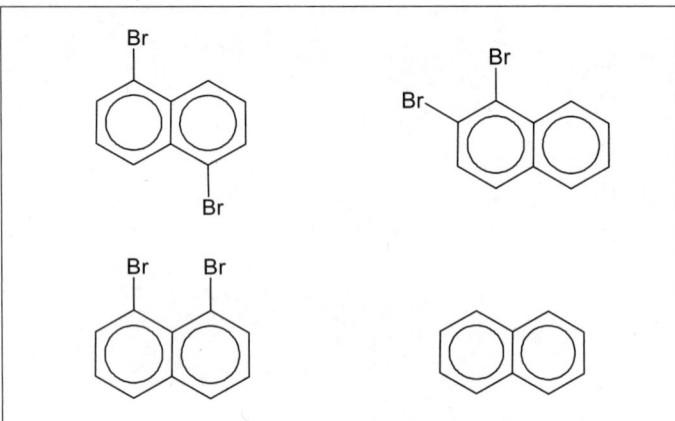

① 1개 ② 2개 ③ 3개
④ 4개 ⑤ 0개

20-8B.

표는 $[Fe(CO)_4Cl_2]$의 두 가지 기하 이성질체 (가)와 (나)이다.

(가)	$cis-[Fe(CO)_4Cl_2]$
(나)	$trans-[Fe(CO)_4Cl_2]$

다음 중 (가)와 (나)의 점군을 옳게 짝지은 것은?

	(가)	(나)
①	C_{2v}	D_{2d}
②	C_{2v}	D_{4h}
③	D_{2h}	C_{4v}
④	C_{3v}	D_{3h}
⑤	T_d	D_{4h}

20-9D. PGMS114점군/24원광 기출복원4(점군전체복습)★★

다음 중 비카이랄성 점군의 개수는?

$$C_i, \quad C_1, \quad C_2, \quad C_s, \quad C_{nv}, \quad D_{nh}, \quad T_d, \quad O_h, \quad D_{2d}$$

① 3
② 4
③ 5
④ 6
⑤ 7

20-10C. PGCS3.21Ms95/24원광 추가문제4-1★

다음 중 가장 많은 대칭 요소를 가지는 것은?

① O_h
② T_d
③ I_h
④ C_1
⑤ C_s

20-11C. PGCS3.8점군/24원광 추가문제4-2★

다음 중 하나의 C_3축을 가지지만 σ_h를 가지지 않는 것의 개수는?

$$NH_3, \quad SO_3, \quad PBr_3, \quad AlCl_3, \quad SO_4^{2-}, \quad NO_3^-$$

① 1
② 2
③ 3
④ 4
⑤ 5

20-12C. PGCS3.8점군/24원광 추가문제4-3★

다음 중 하나의 C_3축과 하나의 σ_h를 동시에 가지는 것의 개수는?

$$NH_3, \quad SO_3, \quad PBr_3, \quad AlCl_3, \quad SO_4^{2-}, \quad NO_3^-$$

① 1
② 2
③ 3
④ 4
⑤ 5

20-13C. PGCS3.9점군/24원광 추가문제4-4★

다음 중 하나의 C_4축과 하나의 σ_h를 동시에 가지는 것의 개수는?

| CCl_4, ICl_4^-, SO_4^{2-}, SiF_4, XeF_4 |

① 1
② 2
③ 3
④ 4
⑤ 0

20-15B. PGCS3.19점군/24원광 추가문제4-6★

다음 중 점군 C_{2v}에 속하는 분자 수는?

| CCl_4, CCl_3F, CCl_2F_2, $CClF_3$, CF_4 |

① 1
② 2
③ 3
④ 4
⑤ 5

20-14C. PGCS3.10점군/24원광 추가문제4-5

다음의 각 분자가 가지는 대칭면 수를 모두 더한 값은?

| SF_4, SO_2, SO_3 |

① 5
② 6
③ 7
④ 8
⑤ 9

20-16B. PGCS3.28점군/24원광 추가문제4-7★★

다음은 Al_2Cl_6의 구조이다. 이 화합물의 점군은?

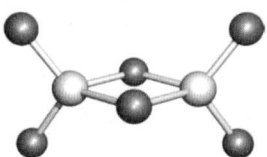

① C_{2h}
② C_{3h}
③ D_{2h}
④ D_{3h}
⑤ D_{4h}

20-17B.

다음 화학종의 원자가껍질 전자쌍 반발(VSEPR) 모형에 근거한 구조와 화학종의 점군이 모두 옳은 것은?

	화학종	구조	점군
①	PF_3	삼각쌍뿔	C_{3h}
②	BrF_4^-	사각평면	D_{4h}
③	XeF_4	정사면체	T_d
④	IF_2^-	굽은형	C_{2h}
⑤	SF_2	선형	$D_{\infty h}$

20-18A.

다음 중 점군 C_{3v}에 속하지 않는 것은?

① NH_3
② PPh_3
③ $CHCl_3$
④ $POCl_3$
⑤ $B(OH)_3$

20-19B.

다음 중 벤젠(C_6H_6)이 갖고 있는 대칭 요소가 아닌 것은?

① E
② C_6
③ C_3
④ σ_h
⑤ C_4

20-20A.

분자 PF_5의 점군은?

① C_{3v}
② O_h
③ D_{3h}
④ C_{4v}
⑤ T_d

20. 점군

문제번호	정답	문제번호	정답
1	3		
2	2		
3	2		
4	5		
5	4		
6	2		
7	1		
8	2		
9	5		
10	3		
11	3		
12	3		
13	2		
14	4		
15	1		
16	3		
17	2		
18	5		
19	5		
20	3		

20장 해설 링크 모음

21

분광학

해설 링크 모음

21. 분광학 핵심 써머리

1. 분광광도법 개요
1) 분광학: 전자파(빛)과 물질의 상호작용을 이용하여 물질에 대한 정보를 알아내는 학문
2) 분광학에 이용되는 전자파

전자파	상호작용	응용
X-선	내부전자의 전이	X-ray 분광법
자외선	최외각 전자의 전이	UV-Vis 분광법
가시광선		선 분광법 원자 분광법
적외선	분자의 진동운동	적외선 분광법
마이크로파	자기장에서 전자의 스핀	전자스핀 공명
라디오파	자기장에서 핵스핀	핵자기 공명

3) 원자에 의한 흡수: 최외각 전자가 들뜬 상태로 전이하면서 빛을 흡수, 매우 좁은 파장대의 스펙트럼
4) 분자에 의한 흡수: 분자는 분자의 진동과 회전운동으로 인하여 여러 가지 에너지 준위가 존재하고, 이 에너지 준위간의 간격이 매우 좁아 실제 분자에 의한 흡수 스펙트럼은 넓은 띠로 나타난다.

2. UV-Vis 분광광도법
1) 주로 정량 분석에 이용됨
   (1) 각종 의약품에서 성분농도 분석

3. 형광 광도법
1) 발광 현상: 들뜬 상태의 분자는 과잉의 에너지를 외부로 방출하고 다시 바닥 상태로 되돌아 옴
2) 에너지를 방출(완화, relaxation)
   (1) 주변에 열로 방출: 대부분의 물질이 이 방법으로 완화됨
   (2) 빛 에너지로 방출: 일부 화합물의 경우 발광현상을 나타냄
3) 발광(luminescence)의 종류
   (1) 형광: 들뜬 일중항에서 바닥 일중항 상태로 내려오면서 발광
      ① 일중항→일중항 전이: 같은 스핀을 가진 상태들 사이에서의 전이
   (2) 인광: 들뜬 일중항에서 들뜬 삼중항으로 전이한 후 바닥 일중항 상태로 내려오면서 발광
      ① 삼중항→일중항 전이: 반대 스핀을 가진 상태들 사이에서의 전이
   (3) 화학발광: 화학 반응으로 생성된 들뜬 화학종이 발광하는 현상

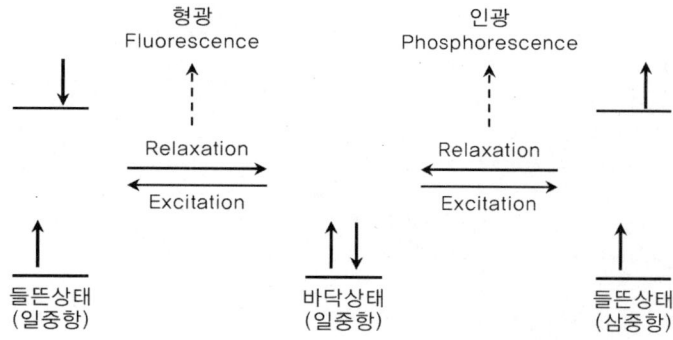

4. 핵자기 공명 (NMR) 분광법

1) ^1H NMR은 분자 내 존재하는 양성자의 종류와 수를 알아내는 데 사용된다.
2) ^{13}C NMR은 분자 내 존재하는 탄소 원자의 종류와 수를 알아내는 데 사용된다.

5. ^1H NMR 분광법

1) ^1H NMR 스펙트럼
    (1) 봉우리의 세기를 화학적 이동(chemical shift)에 대하여 나타낸다.
    (2) 화학적 이동의 값은 δ(델타) 척도로 나타내며, δ척도의 단위는 ppm이다.
    (3) 화학적 이동값은 왼쪽으로 갈수록 증가한다.
    (4) 낮은장이란 왼쪽을 의미하고, 높은장이란 오른쪽을 의미한다.

2) ^1H NMR 신호의 개수
    (1) 신호의 개수는 서로 다른 양성자 종류와 같다.

3) ^1H NMR 신호의 위치
    (1) 양성자가 나타내는 봉우리의 위치는 주위의 전자적 환경에 따라 달라진다.
    (2) 벗김 효과 → 신호를 낮은장(왼쪽)으로 이동
    (3) 가리움 효과 → 신호를 높은장(오른쪽)으로 이동
    (4) 전기 음성인 원소는 벗김 효과를 받게 한다.

4) ^1H NMR 신호의 세기
    (1) 각 신호 아래의 면적은 흡수를 일으키는 양성자의 수에 비례한다.

5) ^1H NMR 스핀-스핀 갈라짐
    (1) 스핀-스핀 갈라짐은 이웃한 양성자와의 핵스핀 상호작용(짝지음, coupling)에 의해 나타난다.
    (2) 동등한 양성자끼리는 상대방을 갈라지게 하지 않는다.
    (3) 같은 탄소 또는 바로 이웃 탄소에 붙어있는 n개의 동등하지 않은 양성자는 신호를 n+1개로 갈라지게 한다.
    (4) 흡수를 일으키는 양성자와 동등하지 않으나 자신들끼리는 동등한 양성자 두 세트가 흡수 양성자와 인접해 있는 경우에는 n+1 법칙에 의해 갈라짐이 일어난다.
    (5) 흡수를 일으키는 양성자와 동등하지 않고 또 자신들끼리도 동등하지 않은 양성자 두 세트가 흡수 양성자와 인접해 있는 경우 갈라져 나오는 NMR 신호의 수는 (n+1)(m+1)이다.
    (6) 일곱개 이상으로 갈라지는 봉우리는 다중선이라고 부른다.

〈대표적인 proton 유형별 화학적 이동값〉

Type of proton	Chemical shift (ppm)	Type of proton	Chemical shift (ppm)
sp^3 C—H	0.9–2	sp^2 C=C—H	4.5–6
• RCH_3	~0.9		
• R_2CH_2	~1.3	Ar—H (benzene)	6.5–8
• R_3CH	~1.7		
Z=C—C—H (Z = C, O, N)	1.5–2.5	R—C(=O)—H	9–10
—C≡C—H	~2.5	R—C(=O)—OH	10–12
sp^3 C—H with Z (Z = N, O, X)	2.5–4	RO—H or R—N—H	1–5

〈자세한 작용기별 화학적 이동값〉

Type of hydrogen		Chemical shift (δ)	Type of hydrogen		Chemical shift (δ)
Reference	$Si(CH_3)_4$	0	Alcohol	—C—O—H	2.5–5.0
Alkyl (primary)	—CH_3	0.7–1.3			
Alkyl (secondary)	—CH_2—	1.2–1.6	Alcohol, ether	H—C—O—	3.3–4.5
Alkyl (tertiary)	—CH—	1.4–1.8			
Allylic	C=C—C—	1.6–2.2	Vinylic	C=C—H	4.5–6.5
Methyl ketone	—C(=O)—CH_3	2.0–2.4	Aryl	Ar—H	6.5–8.0
Aromatic methyl	Ar—CH_3	2.4–2.7	Aldehyde	—C(=O)—H	9.7–10.0
Alkynyl	—C≡C—H	2.5–3.0			
Alkyl halide	H—C—Hal	2.5–4.0	Carboxylic acid	—C(=O)—O—H	11.0–12.0

6. ¹³C NMR 분광법

1) 신호의 개수는 서로 다른 종류의 탄소 개수와 같다.
2) ¹³C 신호는 갈라지지 않는다.
3) ¹³C 신호의 상대적인 위치는 벗김 효과와 가리움 효과에 따라 결정된다.
4) sp^3 혼성화된 탄소는 가리움 효과를 받아 높은장(오른쪽)에서 나타난다.
5) 전기 음성인 원소(O, N, 할로젠)는 벗김 효과를 받게하여 낮은장(왼쪽)에 나타나게 한다.
6) 알켄과 벤젠고리 탄소는 낮은장(왼쪽)에서 흡수를 일으킨다.
7) 카보닐 탄소는 매우 심하게 벗김 효과를 받고 낮은장(왼쪽)에서 흡수를 일으킨다.

〈대표적인 탄소원자의 환경에 따른 화학적 이동값〉

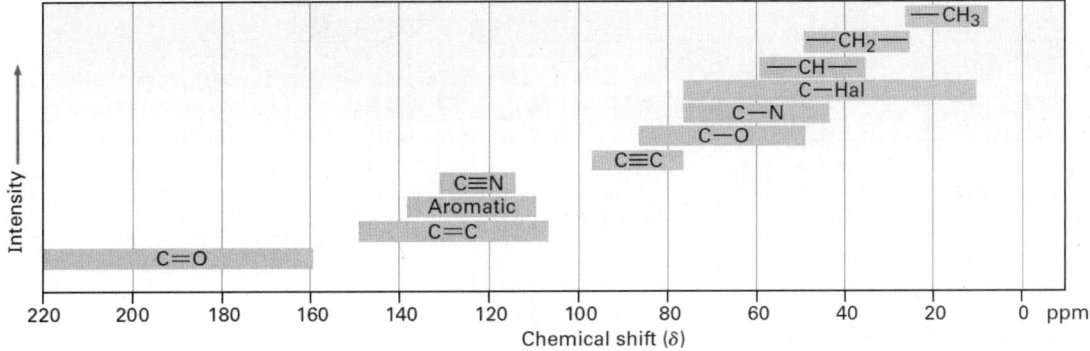

7. 적외선 분광법

1) 적외선(IR) 분광법을 이용하여 화합물 내에 존재하는 작용기를 알아낼 수 있다.
2) IR 분광법에서 적외선 진동수는 파수(wave number)라는 단위로 표시된다.
3) 파수가 증가함에 따라 적외선의 진동수와 에너지가 증가한다.
4) 작용기의 종류에 따라 흡수하는 적외선의 진동수가 다르다.
   (1) 센 결합은 높은 진동수로 진동하고 높은 파수를 흡수한다.
   (2) 가벼운 질량의 원자는 높은 진동수로 진동하고 높은 파수를 흡수한다.
   (3) H와 연결된 결합은 항상 높은 파수에서 나타난다.
   (4) 단일<이중<삼중결합 순서로 결합은 강해지고 파수는 높아진다.

〈결합의 종류에 따른 파수의 대략적인 값〉

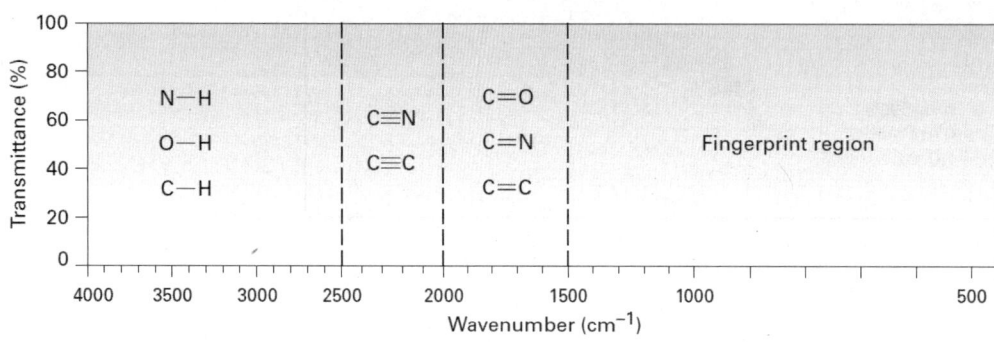

〈작용기별 파수와 특징〉

Functional Group	Absorption (cm^{-1})	Intensity	Functional Group	Absorption (cm^{-1})	Intensity
Alkane			Amine		
C–H	2850–2960	Medium	N–H	3300–3500	Medium
Alkene			C–N	1030–1230	Medium
=C–H	3020–3100	Medium	Carbonyl compound		
C=C	1640–1680	Medium	C=O	1670–1780	Strong
Alkyne			Aldehyde	1730	Strong
≡C–H	3300	Strong	Ketone	1715	Strong
C≡C	2100–2260	Medium	Ester	1735	Strong
Alkyl halide			Amide	1690	Strong
C–Cl	600–800	Strong	Carboxylic acid	1710	Strong
C–Br	500–600	Strong	Carboxylic acid		
Alcohol			O–H	2500–3100	Strong, broad
O–H	3400–3650	Strong, broad	Nitrile		
C–O	1050–1150	Strong	C≡N	2210–2260	Medium
Arene			Nitro		
C–H	3030	Weak	NO$_2$	1540	Strong
Aromatic ring	1660–2000	Weak			
	1450–1600	Medium			

심화주제 21-1: 분광법 전반적인 내용

1. 개요
1) 빛의 이중성: 빛은 파동성과 입자성을 동시에 가진다.
2) 빛의 파동성: 빛의 파동은 서로 수직으로 진동하는 전기장(electric field)과 자기장(magnetic field)으로 이루어져 있으며, 파장(wavelength), 진동수(frequency), 속도(velocity), 진폭(amplitude), 파수(wave number) 등의 특성을 가진다.

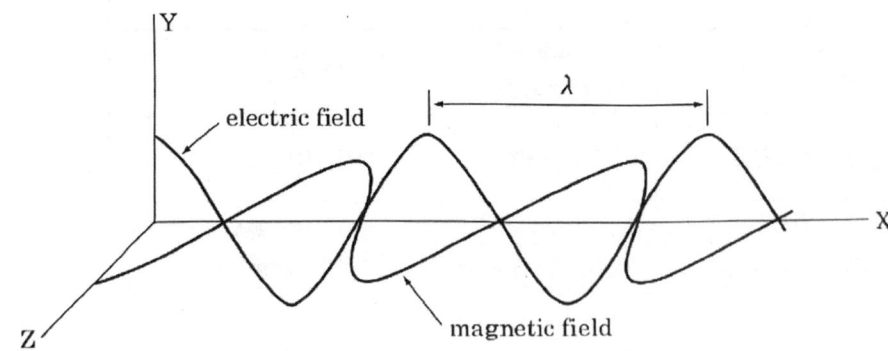

   (1) 파장(λ): 파동의 꼭지점과 꼭지점 사이의 거리
   (2) 진동수(ν): 파동이 1초 동안 진동하는 횟수, 단위 s^{-1}(예, $10^6\ s^{-1} = 10^6\ Hz = 1\ MHz$)
   (3) 광속(c): $c = \lambda\nu$
   (4) 파수($\bar{\nu}$): 단위 거리에 있는 파동의 수, 단위 m^{-1} 또는 cm^{-1} ($\bar{\nu} = 1/\lambda$)
3) 빛의 입자성: 빛은 광자(photon)라고 하는 에너지를 가진 입자로도 이해할 수 있다.
   (1) 광자에너지(E): $E = h\nu = hc/\lambda$이며, h는 Planck 상수

2. 원리
1) 분광학에 이용되는 전자기파
   (1) 전자기 스펙트럼(electromagnetic spectrum)은 넓은 파장 또는 에너지 범위에서 나타난다.
   (2) 빛의 에너지 세기는 진동수에 비례하고 파장에 반비례한다. (파수에 비례)
   (3) 특정 파장을 가진 빛 입자는 특정 물질과 상호작용한다.
   (4) 비교적 높은 에너지를 가진 X-선은 물질의 내부 전자의 전이(transition)를 유발시키고, 그보다 작은 에너지의 자외선은 원자가 전자(valence electron)의 전이에 관여하며, 적외선은 분자의 진동 상태만을 변화시킨다.

⟨분광학에 이용되는 전자파의 특성과 응용 영역⟩

빛의 종류	파장 λ	상호작용	응용	알 수 있는 정보
X-선	0.1~100 Å	내부 전자 (core electron)의 전이	X-ray 분광법	결정 구조, 화학적 조성
자외선	180~400 nm	최외각 전자 (valence electron)의 전이	UV-Vis 분광법, 형광분광법 선광분석법 ORD/CD 원자분광법	분자의 전자 구조, 화합물 농도, 특정 원소의 종류와 양 분석 형광 분석
가시광선	400~780 nm			
적외선 (근적외선)	2.5~25 μm (800~2500nm)	분자진동운동의 전이	적외선 분광법 (근적외선분광법)	작용기 정보, 분자 구조
마이크로파	0.01~10 cm	분자회전운동의 전이	마이크로 분광학	분자 기하 구조
라디오파	0.5~10 m	자기장에 전자스핀의 전이	전자스핀공명 분광학(ESR)	분자 구조, 핵스핀 상호작용, 전자스핀 상호작용
		자기장에 핵스핀의 전이	핵자기공명분광학 (NMR)	

2) 빛의 흡수 및 방출
 (1) 바닥 상태(기저 상태, ground state): 물질(원자, 이온, 분자) 입자들은 고유한 에너지 준위를 가지며 이 때 가장 낮은 상태를 바닥 상태라고 한다. 실온에서 대부분의 입자들은 기저 상태로 존재한다.
 (2) 들뜬 상태(여기 상태, excited state): 입자 부근을 광자들이 지나갈 때 광자의 에너지가 입자의 여기 상태의 기저 상태에 에너지 준위 차와 일치할 경우 흡수가 일어난다. 이 때 물질 입자들이 흡수한 에너지만큼 높은 에너지 상태로 들뜨는데 이것을 들뜬 상태라고 한다.
 (3) 빛의 흡수(absorption): 빛과 물질의 상호작용에 의해 빛의 세기가 감소되는 현상(바닥 상태의 입자가 빛 에너지를 흡수하여 들뜬 상태로 여기하는 현상)

$$M + h\nu \rightarrow M^*$$ (M: 바닥 상태의 물질, hν: 광자의 에너지, M*: 들뜬 상태의 물질)

 (4) 빛의 방출(emission): 들뜬 상태의 입자가 보다 낮은 에너지로 전이할 때 광자의 형태로 에너지를 방출하는 현상. 들뜬 상태에서 약 $10^{-6} \sim 10^{-9}$초 정도 머무른 후 이완되어(relaxation) 원 상태인 바닥 상태로 되돌아가며 이 때 그 차이에 해당하는 에너지를 열에너지 또는 빛에너지로 방출한다.

$$M^* \rightarrow M + energy$$

흡수 에너지는 각 화학종에 대하여 고유한 값이므로, 물질에 가해진 특정 파장의 빛(입사광)의 세기에 대하여 물질을 통과한 빛(투과광)의 세기, 즉 물질이 가해진 특정 파장의 빛을 흡수하는 정도(흡광도)를 측정하면, 물질의 종류나 그 존재량을 알 수 있다.

3) 원자 흡수(atomic absorption)
 (1) 원자는 주로 최외각 전자가 들뜬 상태로 전이하면서 빛을 흡수한다(전자전이).
 (2) 이 때 나타나는 흡수스펙트럼은 선 폭이 매우 좁게 나타나는 특징을 가진다(선 스펙트럼).

4) 분자 흡수(molecular absorption)
 (1) 분자는 원자와 다르게 전자전이 외에 분자의 진동과 회전으로 인하여 여러 가지 에너지 준위가 존재한다.
  (전자전이+진동전이+회전전이)
 (2) 따라서, 원자와는 다르게 폭이 넓은 흡수대를 보인다(연속 스펙트럼).

심화주제 21-2: 광 흡수법칙(Beer-Lambert 법칙)

1) 투광도(T): $T = \dfrac{I}{I_0}$ (I: 시료를 통과한 빛의 세기 = 투과광의 세기, I_0: 원래 빛의 세기 = 입사광의 세기)

2) 흡광도(A): $A = -\log T = -\log\left(\dfrac{I}{I_0}\right)$

3) Beer-Lambert 법칙: A = abc (a: 흡광계수, b: 빛이 시료를 통과한 거리, c: 시료의 농도)

4) 비흡광도($E_{1cm}^{1\%}$): 검액 농도가 1%(w/v), 액층 두께(b)가 1cm일 때의 흡광계수

5) 몰흡광계수(ε): 검액 농도가 1 mol/L, 액층 두께(b)가 1cm일 때의 흡광계수(흡광계수는 물질 고유의 값)

심화주제 21-3: 원자 분광법

1. 개요
원자분광법(atomic spectrophotometry)은 원자에 의한 빛의 흡수와 방출을 이용하여 시료에 함유되어 있는 금속 원소들의 종류와 그 양을 분석하는 방법이다.

2. 기본원리
1) 원자는 최외각 전자의 전이와 관련하여 빛을 흡수하거나 방출한다.
2) 원자흡광 또는 원자발광 스펙트럼 분석을 통해 시료 중 금속 원소를 정성 또는 정량할 수 있다.
3) 금속 원자의 흡광이나 발광을 관찰하기 위해서는 금속을 원자화해야 한다.
4) 원자흡광법(AAS)은 금속 원자를 적절히 처리하여 생성된 기체 상태의 중성 원자가 특정 파장의 전자기선을 흡수하는 것을 관찰한다.
5) 원자발광법(AES)은 빛 또는 열에너지를 흡수한 원자가 방출시키는 고유 파장의 빛을 검출한다.

3. 특징
1) 시료 중 원자의 종류와 양을 분석한다.
2) 전자 전이와 관련된 빛의 흡수 또는 방출을 측정한다.
3) 관찰 대상 전자기선의 파장 영역: UV, VIS, X-ray 영역
4) 관찰 스펙트럼 형태: 선스펙트럼

심화주제 21-4: 자외선 분광법

1. 개요
1) 자외가시부흡광도측정법(ultraviolet-visible spectrophotometry): 물질과 자외선 또는 가시광선의 상호작용을 이용하는 분석법으로 물질의 흡수 파장대를 이용한 확인 시험 및 시료 중의 분석 성분에 의하여 흡수되는 빛의 흡광도부터 그 성분을 정량하는 방법
2) 미량 성분을 신속하게 분석할 수 있고, 정확도와 재현성이 뛰어나고, 기기 조작이 간단하여 가장 널리 사용되는 대표적 기기분석 방법
3) 각종 화합물의 정성, 정량, 화학 구조의 추정, 검체의 조성 결정, 검체의 안정도 상수 측정, 산-염기의 평형 상수 측정 등 광범위한 분야에서 응용
4) 사용하는 광(전자기복사선)의 파장 범위는 자외부(ultraviolet, UV, 약 180~400 nm) 및 가시부(visible, 약 400~780 nm) 영역
5) 이 영역의 광이 분자 및 이온에 흡수되어 얻어지는 흡수 스펙트럼은 주로 전자의 전이(electronic transition)에 기인

2. 원리
1) 발색단(chromophore): 분자의 일부분 중 자외선 또는 가시광선을 흡수할 수 있는 모든 관능기(functional group)
2) 물질의 흡광: 물질 내 발색단이 빛 에너지를 흡수함으로써 발색단의 전자에너지 준위가 변화(전자전이)하는 과정
3) 유기화합물의 결합은 두 원자의 궤도함수가 겹쳐 2개 또는 그 이상의 분자궤도함수를 형성, 즉 낮은 에너지의 결합분자궤도함수(bonding molecular orbital)와 높은 에너지의 반결합분자궤도함수(antibonding molecular orbital)로 형성
4) 불포화결합과 비공유전자쌍을 가지는 유기분자는 시그마분자궤도함수(σ)와 파이분자궤도함수(π), 그리고 비결합분자궤도함수(n, nonbonding)를 가진다. 분광학적 선택규칙(selection rule)에 따라 전자는 이동은 같은 종류의 오비탈간에서 가장 확률이 높으며, 다른 종류 오비탈의 전이는 주로 관찰되지 않는다. 자외부 및 가시부 영역의 빛에 의한 전자전이는 $\sigma \rightarrow \sigma^*$, $n \rightarrow \sigma^*$, $\pi \rightarrow \pi^*$, $n \rightarrow \pi^*$의 네 가지 경우로 일어날 수 있다.

3. 조색단
1) 조색단(auxochrome): 자신은 빛을 흡수하지 못하지만 이웃하는 발색단의 흡수 파장이나 흡광도에 영향을 미치는 관능기
2) 조색단이 발색단에 미치는 효과를 크게 네 가지로 분류
    (1) 장파장 이동(bathochromic shift, red shift): 발색단의 흡수극대파장(λ_{max})을 장파장 쪽으로 이동시키는 현상
    (2) 단파장 이동(hypsochromic shift, blue shift): 발색단의 λ_{max}를 단파장 쪽으로 이동시키는 현상
    (3) 흡광증가(hyperchromic shift): 발색단의 ϵ_{max}를 증가시키는 현상
    (4) 흡광감소(hypochromic shift): 발색단의 ϵ_{max}를 감소시키는 현상

심화주제 21-5: 형광 광도법

1. 개요
형광광도법(fluorophotometry)은 형광물질의 용액에 특정 파장 영역의 들뜸광(excitation wavelength)을 비출 때 방출되는 형광(fluorescence)의 광도를 측정하는 방법이다. 이 방법은 인광(phosphorescence)을 방출할 수 있는 인광물질의 분석에도 적용된다.

2. 원리
물질이 흡수한 에너지를 빛으로 방출하는 현상을 발광(luminescence) 현상이라 하고, 빛이 방출되는 전자상태의 차이에 의해 형광, 인광, 화학발광(chemiluminescence) 등으로 분류한다. 형광은 들뜬 일중항(excited singlet) 상태에서 바닥 일중항(ground singlet) 상태로 내려오면서 발광하는 현상이고, 인광은 들뜬 일중항 상태에서 들뜬 삼중항(triplet) 상태로 전이한 후, 바닥 일중항 상태로 내려오면서 발광하는 현상이다

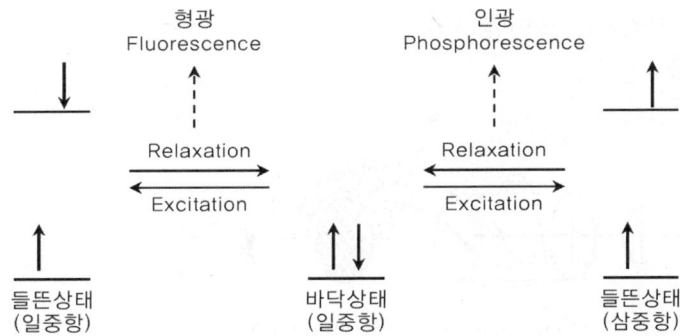

3. 형광을 잘 나타내는 분자구조
1) 낮은 에너지 준위의 π→π* 전이를 하는 방향족 화합물
2) 분자구조가 단단한 판상화합물
3) 방향족환의 수가 많은 화합물
4) 방향족화합물에 할로겐족 치환시 할로젠의 원자량이 클수록 형광 감소(중원소효과)
5) 방향족환에 카르복실산이나 카르보닐 치환시 형광 감소
6) 질소가 포함된 방향족화합물 형광 감소
7) 유기킬레이트제가 금속이온과 착물 형성시 형광세기 증가

4. 형광스펙트럼
1) 들뜸(excitation) 스펙트럼: 시료에 조사되는 빛의 들뜸 파장(excitation wavelength)을 변화시키면서 형광 파장(emission wavelength)을 일정 파장으로 고정하고 발광 세기를 측정한 스펙트럼(들뜸 파장과 형광 강도와의 관계를 나타내는 스펙트럼). UV/Vis 스펙트럼과 유사
2) 방출(emission) 스펙트럼: 들뜸 파장을 고정시킨 후 방출되는 형광의 파장에서 형광 세기를 측정한 스펙트럼 (특정 들뜸 파장에서 방출되는 형광의 파장과 형광 강도와의 관계를 나타내는 스펙트럼). 들뜸 스펙트럼과 선대칭 관계. 발광된 형광의 파장은 흡광한 파장보다 긴 파장 쪽에서 관찰된다(Stokes' law).

심화주제 21-6: 선광도법

1. 개요
편광계(polarimeter)를 이용하여 편광광선이 광학활성물질에 의해 편광된 편광면의 회전각도(선광도, optical rotation)를 측정하는 방법이다. 광학활성물질의 정성 및 정량분석에 이용되고, 파장과 선광도의 관계로부터 광학활성물질의 입체구조 해석이 가능하다.

2. 원리
광학활성물질이 편광편광(plane-polarized light)을 회전시키는 성질을 선광성이라 하고, 그 회전각도를 선광도라고 한다. 편광편광은 진폭이 같은 좌우 원편광(circularly polarized light)이 겹쳐서 이루어지며, 두 원편광이 광학활성물질 안에서의 굴절률(refractive index) 차이로 인해 편광면의 회전이 일어나는 선광성질을 나타낸다.

3. 장치
1) 광원: 나트륨 램프(단색광원, 589 nm), 수은 램프, 제논 램프, 할로겐을 넣은 텅스텐 램프
2) 편광자: 빛을 단일 편광상태(평면편광)로 전환, 방해석결정이나 니콜프리즘 사용
3) 광검지기: 광전자증배관(photomultiplier tube) 사용
4) 셀: 석영셀(quartz cell) 사용

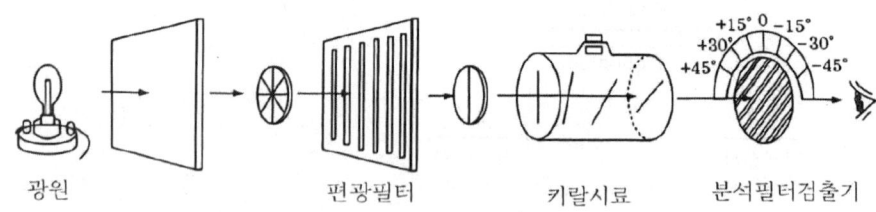

4. 특징
1) 선광도는 농도, 통과 시료 길이에 비례
2) 선광도는 광학활성물질의 구조, 온도, 용매 및 파장의 영향을 받는다.
3) 거울상 이성질체(enantiomer)는 선광도의 절대값이 같고 부호만 반대
4) 선광의 성질은 편광의 진행방향을 마주 보고서 편광면을 우측으로 회전시키는 것을 우선성, 좌측으로 회전시키는 것을 좌선성이라 하고 편광면의 회전각도를 나타내는 숫자 앞에 각각 기호를 + 또는 −로 표시한다. 예를 들면 +20°는 우측으로 20°, −20°는 좌측으로 20°회전시키는 것을 나타낸다.

5. 비선광도(specific rotation)
특정 온도, 파장, 용매에서 100 mm의 시료관에서 1 g/mL의 시료용액에 의하여 명면편광을 회전시킨 이론적인 선광도를 비선광도라 정의(통상 온도 20°C, 층장 100 mm에서 나트륨스펙트럼의 D선을 광선으로 써서 측정)

$$[\alpha]_\lambda^T = \frac{100 \times \alpha}{l \times c}$$

α: 편광면을 회전시킨 각도
l: 측정에 쓰는 측정관의 길이(층장), mm
T: 측정온도, °C
c: 용액 1 mL 중에 들어있는 약품의 g 수
λ: 사용한 스펙트럼의 특정 단색광의 파장 또는 명칭

NMR 분광학

21-1B. SPMC436 분광학/23원광 기출복원5번

톨루엔의 ^{1}H−NMR 스펙트럼에서 메틸기 수소와 벤젠고리의 수소의 화학적 이동값(ppm)으로 가장 적합한 것은?

	메틸기 수소	벤젠고리 수소
①	0.7~1.3	6.5~8.0
②	2.4~2.7	6.5~8.0
③	3.3~4.5	11.0~12.0
④	6.5~8.0	2.4~2.7
⑤	0.7~1.3	9.7~10.0

21-2B. SPMO440 분광학/24원광모의 1회5번

표는 아래 화합물의 ^{1}H−NMR 스펙트럼에 대한 자료이다.

양성자	화학적 이동(δ, ppm)
(가)	1.20
(나)	2.93
(다)	3.84
(라)	6.91
(마)	7.93

이에 관한 설명으로 옳은 것만을 <보기>에서 있는 대로 고른 것은?

<보 기>
ㄱ. (가)는 삼중선으로 갈라진다.
ㄴ. (나)와 (다)의 면적 비는 2 : 3이다.
ㄷ. (라)와 (마)는 각각 두 개의 이중선으로 나타난다.

① ㄱ ② ㄴ ③ ㄱ, ㄷ
④ ㄴ, ㄷ ⑤ ㄱ, ㄴ, ㄷ

21-3B. SPBS316 분광학/24원광모의 1회6번

다음은 분자식이 $C_5H_{10}O_2$인 어떤 화합물에 대한 자료이다.

- IR 흡수: $1740cm^{-1}$
- (이중선, 6H) $\delta=1.20$ppm
- (단일선, 3H) $\delta=2.02$ppm
- (칠중선, 1H) $\delta=4.95$ppm

이 화합물로 가장 적절한 것은?

① methyl butyrate
② metyl isobutyrate
③ ethyl propionate
④ isopropyl acetate
⑤ butyl formate

21-4B. SPMO461 분광학/24원광모의 2회3번

다음은 분자식이 $C_4H_7O_2Cl$이고, $1740cm^{-1}$에서 적외선 흡수선을 보이는 화합물의 ^1H NMR 스펙트럼 자료이다.

양성자	화학적 이동(δ, ppm)	갈라짐
(가)	1.32	
(나)	4.08	단일선
(다)	4.26	사중선

이에 관한 설명으로 옳은 것만을 <보기>에서 있는 대로 고른 것은?

<보 기>
ㄱ. 이 화합물은 에스터 작용기를 가진다.
ㄴ. (가)는 삼중선이다.
ㄷ. 신호의 상대 면적은 (나)<(다)이다.

① ㄱ   ② ㄷ   ③ ㄱ, ㄴ
④ ㄴ, ㄷ   ⑤ ㄱ, ㄴ, ㄷ

21-5B. SPMO450 분광학/24원광모의 2회4번

그림은 어떤 화합물의 구조식이다. C(1)~C(4)는 서로 다른 탄소를 나타낸다.

$$\text{H}_2\text{C}=\overset{1}{\text{C}}\text{H}-\overset{2}{\text{C}}(=\text{O})-\text{O}-\overset{3}{\text{C}}\text{H}_2-\overset{4}{\text{C}}\text{H}_3$$

다음 중 ^{13}C NMR에서 C(1)~C(4)의 화학적 이동값(δ) 크기 비교가 옳은 것은?

① C(4) < C(3) < C(1) < C(2)
② C(4) < C(1) < C(3) < C(2)
③ C(1) < C(4) < C(3) < C(2)
④ C(3) < C(2) < C(4) < C(1)
⑤ C(2) < C(3) < C(4) < C(1)

21-6B. SPSM553 분광학/24원광모의 3회5번

다음은 분자식이 $C_9H_{10}O_2$인 어떤 화합물에 대한 자료이다.

- IR 피크는 1718cm^{-1}에서 나타난다.
- ^{1}H-NMR 스펙트럼에서 다중선(7.8ppm), 사중선(4.4ppm), 삼중선(1.3ppm)이 나타난다.

이 화합물의 ^{1}H-NMR 스펙트럼에서 다중선 : 사중선 : 삼중선 봉우리의 상대 면적비로 옳은 것은?

① 5 : 2 : 3
② 5 : 3 : 2
③ 5 : 4 : 1
④ 5 : 1 : 4
⑤ 6 : 2 : 2

21-7B. SPMO622 분광학/24원광모의 3회6번

다음은 분자식이 $C_5H_{10}O$인 어떤 화합물 A의 분광학적 자료이다.

> IR: 3400cm^{-1}, 1640cm^{-1}
> ^{1}H NMR: 1.63δ (3H, 단일선)
> 1.70δ (3H, 단일선)
> 3.83δ (1H, 넓은 단일선)
> 4.15δ (2H, 이중선, J=7 Hz)
> 5.70δ (1H, 삼중선, J=7 Hz)

다음 중 A의 구조로 가장 적합한 것은?

① (H₃C)(H)C=C(CH₂OH)(CH₃)
② (H₃C)(H₃C)C=C(CH₂OH)(H)
③ (HO-CH₂CH₂)(H)C=C(H)(CH₃)
④ CH₃CH₂-C(=O)-CH₂CH₃
⑤ CH₃CH₂CH₂CH₂CHO

21-8B. SP5972 분광학/24단국모의 1회16번

다음은 분자식이 $C_5H_{10}O$인 어떤 화합물의 ^1H NMR 스펙트럼의 두 봉우리에 대한 자료이다.

화학적 이동(δ, ppm)	면적(상댓값)	갈라짐
1.07	3	삼중선
2.42	2	사중선

다음 중 이 화합물로 가장 적절한 것은?

① 3-methylbutanal
② 2-Methylbutanal
③ Methyl isopropyl ketone
④ 2-Pentanone
⑤ 3-Pentanone

21-9B. SPYS72-45NMR분광법/24경성 추가문제8-1

다음은 아세트아미노펜의 구조와 예측 수소핵자기공명스펙트럼(^1H-NMR)이다. 피크 A, B, C의 면적비는?

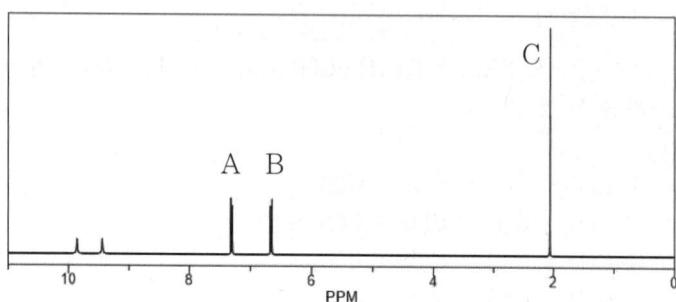

	A	B	C
①	1	1	2
②	1	1	3
③	1	1	4
④	2	2	1
⑤	2	2	3

21-10B. SPHB108NMR분광법/24경성 추가문제8-2

다음 중 핵자기공명분광법에 대한 설명으로 옳은 것을 모두 고른 것은?

> 가. 내부기준물질로 테트라메틸실란(TMS)을 많이 이용한다.
> 나. 전기음성도가 큰 치환기가 주위에 있으면 화학적 이동값이 커진다.
> 다. 불포화화합물의 π전자가 만들어내는 유도자기장의 영향으로 자기이방성(magnetic anisotropy) 효과가 나타난다.
> 라. ^{13}C-NMR의 공명주파수 범위는 ^1H-NMR과 비슷하다.

① 가, 나, 다
② 가, 다
③ 나, 라
④ 라
⑤ 가, 나, 다, 라

21-11B. SPHB108NMR분광법/24경성 추가문제8-3

다음 중 핵자기공명분광법에 대한 설명으로 옳은 것을 모두 고른 것은?

> 가. ^1H-NMR 스펙트럼에서 HC≡CH 구조의 화학적 이동값은 C_6H_6, $H_2C=CH_2$, $H_2C=O$의 화학적 이동값보다 작다.
> 나. $^{14}_7N$은 양자화된 스핀 각운동량과 자기 모멘트를 갖는다.
> 다. 화학적 이동값은 전기음성도, 수소결합, 자기이방성, 혼성화에 영향을 받는다.
> 라. 화학적 이동값은 자기장의 세기에 영향을 받는다.

① 가, 나, 다
② 가, 다
③ 나, 라
④ 라
⑤ 가, 나, 다, 라

21-12B. SPSM23NMR분광법/24경성 추가문제8-4

다음 중 화살표 위치의 수소에 대한 ^1H NMR 신호를 설명한 것으로 가장 적합한 것은?

① 1.10 ppm, singlet
② 2.10 ppm, triplet
③ 3.40 ppm, triplet
④ 4.5 ppm, singlet
⑤ 5.3 ppm, doublet

21-13B. SPSM30NMR분광법/24경성 추가문제8-5

다음 중 화살표 위치의 수소에 대한 ^1H NMR 신호를 설명한 것으로 가장 적합한 것은?

① 1.00 ppm, doublet
② 2.00 ppm, singlet
③ 2.00 ppm, triplet
④ 2.00 ppm, doublet
⑤ 1.00 ppm, triplet

21-14B. SPSM38NMR분광법/24경성 추가문제8-6

다음 중 ^{1}H NMR 신호의 화학적 이동이 가장 큰 것은?

① I
② II
③ III
④ IV
⑤ V

IR 분광학

21-15A. SPPV43(2.4)적외선분광법/24원광 기출복원5

다음 중 적외선 분광법에서 O-H 결합의 IR 흡수 영역(cm^{-1})으로 가장 적절한 것은?

① 1100
② 1650
③ 1715
④ 3000
⑤ 3400

21-16B. SPBRTB적외선분광법/24원광 추가문제5-1

다음 중 가장 높은 진동수에서 IR 흡수를 나타내는 것은?

① O-H
② C-H
③ C=O
④ C≡C

21-17B. SPBRTB적외선분광법/24원광 추가문제5-2

다음 중 가장 높은 진동수에서 IR 흡수를 나타내는 것은?

① C=O
② C-O
③ C=C
④ C-C

21-18B. SPBRTB적외선분광법/24원광 추가문제5-3★

다음의 탄소-탄소 결합 중 가장 높은 진동수에서 적외선 흡수를 나타내는 것은?

① $sp^3C - sp^3C$
② alkene $sp^2C - sp^2C$
③ arene $sp^2C - sp^2C$
④ $C \equiv C$

21-19B. SPBRTB적외선분광법/24원광 추가문제5-4

다음 중 동그라미로 표시한 결합 중 가장 높은 진동수에서 적외선 흡수를 나타내는 것은?

① H₃C—H
② CH₃CH₂—H
③ H₂C=CH—H
④ HC≡C—H

21-20B. SPBRTBPV29적외선분광법/24원광 추가문제5-5★

다음의 동그라미로 표시한 결합 중 IR 흡수 세기가 가장 약한 것은?

① H₃C—C≡C—CH₃
② H₃C—C≡C—CH₃
③ CH₃CH₂—C≡C—H
④ CH₃CH₂—C≡C—H

21-21B. SPBRTB적외선분광법/24원광 추가문제5-6★

다음의 동그라미로 표시한 결합 중 IR 흡수 세기가 가장 약한 것은?

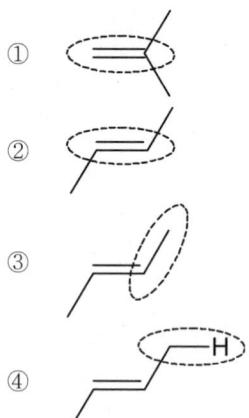

21-22B. SPBRTB적외선분광법/24원광 추가문제5-7★

다음의 동그라미로 표시된 결합 중 적외선 흡수 세기가 가장 약한 것은?

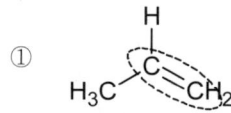

21-23B. SPBRTB적외선분광법/24원광 추가문제5-8★

다음 중 $1630 \sim 1820 \text{cm}^{-1}$ 근처에서 강한 흡수를 나타내는 것은?

① C=O
② C–C
③ C=C
④ C≡C
⑤ O–H

21-24B. SPBRTB적외선분광법/24원광 추가문제5-9

다음 중 $2700 \sim 3300 \text{cm}^{-1}$ 근처에서 흡수를 나타내는 것은?

① C≡C
② C=O
③ C=C
④ C–H
⑤ C–N

21-25B. SPBRTB적외선분광법/24원광 추가문제5-10

다음 중 3200~3650cm^{-1} 근처에서 강하고 넓은 IR 흡수를 나타내는 것은?

① C–H
② C–C
③ C=C
④ C≡C
⑤ O–H

21-26B. SPBRTB적외선분광법/24원광 추가문제5-11

다음 중 1600~1680cm^{-1} 근처에서 중간 세기의 IR 흡수를 나타내는 것은?

① C–H
② C–C
③ C=C
④ C≡C
⑤ O–H

21-27B. SPBRTB적외선분광법/24원광 추가문제5-12★

다음 중 IR 스펙트럼에서 1630~1820cm^{-1}(강한흡수)과 1000~1250cm^{-1}에서는 흡수를 나타내지만 3200~3650cm^{-1}에서는 흡수를 나타내지 않는 것은?

① 알코올
② 알데하이드
③ 케톤
④ 에터
⑤ 에스터

21-28B. SPBRTB적외선분광법/24원광 추가문제5-13★

다음 중 IR 스펙트럼에서 1630~1820cm^{-1}에서는 강한 흡수를 나타내지만, 1000~1250cm^{-1} 또는 3200~3650cm^{-1}에서는 흡수를 나타내지 않는 것은?

① 알코올
② 알데하이드 및 케톤
③ 에터
④ 에스터

21-29B. SPBRTB적외선분광법/24원광 추가문제5-14★

다음 중 IR 스펙트럼에서 3200~3650cm^{-1}와 1000~1250cm^{-1}에서는 강한 흡수를 나타내지만, 1630~1820cm^{-1}에서는 흡수를 나타내지 않는 것은?

① 알코올
② 알데하이드
③ 케톤
④ 에터
⑤ 에스터

21-30B. SPBRTB적외선분광법/24원광 추가문제5-15★

다음 중 IR 스펙트럼에서 1000~1250cm^{-1}에서는 강한 흡수를 나타내지만, 3000~3650cm^{-1}와 1630~1820cm^{-1}에서는 흡수를 나타내지 않는 것은?

① 알코올
② 알데하이드
③ 케톤
④ 에터
⑤ 에스터

21-31B. SPBRTB적외선분광법/24원광 추가문제5-16★

다음 중 1750cm^{-1} 근처와 3000~3500cm^{-1} 근처에서 흡수를 나타내는 것은?

① (methyl propanoate 구조)
② (butan-2-one 구조)
③ (butanoic acid 구조)
④ (methyl propyl ether 구조)

21-32B. SPBRTB적외선분광법/24원광 추가문제5-17★

다음 중 1750cm^{-1} 근처에서 흡수를 나타내지만, 3000~3500cm^{-1} 또는 1050~1250cm^{-1}에서는 흡수를 나타내지 않는 것은?

① (methyl propanoate 구조)
② (butan-2-one 구조)
③ (butanoic acid 구조)
④ (methyl propyl ether 구조)

21-33C. SPBRTBPV67적외선분광법/24원광 추가문제5-18 ★★

다음 카르보닐기 중 가장 낮은 진동수에서 흡수를 나타내는 것은?

① CH₃-CO-CH₃ (아세톤)

② CH₃-CO-NH₂ (아세트아마이드)

③ CH₃-CO-OCH₃ (메틸 아세테이트)

④ CH₃-CO-OH (아세트산)

분광학 상식, 지엽내용

21-34A. SPMO2011 상식/24연세모의 1회6번 ★

아래 (가)~(라)의 현상들을 H_2O 분자에서 일으키는 데 필요한 에너지의 크기를 커지는 순서대로 옳게 나열한 것은?

(가) H_2O의 H-O 결합을 끊는다.
(나) H_2O의 분자 회전 상태를 들뜨게 한다.
(다) H_2O에서 O-H 진동 상태를 들뜨게 한다.
(라) H_2O에서 전자 1개를 떼어낸다.

① (가) < (나) < (다) < (라)
② (가) < (다) < (나) < (라)
③ (나) < (다) < (가) < (라)
④ (나) < (다) < (라) < (가)
⑤ (다) < (나) < (가) < (라)

21-35A. CS상식/24계명 기출복원10

다음 중 파장이 길어지는 순서대로 나열한 것은?

(가) 600 MHz인 NMR 기기에서 사용하는 전자기파
(나) 가로등의 노란 빛
(다) 태닝샵에서 이용하는 UV
(라) 발광 다이오드에서 방출되는 빨간 빛

① (가) < (나) < (다) < (라)
② (나) < (가) < (다) < (라)
③ (다) < (나) < (라) < (가)
④ (다) < (라) < (나) < (가)
⑤ (다) < (가) < (라) < (나)

21-36B. ACGM14분광학/24계명 추가문제10-1

원자 분광법에 대한 설명이다. (가)~(다)를 바르게 짝지은 것은?

> 원자 분광법에서 물질은 불꽃 또는 플라즈마 속에서 원자들로 분해된다. 각 원소의 양은 기체 원자들에 의한 (가)의 (나) 혹은 (다)에 의해 측정된다.

	(가)	(나)	(다)
①	자외선 또는 가시광선	흡수	방출
②	자외선 또는 가시광선	굴절	회절
③	적외선	흡수	방출
④	적외선	굴절	회절
⑤	적외선	투과	반사

21-37D. SP분광학/24중앙기출5★

유기화합물의 구조 결정을 하기 위한 분석 기기에 대한 설명 중 옳지 않은 것은?

① 질량분석법(mass spectrometry)은 분자의 질량을 결정할 수 있을 뿐만 아니라, 분자가 분해되어 생기는 개체 조각들의 질량을 측정하여 펩타이드의 아미노산 서열을 결정할 수도 있다.
② 적외선 분광법(IR spectrometry)은 분자가 적외선의 특정 파장만 흡수하는 원리를 이용하여, 분자가 보유하는 결합 종류(작용기)를 알아낼 수 있다.
③ 핵자기 공명 분광법(NMR spectrometry)은 탄소-수소의 골격 정보를 제공하며, 상온에서 DMF(dimethylformamide)는 ^{1}H NMR 스펙트럼에서 2개의 peak을 보인다.
④ 자외선 분광법(UV spectrometry)은 콘쥬게이션(conjugation) 되어 있는 π 전자계가 많을수록 긴 파장의 전자기파를 흡수하며, 이를 이용하여 화합물의 농도를 결정할 수 있다.

21-38C. SP5963 라만 분광법/24원광모의 2회5번★

다음은 CO_2의 세 가지 기준 진동방식을 나타낸 것이다. (가)~(다)는 각각 대칭 신축, 비대칭 신축, 굽힘이다.

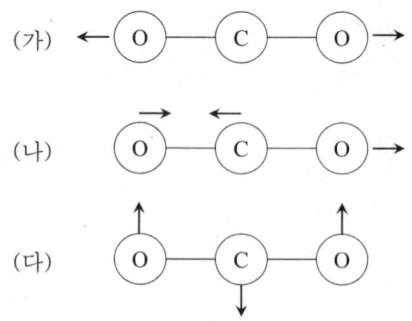

이에 관한 설명으로 옳은 것만을 <보기>에서 있는 대로 고른 것은?

> <보 기>
> ㄱ. (가)는 IR 비활성, 라만 활성이다.
> ㄴ. (나)는 IR 활성, 라만 비활성이다.
> ㄷ. (다)는 IR 활성, 라만 비활성이다.

① ㄱ   ② ㄴ   ③ ㄱ, ㄷ
④ ㄴ, ㄷ   ⑤ ㄱ, ㄴ, ㄷ

21-39D. SP분광학/21중앙기출28번

아래 그림은 어떤 이원자분자 XY의 바닥 상태(S_0)와 들뜬 상태(S_1)의 퍼텐셜에너지 곡선이다. 곡선 안 가로줄은 진동에너지 준위를 나타낸다. 다음 <보기> 중 분자 XY에 대한 설명으로 옳은 것만을 고른 것은? (단, 두 전자 상태 사이의 전이가 가능하다고 가정하며, 대략 100 kJ mol^{-1}의 에너지는 1240nm 파장의 photon 에너지에 해당한다.)

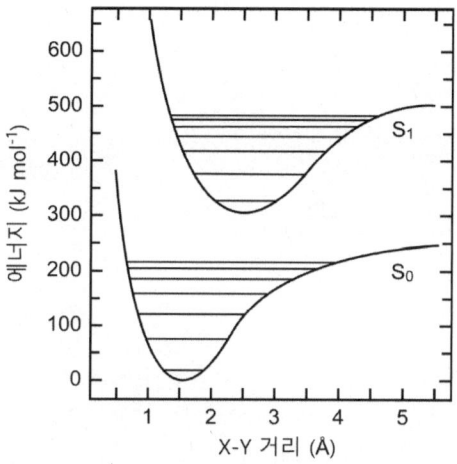

─── <보 기> ───
가. 이 분자의 UV-vis 흡수 스펙트럼에서 가장 세기가 큰 피크는 413nm 근처에서 나타난다.
나. 이 분자가 빛을 받아 전자가 들뜬 직후의 X-Y 결합 길이는 약 2.5Å이다.
다. 이 분자의 형광 스펙트럼에서 가장 세기가 큰 피크는 1240nm 근처에서 나타난다.

① 가, 나
② 나, 다
③ 가, 다
④ 없음

21-40D. SP분광학/22중앙기출22번

기기를 이용하여 화합물을 분석할 때 얻어지는 다음 설명 중 틀린 것은?

① DMF(N,N-dimethylformamide)를 상온에서 ^{1}H NMR로 분석하면 2개의 peak가 나온다.
② 이중 가닥 DNA가 단일 가닥 DNA로 변하면 자외선 분광기에서 흡광도가 변한다.
③ 질량분석기를 이용하여 원소의 평균 몰질량을 측정할 수 있다.
④ 적외선(IR) 분광기를 화합물의 작용기를 분석하는 데 이용될 수 있다.

문제번호	정답	문제번호	정답
1	2		
2	5		
3	4		
4	3		
5	1		
6	1		
7	2		
8	5		
9	5		
10	1		
11	1		
12	4		
13	4		
14	5		
15	5		
16	1		
17	1		
18	4		
19	4		
20	1		
21	2		
22	2		
23	1		
24	4		
25	5		
26	3		
27	5		
28	2		
29	1		
30	4		
31	3		
32	2		
33	2		
34	3		
35	3		
36	1		
37	3		
38	5		
39	4		
40	1		

21장 해설 링크 모음

22

약대 전공화학

해설 링크 모음

약대 전공분석화학 목차

1장 입문, 용액과 평형
1-1. SI 기본단위
1-2. 실험용 기구의 재질
1-3. 용액과 농도
1-4. 화학평형

2장 산, 염기, 완충용액
2-1. 산과 염기
2-2. 산과 염기 수용액의 평형
2-3. 완충 용액

3장 침전, 양쪽성물질, 콜로이드
3-1. 침전의 생성과 용해
3-2. 양쪽성 화합물
3-3. 콜로이드

4장 착화합물
4-1. 착화합물
4-2. 착화합물의 안정도
4-3. 착화합물의 종류
4-4. 킬레이트

5장 산화와 환원
5-1. 산화와 환원
5-2. 갈바니 전지
5-3. 전극과 pH의 측정

6장 정량분석 입문
6-1. 정량분석화학
6-2. 분석결과의 표시법
6-3. 유효숫자와 오차
6-4. 분석치의 통계적 처리

7장 용량분석법 개론
7-1. 용량분석법의 구비조건
7-2. 측정용기
7-3. 당량과 당량수
7-4. 표준액의 조제 및 표정
7-5. 표준물질(기본물질)

8 중화적정법
8-1. 산, 염기의 개념
8-2. 산, 염기 수용액의 $[H^+]$
8-3. 염의 수소 이온 농도
8-4. 완충액
8-5. 산, 염기 지시약 및 중화적정곡선
8-6. 산 표준액 (HCl, H_2SO_4)
8-7. 알칼리 표준액
8-8. 적정실례

9장 비수적정법
9-1. 정의
9-2. 비수용매의 산·염기적 성질
9-3. 종말점의 지시법
9-4. 수분 정량법

10장 침전적정법
10-1. $AgNO_3$를 표준액으로 적정하는 방법
10-2. NH_4SCN 또는 KSCN 표준액으로 적정하는 방법
10-3. NaCl 표준액으로 적정하는 방법
10-4. 표준액의 조제 및 표정
10-5. 적정실례

11장 킬레이트 적정법
11-1. 정의
11-2. 대표적인 킬레이트 시약
11-3. 조건생성상수
11-4. 킬레이트 적정곡선
11-5. 금속지시약
11-6. 킬레이트 적정법의 종류
11-7. 금속이온의 선택적정
11-8. 표준액 및 시약의 조제와 표정
11-9. 적정 실례

12장 산화환원적정법
12-1. 과망간산적정법
12-2. 요오드적정법
12-3. 브롬산적정법
12-4. 요오드산적정법
12-5. 디아조화적정

13장 중량분석법
13-1. 정의
13-2. 분류
13-3. 침전생성법
13-4. 양이온분석 실례
13-5. 약전수재의약품
13-6. 음이온분석 실례

14장 분광광도법
14-1. 분광광도법 입문
14-2. UV/Vis 분광광도법
14-3. 형광광도법
14-4. 적외부 분광광도법
14-5. 선광도
14-6. 원자분광법

15장 크로마토그래피 기초이론
15-1. 물질 분리법의 종류
15-2. 크로마토그래피의 분류
15-3. 크로마토그래피의 기초이론
15-4. 분리능의 향상
15-5. van Deemter 식
15-6. 크로마토그래피의 응용

16 고성능 액체 크로마토그래피
16-1. LC의 분류
16-2. HPLC의 장치
16-3. 용리의 방법
16-4. 흡착 크로마토그래피
16-5. 분배 크로마토그래피
16-6. 이온교환크로마토그래피
16-7. 이온쌍 크로마토그래피
16-8. 크기배제 크로마토그래피

17장 기체 크로마토그래피
17-1. 기체 크로마토그래피의 종류
17-2. 기체 크로마토그래피의 기기

22. 약대 전공화학 핵심 써머리

1. 크로마토그래피 기초이론 (약대 전공분석화학 15장)

1. 물질 분리법의 종류

1) 재결정법: 용해도 차이를 이용하는 고체의 분리법
2) 증류: 물질의 끓는점 차이를 이용한 분리법
   - (1) 단순증류: 정제하려고 하는 액체를 끓여 생긴 증기를 응축시켜 모액과 분리
   - (2) 분별증류: 구성성분의 증기압 차이를 이용하여 혼합물을 분리

3) 추출: 화합물이 두 상(phase)간에 분배하는 현상을 이용한 분리법
   - (1) 액-액 추출
     ① 서로 섞이지 않는 두 가지의 용매를 접촉시켜 목적 물질을 한쪽 상으로 이동시켜 분리
     ② 분배계수 K는 다음 반응의 평형상수이다.

     S(상 1에 존재) ⇌ S(상 2에 존재) $K = \dfrac{[S]_2}{[S]_1}$

     ③ 분배계수가 클수록 상 1에 남아있는 용질의 양이 적다.
   - (2) 연속추출: 추출액 중의 용매를 반복적으로 사용하여 추출효율을 높인 방법
   - (3) 향류분배법: 분배비가 1에 가까운 물질을 추출하기 위한 다단계 추출법
   - (4) 고-액 추출: 고체의 시료를 용매와 접촉하게 하여 추출하는 방법

4) 크마토그래피법: 물질의 고정상과 이동상에 대한 작용차이를 이용하여 분리하는 방법

2. 크로마토그래피의 기본 원리

1) 크로마토그래피는 이동상(mobile phase)과 고정상(stationary phase)의 두 상을 이용하여 각 성분을 분리하는 기술이다.

3. 크로마토그래피의 분류

1) 이동상에 따라 분류
   (1) 이동상이 액체: 액체 크로마토그래피(LC)
   (2) 이동상이 기체: 기체 크로마토그래피(GC)

2) 고정상에 따라 분류
   (1) 고정상이 고체: 흡착 크로마토그래피
   (2) 고정상이 액체: 분배 크로마토그래피

3) 머무름 기전에 따른 분류
   (1) 흡착(adsorption) 크로마토그래피: 고체 고정상 표면에서 각 성분들의 흡착 친화력의 차이에 의해 분리되는 기전
   (2) 분배(partition) 크로마토그래피: 액체 고정상에 대한 용해도 차이로 각 성분을 분리하는 기전
      ① 정상 크로마토그래피
         ⓐ 정지상의 극성이며, 이동상은 비극성이다.
         ⓑ 극성 성분이 더 오래 머무르므로 이동속도가 늦다.
         ⓒ 이동상의 극성이 증가하면 용질의 용리시간이 짧아진다. (고정상-이동상이 비슷할수록 용리시간↓)

      ② 역상 크로마토그래피
         ⓐ 정지상이 비극성이며, 이동상이 극성이다.
         ⓑ 극성 성분이 더 빨리 용리된다.
         ⓒ 이동상의 비극성이 증가하면 용질의 용리시간은 짧아진다. (고정상-이동상이 비슷할수록 용리시간↓)

   (3) 이온교환(ion-exchange) 크로마토그래피: 전하를 띤 고체 고정상에 대하여 각 성분들의 정전기적 인력차이에 의해 분리하는 기전
   (4) 크기배제(size-exclusion, molecular exclusion) 크로마토그래피: 일정한 크기의 구멍을 갖는 고체 고정상의 기공 내에서 성분들의 분자 크기와 모양의 차이에 의해 머무는 정도가 달라져 분리되는 기전
   (5) 친화(affinity) 크로마토그래피: 고체 고정상 표면에 생물학적 특성을 가진 부위와 선택적으로 결합할 수 있는 특이적인 성분들만 머무르게 하는 선택성이 뛰어난 분리기전

4. 크로마토그래피 기초용어

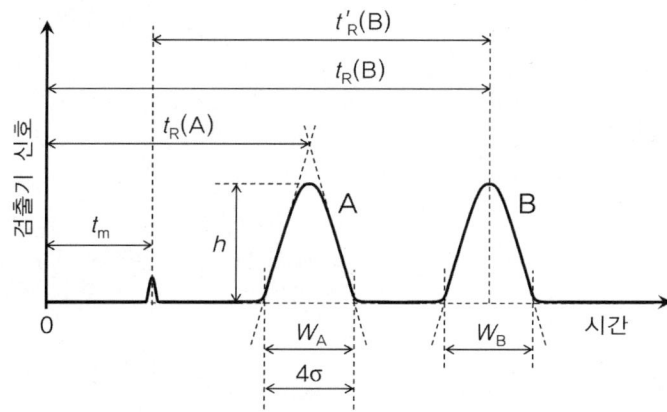

1) 크로마토그램
    (1) 분석물질의 농도(또는 검출기의 신호크기)를 분석시간(또는 이동상의 부피)에 따라 도시한 것
    (2) 정성 및 정량분석에 사용된다.
    (3) peak의 위치는 시료의 성분 확인에 이용되고
    (4) peak의 높이 및 면적은 성분의 농도를 결정하는데 쓰인다.

2) 머무름시간 (t_R, retention time)
    (1) 시료를 주입하여 분석물이 검출기에 도달한 시간
    (2) 칼럼에 전혀 머무르지 않는 화학종이 검출기에 도달하는 시간을 이동상의 유지시간(t_M)이라고 한다.
    (3) 보정 머무름 시간(t'_R, adjusted retention time): $t_R - t_M$

3) 피크높이 (h, peak hight)
    (1) 피크의 꼭지점과 기준선과의 거리

4) 피크폭 (W, peak width)
    (1) 피크의 양쪽 접선이 기준선과 만나는 두 점 사이의 거리
    (2) 피크의 높이는 피크 표준편차(σ)의 4배이다. $W = 4\sigma$

5) 이론단수 (N, number of theoretical plate)
    (1) 증류이론에서 유도되었으며 칼럼의 효율을 나타내는 척도
    (2) 칼럼의 이론단수가 클수록 효율이 높다.(피크가 좁고 잘 분리된다.)

6) 이론단의 높이 (H, HETP, Height equivalent to theoretical plate)
    (1) 이론단수 1단을 내는데 필요한 칼럼의 높이
    (2) 이론단수가 작을수록 칼럼의 효율이 높다.(피크가 좁고 잘 분리된다.)
    (3) $H = L/N$, (L: 칼럼의 길이, N: 이론단수)

7) 머무름 인자 (k, k', retention factor)
   (1) 머무름 인자 k가 클수록 칼럼에 더 오래 머무른다.
   (2) $k' = \dfrac{t_R - t_M}{t_M}$

8) 분배계수 (K, K_D, partition coefficient)
   (1) K = C_S/C_M(고정상 내의 용질의 농도/이동상 내의 용질의 농도)
   (2) 분배계수 K가 클수록 성분은 고정상과 친하고 칼럼에 오래 머무른다.
   (3) 분배계수 K가 클수록 머무름시간(t'_R) 이 길고 머무름인자(k)도 크다.
   (4) K ∝ t'_R ∝ k

9) 분리인자 또는 선택인자 또는 상대 머무름 (α, separationn factor)
   (1) 두 성분의 보정 머무름 시간의 비율 ($\alpha = t'_{R2}/t'_{R1}$)
   (2) 두 성분의 분배계수 비율이기도 함 ($\alpha = t'_{R2}/t'_{R1} = k_2/k_1 = K_2/K_1$)
      ① K_1: 더 빠르게 이동하는 성분의 분배계수
      ② K_2: 더 느리게 이동하는 성분의 분배계수
   (3) 이 값이 1이면 분리할 수 없다.
   (4) 이 값이 1.2~1.5정도면 양호하게 분리할 수 있다.

10) 분리능 (resolution, R)
    (1) 두 성분의 피크가 서로 분리되는 정도를 나타내는 척도
    (2) $R_s = \dfrac{t_R(B) - t_R(A)}{W}$
    (3) 두 피크의 W가 다른 경우, 평균값(W_{av})을 이용한다.

5. 칼럼의 성능과 분리능

1) 용질의 띠는 칼럼을 통과하면서 확산으로 인하여 넓어진 형태로 검출기에서 관찰된다. 이상적인 경우 띠의 모양은 Gauss 분포곡선 모양을 하게 된다. 띠의 넓어진 정도는 표준편차(σ)의 크기로 표현된다.

2) 칼럼의 성능은 분리된 봉우리의 폭이 좁을수록 우수하며, N이 클수록, H가 작을수록 증가한다.

3) 칼럼의 성능은 칼럼이 만들어진 상태, 칼럼의 내경, 고정상의 두께, 이동상의 종류, 이동상 유속, 칼럼의 온도, 시료 주입 방법 등에 의해 크게 좌우된다.

4) 두 봉우리가 기준선까지 완전 분리가 되려면 R_s이 1.5 이상이 되어야 한다.

6. van Deemter 공식과 봉우리 모양

1) van Deemter 식 : 세 가지 용질분자확산에 기여하는 칼럼 요소들을 각각 A, B, C 요소로 간단하게 표현하고 유속(u)을 변수로 하여 단 높이(H)의 변화를 나타낸 식

$$H = A + \frac{B}{v} + Cv$$

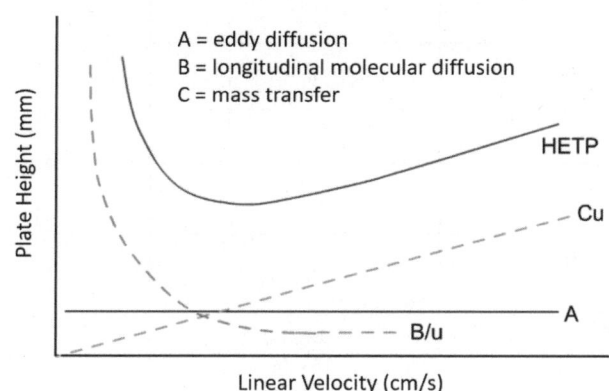

(1) A: 다경로 확산-고정상의 균일도와 관련됨

(2) B: 세로확산 또는 분자확산
　① 칼럼 내에서 물질의 확산
　② 액체크로마토그래피: 액체내의 물질 확산보다 이동상이 빨리 이동하므로 문제가 되지 않음
　③ 기체크로마토그래피: 기체확산이 액체의 10000배임

(3) C: 물질이동-분배평형이 완전히 일어나기 전에 이동할 때 생기는 차이

2) 최적 유속은 곡선의 최솟값에 해당하는 유속이다.
　(1) 대부분의 분석에서 운반기체의 유속은 최적유속의 1.5~2배 크다.
　(2) 분리도는 약간 낮아지지만 분석속도가 빨라지므로 보상된다.

3) 단 높이 H를 최소화하는 방법
　(1) 충전칼럼의 경우 작고 균일한 입자, 칼럼 내경이 작을수록 (A와 B/u 감소)
　(2) 점도 높은 이동상 사용 시 유속을 높이면 B/u는 감소하나 C 요소 증가할 수 있으므로 적절한 유속 사용
　(3) 점도 낮은 이동상 사용 시 고정상의 양을 줄이고 고정상 입자크기를 줄이면 C 요소 감소 가능

7. 크로마토그래피의 응용

1) 정성분석 – 표준품과 미지물질의 머무름시간 비교

2) 정량분석-표준품과 분석물의 피크높이(피크면적)을 비교한다.
　(1) 절대검량선법
　(2) 내부표준법
　(3) 면적백분율법

〈크로마토그래피 용어/ 기호 정리〉★★

기호	명칭	계산식
t_M	이동상의 유지시간	
t_R	유지시간, 머무름시간 retention time	
t'_R	보정 머무름시간 adjusted retention time	$t_R - t_M$
W, W_b	봉우리의 너비	
K, K_D	분포계수, 분배계수 partition coefficient	C_S/C_M
k, k'	용량인자, 분배율, 머무름인자 retention factor	t_R'/t_M
α	분리인자, 상대머무름 separation factor, relative retention	t_{R1}/t_{R2} $= k_2/k_1$ $= K_2/K_1$
N	이론단수, 단수 theoretical plate number	$16(t_R/W_b)^2$
L	칼럼의 길이	
H	이론단의 높이 plate hight	L/N
R	분리도 resolution	$\triangle t_R/W_{av}$

- 이동상: 시료 성분들을 운반하는 상
- 고정상: 시료의 성분들을 머무르게 하는 상
- 흡착 크로마토그래피: 고체 고정상 표면에서 각 성분들의 흡착 친화력의 차이에 의해 분리되는 기전
- 분배 크로마토그래피: 액체 고정상에 대한 용해도 차이로 각 성분을 분리하는 기전
- 이온교환 크로마토그래피: 전하를 띤 고체 고정상에 대하여 각 성분들의 정전기적 인력차이에 의해 분리하는 기전
- 크기배제 크로마토그래피: 일정한 크기의 구멍을 갖는 고체 고정상의 기공 내에서 성분들의 분자 크기와 모양의 차이에 의해 머무는 정도가 달라져 분리되는 기전
- 친화 크로마토그래피: 고체 고정상 표면에 생물학적 특성을 가진 부위와 선택적으로 결합할 수 있는 특이적인 성분들만 머무르게 하는 선택성이 뛰어난 분리기전
- 크로마토그램: 칼럼에서 유출된 물질들에 대하여 시간에 따른 검출기의 전기적인 신호가 봉우리 형태로 기록된 것
- 분배계수: $K_D = C_S/C_M$(고정상 내의 용질의 농도/이동상 내의 용질의 농도)
- 머무름 시간 t_R: 칼럼을 통과하여 검출기에 도달하는데 걸린 시간
- 용량인자 k : 용질이 고정상에 머무른 정도
- 분리도 R: 용질이 고정상에 머무른 정도 k'= t_R/t_M
- 분리인자 α: 두 인접한 성분들의 정지상에서 머무름 시간(t_R)의 비율
- 다통로 확산: 이동상 유속이 높을 때, 용질 분자들이 고체상 충전 입자들 사이의 서로 다른 통로를 통과하면서 분자들이 분산되어 용질 띠의 폭이 넓어짐
- 좌우세로 확산: 이동상 유속이 높을 때, 용질 분자들이 칼럼 내에서 이동상 진행 방향의 좌우로 분산되는 현상
- 질량이동 확산: 이동상과 고정상 사이를 이동할 때 신속한 분포평형에 이르지 못해 용질 띠가 넓어지는 현상
- van Deemter 식: 유속에 따른 단 높이(H) 변화를 세 가지 띠 넓이 요소의 합으로 표시한 것

〈크로마토그래피 용어 핵심적용 사례〉★★★

길이 30.0cm인 칼럼을 사용하여 분석물 A와 B를 분리하였다. 분석물 A와 B의 머무름 시간은 각각 7.00분과 12.00분이었고, 머물지 않는 화학종은 2.00분에 칼럼을 통과하였다. A와 B의 봉우리 너비는 모두 1.00분이었다.

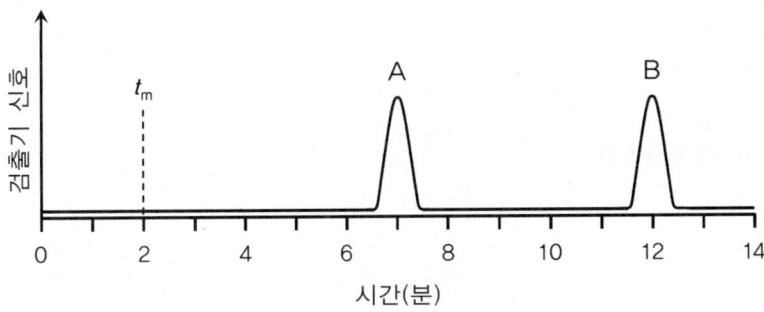

- A의 보정 머무름 시간(t'_R)은 5.00분
- B의 보정 머무름 시간(t'_R)은 10.00분
- A와 B의 상대 머무름(분리인자, α)은 $\dfrac{10.00}{5.00} = 2.00$
- A의 머무름 인자(k)는 $\dfrac{5.00}{2.00} = 2.50$
- B의 머무름 인자(k)는 $\dfrac{10.00}{2.00} = 5.00$
- A와 B의 분리도(resolution, R)는 $\dfrac{10.00 - 5.00}{1.00} = 5.00$
- A와 B의 분배계수(K_D) 비는 k(A) : k(B) = 2.50 : 5.00
- A와 B의 상대 머무름(α)는 $\dfrac{t'(B)}{t'(A)} = \dfrac{k(B)}{k(A)} = \dfrac{K_B}{K_A} = \dfrac{5.00}{2.50} = 2$
- A에서 칼럼의 이론단수(N)은 $16\left(\dfrac{t_R}{W}\right)^2 = 16\left(\dfrac{7.00}{1.00}\right)^2 = 7.84 \times 10^2$
- B에서 칼럼의 이론단수(N)은 $16\left(\dfrac{t_R}{W}\right)^2 = 16\left(\dfrac{12.00}{1.00}\right)^2 = 2.30 \times 10^3$
- A에서 칼럼의 단높이(H)는 $\dfrac{L}{N} = \dfrac{30\text{cm}}{7.84 \times 10^2} = 3.83 \times 10^{-1}\text{mm}$
- B에서 칼럼의 단높이(H)는 $\dfrac{L}{N} = \dfrac{30\text{cm}}{2.30 \times 10^3} = 1.30 \times 10^{-1}\text{mm}$

2. 고성능 액체크로마토그래피(HPLC) (약대 전공분석화학 16장)

1. 개요
1) 고성능액체크로마토그래피(High pressure liquid chromatography, high performance liquid chromatography, HPLC): 액체 이동상을 사용하여 고성능으로 물질을 분리해내는 매우 정교한 분리분석 기법
2) HPLC의 일반적 특징: 용액 상태로 조제한 시료의 분석, 응용 폭이 넓다.

2. 원리
1) HPLC 분리의 원리: 시료의 고정상과 이동상에 대한 친화력 차이에 의한 분리
2) HPLC 분리의 기작: 흡착, 분배, 이온교환, 크기배제, 친화

3. 장치구성
1) HPLC의 기기장치: [펌프] → [시료주입기] → [칼럼] → [검출기] → [자료처리장치]

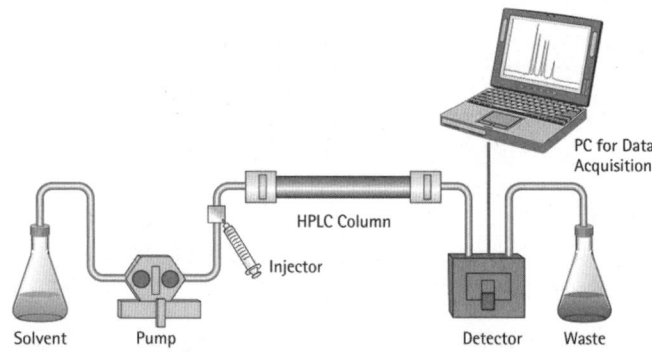

4. 기기장치
1) 펌프(Pump)
   (1) 펌프: 이동상을 칼럼에 흘려 보내주는 장치
   (2) 펌프의 조건: 일정하고 정밀한 유속 유지, 고압에 대한 내구성, 다양한 용매 사용 가능

2) 시료주입기(injector)
   (1) 시료주입기: 고압의 용매가 계속 흐르고 있는 HPLC에 용매의 흐름을 방해하지 않고 시료를 칼럼에 주입하는 장치
   (2) 장치: 일반적으로 6-way valve 사용
   (3) 작동법: 시료를 loop에 채워 넣은 후(load position) rotor를 60° 회전시켜 주입(inject position)

3) 검출기: 시료의 종류 및 분석 목적에 따라 다양한 검출기를 선택적으로 이용할 수 있음

〈HPLC 검출기의 분류〉

분류	특징	검출기
선택적 검출기	특별한 부류의 시료만 검출	UV/Vis, Fluorescence, ECD, Mass
만능 검출기	거의 모든 시료를 검출	RI, ELSD, Mass

5. HPLC 검출기의 종류와 특징

1) UV/Vis 검출기(ultraviolet/visible detector, UVD)
   (1) 자외/가시부 빛에 대한 흡광도가 있는 물질 검출, 가장 널리 사용되는 HPLC 검출기
   (2) flow cell: 용리액이 지나는 유로로서 용리액 중 시료의 광흡수를 측정하는 장치
   (3) photodiode array detector: 일렬로 배치된 광다이오드를 이용하여 동시에 여러파장에 대한 흡광도 측정, UV/Vis 스펙트럼 확보
   (4) 장점: 높은 감도, 정량성(직선성), 낮은 band 확장 효과(flow cell 크기 작음), 이동상의 기울기 용리에 적응 용이(이동상 조성 변화 영향 적음), 시료 회수 용이(비파괴), 선택적 시료 검출(검출 파장 변화), 흡광스펙트럼 등 물질의 발색단 포함한 부분적 구조정보 확보 가능(photodiode array 검출기), 사용 편리

2) 형광 검출기(fluorescence detector)
   (1) 형광물질의 선택적 검출 및 고감도(형광물질의 경우에만 사용 제한됨)
   (2) 적용: 원통형 시료셀, 입사광과 직각 방향에서 형광을 검출

3) 증기화 광산란 검출기(evaporative light scattering detector, ELSD)
   (1) 칼럼에서 분리된 용매액을 분무시킨 다음 용매를 모두 휘발시키고 남은 시료입자에 빛을 쬐어 주어 시료에서 의하여 산란된 빛을 측정함으로써 시료를 검출
   (2) ELSD의 검출 단계
      ① 분무: 칼럼 용리액을 분무하여 작은 droplet 형성, 공기 및 질소 사용
      ② 용매 휘발: droplet이 가열된 관을 통과하면서 이동상 휘발(시료입자만 남음)
      ③ 산란광 검출: 시료입자에 의한 직선광(레이저광)의 산란광을 광다이오드로 검출
   (3) 장점: 만능 검출기(비휘발성의 모든 시료 검출), 좋은 감도, 검출기의 반응성은 물질의 질량과 비례(피크가 도가 물질의 양과 비례), 용매 피크 없음(용매는 모두 휘발됨), 이동상의 기울기 용리에 용이, UV 흡수 강한 용매 사용 가능

4) 굴절율 검출기(refractive index detector, RID)
   (1) 물질이 HPLC 용리액에 녹아 있을 때 용액의 굴절율 변화로서 물질 검출
   (2) 대조셀(reference cell): 이동상만 채워진다.
   (3) 시료셀(sample cell): 용리액이 흐름
   (4) 특징: 만능검출기, 낮은 감도, 기울기 용리 적용 어려움(용매 조성 변화에 매우 민감), 용리액 온도와 유속에 매우 민감, 시료 회수 용이(비파괴), 시료에 따라 음의 피크 생성 가능
   (5) 사용시 주의사항: 사용전 대조셀을 이동상으로 채워줘야 하고, 충분한 안정화과정 필요함.(온도에 민감)

5) 전기화학검출기(electrochemical detector, ECD)
   (1) 산화성 또는 환원성 시료가 전극을 지나면서 활성전극에 의해서 산화 또는 환원되면서 전극에 흐르는 전류의 변화 차이에 의한 시료의 검출
   (2) 산화반응과 환원반응: 물질 특성(산화성, 환원성)에 따라 선택

6) 질량분석검출기(mass detector, MSD)
   (1) 하전된 기체상 물질의 질량 대 전하비(mass to charge ratio, m/z)를 측정하는 검출기
   (2) HPLC와 GC(가스크로마토그래피)에 모두 검출기로 사용 가능
   (3) 정성/정량분석의 동시 수행 가능
   (4) HPLC의 검출기로 사용할 때는 이동상 기화, 단계적 감압, 시료 이온화를 위하여 electrospray ionization (ESI), atmospheric pressure chemical ionization (APCI)와 같은 interface를 이온화 장치로 사용
   (5) 검출 방식: 주사 방식(scan mode, 넓은 범위의 m/z 값으로 검출), 선택이온검출 방식(특정 m/z 값만을 검출, selected ion monitoring 또는 recording, SIM, SIR)

6. 칼럼

1) 칼럼
    (1) 분석용 칼럼: 일반적으로 내경 2-5 mm, 길이 5-30 cm인 스테인레스스틸 관에 입자크기가 3-10 μm 정도되는 충전물을 충진한 관(칼럼)
    (2) 분취용 칼럼: 내경이 10 mm 이상인 칼럼
    (3) 모세관 칼럼: 내경이 매우 작은 칼럼

2) 칼럼충진물
    (1) 충진제: 실리카 입자 또는 화학결합형 실리카(bonded silica)
    (2) 입자 크기: 3-10 μm (3-5 μm 입자가 가장 일반적)
    (3) 입자 크기와 분해능의 관계: 입자크기가 작을수록 분해능 증가(이론단수 증가), 하지만 압력도 증가

3) 칼럼충전제의 종류와 특징
    (1) 실리카
        ① 기계적 강도 강함. 완전다공성(여러 pore 크기와 입자직경), 고압에 잘 견딤. 압력이 적게 걸림. 팽윤되지 않음. 긴 수명(HPLC 충진물의 원료로 가장 많이 사용)
        ② 완전다공성 실리카(porous particle): 표면적이 매우 넓어(300-600 m²/g) 시료 분석 용량이 크다.
        ③ perpendicular 실리카: 입자 내부는 단단한 구조이며, 표면만 얇은 다공성 물질로 덮여있는 실리카
        ④ 실리카 충진제는 pH 8 이하만 사용(약한 산성물질로 높은 pH에서 물에 녹음)

    (2) 화학결합형 실리카(bonded silica)
        ① bonded stationary phase: 실리카 표면의 실라놀 그룹에 화학적 방법을 이용하여 단분자 상태의 유기화합물층(mononuclear organic layer)을 만든 것
        ② 탄소 18개인 octadecylsilyl기를 치환시킨 충전물이 가장 많이 사용(ODS, C18, RP-18 등의 기호로 표기).
        ③ 충전물에 결합된 유기층의 탄소 함량(수)이 증가할수록 시료는 더 강하게 머무름(머무름 시간 증가).

7. 용리과정

1) 용리액의 세기

   (1) 용리액의 세기가 증가할수록 용질은 칼럼으로부터 더욱 빨리 용리된다.

   (2) 용매의 극성이 증가할수록 용리액의 세기가 증가한다. (고정상이 실리카인 흡착크로마토그래피일 때)

용매	용리액 세기(ϵ^0)
pentane	0.00
hexane	0.01
heptane	0.01
acetone	0.53
2-propanol	0.60
methanol	0.70

3) 정상크로마토그래피

   (1) 극성 정지상과 상대적으로 극성이 낮은 용매를 사용한다.

   (2) 용매의 극성이 증가할수록 용리액의 세기가 증가한다.

   (3) 일반적으로 이동상과 고정상이 비슷할수록 용리액의 세기가 증가한다.

4) 역상크로마토그래피

   (1) 정지상이 비극성이거나 약한 극성이고, 용매는 상대적으로 극성이 높다.

   (2) 용매의 극성이 약할수록 용리액의 세기가 증가한다.

8. 등용매 및 기울기 용리

1) 등용매 용리

   (1) 한 가지 용매만을 사용한다.

   (2) 균일 용매 혼합물을 사용하기도 한다.

2) 기울기 용리

   (1) 용리액의 세기를 증가시키기 위해 연속적으로 용매조성을 바꿔준다.

   (2) 기체 크로마토그래피에서의 온도 프로그래밍과 비슷하다.

   (3) 머무름이 큰 용질을 용리시키기 위해서는 용리액의 세기가 높아야한다.

3. 기체 크로마토그래피 (약대 전공분석화학 17장)

1. 기체크로마토그래피의 구성
   1) 이동상: 기체 (보통 He, N_2, H_2)
   2) 정지상: 보통 비휘발성 액체(고체 표면에 코팅된 액체)이며, 때로는 고체가 사용된다.
   3) 분석물질: 기체 혹은 휘발성 액체

2. 기체크로마토그래피의 원리
   1) 시료를 기화시켜 칼럼에 주입하고, 이동상인 운반기체의 흐름을 이용하여 용리시킨다.
   2) 운반기체는 시료와 반응하지 않으며 이들 분자들을 이동시키는 기능만을 하므로, 주로 시료 중의 각 성분들의 고정상에 대한 친화력과 끓는점 차이에 의해 분리가 이루어진다.

3. 기체크로마토그래피의 특징
   1) 기체 상태의 시료 혹은 열에 안정한 휘발성 시료의 분석에 적합
   2) 정성 및 정량 분석이 가능
   3) 의약품, 농약 및 생약 등 넓은 응용 범위

4. 기기의 기본적 구성과 기능
   1) 기체크로마토그래피 기기는 크게 다음의 5부분으로 나눌 수 있다.
   2) [운반기체 공급장치] → [시료 주입부] → [오븐] → [검출기]] → [자료처리장치]

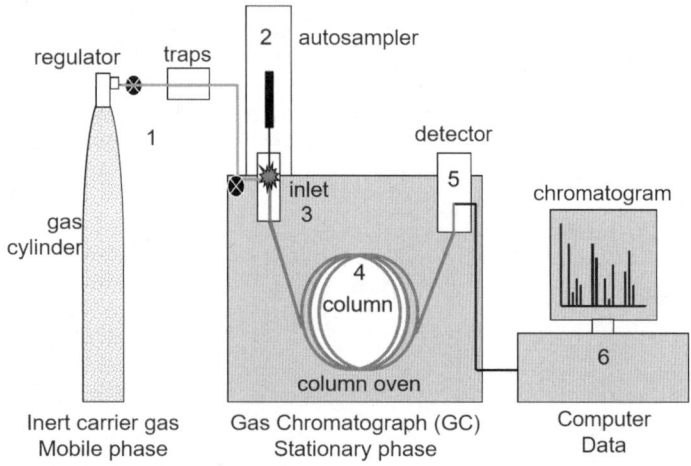

5. 운반기체의 종류와 선택
   1) 이동상으로 사용되는 운반기체(carrier gas)로는 일반적으로 헬륨, 질소 및 수소가 사용되며, 운반기체의 종류는 칼럼 분리성능과 검출기 성능에 영향을 주므로 적절하게 선정하여야 하며 이상적인 운반기체의 조건은 다음과 같다.
      (1) 시료분자나 고정상에 대하여 비활성이어야 한다.
      (2) 인체무해. 폭발 위험이 낮아 안전성이 높아야 한다.
      (3) 사용압은 칼럼에 적합해야 한다.
      (4) 컬럼 분리 성능을 높이기 위해 시료분자의 확산을 최소로 줄일 수 있도록 점도가 낮아야 한다.
      (5) 이동상 자체의 순도가 높아야 한다(99.999% 이상).

6. 운반기체의 최적유속

1) 컬럼의 성능은 운반기체의 유속에 따라 달라지므로 van Deemter 곡선의 최소 단높이 H_{min}(혹은 최대 이론단수 N)에 해당되는 최적 유속을 유지해 주어야 한다.
    (1) 최적 유속은 일반적으로 칼럼의 내경에 따라 대략 그 범위가 정해진다.
    (2) 모세관 칼럼인 경우에는 최적유속이 칼럼 내경과 비례
    (3) 최적 유속은 칼럼마다 정확하게 실험적으로 측정되어야 한다.

7. 액체 고정상이 갖추어야 할 기본적인 특성

1) 높은 온도에서도 시료 성분에 대해서 화학적으로 비활성
2) 모든 시료 성분들을 용해하는 능력(성분들의 분배계수가 클 것)
3) 각 시료성분들에 의해 상이한 용해도를 갖는 선택성 용매(각 성분의 분배계수가 서로 다름)
4) 비휘발성
5) 높은 온도에서도 큰 열안정성

8. 칼럼

1) 열린관 칼럼
    (1) 대부분 분석에서 길고 가는 용융 실리카(SiO_2) 재질의 열린관 칼럼이 사용된다.
    (2) 칼럼의 내경은 0.10~0.53mm이고, 길이는 15~100m인데, 30m가 일반적이다.
2) 충전 칼럼
    (1) 충전칼럼은 비휘발성 액체 정지상이 입혀진 미세한 고체 입자 지지체로 채워져있으며, 고체 자체가 정지상이 되기도 한다.
    (2) 열린관 칼럼에 비해 분리도가 낮다.
    (3) 고체 지지체로는 실리카가 주로 사용되는데, 극성 용질에 대해서는 수소결합을 줄이기 위해 실란화가 되어 있다.
3) 칼럼오븐
    (1) 칼럼의 온도를 일정하게 유지해 주거나 일정한 속도로 온도를 조절 해주는 역할
    (2) 칼럼온도는 성분 분리의 정확도와 정밀도에 영향을 주므로 오븐의 온도는 재현성 있게 조절
    (3) 높은 온도에서도 오븐은 안전성을 유지

9. 기체 크로마토그래피 검출기

〈기체크로마토그래피 검출기의 종류 및 특징〉

이름	형태	특징	선택적인 화합물
불꽃 이온화 검출기(Flame Ionization Detector, FID)	선택적/일반적	유기화합물이 수소-공기 불꽃에서 연소될 때 생성되는 불꽃 이온화 현상을 이용	air/H_2 불꽃에 이온화되는 화합물
열전도도 검출기(Thermal Conductivity Detector, TCD)	일반적	화학물질 고유의 열전도도 차이를 이용하여 분석하는 비파괴형 검출기	운반기체와 열전도도 차이가 있는 화합물
전자포획 검출기(Electron Capture Detector, ECD)	선택적	할로겐족 화합물을 함유한 물질에 선택적으로 높은 감도를 나타내는 검출기	전자친화력이 큰 원자 포함화합물
질소인 검출기(Nitrogen Phosphorus Detector, NPD)	선택적	질소나 인을 포함한 화합물에 선택적으로 높은 감도를 나타내는 검출기	N, P 포함 화합물
불꽃광도검출기(Flame Photometric Detector, FPD)	선택적	황이나 인을 포함한 화합물에 선택적으로 높은 감도를 나타내는 검출기	S, P 포함 화합물
황분석 검출기(Sulfur Chemi-luminescence Detector, SCD)	선택적	황 원소를 포함한 성분에 특이적으로 검출할 수 있는 검출기	S 포함 화합물
질량분석 검출기(Mass detector, MS)	일반적	이온화된 성분의 질량 대 전하비 (mass to charge ratio, m/z) 또는 질량 스펙트럼을 측정하는 검출기	-

10. 온도 프로그래밍

1) 온도 프로그래밍: 분리 과정에서 칼럼의 온도를 올려줌으로써 더 빠르고 효율적으로 분석 하는 방법
2) 온도 프로그래밍을 이용하면 늦게 용리하는 폭이 넓은 봉우리들이 뾰족해지고 더 빨리 용리된다.
3) 일정온도 범위에서 분당 5~10℃ 씩 올리면서 측정한다.
   (1) 짧은 시간에 모든 화합물이 용리되게 할 수 있다.
   (2) 봉우리 사이의 분리 정도를 일정하게 할 수 있다.
   (3) 머무름 시간이 감소한다.
   (4) 온도를 너무 높이면 분석물질과 정지상이 열분해될 수 있으므로 주의한다.

4. 분광광도법 입문 (약대 전공분석화학 14장)

1. 개요
1) 빛의 이중성: 빛은 파동성과 입자성을 동시에 가진다.
2) 빛의 파동성: 빛의 파동은 서로 수직으로 진동하는 전기장(electric field)과 자기장(magnetic field)으로 이루어져 있으며, 파장(wavelength), 진동수(frequency), 속도(velocity), 진폭(amplitude), 파수(wave number) 등의 특성을 가진다.

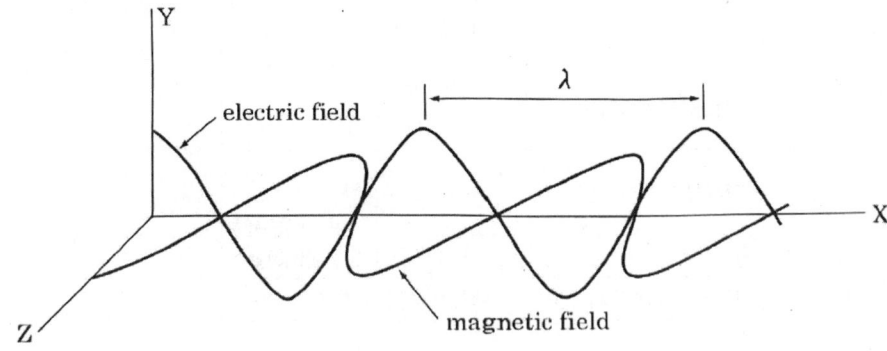

   (1) 파장(λ): 파동의 꼭지점과 꼭지점 사이의 거리
   (2) 진동수(ν): 파동이 1초 동안 진동하는 횟수, 단위 s^{-1}(예, $10^6 \, s^{-1}$ = 10^6 Hz = 1 MHz)
   (3) 광속(c): $c = \lambda\nu$
   (4) 파수($\bar{\nu}$): 단위 거리에 있는 파동의 수, 단위 m^{-1} 또는 cm^{-1} ($\bar{\nu} = 1/\lambda$)
3) 빛의 입자성: 빛은 광자(photon)라고 하는 에너지를 가진 입자로도 이해할 수 있다.
   (1) 광자에너지(E): $E = h\nu = hc/\lambda$이며, h는 Planck 상수

2. 원리
1) 분광학에 이용되는 전자기파
   (1) 전자기 스펙트럼(electromagnetic spectrum)은 넓은 파장 또는 에너지 범위에서 나타난다.
   (2) 빛의 에너지 세기는 진동수에 비례하고 파장에 반비례한다. (파수에 비례)
   (3) 특정 파장을 가진 빛 입자는 특정 물질과 상호작용한다.
   (4) 비교적 높은 에너지를 가진 X-선은 물질의 내부 전자의 전이(transition)를 유발시키고, 그보다 작은 에너지의 자외선은 원자가 전자(valence electron)의 전이에 관여하며, 적외선은 분자의 진동 상태만을 변화시킨다.

⟨분광학에 이용되는 전자파의 특성과 응용 영역⟩

빛의 종류	파장 λ	진동수 ν(Hz; s⁻¹)	상호작용	응용
X-선	0.1~100 Å	3.0×10^{19} ~ 3.0×10^{16}	내부 전자 (core electron)의 전이	X-ray 분광법
자외선	180~400 nm	1.66×10^{15} ~ 7.48×10^{14}	최외각 전자 (valence electron)의 전이	UV-Vis 분광법 형광분광법 선광분석법
가시광선	400~780 nm	7.48×10^{14} ~ 3.74×10^{14}		ORD/CD 원자분광법
적외선 (근적외선)	2.5~25 μm (800~2500nm)	1.2×10^{14} ~ 1.2×10^{13}	분자진동운동의 전이	적외선 분광법 (근적외선분광법)
마이크로파	0.01~10 cm	7.48×10^{11} ~ 1.20×10^{9}	분자회전운동의 전이	마이크로 분광학
라디오파	0.5~10 m	6.0×10^{8} ~ 3.0×10^{7}	자기장에 전자스핀의 전이	전자스핀공명 분광학(ESR)
			자기장에 핵스핀의 전이	핵자기공명분광학 (NMR)

2) 빛의 흡수 및 방출
   (1) 바닥 상태(기저 상태, ground state): 물질(원자, 이온, 분자) 입자들은 고유한 에너지 준위를 가지며 이때 가장 낮은 상태를 바닥 상태라고 한다. 실온에서 대부분의 입자들은 기저 상태로 존재한다.
   (2) 들뜬 상태(여기 상태, excited state): 입자 부근을 광자들이 지나갈 때 광자의 에너지가 입자의 여기 상태의 기저 상태에 에너지 준위 차와 일치할 경우 흡수가 일어난다. 이 때 물질 입자들이 흡수한 에너지만큼 높은 에너지 상태로 들뜨는데 이것을 들뜬 상태라고 한다.
   (3) 빛의 흡수(absorption): 빛과 물질의 상호작용에 의해 빛의 세기가 감소되는 현상(바닥 상태의 입자가 빛 에너지를 흡수하여 들뜬 상태로 여기하는 현상)

   $$M + h\nu \rightarrow M^*$$ (M: 바닥 상태의 물질, hν: 광자의 에너지, M*: 들뜬 상태의 물질)

   (4) 빛의 방출(emission): 들뜬 상태의 입자가 보다 낮은 에너지로 전이할 때 광자의 형태로 에너지를 방출하는 현상. 들뜬 상태에서 약 10^{-6}~10^{-9}초 정도 머무른 후 이완되어(relaxation) 원 상태인 바닥 상태로 되돌아가며 이 때 그 차이에 해당하는 에너지를 열에너지 또는 빛에너지로 방출한다.

   $$M^* + h\nu \rightarrow M$$

   흡수 에너지는 각 화학종에 대하여 고유한 값이므로, 물질에 가해진 특정 파장의 빛(입사광)의 세기에 대하여 물질을 통과한 빛(투과광)의 세기, 즉 물질이 가해진 특정 파장의 빛을 흡수하는 정도(흡광도)를 측정하면, 물질의 종류나 그 존재량을 알 수 있다.

3) 원자 흡수(atomic absorption)
   (1) 원자는 주로 최외각 전자가 들뜬 상태로 전이하면서 빛을 흡수한다(전자전이).
   (2) 이 때 나타나는 흡수스펙트럼은 선 폭이 매우 좁게 나타나는 특징을 가진다(선 스펙트럼).

4) 분자 흡수(molecular absorption)
   (1) 분자는 원자와 다르게 전자전이 외에 분자의 진동과 회전으로 인하여 여러 가지 에너지 준위가 존재한다.
      (전자전이+진동전이+회전전이)
   (2) 따라서, 원자와는 다르게 폭이 넓은 흡수대를 보인다(연속 스펙트럼).

3. 광흡수법칙(Beer-Lambert 법칙)

1) 투광도(T): $T = \dfrac{I}{I_0}$ (I: 시료를 통과한 빛의 세기 = 투과광의 세기, I_0: 원래 빛의 세기 = 입사광의 세기)

2) 흡광도(A): A = -logT = $-\log\left(\dfrac{I}{I_0}\right)$

3) Lambert-Beer 법칙: A = abc (a: 흡광계수, b: 빛이 시료를 통과한 거리, c: 시료의 농도)

4) 비흡광도($E_{1cm}^{1\%}$): 검액 농도가 1%(w/v), 액층 두께(b)가 1cm일 때의 흡광계수

5) 몰흡광계수(ε): 검액 농도가 1 mol/L, 액층 두께(b)가 1cm일 때의 흡광계수(흡광계수는 물질 고유의 값)

4. 광흡수법칙에서 벗어나는 경우

1) 광흡수법칙은 대부분 물질의 묽은 용액 (≤ 0.01 M)에 대해 잘 적용된다. 물질의 농도가 진하거나 이온세기가 큰 용액에서는 시료 분자들 간의 거리가 가까워지고, 서로 영향을 주기 때문에 광흡수법칙에서 벗어날 수 있다.

2) 입사광의 단색성이 떨어지는 경우에 흡수법칙에서 벗어날 수 있다.

3) Stray light*(떠돌이 빛)에 관여할 경우 광흡수법칙에서 벗어날 수 있다. Stray 광은 시료를 통과하여 여 검출기에 도달할 수 있는데, 시료의 농도가 낮을 경우에는 흡광도에 거의 영향이 없는 반면, 농도가 진해지면 흡광도에 영향을 주어 농도에 따른 흡광도의 그래프에서 음의 편차가 일어날 수 있다.

*[stray light: 단색화 장치 등으로 분산되며 검출된 빛 안에서 원하는 파장 이외의 다른 파장 성분의 광]

4) 콜로이드 용액의 경우 콜로이드 입자에 의한 빛의 산란으로 검출기에 도달하는 빛의 양이 변할 수 있다.

5) 형광물질의 경우, 발생한 형광이 검출기에 전달되어 투과광의 강도가 증가하는 효과를 가져올 수 있다.

5. 분광학의 연속광원

광원	파장영역 (nm)	분광학
Xe 아크 램프	250 ~ 600	분자형광법
H_2, D_2 램프	160 ~ 380	UV 분자흡광법
텅스텐/ 할로젠 램프	240 ~ 2500	UV/Visible/IR 분자흡광법
텅스텐 램프	350 ~ 2200	Visible/near-IR 분자흡광법
Nernnst glower	400 ~ 20000	IR 분자흡광법
니크롬선	750 ~ 20000	IR 분자흡광법
Globar	1200 ~ 40000	IR 분자흡광법

5. 자외가시부(UV/Vis)흡광도측정법 (약대 전공분석화학 14장)

1. 개요
1) 자외가시부흡광도측정법(ultraviolet-visible spectrophotometry): 물질과 자외선 또는 가시광선의 상호작용을 이용하는 분석법으로 물질의 흡수 파장대를 이용한 확인 시험 및 시료 중의 분석 성분에 의하여 흡수되는 빛의 흡광도부터 그 성분을 정량하는 방법
2) 미량 성분을 신속하게 분석할 수 있고, 정확도와 재현성이 뛰어나고, 기기 조작이 간단하여 가장 널리 사용되는 대표적 기기분석 방법
3) 각종 화합물의 정성, 정량, 화학 구조의 추정, 검체의 조성 결정, 검체의 안정도 상수 측정, 산-염기의 평형 상수 측정 등 광범위한 분야에서 응용
4) 사용하는 광(전자기복사선)의 파장 범위는 자외부(ultraviolet, UV, 약 180~400 nm) 및 가시부(visible, 약 400~780 nm) 영역
5) 이 영역의 광이 분자 및 이온에 흡수되어 얻어지는 흡수 스펙트럼은 주로 전자의 전이(electronic transition)에 기인

2. 원리
1) 발색단(chromophore): 분자의 일부분 중 자외선 또는 가시광선을 흡수할 수 있는 모든 관능기(functional group)
2) 물질의 흡광: 물질 내 발색단이 빛 에너지를 흡수함으로써 발색단의 전자에너지 준위가 변화(전자전이)하는 과정
3) 유기화합물의 결합은 두 원자의 궤도함수가 겹쳐 2개 또는 그 이상의 분자궤도함수를 형성, 즉 낮은 에너지의 결합분자궤도함수(bonding molecular orbital)와 높은 에너지의 반결합분자궤도함수(antibonding molecular orbital)로 형성
4) 불포화결합과 비공유전자쌍을 가지는 유기분자는 시그마 분자궤도함수(σ)와 파이 분자궤도함수(π), 그리고 비결합 분자궤도함수(n, nonbonding)를 가진다. 분광학적 선택규칙(selection rule)에 따라 전자들의 이동은 같은 종류의 오비탈간에서 가장 확률이 높으며, 다른 종류 오비탈간의 전이는 주로 관찰되지 않는다. 자외부 및 가시부 영역의 빛에 의한 전자전이는 $\sigma \rightarrow \sigma^*$, $n \rightarrow \sigma^*$, $\pi \rightarrow \pi^*$, $n \rightarrow \pi^*$의 네 가지 경우로 일어날 수 있다.

3. 자외가시부흡광도계의 기기장치
1) 광원: 자외부의 광원은 중수소등(deuterium lamp)을 주로 사용하며, 드물게 수은 또는 제논 아크(mercury and xenon arc) 등을 사용. 가시부의 광원은 텅스텐등(tungsten lamp)이 일반적
2) 파장선택부: 분광 프리즘(prism)이나 회절격자(diffraction grating)를 이용하여 빛을 각 파장으로 분리하며 주로 회절격자를 사용
3) 시료부: 자외·가시광에 대하여 투명한 석영(quartz)으로 만든 용기(cuvette cell 또는 cell)가 가장 널리 사용. 다만 가시부를 측정할 때에는 경질유리 용기를 사용할 수 있다.
4) 검출부: 대부분 빛의 강도에 따라 정량적으로 전기신호를 발생하는 장치인 광전증배관(photo multiplier tube) 또는 광전관(phototube)을 사용

$$[광원] \rightarrow [파장선택기(단색화장치)] \xrightarrow{I_0} [시료] \xrightarrow{I} [검출기]$$

4. 특징
1) 정량분석에 이용하는 가장 유용하고 널리 사용하는 방법
2) 유기분자 및 무기물질에도 사용 가능한 넓은 응용성
3) $10^{-4} \sim 10^{-5}$ mol/L 정도의 높은 감도
4) 중간 이상의 선택성(경우에 따라서는 특정 파장에 대하여 정성분석도 가능)
5) 우수한 정확도 및 정밀도

5. 조색단
1) 조색단(auxochrome): 자신은 빛을 흡수하지 못하지만 이웃하는 발색단의 흡수 파장이나 흡광도에 영향을 미치는 관능기
2) 조색단이 발색단에 미치는 효과를 크게 네 가지로 분류
   (1) 장파장 이동(bathochromic shift, red shift): 발색단의 흡수극대파장(λ_{max})을 장파장 쪽으로 이동시키는 현상
   (2) 단파장 이동(hypsochromic shift, blue shift): 발색단의 λ_{max}를 단파장 쪽으로 이동시키는 현상
   (3) 흡광증가(hyperchromic shift): 발색단의 ϵ_{max}를 증가시키는 현상
   (4) 흡광감소(hypochromic shift): 발색단의 ϵ_{max}를 감소시키는 현상

6. 시료용매의 선택
1) 측정하려는 물질은 투명하게 잘 녹여야 한다.
2) 용질분자와 반응하거나 반응하는 불순물을 함유해서는 안된다.
3) 특히 용매는 시료를 측정하고자 하는 파장 영역에서 흡광하면 안된다. 용매는 일반적으로 짧은 파장의 빛에서 강한 흡수를 나타낸다. 따라서 시료 용매 선택 시 흡수한계파장*(cutoff wavelength)을 고려해야 한다.
   *[용매의 흡수한계파장: 어떤 용매에서 짧은 파장(단파장) 쪽으로 측정할 수 있는 하한선의 파장]
4) 용매의 종류나 극성에 따라 흡수파장이나 흡광도가 변화하는 경우도 있는데, 이러한 현상은 구조의 해석이나 정량분석에 유용하게 활용될 수 있다.
5) pH에 따라 해리도가 달라지는 흡광 물질의 경우, 용액의 pH 변화는 자외가시부 흡광도 및 흡수 스펙트럼에 상당한 변화를 줄 수 있다. 따라서, 표준 스펙트럼과 시료의 스펙트럼을 비교하는 경우에는 용매의 조성비, pH, 이온의 농도 등이 동일해야 한다.

7. 의약품의 정량분석에 응용
1) 비흡광도를 이용하는 방법
2) 표준물 첨가법에 의한 방법
3) 표준 검량선을 사용하는 방법

6. 형광광도법 (약대 전공분석화학 14장)

1. 개요
형광광도법(fluorophotometry)은 형광물질의 용액에 특정 파장 영역의 들뜸광(excitation wavelength)을 비출 때 방출되는 형광(fluorescence)의 광도를 측정하는 방법이다. 이 방법은 인광(phosphorescence)을 방출할 수 있는 인광물질의 분석에도 적용된다.

2. 원리
물질이 흡수한 에너지를 빛으로 방출하는 현상을 발광(luminescence) 현상이라 하고, 빛이 방출되는 전자상태의 차이에 의해 형광, 인광, 화학발광(chemiluminescence) 등으로 분류한다. 형광은 들뜬 일중항(excited singlet) 상태에서 바닥 일중항(ground singlet) 상태로 내려오면서 발광하는 현상이고, 인광은 들뜬 일중항 상태에서 들뜬 삼중항(triplet) 상태로 전이한 후, 바닥 일중항 상태로 내려오면서 발광하는 현상이다

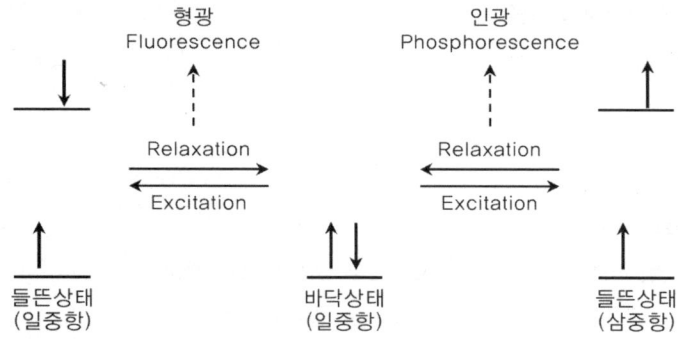

3. 형광광도계의 기기 장치
1) 광원: 광원으로 제논램프, 레이저, 알칼리할라이드램프 등을 사용
2) 파장선택기: 들뜸광 분광부와 형광분광부에 각각 파장선택기가 존재(시료 통과 전후)
3) 시료셀: 보통 사면이 투명한 석영 셀을 사용(유리는 자외부의 빛을 흡수하기때문에 사용할 수 없음)
4) 검출기: 입사광과 직각 방향에 검출기가 위치(발광되는 형광만 측정)

$$[광원] \rightarrow [파장선택기] \rightarrow [시료] \xrightarrow{\text{입사광과 직각}} [파장선택기] \rightarrow [검출기]$$

4. 특징
1) 우수한 감도: 일반적으로 자외가시부흡광광도법에 비하여 10~1000배 정도 좋은 감도(검출한계: 수 ppb 수준) 나타낸다. 감도를 결정하는 형광세기(F)는 광원의 세기(P_0)에만 영향받고, P_0 증가시 방출되는 형광세기가 증가하여 감도도 증가한다.
2) 양호한 직선성: 넓은 농도에서 양호한 직선성 나타낸다.
3) 좋은 선택성: 형광을 방출하는 특정 형광물질만 다른 물질과 구별(선택)하여 분석할 수 있다.
4) 감도가 좋아 정량분석 시 시료 매트릭스*에 의한 방해가 나타날 수 있다.
   *[매트릭스: 화학분석에서 시료액에 함유된 분석대상물질(analyte) 이외의 모든 물질]

5. 형광을 잘 나타내는 분자구조
   1) 낮은 에너지 준위의 $\pi \rightarrow \pi^*$ 전이를 하는 방향족 화합물
   2) 분자구조가 단단한 판상화합물
   3) 방향족환의 수가 많은 화합물
   4) 방향족화합물에 할로겐족 치환시 할로겐의 원자량이 클수록 형광 감소(중원소효과)
   5) 방향족환에 카르복실산이나 카르보닐 치환시 형광 감소
   6) 질소가 포함된 방향족화합물 형광 감소
   7) 유기킬레이트제가 금속이온과 착물 형성시 형광세기 증가

6. 형광에 영향을 주는 인자
   1) 온도: 형광은 온도의 상승과 함께 감소하는 경향을 보인다. 이는 분자간의 충돌 증가에 의해 형광의 발생이 없는 형태의 전자전이 증가하기 때문이다.
   2) 용매의 영향: 용매 점도 감소 시 용매 분자가 충돌 횟수 증가하여 형광이 감소한다.
   3) pH: 산성 또는 염기성 방향족화합물은 pH에 따른 이온화상태 변화로 형광 파장 및 세기 변화한다.
   4) 농도: 시료 농도가 너무 높을 경우 소광 현상 나타난다. 자가소광(self-quenching) 및 자기흡수(self-absorption)가 발생하여 형광 세기에 영향 준다.
   5) 용존산소: 용존산소 존재 시 형광물질의 광화학적 산화 및 삼중항 상태로의 계간전이 증가로 형광 감소
   6) 상자성 이온: 상자성(paramagnetism) 이온 존재 시 계간전이 증가로 형광 감소

7. 형광스펙트럼
   1) 들뜸(excitation) 스펙트럼: 시료에 조사되는 빛의 들뜸 파장(excitation wavelength)을 변화시키면서 형광 파장(emission wavelength)을 일정 파장으로 고정하고 발광 세기를 측정한 스펙트럼(들뜸 파장과 형광 강도와의 관계를 나타내는 스펙트럼). UV/Vis 스펙트럼과 유사
   2) 방출(emission) 스펙트럼: 들뜸 파장을 고정시킨 후 방출되는 형광의 파장에서 형광 세기를 측정한 스펙트럼(특정 들뜸 파장에서 방출되는 형광의 파장과 형광 강도와의 관계를 나타내는 스펙트럼). 들뜸 스펙트럼과 선대칭 관계. 발광된 형광의 파장은 흡광한 파장보다 긴 파장 쪽에서 관찰된다(Stokes' law).

7. 선광도법 (약대 전공분석화학 14장)

1. 개요
편광계(polarimeter)를 이용하여 편광광선이 광학활성물질에 의해 편광된 편광면의 회전각도(선광도, optical rotation)를 측정하는 방법이다. 광학활성물질의 정성 및 정량분석에 이용되고, 파장과 선광도의 관계로부터 광학활성물질의 입체구조 해석이 가능하다.

2. 원리
광학활성물질이 편광편광(plane-polarized light)을 회전시키는 성질을 선광성이라 하고, 그 회전각도를 선광도라고 한다. 편광편광은 진폭이 같은 좌우 원편광(circularly polarized light)이 겹쳐서 이루어지며, 두 원편광이 광학활성물질 안에서의 굴절률(refractive index) 차이로 인해 편광면의 회전이 일어나는 선광성질을 나타낸다.

3. 장치
1) 광원: 나트륨 램프(단색광원, 589 nm), 수은 램프, 제논 램프, 할로겐을 넣은 텅스텐 램프
2) 편광자: 빛을 단일 편광상태(평면편광)로 전환, 방해석결정이나 니콜프리즘 사용
3) 광검지기: 광전자증배관(photomultiplier tube) 사용
4) 셀: 석영셀(quartz cell) 사용

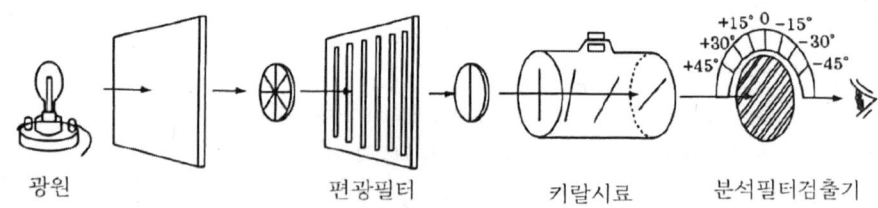

광원   편광필터   키랄시료   분석필터검출기

4. 특징
1) 선광도는 농도, 통과 시료 길이에 비례
2) 선광도는 광학활성물질의 구조, 온도, 용매 및 파장의 영향을 받는다.
3) 거울상 이성질체(enantiomer)는 선광도의 절대값이 같고 부호만 반대
4) 선광의 성질은 편광의 진행방향을 마주 보고서 편광면을 우측으로 회전시키는 것을 우선성, 좌측으로 회전시키는 것을 좌선성이라 하고 편광면의 회전각도를 나타내는 숫자 앞에 각각 기호를 + 또는 -로 표시한다. 예를 들면 +20°는 우측으로 20°, -20°는 좌측으로 20° 회전시키는 것을 나타낸다.

5. 비선광도(specific rotation)

특정 온도, 파장, 용매에서 100 mm의 시료관에서 1 g/mL의 시료용액에 의하여 평면편광을 회전시킨 이론적인 선광도를 비선광도라 정의(통상 온도 20°C, 층장 100 mm에서 나트륨스펙트럼의 D선을 광선으로 써서 측정)

$$[\alpha]_\lambda^T = \frac{100 \times \alpha}{l \times c}$$

- α: 편광면을 회전시킨 각도
- l: 측정에 쓰는 측정관의 길이(층장), mm
- T: 측정온도, °C
- c: 용액 1 mL 중에 들어있는 약품의 g 수
- λ: 사용한 스펙트럼의 특정 단색광의 파장 또는 명칭

예) d-장뇌(d-camphor)의 비선광도

$[\alpha]_D^{20}$: +41.0 ~ +43.0° (5 g, 에탄올 50 mL, 100 mm)

장뇌 5 g을 취하여 에탄올 50 mL에 녹인 후 20°C에서 100 mm 길이의 시료관 및 나트륨 D 선(589.3 nm)을 사용하여 측정한 선광도로부터 계산한 비선광도의 값이 +41.0 ~ +43.0° 임을 의미

6. 선광분산(optical rotatory dispersion, ORD), 원이색성(circular dichroism, CD)

1) 선광분산: 광학이성질체의 선광도가 파장에 따라 변하는 현상
2) 원이색성: 물질이 동일 파장의 좌우 원편광에 대해 다른 흡광도를 보이는 현상

8. 원자분광법 (약대 전공분석화학 14장)

1. 개요
원자분광법(atomic spectrophotometry)은 원자에 의한 빛의 흡수와 방출을 이용하여 시료에 함유되어 있는 금속 원소들의 종류와 그 양을 분석하는 방법이다.

2. 기본원리
1) 원자는 최외각 전자의 전이와 관련하여 빛을 흡수하거나 방출한다.
2) 원자흡광 또는 원자발광 스펙트럼 분석을 통해 시료 중 금속 원소를 정성 또는 정량할 수 있다.
3) 금속 원자의 흡광이나 발광을 관찰하기 위해서는 금속을 원자화해야 한다.
4) 원자흡광법(AAS)은 금속 원자를 적절히 처리하여 생성된 기체 상태의 중성 원자가 특정 파장의 전자기선을 흡수하는 것을 관찰한다.
5) 원자발광법(AES)은 빛 또는 열에너지를 흡수한 원자가 방출시키는 고유 파장의 빛을 검출한다.

3. 특징
1) 시료 중 원자의 종류와 양을 분석한다.
2) 전자 전이와 관련된 빛의 흡수 또는 방출을 측정한다.
3) 관찰 대상 전자기선의 파장 영역: UV, VIS, X-ray 영역
4) 관찰 스펙트럼 형태: 선스펙트럼

4. 원자흡광법 장치
1) 광원
   (1) 원자 흡수선은 매우 폭이 좁기 때문에 각 원자의 고유한 복사선을 방출하는 장치가 필요하다.
   (2) 이를 위해 원자흡광분도계에서는 측정하고자 하는 원소가 코팅된 환원 전극을 포함하는 중공 음극램프(hollow cathode lamp)를 광원으로 사용한다.
   (3) 따라서, 측정하고자 하는 원소에 따라 램프를 교체해 주어야 한다.
2) 원자화 장치: 원자분광법에서 기체 상태의 중성 원자를 만들어주는 장치
   (1) 화염 방식
      ① 아세틸렌(C_2H_2) 등의 연료 기체와 공기, N_2O 등의 산화제 기체를 섞어 불꽃을 만들어 주고 이 불꽃 속에서 열에 의하여 시료가 원자화 된다.
      ② 가장 보편적인 원자화 방식이다.
   (2) 전기가열방식
      ① 흑연로(graphite furnace)에 시료 용액을 넣고, 가열시킨다.
      ② 가열 온도와 시간을 조절하여 건조 → 회화 → 원자화 단계를 거치도록 한다.
      ③ 장점: 소량의 시료로 분석이 가능하고, 원자화 효율이 높으므로 감도가 좋다.
      ④ 단점: 재현성이 떨어진다.
   (3) 냉증기방식
      ① 수은과 같이 휘발성이 커서 화염 방식이나 전기가열 방식에 적용 중 소실이 큰 경우 사용한다.
      ② 시료 중 금 분석 대상 금속을 화학반응에 의하여 중성 원자화한 후 용액에 비활성 기체를 불어 넣어, 중성원자 증기를 광로로 이동시킨다.
      ③ 수은의 경우 감도가 매우 좋다.
3) 파장 선택기: 회절발 및 필터를 이용한다.

5. 원자흡광법의 응용

1) 원소마다 광원을 교체하여야 하므로 정성분석에는 효율적으로 이용되지 못하고 있다.
2) 따라서, 금속 정량 분석에 표준곡선법과 표준첨가법 등의 형태로 널리 활용된다.

6. 원자분광법에서의 방해인자

1) 스펙트럼 방해인자

   원자화 과정 중 분자성 물질 또는 입자 생성으로 넓은 흡수대 또는 방출대의 스펙트럼 형성 혹은 빛의 산란 및 반사(예: 알칼리 금속 또는 희토류 금속의 산화물 및 수산화물)

2) 화학적 방해인자

   원자화 과정 중 저휘발성 화합물 생성, 분해 반응 평형 형성, 목적 성분의 이온화 등에 기인

3) 이온화 방해인자

   알칼리금속은 이온화전위가 낮아 쉽게 이온화되어 중성 원자화가 어려움

7. 유도결합플라즈마법(inductively coupled plasma spectroscopy, ICP spectroscopy)

1) 플라즈마(일종의 고온의 이온화되어 있는 기체)를 이용하여 방출분광법이나 질량분석법으로 원소를 분석하는 방법
2) 플라즈마를 만들기 위하여 Ar 가스를 사용하며 6000~10000 K의 매우 높은 온도를 형성
3) 여기에 검액을 분무하면 10000 K 영역에서 여기된 기체 상태의 중성 원자가 특정 파장의 빛을 방출하고, 이 빛의 파장과 강도를 측정하여 각각의 원소를 동정 및 정량
4) 검출감도가 좋고, 분석 가능한 농도 범위가 넓으며, 매질에 의한 방해효과가 적어서, 여러 원소의 동시 분석이 가능
5) 아르곤을 제외한 대부분의 원소에 적용 가능하다.

9. 적외부스펙트럼측정법 (약대 전공분석화학 14장)

1. 개요
적외부스펙트럼을 해석하여 원자 결합의 종류나 분자 내의 작용기(관능기) 등에 대한 정보를 얻을 수 있으며, 물질의 확인 또는 제한적으로 정량에도 이용한다.

2. 원리
1) 적외부스펙트럼측정법(infrared spectroscopy)에서는 일반적으로 빛의 흡수대를 파수(wave number, cm^{-1})로 나타낸다.
2) 적외선 영역에 해당하는 특정 파수(약 4000~400 cm^{-1})의 빛을 분자에 조사시킨다.
3) 흡수된 적외선의 파수로부터 분자내의 특징적인 원자간 결합, 즉 관능기에 대한 정보를 얻는다.

3. 장치
1) 광원: Nernst 램프(glower), Globar 또는 백열선 등
2) 시료용기: NaCl, KBr 등의 결정(유리, 석영 등은 사용할 수 없으며, 수용액 시료는 적합하지 않다.)
3) 파장선택기: 프리즘 또는 주로 회절격자(grating)
4) 검출기: 열전기쌍(thermocouple) 또는 볼로미터(bolometer)

4. 분자의 기본진동방식
1) 종류
   (1) 신축진동(stretching vibration): 결합의 축 방향으로 결합 거리가 증가 또는 감소. 일반적으로 비대칭 신축진동이 대칭 신축진동보다 높은 진동수에서 일어난다.
      ① 대칭 신축진동
      ② 비대칭 신축진동
   (2) 변각진동(bending vibration): 원자의 결합축 상의 위치가 변화, 즉 결합각도가 변화
      ① 면내 변각진동 (좌우흔들림진동, 가위질진동)
      ② 면외 변각진동(앞뒤흔들림진동, 꼬임진동)

2) 특징
   (1) 분자의 기본 진동수와 똑같은 진동수의 적외선이 분자에 조사되면, 에너지가 흡수되어 분자의 진동폭이 커지며, 다시 바닥상태로 돌아가면서 열로서 방출된다.
   (2) 신축진동이 변각진동보다 높은 에너지를 필요로 하므로 더 높은 진동수를 가진다.
   (3) 분자 내 결합의 극성을 변화시키는 것이 적외선 흡수를 일으킨다
      ① 분자 내부 전하 분포의 변화로 인하여 전장이 변화되고 이것이 전자기파를 흡수하기 때문
   (4) 쌍극자 모멘트의 변화가 클수록 흡수가 강하게 일어난다.
      ① 탄화수소의 흡수대는 약하다.
      ② 전기음성도가 큰 원자를 연결하는 결합과 관련된 흡수대는 매우 강하다(예: C-N, C-O, C=O, C≡N 등).

5. 적외선 흡수 에너지
1) Hooke의 법칙에 의해 서로 결합하고 있는 2개 원자간의 진동수(v)와 결합의 힘상수(k)와의 관계를 설명할 수 있다.
2) 결합 차수가 증가하면 힘상수가 커지므로 진동수도 커진다. (예: C≡C 〉 C=C 〉 C-C)
3) 같은 차수의 결합에서는 환산 질량이 커질수록 진동수는 작아진다. (예: C-H 〉 C-C 〉 C-O 〉 C-Cl)
4) 혼성화는 힘상수에 영향을 주며, sp^3〈sp^2〈sp 순으로 힘상수가 커진다. (예: ≡C-H 〉 =C-H 〉 -C-H)
5) 공명은 결합 차수와 결합 거리를 변화시켜 힘상수에 영향을 미친다.

6. 시료의 조제법
1) 시료는 주로 고체 또는 액체이나 기체인 경우에도 측정 가능
2) 가능한 한 순수하고 충분히 건조된 시료를 사용
3) 조제법: KBr 디스크법, 용액법, 페이스트법, 액막법(샌드위치법), 박막법, 기체검체측정법, ATR법(Attenuated Total Reflectance), 확산반사법

7. 적외선 흡수 스펙트럼의 응용
1) 화합물의 구조 추정
   (1) 작용기 영역(functional group region)
      ① 4000~1300 cm^{-1} 영역: 작용기의 대부분이 흡수(주로 신축진동에 의함)
      ② 900~650 cm^{-1} 영역: 방향족과 heteroaromatic 화합물의 C-H 변각진동에 의한 약한 흡수

   (2) 지문영역(fingerprint region)
      ① 1300~900 cm^{-1} 영역: 진동양식이 상호작용에 의해 복잡한 흡수형태를 나타낸다.
      ② 각각의 화합물에 대하여 서로 다른 형태를 나타내는 특징적인 영역으로 모든 화합물에서 서로 다르다.

8. 특정적인 적외선 흡수 스펙트럼의 예
1) 카르보닐기(C=O): 1820~1660 cm^{-1} 근처에서 강한 흡수
2) 알코올성 하이드록실기(O-H): 3400~2400 cm^{-1} 에서 넓은 흡수
3) 아민기나 아마이드기(N-H): 3500 cm^{-1} 근처에서 보통강도의 흡수

10. 핵자기공명 분광법 (약대 전공분석화학 14장)

1. 개요
1) 강력한 자기장 내에서 라디오파와 원자핵과의 상호작용으로부터 얻어지는 정보를 유기화합물의 분자구조분석에 활용하는 분광학적 방법이다.
2) 분자를 이루는 원자의 핵(주로 수소와 탄소)에 대한 다양한 정보를 제공한다.

2. 원리
1) 스핀 양자수와 핵자기모멘트
   (1) 원자 중에서 원자번호 또는 원자량이 홀수인 원자(^1H, ^2H, ^{13}C, ^{14}N, ^{17}O, ^{19}F, ^{31}P, ^{35}Cl 등)는 양자화된 스핀각운동량과 자기모멘트를 지닌다.
   (2) 스핀양자수가 I일 때, ($2I+1$)개의 허용된 스핀상태가 있다.
   (3) 수소핵의 경우 ½의 핵스핀양수(I)를 가지고 있고, 이에 의해 두 종류의 스핀상태(+½, -½)로 존재한다.

2) 에너지의 흡수
   (1) 전하를 가지고 움직이는 핵스핀은 강력한 자장 환경에 놓이게 되면 자신의 자장(핵자기모멘트, μ)을 형성하게 되면서 방향성을 가진다.
   (2) 외부자장과 나란한 방향에서 낮은 에너지를 갖는 +½의 경우와, 반대방향이면서 높은 에너지를 가지는 -½의 두 가지 방향을 가진 형태로 나뉜다.
   (3) 자장 내에서 두 가지의 스핀 양자수(+½, -½)를 가지는 수소핵은 서로 다른 에너지를 가지며 +½값을 가지는 스핀의 분포가 수적으로 약간 우세하다.
   (4) 두 가지 스핀 양자수의 에너지 차이(ΔE)는 자장세기에 비례한다.

3) 공명현상(resonance)
   (1) 특정 값의 자장 내에서 적절한 진동수의 에너지가 공급되면 에너지를 흡수하면서 +½의 스핀(α spin)이 -½의 스핀(β spin)상태로 전이될 수 있으며, 이러한 핵스핀의 전이현상을 공명이라고 한다.
   (2) 핵종에 따라 고유한 핵자기회전비 값을 가지기 때문에 동일한 자장에서라도 핵종에 따라 에너지 간격 및 공명이 일어나기 위해 필요한 진동수도 다르다.

3. 화학적 이동(chemical shift, δ)
1) 수소핵들은 저마다 다른 화학적 환경(핵 주위의 전자 밀도와 차이)을 가지므로 각 수소핵이 가지는 공명주파수에 차이가 있다.
2) 주파수의 차이는 백만분의 일(ppm) 단위로 표시할 정도로 매우 작은 값이다.
3) 표준기준물질을 측정하고자하는 시료 용액에 가하여 시료의 수소핵 주파수가 표준기준물질의 수소핵 주파수에서 Hz단위로 얼마만큼 이동되었는지를 측정한다.
4) 가장 많이 쓰이는 표준기준물질은 TMS(tetramethylsilane, $Si(CH_3)_4$)이며, TMS의 메틸수소는 가장 차폐된 수소로서 0 ppm으로 정한다.
5) 통상적으로 ^1H-NMR 은 0~12 ppm, ^{13}C-NMR은 0~220 ppm 정도의 범위에서 화학적 이동이 관찰된다.

4. ¹H-NMR로부터 얻을 수 있는 정보
   1) 화학적으로 등가인 수소핵의 화학적 이동: 분자 내 특정 환경의 수소가 몇 종류인지 알 수 있다.
   2) 적분에 의한 등가 수소들의 상대적 개수: NMR 스펙트럼의 피크들의 면적을 적분한다.
   3) 스핀-스핀 작용(spin-spin coupling), 짝지음상수(coupling constant, J), 피크 갈라짐 양상(peak splitting): 서로 인접한 탄소에 결합한 수소(또는 동일한 탄소에 결합하였으나 화학적 환경이 다른 수소들)은 짝지음이라는 현상을 통하여 N+1개의 피크로 분리된다 (N+1법칙).

5. 화학적 이동에 영향을 미치는 요소
   1) 전기음성도: 전기음성도가 큰 치환기의 영향으로 수소핵 주변의 전자밀도 감소, 화학적 이동값이 커진다.
   2) 혼성화: 혼성화에 따라 수소핵 주변의 전자밀도가 달라짐. 탈차폐(벗김) 효과의 크기순은 $sp > sp^2 > sp^3$ 이다.
   3) 교환 가능한 수소 및 수소결합: 카르복실산의 수소는 매우 쉽게 탈차폐 되고, 수소 결합은 탈차폐를 증가시켜 화학적 이동값이 더욱 커진다.
   4) 자기이방성(magnetic anisotropy): 불포화결합을 가지는 화합물의 π전자가 만들어내는 유도자장의 영향으로 한 분자 내에서 공간적으로 특정 지역의 수소핵을 차폐 또는 탈차폐하는 결과를 초래한다.

11. 산화환원 적정법 (약대 전공분석화학 12장)

1. 과망간산적정법(permanganometry)
1) 개요

$$MnO_4^- + 5e^- + 8H^+ \rightarrow Mn^{2+} + 4H_2O, \qquad E° = 1.51V$$

2) 반응조건
   (1) 온도: 적정온도 60°C 이하에서는 반응속도가 느리고, 80°C 이상이면 $KMnO_4$가 분해된다.
      ① $H_2C_2O_4$ 적정시 55~60°C
      ② $FeSO_4$, H_2O_2 등 적정시 상온
   (2) 액성: H_2SO_4 산성 (산이 부족하면 MnO_2의 갈색 침전 생성)
      ① HCl 사용 불가 : $Cl^- \rightarrow Cl_2$로 산화되면서 $KMnO_4$ 소비)
      ② HNO_3와 같은 산화성 산 사용 불가
   (3) 염화물 공존시 Reinhardt-Zimmermann 시액을 가하여 Cl^-의 산화를 방지하여 Fe^{2+}의 정량이 가능하다.
      ① Reinhardt-Zimmermann 시액 조성: $MnSO_4$ + H_3PO_4 + H_2SO_4

2. 요오드적정법
1) 개요

$$I_2 + 2e^- \rightarrow 2I^- \quad (I_2 + I^- \rightleftarrows I_3^-) \qquad E^0 = 0.54\,V$$

   (1) Iodimetry (직접요오드적정법): 환원성 물질의 용액에 I_2 표준액으로 직접 적정하든지 혹은 일정 과량의 I_2 표준액을 넣고 반응 후 남아있는 I_2를 $Na_2S_2O_3$ 표준액으로 역적정하는 방법이다 (pH 5~9 범위의 용액이 적당).
   (2) Iodometry(간접요오드적정법): 산화성 물질의 용액에 KI를 가하여 생성되는 I_2를 $Na_2S_2O_3$ 표준액으로 적정한다.

12. 착화합물과 킬레이트적정법 (약대 전공분석화학 11장)

1. 착화합물(complex)
1) 착화합물: 리간드(ligand, 배위자)가 금속 이온과 반응하여 생성된 화합물
   (1) 리간드: 비공유 전자쌍 가짐, 루이스의 염기, 전자쌍 주개
   (2) 금속 이온: 비어있는 오비탈 가짐, 루이스의 산, 전자쌍 받개
2) 착이온의 구조
   (1) 배위수 2: 직선 구조 (예) $[Ag(NH_3)_2]^+$, $[Ag(H_2O)_2]^+$, $[Ag(CN)_2]^-$
   (2) 배위수 4: 평면 사각형(Cu^{2+}, Pt^{2+}), 정사면체형(Zn^{2+}, Al^{3+})
   (3) 배위수 6: 팔면체형

2. 착화합물의 안정도
1) 형성상수(K_f, 생성상수)

$$Ag^+ + 2NH_3 \rightleftharpoons Ag(NH_3)_2^+$$

$$K_f = \frac{[Ag(NH_3)_2^+]}{[Ag^+][NH_3]^2}$$

   K_f: 형성상수(formation constant) 또는 안정도 상수(stability constant)

2) K_f가 클수록 착화합물은 안정하다.

3. 킬레이트
1) 킬레이트(chelate): 하나의 배위자가 중심 금속 원소와 두 곳 이상에서 결합하여 생성된 환상의 착화합물
   (1) 단자리(단좌) 배위자(unidentate): 배위자가 한 개의 배위기를 가지고 있는 배위자
   (2) 여러자리(다좌) 배위자(multidentate): 두자리 이상의 배위자를 총칭
   (3) 킬레이트 시약(chelating agent): 킬레이트를 형성하는 배위자, 여러자리 배위자
   (4) EDTA(ethylenediamine tetraacetate): 여섯자리 배위자로 금속과 결합력이 매우 크므로 킬레이트 적정에 많이 이용

2) 킬레이트의 안정성
   (1) 킬레이트는 5원환이 가장 안정하다. 이것은 5원환이 6원환보다 입체 장애를 적게 받기 때문이다.
   (2) 배위자의 염기성이 강할수록 킬레이트는 안정하다.
   (3) 같은 계열의 화합물일 경우 분자 내 배위기의 수가 많은 화합물일수록 더 안정한 착화합물을 형성한다.
   (4) 배위자의 입체구조도 킬레이트의 안정성에 중요한 영향을 미친다.
   (5) 킬레이트는 환 내에 공명이 일어날 수 있는 공액이중결합이 있으면 더욱 안정해진다.
   (6) 킬레이트 시약 자체의 관능기나 결합 상태 등은 킬레이트 화합물의 용해성과 직접적인 관련이 있다.

3) 가림(가리움, 차폐, masking)
   (1) 여러 성분이 공존하는 계에서 방해가 되는 성분을 착화합물로 만들어 분석에 방해가 되지 않도록 하는 것

4. 대표적인 킬레이트시약

1) EDTA(ethylenediamine tetraacetic acid)
   (1) 유리산은 물에 불용.
   (2) 분석에서는 2Na염 사용.
   (3) 4~6좌 배위자.
   (4) 금속이온과 1:1 몰비로 결합
2) 안정도상수
   (1) $M + L \rightleftharpoons \dfrac{[ML]}{[M][L]} = K_{ML}$
   (2) 실용상의 안정도상수 $> 10^8$

5. 조건형성상수(conditional formation constant)

1) 조건형성상수 = 겉보기 안정도 상수(K') = 특정 pH 및 경쟁 리간드 하에서의 MY의 형성상수
2) pH의 영향: pH 증가 → α_0값 증가 → K'값 증가

   $[Y^{4-}] = \alpha_0 \times [Y']$

   [Y']은 리간드의 총농도

   $K_f' = K_f \times \dfrac{[MY^{n-4}]}{[M^{n+}][Y']}$

3) 금속이온의 가수분해에 의한 영향
   (1) pH가 증가 → 금속 이온이 가수 분해 → 수산화물 형성 → 조건 형성상수값 저하
   (2) 금속이온의 적정 pH범위 - 가수분해가 일어나는 pH, 금속-킬레이트의 안정도, 킬레이트시약의 Ka값 고려
4) 경쟁리간드의 영향
   (1) 완충용액의 성분이 금속과 착화합물을 형성 → 유리금속이온 농도 감소 → 금속-킬레이트의 조건상수 감소

6. 킬레이트 적정곡선

1) 적정곡선의 변화: 당량점 전후의 pM 비약은 log K_{MY}가 클수록 현저하게 나타난다.
2) 액 중의 금속이온 또는 EDTA와 부반응을 일으키는 물질이 공존할 때는 조건상수 K'_{MY}를 고려해야 한다.

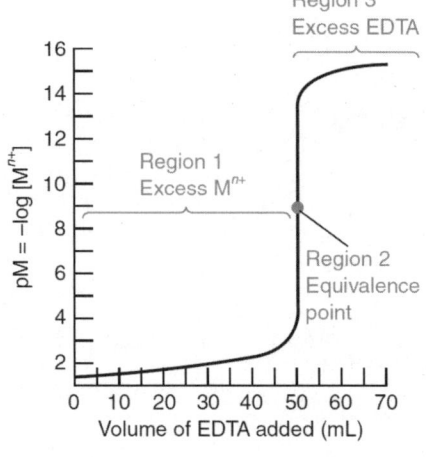

7. 금속지시약

1) 금속지시약: 안정도상수가 비교적 작은 금속킬레이트를 만드는 킬레이트시약
2) 금속킬레이트일 때와 유리형일 때의 색상이 다른 색소
3) 유효 pH 범위가 한정되어 있으므로 금속이온의 종류 및 용액의 pH 등의 조건에 따라 적당한 지시약을 선택한다.

eriochrome black T (EBT)

$MIn^- + H^+ \rightleftharpoons M^{2+} + HIn^{2-}$ (pH= 7~10)
(적색)　　　　　　　(청색)

8. 킬레이트 적정법의 종류

1) 직접적정법: 금속이온을 포함한 용액의 pH를 조정하고 적당한 지시약을 넣고 EDTA 표준액으로 적정
2) 역적정법
   (1) 일정과량의 EDTA 표준액을 넣어 반응 완료 후, 잔류하는 과량의 EDTA 표준액을 금속이온 표준액으로 적정
   (2) 정량하려는 금속이온 M_a의 킬레이트 M_aY는 역적정에 쓰이는 금속이온 M_b의 킬레이트 M_bY보다 안정.
   (3) 반응속도가 느릴 때, 적정하려는 pH에서 침전 생성되거나, 금속지시약이 없을 때 사용
3) 치환적정법
   (1) M_a 용액에 M_bY를 넣을 때 M_aY가 M_bY보다 안정하여 M_a와 당량의 M_b가 유리 → M_b를 적정
   (2) 치환용 금속 킬레이트: EDTA-Mg, EDTA-Zn
4) 간접적정법
   (1) Na, K: 킬레이트가 가능한 금속과 정량적 침전 → 침전 분리 → 적정
   (2) Ag: $Ni(CN)_4^{2-}$을 넣어 유리하는 Ni 이온 적정
   (3) SO_4^{2-}: $BaSO_4$ 또는 $PbSO_4$으로 침전분리, 또는 모액 중의 금속이온 적정

9. 금속이온의 선택적정

1) pH의 조절: 금속에 따라 정량 가능 pH가 다른 점을 이용
   (1) Zn^{2+}, Mg^{2+} 혼액: ① pH 7 – EBT: Zn^{2+} 적정, ② pH 10 – Mg^{2+} 적정
   (2) Ca^{2+}, Mg^{2+} 공존: ① pH 10 – EBT: 두 이온 모두 적정 ② pH 12 – Mg^{2+} → $Mg(OH)_2$로 되어 적정 불가. Ca^{2+}만 적정
2) Masking(은폐): 특정의 금속이온과 강하게 결합하여 착염을 만드는 시약으로 그 금속이온과 EDTA와의 반응 방지
3) 침전, 추출: 금속이온을 침전 또는 용매추출에 의하여 분리하여 적정
   (1) 침전: Ca^{2+} – 옥살산염 침전, Zn^{2+}, Pb^{2+}: ZnS, PbS로 침전
   (2) 추출: Zn^{2+} – thiocyanato complex: methylisobutyl ketone으로 추출
   (3) 추출: Cu^{2+} – pyridine 착체: $CHCl_3$로 추출

13. 유효숫자와 오차 (약대 전공분석화학 6장)

1. 유효숫자의 계산

1) 덧셈과 뺄셈

   소수점 이하의 유효자리수가 가장 적은 수와 동일한 유효숫자로 표시한다.

2) 곱셈과 나눗셈

   유효숫자의 개수가 가장 적은 수와 동일한 수의 유효숫자로 표시한다.

3) 대수와 음의 대수: 504의 유효자 3개 → 가수의 유효숫자 3개: 2(지표)+702(가수)

   log 504 = 2.702 $10^{2.702}$ = 504
   세자리   세자리   세자리   세자리

2. 오차의 종류

1) 계통오차(systematic error): determinate error(정오차)라고도 부른다.

   (1) 오차가 일어나는 원인을 추궁할 수 있다.

   (2) 참값을 기준으로 하여 일정한 방향(+ 또는 -)과 크기를 가지고 있다.

2) 우연오차(random error): indeterminate error(부정오차)라고도 부른다.

   (1) 오차가 일어나는 원인을 추궁할 수 없다.

3. 계통오차를 제거하기 위한 시험방법

1) 공시험(blank test)

2) 조절시험(control test)

3) 회수시험(recovery test)

4) 맹시험(blind test)

4. 오차 및 불확정도(uncertainty)

1) 상대 불확정도(relative uncertainty) = $\dfrac{\text{절대 불확정도(absolute uncertainty)}}{\text{측정의 크기 (magnitude of measurement)}}$

2) 불확정도의 계산

   (1) 덧셈과 뺄셈

   $$\begin{aligned}
   &3.71\ (\pm 0.02) \leftarrow e_1 \\
   &+\ 1.24\ (\pm 0.03) \leftarrow e_2 \\
   &-\ 1.72\ (\pm 0.01) \leftarrow e_3 \\
   &=\ 3.23\ (\pm e_4)
   \end{aligned}$$

   $e_4 = \sqrt{0.02^2 + 0.03^2 + 0.01^2} = 0.0374 = 0.04$

   % 상대불확정도(% relative uncertainty) = $\dfrac{0.04}{3.23} \times 100$ = 1.238% = 1%

   따라서 절대 불확정도: 3.23(±0.04), 상대 불확정도: 3.23(±1%)

   (2) 곱셈과 나눗셈

   곱셈과 나눗셈에서는, 상대 불확정도로 표시한다.

   $\%e_4 = \sqrt{\%e_1^2 + \%e_2^2 + \%e_3^2}$

14. 측정치의 통계처리 (약대 전공분석화학 6장)

1. 집중경향
집중경향: n개의 측정치의 대표치로서 전체적으로 보아 어느 값으로 집중되는가를 나타내는 척도, 평균치, 중앙치, 최빈치가 집중경향을 보여주는 값이다.
  1) 평균치(mean): n개의 측정치의 산술 평균치
  2) 중앙치/중간값(median): 측정값들을 순서대로 나열하였을 경우에 그 값들을 상하 절반씩으로 나누는 경계선에 해당하는 값
  3) 최빈치(mode): 가장 빈번하게 발생하는(발생 빈도가 가장 큰) 값

2. 산포도
산포도: 분산 또는 변동(variation)이라고도 하며, n개의 측정치의 분포를 나타내는 척도이다. 산포도의 종류는 다음과 같다.
  1) 범위(range): 최대값과 최소값 사이의 차이
  2) 편차(deviation): 각 측정치에서 평균치를 뺀 것
  3) 평균편차(MD, mean deviation): 표본의 산술평균으로부터 그 표본의 모든 측정값들까지의 거리의 평균. 즉, 각 편차의 절대값의 산술 평균치
  4) 분산(variance): 자료의 흩어진 정도에 대한 척도로서 가장 널리 사용. 편차를 제곱하여 더한 다음 자유도로 나눈 값. 즉, 표준편차의 제곱값
  5) 표준편차(standard deviation): 분산의 제곱근의 값. 각 편차의 제곱의 합계를 자유도로 나눈 값의 제곱근

3. 정규분포(가우스 분포 Gaussian distribution)
측정값들이 가우스 분포로 bell-shape 분포를 나타낼 때이다. 평균값이란 측정값들의 집중경향성을 나타내는 대표값이고, 표준편차란 측정값들의 분포의 폭의 크기(width of measurement)를 나타낸다.
  1) 평균값 $\bar{x} = \dfrac{\sum x_i}{n}$ n:측정횟수 x_i: 각각의 측정값
  2) 표준편차 $s = \sqrt{\dfrac{\sum(x_i - \bar{x})^2}{n-1}}$

4. Student's t-test: t-분포
  1) t-분포는 한정된 수의 측정으로부터 얻어진 평균값으로부터 실제 모평균값을 구하는 것은 불가능하므로, 측정치의 평균과 표준편차로부터, 모평균이 있으리라 추측되는 측정치의 평균의 구간을 나타내는데 이용된다.
     (1) 한정된 몇 번의 실험 결과로부터 얻어진 평균값으로부터 실제 모평균값을 구하는 것은 불가능하다.
     (2) 신뢰구간(Confidence Interval)이란 측정값들의 평균과 표준편차의 값을 이용하여 실제 모평균값이 측정값들의 평균값의 일정한 간격사이에 존재할 확률을 표시하고 있다.
     (3) 신뢰구간이란 모평균값 μ의 값이 실험치로부터 구해진 평균값 $\bar{x}$ 로부터 얼마쯤에 놓일 확률에 대해서 얘기하는 것으로 $\mu = \bar{x} \pm \dfrac{ts}{\sqrt{n}}$ 이다.
     (4) 위의 식에서 s는 실험치의 표준편차, n은 측정값들의 관찰횟수이고 t는 Student's t를 표현한 것이다.
  2) 신뢰수준 90%가 신뢰수준 50%에 비해서 $\bar{x}$의 신뢰구간은 넓어지게 된다. 신뢰구간의 범위가 넓어질수록 신뢰수준의 값은 높아진다. 또한 n 수, 즉 실험값의 측정횟수가 많아질수록 편차구간은 좁아지게 된다.
  3) 두 분석방법의 결과로 얻어진 측정값들이 각각 다른지 같은지에 대한 평가로 t-test가 응용된다.

5. F분포와 분산의 비교

1) 두 군의 실험치에 대해 분산을 비교하는 목적으로 사용된다.
   두 분산의 비 s_1^2/s_2^2는 F분포를 따른다는 것이 알려져 있다.
2) F-분포곡선은 t-분포곡선과는 달리 비대칭이고 오른쪽으로 긴 꼬리를 갖는다.
   분포곡선의 형태는 자유도에 따라 변화한다.

6. 분산분석(analysis of variance: ANOVA)

1) F-분포를 이용해 세 집단 이상의 평균값에 대한 차이의 유의성 검정방법
2) 요인의 개수에 따라 요인이 하나인 일원배치분산분석(one-way ANOVA)과 요인의 개수가 두 개인 이원배치 분산분석(two-way ANOVA)으로 구분한다.
3) 분산분석을 위한 조건
   (1) 모집단이 모두 정규분포를 따른다.
   (2) 모집단이 동일한 분산을 가진다.
   (3) 각 집단에서 추출된 표본은 각각 상호 독립적이다.
4) 방법: 개별자료와 총평균의 차이를 군간 평균의 차이와 군내에서의 오차로 분리하여 가설을 검정
   즉, SST(총변동) = SSW(군간변동) + SSB(군내변동)으로 나타낸다.
5) 해석: 전체 표본자료의 변동량 중에서 군내변동에 비해 군간변동이 차지하는 비중이 높다면 처리의 차이에 따른 자료변동이 크다는 것을 말하며, 이는 처리간의 효과에 차이가 있음을 의미한다.
6) 사후검정: 분산분석결과 주어진 유의수준에 대하여 유의할 경우에서 사후(Post hoc) 검정을 통하여 구체적으로 어떤 군간 차이가 있는지 확인한다.

7. 측정치의 기각검정

1) 측정치의 기각검정: 같은 조건에서 얻은 여러 개의 측정치 중 그 크기가 동떨어져 있는 이상치가 있을 때 통계적 유의성을 가지고 대략적으로 취사 선택하는 방법
2) 4d 규칙(4d rule): 4~8개의 측정치 중에서 1개에 이상치가 있을 때 적용. 이상치를 제외한 기타 측정치의 오차를 계산하여 $|x - \bar{x}| \geq \bar{d}$ 일 때 x를 버린다.
3) Q 시험(Q test): 10개 이하의 측정치에 대하여 시험하는데, 측정값의 범위(R)를 계산하고 의심스러운 값과 이것과 가장 가까운 값의 차이(D)를 낸다. D/R의 비율 Q를 표의 측정도수에 해당하는 값과 비교한다.

측정도수	3	4	5	6	7	8	9	10
$Q_{0\sim90}$	0.94	0.76	0.64	0.56	0.51	0.47	0.44	0.41

크로마토그래피 기초이론

22-1B. ACBS606분배계수/24경성 기출복원6

물질 A는 헥세인과 물 사이의 분배 계수가 3이다. 즉, 물보다 헥세인에 세 배 더 많이 분배된다. 농도가 0.01M인 용질 A의 수용액 100mL를 100mL 톨루엔으로 총 2번 추출하였다. 물에 남아있는 A의 분율(%)은?

① 3.33%
② 6.25%
③ 12.5%
④ 20%
⑤ 25%

22-2C. ACHR606분배계수/24경성 추가문제6-1

용질 A의 톨루엔과 물 사이의 분배 계수는 3이다. 즉, 물보다 톨루엔에 세 배 더 많이 분배된다. 농도가 0.010M인 용질 A의 수용액 100mL를 다음과 같이 톨루엔으로 추출하고자 한다.

- (가) : 200mL 톨루엔으로 1회 추출한다.
- (나) : 100mL 톨루엔으로 2회 추출한다.

$\dfrac{(나)에서 수용액에 남아있는 A의 농도}{(가)에서 수용액에 남아있는 A의 농도}$ 는?

① $\dfrac{1}{16}$ ② $\dfrac{3}{16}$ ③ $\dfrac{5}{16}$ ④ $\dfrac{7}{16}$ ⑤ $\dfrac{9}{16}$

22-3C. ACYS72-10분배계수/24경성추가문제6-2

25℃에서 벤조산 0.1 g을 함유하는 수용액 10 mL로부터 땅콩기름 4 mL를 사용하여 벤조산을 1회 추출할 때, 얻을 수 있는 벤조산의 양(g)은? (단, 온도는 일정하고, 물과 땅콩기름에서 벤조산의 분배계수($K = C_o/C_w$)는 10이고, 벤조산은 각각의 상에서 회합과 해리가 일어나지 않는다.)

① 0.01
② 0.02
③ 0.04
④ 0.08
⑤ 0.09

22-4B. ACYS73-11분배계수/24경성 추가문제6-3

25℃에서 약물 A의 물과 클로로포름에서의 분배계수($K = \dfrac{C_{oil}}{C_{water}}$)는 10이다. 25℃에서 약물 A 55 mg을 물 50 mL과 클로로포름 50 mL의 혼합용액에 녹여 평형에 도달했을 때, 클로로포름 층에 존재하는 약물 A의 양(mg)은? (단, 두 용매의 부분섞임성은 무시한다.)

① 5
② 10
③ 25
④ 50
⑤ 55

22-5B. ACGG17,HB120크로마토그래피/24경성기출복원10★★

크로마토그래피법의 성분 분리 과정은 시료 성분들이 끊임없이 고정상과 이동상 사이에서 순간 순간 동적 분포 평형을 이루면서 서로 다른 속도로 칼럼을 이동해 가는 과정이다.

다음 중 $\dfrac{\text{용질이 정지상에서 보낸 시간}}{\text{용질이 이동상에서 보낸 시간}}$ 은 무엇인가?

① 분포계수=분배계수 (K_D)
② 용량인자=머무름인자 (k, k')
③ 분리인자=상대머무름 (α)
④ 분리도 (R)
⑤ 이론단수 (N)

22-6B. ACHR633분리분석이론/24경성 추가문제10-1★★★

길이가 같은 두 개의 칼럼에서 같은 유속을 이용하여 화합물 A와 B의 크로마토그램을 얻었다.

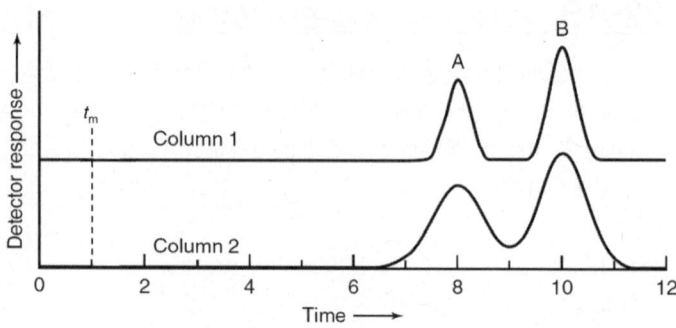

(1) 어떤 칼럼의 이론단수(N)가 더 큰가?
(2) 어떤 칼럼의 단높이(H)가 더 큰가?
(3) 어떤 칼럼의 분리도(R)가 더 큰가?
(4) 어떤 칼럼에서 상대 머무름(α)이 더 큰가?
(5) 어떤 화합물의 머무름 인자(k)가 더 큰가?
(6) 어떤 화합물의 분배계수(K_D)가 더 큰가?

22-7B. ACIY10분리분석이론/24경성 추가문제10-2★★★

그림은 A와 B가 포함된 혼합물의 기체 크로마토그램이다. 봉우리가 가우스 함수 형태를 보인다고 가정할 때 표준 편차(σ)의 4배와 같은 봉우리의 바닥 선폭(w)은 A와 B가 모두 1.00분이다. t_m은 정지상에 머무르지 않는 이동상이 칼럼을 통과하는데 걸리는 시간이다.

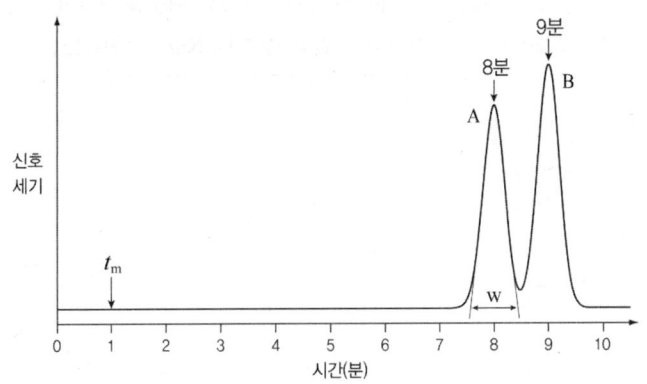

이에 대한 설명으로 옳은 것만을 〈보기〉에서 있는 대로 고른 것은?

―〈보 기〉―
ㄱ. 분배 계수는 A<B이다.
ㄴ. A와 B에 대한 칼럼의 분리도는 1.00이다.
ㄷ. A에 대한 칼럼의 이론 단수는 1024이다.

① ㄱ   ② ㄴ   ③ ㄱ, ㄷ
④ ㄴ, ㄷ   ⑤ ㄱ, ㄴ, ㄷ

22-8B. ACGM14분리분석이론/24경성 추가문제10-3

다음 중 크로마토그래피에 의해 화합물이 얼마나 잘 분리되는지를 판단하는 분리 효율과 관련이 없는 것은?

① 분리도
② 확산계수
③ 단높이
④ 칼럼의 이론단수
⑤ 검출기의 감응도

22-9B. ACHR633분리분석이론/24경성 추가문제10-4

칼럼을 통과하는 데 용매는 3.0분, 용질은 9.0분이 걸렸다. 머무름 인자 k는 얼마인가?

① 1.0
② 2.0
③ 3.0
④ 4.0
⑤ 5.0

22-10B. ACHB125(17.5)분리분석이론/24경성 추가문제10-5

용질분자가 칼럼 내를 통과할 때 고정상에 머무는 시간과 이동상에 머무는 시간의 비는?

① 분포계수, 분배계수 (K_D)
② 용량인자, 머무름인자 (k, k')
③ 분리인자, 상대머무름 (α)
④ 분리도 (R)
⑤ 이론단수 (N)

22-11B. ACHB125(17.5)분리분석이론/24경성 추가문제10-6

두 인접한 성분들이 고정상에 머무는 시간(t_R')의 비율이며, 인접한 성분이 얼마나 잘 분리되었는가에 대한 척도는?

① 분포계수, 분배계수 (K_D)
② 용량인자, 머무름인자 (k, k')
③ 분리인자, 상대머무름 (α)
④ 분리도 (R)
⑤ 이론단수 (N)

22-12B. ACHB125분리분석이론/24경성 추가문제10-7

다음 중 분포계수(K_D)에 대한 설명으로 옳은 것을 모두 고른 것은?

> 가. 분포계수(K_D)는 고정상에 분포된 용질의 농도(C_S)와 이동상에 분포된 용질의 농도(C_M)의 비율(C_S/C_M)이다.
> 나. 분포계수(K_D)가 큰 용질은 칼럼의 고정상에 더 오래 머무른다.
> 다. 분포계수(K_D)가 큰 용질은 작은 용질보다 머무름 시간이 더 길다.
> 라. 고정상에 전혀 지체되지 않는 성분의 K_D값은 0이다.

① 가, 나, 다
② 가, 다
③ 나, 라
④ 라
⑤ 가, 나, 다, 라

22-13B. ACBY15-6분리분석이론/24경성 추가문제10-8

다음 중 크로마토그래피의 이동상-고정상의 짝으로 적합하지 않은 것은?

① 액체-액체
② 기체-액체
③ 액체-고체
④ 기체-고체
⑤ 기체-기체

22-14B. ACBY15-7분리분석이론/24경성 추가문제10-9

다음 중 크로마토그래피의 종류-이동상-고정상의 짝의 조합이 가장 **불합리한** 것은?

① 기체 크로마토그래피-기체-액체
② 분배 크로마토그래피-액체-액체
③ 흡착 크로마토그래피-액체-액체
④ 박층 크로마토그래피-액체-고체
⑤ 이온교환 크로마토그래피-액체-고체

22-15B. ACBY15-8분리분석이론/24경성 추가문제10-10

크로마토그래피에서 분리능을 결정짓는 인자로 옳은 것이 모두 조합된 것은?

가. 이동상의 유속	나. 충전제 입자 크기
다. 시료 주입량	라. 칼럼의 길이

① 가, 나, 다
② 가, 다
③ 나, 라
④ 라
⑤ 가, 나, 다, 라

22-16B. ACBY15-9분리분석이론/24경성 추가문제10-11

다음 그림에서 t를 나타내는 적당한 용어는?

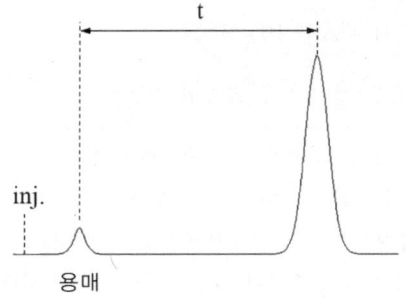

① 보정 머무름시간 (corrected retention time)
② 상대 머무름시간 (relative retention time)
③ 상대 분리시간 (relative separation time)
④ 총 분리시간 (total separation time)
⑤ 순 분리시간 (net separation time)

22-17B. ACBY15-10분리분석이론/24경성 추가문제10-12

크로마토그램상에서 분리된 두 피크의 분리능에 대한 설명 중 옳은 것이 모두 조합된 것은?

가. 칼럼의 효율을 증가시키면 분리능은 증가한다.
나. 유속은 분리능에 영향을 미치지 않는다.
다. 동일한 칼럼이라도 용매의 조성이 바뀌면 분리능이 변한다.
라. 분리능이 최소 5 이상이어야 정량분석이 가능하다.

① 가, 나, 다
② 가, 다
③ 나, 라
④ 라
⑤ 가, 나, 다, 라

22-18C. ACBY15-11분리분석이론/24경성 추가문제10-13

이론단의 높이(H)와 유속(μ) 사이에는 다음 관계식(van Deemter 식)가 성립한다.

$$H = A + B/\mu + C\mu$$

이에 대한 설명으로 옳은 것이 모두 조합된 것은?

> 가. A는 충전제의 균일도, 충전기술 등과 관련이 있다.
> 나. B는 칼럼내에서 물질의 확산과 관련이 있다.
> 다. C는 이동상과 고정상 사이의 물질분배평형과 관련된다.
> 라. 보통 H가 최소가 되는 유속보다 낮은 유속으로 실험한다.

① 가, 나, 다
② 가, 다
③ 나, 라
④ 라
⑤ 가, 나, 다, 라

22-19B. ACBY15-12분리분석이론/24경성 추가문제10-14

용량인자 (capacity factor)를 변화시킬 수 있는 인자로 옳은 것이 모두 조합된 것은?

> 가. 충전제의 종류　　나. 칼럼의 온도
> 다. 이동상의 조성　　라. 검출기의 종류

① 가, 나, 다
② 가, 다
③ 나, 라
④ 라
⑤ 가, 나, 다, 라

22-20B. ACBY15-13분리분석이론/24경성 추가문제10-15

칼럼의 용량인자(k')을 설명한 것 중 옳은 것이 모두 조합된 것은?

> 가. 물질의 보정된 머무름 시간을 고정상과 작용이 없는 물질의 머무름 시간으로 나눈 값
> 나. 일상분석에서 k'은 10 이상이어야 한다.
> 다. k'이 작은 물질은 고정상에 머무르는 시간이 짧다.
> 라. 용매의 조성이 바뀌어도 동일한 칼럼이면 k'이 변하지 않는다.

① 가, 나, 다
② 가, 다
③ 나, 라
④ 라
⑤ 가, 나, 다, 라

22-21B. ACBY15-14분리분석이론/24경성 추가문제10-16

길이가 20cm인 5개의 칼럼으로 어떤 성분을 분리하였더니 머무름 시간이 모두 20분이었고 피크의 폭이 다음과 같았다. 효율이 가장 좋은 칼럼은 어느 것인가?

① 0.2분
② 0.5분
③ 1분
④ 2분
⑤ 5분

22-22B. ACBY15-15분리분석이론/24경성 추가문제10-17

길이가 20cm인 5개의 칼럼으로 어떤 성분을 분리하였더니 피크의 폭이 모두 1분이었고 머무름 시간이 다음과 같았다. 효율이 가장 좋은 칼럼은 어느 것인가?

① 5분
② 10분
③ 15분
④ 20분
⑤ 25분

22-23B. ACBY15-16분리분석이론/24경성 추가문제10-18

길이가 동일한 5개의 칼럼에 대한 이론단수는 다음과 같다. 효율이 가장 좋은 칼럼은 어느 것인가?

① 1000
② 2000
③ 5000
④ 10000
⑤ 50000

22-24B. ACBY15-17분리분석이론/24경성 추가문제10-19

크로마토그래피에서 칼럼의 분리효율을 나타내는 것으로 동일한 물질을 분액깔때기로 분리할 때 필요한 분액깔때기의 수를 나타내는 의미로 사용되는 용어는?

① 이론단수 (number of theoretical plate)
② 용량인자 (capacity factor)
③ 분리인자 (sepatation factor)
④ 선택성 (selectivity)
⑤ 분배계수 (distribution coefficient)

22-25B. ACBY15-18분리분석이론/24경성 추가문제10-20

크로마토그래피를 이용하여 물질을 분리할 때 이용될 수 있는 물질의 특성이 모두 조합된 것은?

| 가. 극성 | 나. 분배계수 |
| 다. 비점 | 라. 분자의 크기 |

① 가, 나, 다
② 가, 다
③ 나, 라
④ 라
⑤ 가, 나, 다, 라

22-26B. ACBY15-19분리분석이론/24경성 추가문제10-21

크로마토그래피를 기체크로마토그래피와 액체크로마토그래피로 구분하는 요소는?

① 이동상
② 고정상
③ 칼럼의 내경
④ 검출기
⑤ 주입기

22-27D. BY295,HR120분리분석이론/24경성 추가문제20-22

다음 내용이 설명하는 정량법으로 가장 적절한 것은?

> ○ 3종 이상의 농도가 다른 표준액을 만들고 각각의 시료를 측정하여 얻은 값으로 검량선을 작성한다.
> ○ 검액의 흡광도를 측정한 다음 검량선으로부터 검액의 농도를 구한다.
> ○ 검액의 농도는 검량선을 그리는데 사용된 표준 용액과 비슷한 농도이어야 한다.

① 검량선법
② 표준첨가법
③ 내부표준법
④ 외부표준법
⑤ 면적백분율법

22-28D. BY295,HR120분리분석이론/24경성 추가문제10-23

다음 내용이 설명하는 정량법으로 가장 적절한 것은?

> ○ 같은 양의 시료를 3개 이상 취하고 여기에 분석목적성분을 단계적으로 함유하도록 표준액을 가한다.
> ○ 가로축을 검액에 추가한 표준물의 농도, 세로축을 흡광도로 그래프를 그리고 여기서 회귀선을 연장하여 가로축과 만나는 점과 원점과의 거리로부터 시료 중 분석성분의 농도를 구한다.
> ○ 검액과 표준액의 조성이 매우 달라 생기는 오차를 보정하기 위해 사용한다.

① 검량선법
② 표준첨가법
③ 내부표준법
④ 외부표준법
⑤ 면적백분율법

22-29D. BY295,HR120분리분석이론/24경성 추가문제10-24

다음 내용이 설명하는 정량법으로 가장 적절한 것은?

> ○ 분석목적성분과 다른 성분을 내부표준물질로 첨가한 후 비율을 이용하여 분석목적성분의 농도를 구하는 방법이다.
> ○ 내부표준물질은 분석목적성분과 분리되어 검출할 수 있어야한다.
> ○ 검액 조제 중 부피 측정 오차나 조제 과정상의 오차를 보정할 수 있다.

① 검량선법
② 표준첨가법
③ 내부표준법
④ 외부표준법
⑤ 면적백분율법

22-30D. ACBY15-20분리분석이론/24경성 추가문제10-25

목적성분의 추출효율이 좋지 않은 시료나 주입량이 변화하는 경우에 사용되는 정량법은 어느 것인가?

① 내부표준법
② 절대검량선법
③ 면적백분율법
④ 표준물첨가법
⑤ 외부표준법

22-31D. ACBY15-21분리분석이론/24경성 추가문제10-26

내부표준물질이 갖추어야 할 조건 중 옳은 것이 모두 조합된 것은?

> 가. 목적성분과 정량적으로 반응할 것
> 나. 목적성분과 머무름시간이 일치할 것
> 다. 이동상에서 분자확산이 될 수 있는 대로 빠를 것
> 라. 목적성분과 물리화학적 성질이 비슷할 것

① 가, 나, 다
② 가, 다
③ 나, 라
④ 라
⑤ 가, 나, 다, 라

22-32B. ACBY15-22분리분석이론/24경성 추가문제10-27

methylamine의 클로로포름에 대한 용해도가 가장 큰 경우는?

① 염기성
② 중성
③ 산성
④ 약염기성
⑤ 약산성

22-33B. ACBY15-23분리분석이론/24경성 추가문제10-28

benzoic acid의 톨루엔에 대한 용해도가 가장 큰 경우는?

① 염기성
② 중성
③ 산성
④ 약염기성
⑤ 약산성

22-34B. ACBY15-24분리분석이론/24경성 추가문제10-29

분자 크기의 차이를 이용하여 물질을 분리하는 크로마토그래피의 기법은?

① 흡착 크로마토그래피
② 분배 크로마토그래피
③ 크기배제 크로마토그래피
④ 이온교환 크로마토그래피
⑤ 친화 크로마토그래피

22-35B. ACBY15-25분리분석이론/24경성 추가문제10-30

크로마토그램의 분리도에 영향을 미치는 것이 <u>아닌</u> 것은?

① 분리인자
② 이동상의 유속
③ 검출기의 감도
④ 용량인자
⑤ 이론단수

22-36B. ACBY15-26분리분석이론/24경성 추가문제10-31

크로마토그램 상에서 물질의 확인에 가장 유용하게 이용되는 자료는?

① 흡광 계수
② 흡수 파장
③ 화학적 이동값(chemical shift)
④ 머무름 시간(retention time)
⑤ 투광도

22-37B. ACBY15-27분리분석이론/24경성 추가문제10-32

20개 필수 아미노산을 동시에 확인, 정량할 수 있는 가장 적절한 분석기기는?

① 자외선 분광기
② 핵자기공명 분광기
③ 고속액체 크로마토그래피
④ 형광 분석기
⑤ 질량 분석기

22-38C. ACBY15-28분리분석이론/24경성 추가문제10-33

이론단의 높이를 결정하는 van Deemter 식과 관계가 없는 것은?

① 세로확산 (longitudinal diffusion)
② 물질이동 (mass transfer)
③ 다경로확산 (multiple path)
④ 이동상의 유속
⑤ 검출기의 감도

22-39D. ACGM21분리분석이론/24경성 추가문제10-34

칼럼 내 확산에 대한 설명으로 옳은 것을 모두 고른 것은?

> 가. 다통로 효과에 의한 확산(multiple path diffusion)으로 인한 용질 띠의 폭은 이동상 유속에 영향을 거의 받지 않는다.
> 나. 충전칼럼인 경우 작고 균일한 입자일수록 다통로 효과에 의한 확산이 감소한다.
> 다. 좌우세로 방향 확산(longitude diffusionn)에 의한 용질 띠의 폭은 유속이 느릴수록 크다.
> 라. 질량이동 확산(mass transfer diffusion)에 의한 용질 띠의 폭은 유속에 반비례한다.

① 가, 나, 다
② 가, 다
③ 나, 라
④ 라
⑤ 가, 나, 다, 라

22-40B. ACBY15-29분리분석이론/24경성 추가문제10-35

단백질의 분자량을 확인하는데 이용될 수 있는 가장 유용한 크로마토그래피의 종류는?

① 흡착 크로마토그래피
② 분배 크로마토그래피
③ 크기배제 크로마토그래피
④ 이온교환 크로마토그래피
⑤ 친화 크로마토그래피

22-41B. ACBY15-30분리분석이론/24경성 추가문제10-36

피크의 폭이 1분인 두 물질의 머무름 시간은 각각 20분과 22분이다. 두 물질의 분리능은 얼마인가?

① 0.5
② 1
③ 2
④ 3
⑤ 4

22-42B. ACBY15-31분리분석이론/24경성 추가문제10-37

길이 20cm인 칼럼으로 어떤 성분을 분리하였더니 머무름 시간이 20분이었고 피크의 폭은 1분이었다. 이 칼럼의 이론단수는?

① 80
② 400
③ 1600
④ 6400
⑤ 16000

22-43B. ACBY15-32분리분석이론/24경성 추가문제10-38

길이 20cm인 칼럼으로 어떤 성분을 분리하였더니 머무름 시간이 10분이었고 피크의 폭은 0.4분이었다. 이 칼럼의 이론단의 높이(HETP)는 몇 mm인가?

① 0.01
② 0.02
③ 0.2
④ 1
⑤ 2

22-44B. ACBY15-33분리분석이론/24경성 추가문제10-39

칼럼 A와 길이가 이것의 두 배인 칼럼 B로 동일한 크로마토그램을 얻었다. 칼럼 A의 단위길이당 이론단수는 칼럼 B의 몇 배인가?

① 0.25
② 0.5
③ 1
④ 2
⑤ 4

22-45B. ACBY15-34분리분석이론/24경성 추가문제10-40

칼럼 A와 B에 있어 동일 성분의 머무름 시간은 칼럼 A에서 칼럼 B의 두 배였으나 피크의 폭은 동일하였다. 칼럼 A의 이론단수는 칼럼 B의 몇 배인가?

① 0.25
② 0.5
③ 1
④ 2
⑤ 4

22-46B. ACBY15-35분리분석이론/24경성 추가문제10-41

길이가 20cm인 칼럼의 이론단수는 10000이다. 이 칼럼의 이론단의 높이는 얼마인가?

① 20 cm
② 10 mm
③ 5 cm
④ 0.01 mm
⑤ 0.02 mm

고성능액체크로마토그래피 (HPLC)

22-47B. ACYS70-48HPLC/24경성기출 복원문제11★★

순상 액체크로마토그래피에 대한 설명으로 옳은 것은?

① 비극성 고정상을 사용한다.
② 이동상이 고정상에 비해 극성이 크다.
③ 이동상은 이온세기가 큰 완충액을 사용한다.
④ Octadecylsilyl기로 치환된 고정상을 사용한다.
⑤ 순상 고정상은 역상 고정상에 비해 극성이 크다.

22-48B. ACBY16-1HPLC/24경성 추가문제11-1

고속 액체 크로마토그래피의 기기 구성체가 아닌 것은?

① 수소 가스
② 송액용 펌프
③ 자외선 검출기
④ 시료 주입기
⑤ 칼럼

22-49B. ACBY16-2HPLC/24경성 추가문제11-2

액체 크로마토그래피에서 분리하는 동안 처음부터 끝까지 단일 이동상을 이용하는 방법은?

① 순상용리 (normal elution)
② 단일용리 (isocratic elution)
③ 기울기용리 (gradient elution)
④ 역상용리 (reverse elution)
⑤ 선단용리 (frontal elution)

22-50B. ACBY16-4HPLC/24경성 추가문제11-3

다음은 흡착크로마토그래피에 대한 설명이다. 옳은 것이 모두 조합된 것은?

가. 비극성의 이동상이 사용된다.
나. 고정상으로는 실리카 겔이 많이 쓰인다.
다. 강하게 흡착되는 성분일수록 칼럼 통과 시간이 많이 걸린다.
라. 극성분자가 쉽게 분리될 수 있다.

① 가, 나, 다
② 가, 다
③ 나, 라
④ 라
⑤ 가, 나, 다, 라

22-51B. ACBY16-5HPLC/24경성 추가문제11-4

다음은 크기배제 크로마토그래피에 대한 설명이다. 옳은 것이 모두 조합된 것은?

> 가. 시료분자의 머무름시간은 이동상의 극성 변화로 바꿀 수 있다.
> 나. 분자량의 측정에 이용된다.
> 다. 시료분리시 이동상은 기울기용리를 해야한다.
> 라. 시료는 다공성충전제의 세공에 대한 침투성차에 의해 분리된다.

① 가, 나, 다
② 가, 다
③ 나, 라
④ 라
⑤ 가, 나, 다, 라

22-52B. ACBY16-6HPLC/24경성 추가문제11-5★

다음은 역상 크로마토그래피에 대한 설명이다. 옳은 것이 모두 조합된 것은?

> 가. 이동상으로 물과 메탄올의 혼액을 사용할 수 있다.
> 나. 고정상의 극성은 순상에 비해 크다.
> 다. 고정상으로 octadecyl기를 도입한 것이 많이 이용되고 있다.
> 라. 이동상의 선택시 검출기와의 적합성은 고려할 필요 없다.

① 가, 나, 다
② 가, 다
③ 나, 라
④ 라
⑤ 가, 나, 다, 라

22-53B. ACHR680HPLC/24경성 추가문제11-6★★

그림 (가)~(다)는 역상 칼럼을 이용한 여덟가지 성분의 등용매 용리에서 용매의 조성에 따른 크로마토그램을 나타낸 것이다. 용매는 아세토나이트릴과 수용 완충용액을 다양한 비율로 혼합하여 만들었다. (가)~(다)의 용매에서 아세토나이트릴의 부피 %로 가장 적절한 것은?

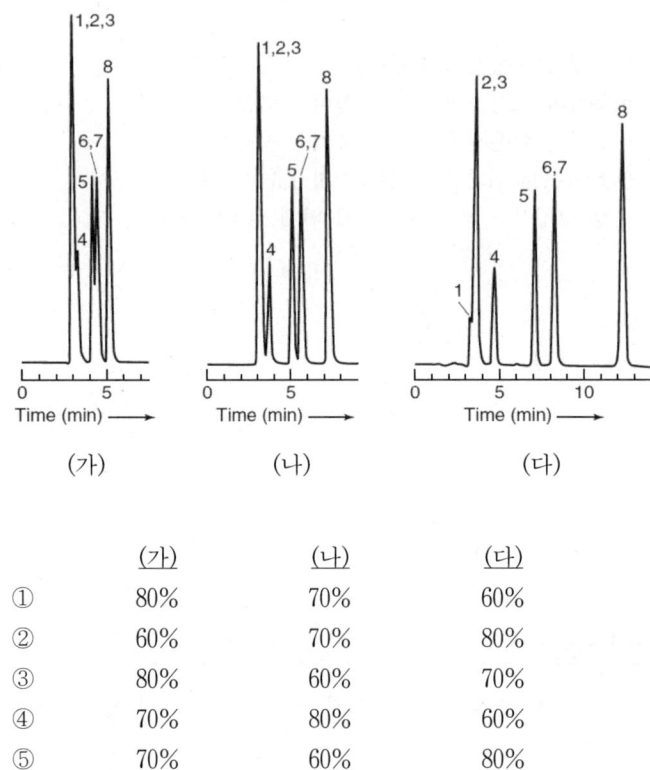

	(가)	(나)	(다)
①	80%	70%	60%
②	60%	70%	80%
③	80%	60%	70%
④	70%	80%	60%
⑤	70%	60%	80%

22-54B. ACHR677HPLC/24경성 추가문제11-7

용리액의 세기가 증가할수록 용질은 칼럼으로부터 빨리 용출된다. 이에 대한 설명으로 옳은 것만을 〈보기〉에서 있는 대로 고른 것은?

―〈보 기〉―
ㄱ. 정상 크로마토그래피에서 정지상이 극성이며 극성이 강한 용매가 용리 세기가 크다.
ㄴ. 역상 크로마토그래피에서 정지상이 비극성이며 극성이 약한 용매가 용리 세기가 크다.
ㄷ. 일반적으로 이동상이 정지상과 비슷할수록 용리액의 세기는 증가한다.

① ㄱ   ② ㄴ   ③ ㄱ, ㄷ
④ ㄴ, ㄷ   ⑤ ㄱ, ㄴ, ㄷ

22-55B. ACHR678HPLC/24경성 추가문제11-8

다음 중 정상 크로마토그래피에서 용리 세기가 가장 큰 것은?

① 물
② 메탄올
③ 아세토나이트릴
④ 에틸아세테이트
⑤ 헥세인

22-56B. ACHR678HPLC/24경성 추가문제11-9

다음 중 역상 크로마토그래피에서 용리 세기가 가장 큰 것은?

① 물
② 메탄올
③ 아세토나이트릴
④ 에틸아세테이트
⑤ 헥세인

22-57B. ACBY16-7HPLC/24경성 추가문제11-10

액체 크로마토그래피의 분리기전에 대한 설명이다. 옳은 것이 모두 조합된 것은?

가. 분배크로마토그래피는 시료를 고정상액체와 이동상에 대한 용해도 차이로 분리한다.
나. 크기배제크로마토그래피는 시료를 다공성충전제의 세공에 대한 침투성 차로 분리한다.
다. 흡착크로마토그래피는 시료를 충전제에 대한 흡착력의 차로 분리한다.
라. 이온쌍크로마토그래피는 이온교환수지에 대한 이온교환능의 차로 분리한다.

① 가, 나, 다
② 가, 다
③ 나, 라
④ 라
⑤ 가, 나, 다, 라

22-58B. ACBY16-8HPLC/24경성 추가문제11-11

액체크로마토그래피의 방법과 고정상의 조합 중 옳지 않은 것은?

① 흡착크로마토그래피 – 고체
② 분배크로마토그래피 – 액체
③ 이온교환크로마토그래피 – 이온교환수지
④ 이온쌍크로마토그래피 – 이온교환수지
⑤ 크기배제크로마토그래피 – 다공성입자

22-59B. ACBY16-9HPLC/24경성 추가문제11-12

분배크로마토그래피에서 가장 많이 사용되는 담체는?

① alumina
② polystyrene gel
③ polyvinyl acetate
④ silica gel
⑤ polyvinyl alcohol gel

22-60D. ACBY16-11HPLC/24경성 추가문제11-13

분배크로마토그래피에서 사용되는 화학결합형 충전제의 결합기가 아닌 것은?

① octadecyl
② phenylmethyl
③ cyanopropyl
④ aminopropyl
⑤ polyvinyl actate

22-61B. ACBY16-12HPLC/24경성 추가문제11-14

분배크로마토그래피로 분석할 때 기울기용리(gradient elution)를 해야하는 물질은?

① 극성도의 범위가 넓은 혼합물
② 분자량의 차이가 큰 혼합물
③ 휘발성이 다른 혼합물
④ 구조가 유사한 혼합물
⑤ 분자량이 작은 화합물의 혼합물

22-62B. ACBY16-13HPLC/24경성 추가문제11-15

다음 물질 중 역상 액체크로마토그래피에서 octadecyl (C_{18}) 칼럼을 사용하여 acetonitrile과 수용액의 혼액을 이동상으로 분리하는 경우 가장 빨리 나오는 물질은?

① toluene
② benzene
③ benzyl alcohol
④ phenol
⑤ naphthalene

22-63B. ACBY16-15HPLC/24경성 추가문제11-16

액체 크로마토그래피의 순상(normal phase)에 대한 설명이다. 옳은 것이 모두 조합된 것은?

> 가. 이동상은 고정상보다 상대적으로 극성이 작다.
> 나. 이동상은 비극성 용매만 사용된다.
> 다. 실리카 겔은 순상에 속한다.
> 라. 고정상으로 octadecyl (C_{18}) 칼럼은 순상의 대표적 예이다.

① 가, 나, 다
② 가, 다
③ 나, 라
④ 라
⑤ 가, 나, 다, 라

22-64B. ACBY16-19HPLC/24경성 추가문제11-17★

산화환원이 되는 물질을 액체크로마토그래피로 정량할 때 가장 적합한 검출기는?

① 열전도도 검출기
② 형광광도기
③ 전자포획 검출기
④ 전기화학 검출기
⑤ 수소불꽃이온화 검출기

22-65B. ACBY16-20HPLC/24경성 추가문제11-18★

액체크로마토그래피에서 사용되는 검출기로 적합하지 않은 것은?

① 자외흡광광도계
② 형광검출기
③ 질량분석기
④ 전자포획검출기
⑤ 굴절율측정기

22-66B. ACBY16-21HPLC/24경성 추가문제11-19★

다음 중 가시광선이나 자외선의 흡수가 없는 물질을 검출할 수 있는 HPLC 검출기는?

① 형광검출기
② UV검출기
③ photodiode 검출기
④ 굴절률검출기
⑤ 전자포획검출기

22-67B. ACBY16-22HPLC/24경성 추가문제11-20★

액체 크로마토그래피의 검출기 중 시료를 가장 광범위하게 검출할 수 있는 것은?

① 자외선검출기 (UVD)
② 전기화학검출기 (ECD)
③ 불꽃이온화검출기 (FID)
④ 굴절률검출기 (RID)
⑤ 형광검출기 (fluorescence detector)

22-68B. ACHB150HPLC/24경성 추가문제11-21★

다음 설명에 해당하는 액체 크로마토그래피의 검출기는?

> ○ 가장 널리 사용되는 HPLC 검출기이다.
> ○ 자외선을 흡수할 수 있는 물질을 검출할 수 있다.
> ○ 감도가 높으며 시료 회수가 용이하며 사용이 편리하다.

① 자외선검출기 (UVD)
② 전도도검출기 (conductivity detector)
③ 적외선검출기 (IR)
④ 굴절률검출기 (RI)
⑤ 형광검출기 (fluorescence detector)

22-69B. ACBY16-24HPLC/24경성 추가문제11-22★

액체 크로마토그래피의 검출기 중 감도 및 선택성에 있어서 가장 우수한 검출기는?

① 자외선검출기 (UVD)
② 불꽃이온화검출기 (FID)
③ 적외선검출기 (IR)
④ 굴절률검출기 (RI)
⑤ 형광검출기 (fluorescence detector)

22-70B. ACBY16-16HPLC/24경성 추가문제11-23★

액체크로마토그래피의 시료처리에 있어서 유도체화를 하는 이유로 가장 적합한 것은?

① 감도 증가
② 극성 감소
③ 휘발성 증가
④ 열에 대한 안정성 증가
⑤ 머무름시간 감소

22-71B. ACBY16-25HPLC/24경성 추가문제11-24★

액체크로마토그래피의 검출방법으로 적합하지 않은 것은?

① 자외선검출기 (UVD)
② 전기화학검출기 (ECD)
③ 불꽃광도검출기 (FPD)
④ 굴절률검출기 (RI)
⑤ 형광검출기 (fluorescence detector)

22-72B. ACBY16-27HPLC/24경성 추가문제11-25★

다음 검출기 중 기체크로마토그래피와 액체크로마토그래피에 공통으로 사용될 수 있는 것은?

① 자외선 검출기 (UV/ VIS)
② 질량분석(MS) 검출기
③ 굴절률(RI) 검출기
④ 열전도도 검출기 (TCD)
⑤ 전기화학 검출기 (ECD)

22-73B. ACHB151HPLC검출기/24경성 추가문제11-26★

다음 설명에 모두 해당하는 HPLC 검출기는?

> ○ 칼럼에서 분리된 용리액을 분무시킨 다음 용매를 모두 휘발시키고 남은 시료 입자에 빛을 쪼여 산란된 빛을 측정함으로써 시료를 검출한다.
> ○ 비휘발성인 모든 시료를 검출할 수 있는 만능 검출기이다.
> ○ 감도가 좋고 검출기의 반응성은 물질의 질량과 비례한다.

① 형광 검출기
② 증기화광산란 검출기
③ 굴절률 검출기
④ 전기화학 검출기
⑤ 질량분석 검출기

22-74D. ACBY16-28/HPLC/24경성 추가문제11-27

박층크로마토그래피에서 박층의 제작에 사용되는 고정상으로 적합하지 않은 것은?

① silica gel
② alumina
③ cellulose
④ phenylmethylsiloxane
⑤ polyamide

22-75C. ACBY16-29HPLC/24경성 추가문제11-28

박층 크로마토그래프법에서 발색제로 사용하지 않는 것은?

① 요오드
② 농황산
③ 알코올
④ Dragendorff 시약
⑤ ninhydrin

22-76B. ACYS70-47HPLC/24경성 추가문제11-29

고성능 액체크로마토그래프법에서 사용되는 검출기는?

① 질소/인검출기
② 열전도도검출기
③ 전자포획검출기
④ 질량분석검출기
⑤ 불꽃이온화검출기

22-77B. ACYS71-48HPLC/24경성 추가문제11-30

발사르탄(valsartan)에 미량으로 존재하는 발암성 불순물 N-nitrosodimethylamine(NDMA)을 유도체화 없이 액체크로마토그래프법으로 직접 분석하는데 적절한 검출기는?

① 형광검출기
② 전도도검출기
③ 질소/인검출기
④ 질량분석검출기
⑤ 열전도도검출기

22-78B. ACYS73-47HPLC/24경성 추가문제11-31

크로마토그래피에서 분리성능의 파라미터 중 하나인 분리도에 영향을 주는 인자는?

① 시료의 녹는점
② 용매 재순환장치
③ 시료 회수 용이성
④ 고정상 입자의 크기
⑤ 시료주입기(injector)의 종류

22-79B. AC크로마토그래피/24계명대 기출복원13

액체 크로마토그래피는 적당한 고정상을 써서 만든 칼럼에 검체를 주입하고, 이동상으로 (ㄱ)를 사용하여 (ㄴ)에 대한 (ㄷ)의 차이를 이용해 각각의 성분으로 분리하여 분석하는 방법이다. (ㄱ)~(ㄷ)이 모두 옳게 짝지어진 것은?

	(ㄱ)	(ㄴ)	(ㄷ)
①	고체	고정상	유지력
②	액체	고정상	유지력
③	고체	이동상	압력
④	액체	이동상	압력
⑤	기체	고정상	유지력

22-80B. ACGM14크로마토그래피/24계명 추가문제13-1

펩티드 혼합물을 C18 충진물로 충진된 미세관 컬럼이 장착된 액체 크로마토그래피로 분리하려 한다. 다음 중 분리도에 영향을 주는 것을 모두 고른 것은?

가. 충진물의 직경
나. 용매의 선형속도
다. 충진 칼럼의 길이
라. 용리액의 세기

① 가, 나, 다
② 가, 다
③ 나, 라
④ 라
⑤ 가, 나, 다, 라

22-81B. ACGM14크로마토그래피/24계명 추가문제13-2

크로마토그래피에 관한 설명으로 옳은 것은?

① 정상 크로마토그래피에서는 비극성의 정지상과 극성이 큰 용매를 사용한다.
② 액체크로마토그래피는 정지상이 액체인 것을 말한다.
③ 크로마토그래피에서 칼럼의 길이가 2배 길어지면 분리도는 1/2이 된다.
④ 크기배제 크로마토그래피에서는 큰 분자일수록 빨리 통과하여 나온다.
⑤ 다통로(multiple path)로 인한 띠 넓어짐은 정지상 입자가 커지면 줄어든다.

22-82C. ACGM14크로마토그래피/24계명 추가문제13-4

고성능 액체 크로마토그래피에서 역상 분리 방법을 사용할 때 구형의 미공성 실리카에 작용기(R)를 공유결합한 정지상을 이용한다. R 및 가장 적합한 이동상이 올바르게 짝지어진 것은?

	R	이동상
①	$-(CH_2)_3NH_2$	펜테인
②	$-(CH_2)_3C\equiv N$	펜테인
③	$-(CH_2)_7CH_3$	벤젠
④	$-(CH_2)_7CH_3$	메탄올
⑤	$-(CH_2)_3C\equiv N$	메탄올

22-83B. ACGM14크로마토그래피/24계명 추가문제13-5

고성능 액체크로마토그래피(HPLC)에 대한 설명으로 가장 옳지 않은 것은?

① 용매 강도가 강할수록 칼럼에서 시료 머무름 시간은 길어진다.
② 역상 크로마토그래피에서 이동상이 비극성일수록 용매 강도가 세다.
③ HPLC 용매로 2종류의 용매를 혼합하여 사용하는 경우도 있다.
④ 분자배제(molecular exclusion) 크로마토그래피의 경우 큰 분자일수록 머무름 시간이 짧다.
⑤ 칼럼의 온도는 칼럼 선택성(selctivity)에 영향을 준다.

22-84C. ACGM14크로마토그래피/24계명 추가문제13-6

고성능 액체 크로마토그래피(HPLC)를 이용하여 포도당 원료 중 포도당을 직접 정량하고자 할 때 가장 적절한 검출기는?

① 증기화광산란검출기(ELSD)
② 자외선검출기(UVD)
③ 열전도도검출기(TCD)
④ 형광검출기(FD)
⑤ 전자포획검출기(ECD)

22-85B. ACGM14크로마토그래피/24계명 추가문제13-8

다음 중 항원-항체 상호작용을 이용한 크로마토그래피 기법은?

① 흡착 크로마토그래피
② 분배 크로마토그래피
③ 이온교환 크로마토그래피
④ 분자배제 크로마토그래피
⑤ 친화 크로마토그래피

기체크로마토그래피(GC)

22-86C. ACBY17-1GC/24경성기출복원문제12★

다음 중 기체크로마토그래피의 검출기에 속하지 않는 것은?

① 열전도도 검출기 (TCD)
② 불꽃이온화 검출기 (FID)
③ 전자포획 검출기 (ECD)
④ 굴절률 검출기 (RID)
⑤ 불꽃광도 검출기 (FPD)

22-87A. ACBY17-20GC/24경성 추가문제12-1

이동상으로 기체를, 고정상으로 액체 혹은 고체를 사용하여 기체 혹은 휘발성 액체를 분리하는 크로마토그래피는?

① 여지분배크로마토그래피
② 액체크로마토그래피
③ 박층크로마토그래피
④ 고체크로마토그래피
⑤ 기체 크로마토그래피

22-88B. ACBY17-12GC/24경성 추가문제12-2

다음은 기체크로마토그래피의 기기 부분이다. 옳은 것이 모두 조합된 것은?

| 가. 시료주입기 | 나. 칼럼 |
| 다. 검출기 | 라. 운반기체 공급기 |

① 가, 나, 다
② 가, 다
③ 나, 라
④ 라
⑤ 가, 나, 다, 라

22-89B. ACBY17-14GC/24경성 추가문제12-3

다음 중 기체크로마토그래피의 구성 부분이 아닌 것은?

① 칼럼
② 검출기
③ 운반기체 공급기
④ 자외선 분광기
⑤ 시료 주입기

22-90B. ACBY17-13GC/24경성 추가문제12-4

기체 크로마토그래피로 화합물의 정성분석 시 다음 중 무엇으로 확인하는가?

① 피크의 넓이
② 끓는점
③ 흡수극대파장
④ 머무름 시간
⑤ 주파수

22-91B. ACBY17-16GC/24경성 추가문제12-5

다음은 기체크로마토그래피로 화합물의 정량분석 시 사용될 수 있는 것이다. 옳은 것이 모두 조합된 것은?

가. 피크 면적	나. 끓는점
다. 피크 높이	라. 흡광도

① 가, 나, 다
② 가, 다
③ 나, 라
④ 라
⑤ 가, 나, 다, 라

22-92B. ACBY17-17GC/24경성 추가문제12-6

다음은 기체 크로마토그래피로 알 수 있는 화합물의 정보이다. 옳은 것이 모두 조합된 것은?

가. 화합물의 흡수극대파장
나. 화합물의 확인(정성분석)
다. 화합물 내 수소의 수
라. 화합물의 정량분석

① 가, 나, 다
② 가, 다
③ 나, 라
④ 라
⑤ 가, 나, 다, 라

22-93B. ACBY17-2GC/24경성 추가문제12-7

다음은 기체크로마토그래피의 분리능에 영향을 미치는 것이다. 옳은 것이 모두 조합된 것은?

가. 칼럼의 온도 프로그래밍	나. 운반기체의 유속
다. 고정상의 종류	라. 검출기의 종류

① 가, 나, 다
② 가, 다
③ 나, 라
④ 라
⑤ 가, 나, 다, 라

22-94C. ACBY17-3GC/24경성 추가문제12-8

다음은 기체크로마토그래피에 대한 설명이다. 옳은 것이 모두 조합된 것은?

> 가. 칼럼의 온도를 높이면 머무름 시간은 감소한다.
> 나. 충전칼럼은 열린관 칼럼보다 분리능이 높다.
> 다. 칼럼이 오래되면 고정상이 벗겨져 표면 실란올기(Si-OH)가 노출되어 꼬리끌기가 증가된다.
> 라. 이동상의 선택은 칼럼과 검출기의 성능에 영향을 미치지 않는다.

① 가, 나, 다
② 가, 다
③ 나, 라
④ 라
⑤ 가, 나, 다, 라

22-95B. ACBY17-7GC/24경성 추가문제12-9

다음은 기체크로마토그래피의 운반기체에 대한 설명이다. 옳은 것이 모두 조합된 것은?

> 가. 운반기체의 선택은 검출기, 원하는 분리효율 및 속도에 따라 정해진다.
> 나. 운반기체는 He, Ne, 혹은 H_2 등의 비활성기체를 사용한다.
> 다. 운반기체의 선택은 칼럼과 검출기의 성능에 영향을 미친다.
> 라. 운반기체 내의 불순물은 고정상의 성능을 낮춘다.

① 가, 나, 다
② 가, 다
③ 나, 라
④ 라
⑤ 가, 나, 다, 라

22-96C. ACBY17-10GC/24경성 추가문제12-10

다음은 기체크로마토그래피의 응용에 대한 설명이다. 옳은 것이 모두 조합된 것은?

> 가. 무기화합물의 순도를 결정하는데 널리 사용된다.
> 나. 크로마토그래피의 피크 면적을 이용하여 정량분석을 한다.
> 다. 정량 시에는 내부표준물질을 가할 필요가 없다.
> 라. 크로마토그래피로 시료의 성분을 확인하기 위해 예상되는 물질인 표준 시료의 머무름 시간과 비교한다.

① 가, 나, 다
② 가, 다
③ 나, 라
④ 라
⑤ 가, 나, 다, 라

22-97B. ACBY17-21GC/24경성 추가문제12-11

다음 중 기체크로마토그래피에 의해서 전처리 없이 분석될 수 있는 화합물은?

① 에스테르류
② 당류
③ 아미노산
④ 스테로이드
⑤ 알칼로이드

22-98B. ACBY17-22GC/24경성 추가문제12-12

GLC에 사용하는 운반기체 중에서 가장 이상적인 것은?

① O_2
② NH_3
③ CO_2
④ He
⑤ Ar

22-99B. ACBY17-23GC/24경성 추가문제12-13

길이 30m이고 내경이 다음과 같은 모세관 칼럼 중 분리능이 가장 높은 것은?

① 내경 0.18 mm
② 내경 0.20 mm
③ 내경 0.25 mm
④ 내경 0.32 mm
⑤ 내경 0.53 mm

22-100B. ACBY17-28GC/24경성 추가문제12-14

기체크로마토그래피에서 고정상의 액체의 선택기준으로서 옳은 것은?

① 분리할 성분의 극성과 다르고 비점이 높아야 함
② 분리할 성분의 극성과 유사하고 비점이 높아야 함
③ 분리할 성분의 극성과 다르고 비점이 낮아야 함
④ 분리할 성분의 극성과 유사하고 비점이 낮아야 함
⑤ 분리할 성분의 극성과 무관하고 비점이 높아야 함

22-101B. ACBY17-24GC/24경성 추가문제12-15

다음은 기체크로마토그래피에서 온도프로그래밍을 하는 이점이다. 옳은 것이 모두 조합된 것은?

가. 휘발성 증가
나. 분리능 증가
다. 극성 증가
라. 분석시간 단축

① 가, 나, 다
② 가, 다
③ 나, 라
④ 라
⑤ 가, 나, 다, 라

22-102B. ACYS71-49GC/24경성 추가문제12-16

기체 크로마토그래피 칼럼에 대한 설명으로 옳은 것은?

① 칼럼의 길이가 길수록 분리능은 감소한다.
② 분취용 칼럼으로 분리된 대량 시료를 얻을 수 있다.
③ 칼럼의 성능은 이동상의 유속에 영향을 받지 않는다.
④ 칼럼의 온도를 높이면 시료의 머무름 시간은 증가한다.
⑤ 칼럼의 액체 고정상은 시료 성분에 대해 화학적으로 반응 할수록 좋다.

22-103B. ACYS71-50GC/24경성 추가문제12-17

기체크로마토그래프법에서 온도프로그래밍의 목적으로 옳은 것은?

① 극성 증가
② 분석시간 연장
③ 분리효율 증가
④ 피크 면적 증가
⑤ 피크 대칭성 감소

22-104B. ACBY17-4GC/24경성 추가문제12-18★★★

다음은 기체크로마토그래피의 검출기이다. 옳은 것이 모두 조합된 것은?

가. 열전도도검출기(TCD)
나. 굴절률검출기(RID)
다. 불꽃이온화검출기(FID)
라. 전기화학검출기(ECD)

① 가, 나, 다
② 가, 다
③ 나, 라
④ 라
⑤ 가, 나, 다, 라

22-105B. ACHB141GC/24경성 추가문제12-19★

다음 중 기체 크로마토그래피의 검출기에 해당하지 않는 것은?

① 불꽃이온화검출기(flame ionization detector)
② 열전도도검출기(thermal conductivity detector)
③ 전자포획검출기(electron capture detector)
④ 전기화학검출기(electrochemical detector)
⑤ 질량분석검출기(mass detector)

22-106B. ACHB141GC/24경성 추가문제12-20★

다음 중 황(S)이나 인(P)을 포함하는 화합물에 선택적으로 높은 감도를 나타내는 검출기는?

① 열전도도 검출기 (TCD)
② 불꽃이온화 검출기 (FID)
③ 전자포획 검출기 (ECD)
④ 불꽃광도 검출기(FPD)
⑤ 질량분석 검출기(MS)

22-107B. ACHB141GC/24경성 추가문제12-21★

다음 중 화학물질 고유의 열전도도 차이를 이용하여 분석하는 비파괴형 검출기는?

① 열전도도 검출기 (TCD)
② 불꽃이온화 검출기 (FID)
③ 전자포획 검출기 (ECD)
④ 불꽃광도 검출기(FPD)
⑤ 질량분석 검출기(MS)

22-108B. ACBY17-5GC/24경성 추가문제12-22★

할로젠을 함유하고 있는 분자에 민감하여 살충제 분석시 많이 사용되는 검출기는?

① 열전도도 검출기 (TCD)
② 불꽃이온화 검출기 (FID)
③ 전자포획 검출기 (ECD)
④ 원자방출 검출기 (atomic emission detector)
⑤ 굴절률 검출기 (RID)

22-109B. ACBY17-6GG57GC/24경성 추가문제12-23★

다음 중 물에 녹아있는 미량의 유기 화합물을 분석하기에 유용한 검출기는?

① 열전도도 검출기 (TCD)
② 불꽃이온화 검출기 (FID)
③ 전자포획 검출기 (ECD)
④ 원자방출 검출기 (atomic emission detector)
⑤ 굴절률 검출기 (RID)

22-110B. ACBY17-11GC/24경성 추가문제12-24★

H_2O, CO_2, SO_2 및 NO_x와 같은 연소하지 않는 기체에 대해서만 감응을 하지 않는 검출기는?

① 열전도도 검출기 (TCD)
② 불꽃 이온화 검출기 (FID)
③ 전자포획 검출기 (ECD)
④ 원자방출 검출기 (atomic emission detector)
⑤ 굴절률 검출기 (RID)

22-111B. ACBY17-18GC/24경성 추가문제12-25★

다음 기체 크로마토그래피의 검출기 중 아민, 알코올, 탄화수소와 같은 화합물에는 감응하지 않지만 할로젠, 니트로와 같은 전기음성도가 큰 작용기에 대하여 감도가 큰 것은?

① 열전도도 검출기 (TCD)
② 불꽃이온화 검출기 (FID)
③ 전자포획 검출기 (ECD)
④ 원자방출 검출기 (atomic emission detector)
⑤ 굴절률 검출기 (RID)

22-112B. ACBY17-25GC/24경성 추가문제12-26★

기체크로마토그래피에서 불꽃이온화검출기(FID)는 다음 중 어떤 성분을 검출할 수 있는가?

① H_2O
② CO_2
③ CH_4
④ NO_2
⑤ SO_2

22-113B. ACBY17-26GC/24경성 추가문제12-27★

초미량의 할로젠 화합물 분석에 사용되는 검출기는?

① 불꽃이온화 검출기 (FID)
② 열전도도 검출기 (TCD)
③ 불꽃광도 검출기 (FPD)
④ 열이온 검출기 (TID)
⑤ 전자포획 검출기 (ECD)

22-114B. ACBY17-27GC/24경성 추가문제12-28★

초미량 H_2S를 검출하기 위해서 사용되는 검출기는?

① 불꽃이온화 검출기 (FID)
② 열전도도 검출기 (TCD)
③ 불꽃광도 검출기 (FPD)
④ 열이온 검출기 (TID)
⑤ 전자포획 검출기 (ECD)

22-115B. ACBY17-31GC/24경성 추가문제12-29★

어떤 사람이 실수로 유기용매인 CH_2Cl_2를 마시고 혼수상태에 빠졌다. 이 사람의 혈중 CH_2Cl_2의 농도를 측정하는데 가장 적합한 분석기기는 어느 것인가?

① 여지 크로마토그래피 (PPC)
② 기체 크로마토그래피 (GC)
③ 박층 크로마토그래피 (TLC)
④ 원자 흡수 분광법 (AAS)
⑤ 적외선 흡수 분광법 (IR)

22-116C. ACYS72-48GC/24경성 추가문제12-30★

수입 구기자 중에 미량으로 존재하는 유기염소계 농약을 기체크로마토그래피를 이용하여 선택적으로 정량하기에 적합한 고감도 검출기는?

① 전기화학검출기(electrochemical detector)
② 전자포획검출기(electron capture detector)
③ 불꽃이온화검출기(flame ionization detector)
④ 질소인검출기(nitrogen phosphorous detector)
⑤ 열전도도검출기(thermal conductivity detector)

22-117C. ACYS73-50GC/24경성 추가문제12-31★

일산화탄소 중독으로 의심되는 환자의 혈액시료 내 일산화탄소 함량을 기체크로마토그래피로 측정하고자 할 때에 사용할 수 있는 검출기는?

① 열전도도 검출기
② 전자포획 검출기
③ 전기화학 검출기
④ 불꽃광도 검출기
⑤ 증기화광산란 검출기

22-118B. ACYS74-49GC/24경성 추가문제12-32★

기체크로마토그래피에 사용되는 검출기 중, 분석 대상 시료의 종류에 관계없이 사용할 수 있으며, 시료 비파괴형인 검출기는?

① 열전도도 검출기
② 전자포획 검출기
③ 질량분석 검출기
④ 불꽃이온화 검출기
⑤ 주기적 방전 검출기

22-119B. ACYS70-46GC/24경성 추가문제12-33★

달걀에 미량으로 잔류된, 유기염소계 살충제 성분인 피프로닐(fipronil)을 선택적으로 측정할 수 있는 기체크로마토그래피 검출기는?

① 열이온검출기(TID)
② 전자포획검출기(ECD)
③ 열전도도검출기(TCD)
④ 불꽃광도검출기(FPD)
⑤ 불꽃이온화검출기(FID)

22-120B. ACYS73-49GC/24경성 추가문제12-34

기체크로마토그래피에 대한 설명으로 옳은 것은?

① 형광 유도체화 시약은 미량분석에 유용하다.
② 이동상은 시료분자나 고정상과 반응성이 있을수록 좋다.
③ 굴절률 검출기는 시료의 화학구조에 제한 없이 사용될 수 있다.
④ 개방 모세관 칼럼은 충전 칼럼에 비해 높은 분리능뿐만 아니라 분취용으로도 유용하다.
⑤ 극성에 큰 차이가 나는 성분들의 시료를 분석할 때, 온도 프로그래밍을 통하여 분석 시간을 단축하고 피크를 예리하게 할 수 있다.

22-121B. ACGM14크로마토그래피/24계명 추가문제13-3

기체 크로마토그래피에 대한 설명이다. ㉠과 ㉡이 모두 옳은 것은?

> 기체 크로마토그래피에서는 일반적으로 (㉠)프로그래밍을 통해 분리 도중 칼럼의 (㉡)을/를 올려줌으로써 분리능의 향상과 늦게 용리하는 성분의 머무름 시간을 줄여주는 방법을 많이 이용한다.

	㉠	㉡
①	온도	온도
②	온도	압력
③	압력	온도
④	용매	압력
⑤	압력	압력

22-122D. ACGM14크로마토그래피/24계명 추가문제13-7

기체크로마토그래피와 결합 가능한 검출기 중 방사성 물질을 사용하는 검출기는?

① 전자포획 검출기
② 주기적 방전 검출기
③ 질소-인 검출기
④ 형광 검출기
⑤ 굴절률 검출기

분광광도법 - 전반적인 내용/ 흡광법칙

22-123B. AC흡광도 계산/24경성기출복원7

어떤 시료 0.1g을 물 200mL에 녹여 광로의 길이 1cm인 셀을 이용하여 257nm에서 흡광도를 측정한 결과 흡광도가 0.42이었다. 이 시료 0.2g을 물 100mL에 녹여 광로의 길이 2cm인 셀을 이용하여 흡광도를 측정했다면 흡광도는 얼마인가?

① 0.42
② 0.21
③ 0.84
④ 1.68
⑤ 3.36

22-124B. ACHB66,HR443투광도/24경성 추가문제7-1

어떤 용액을 층장 1 cm의 셀을 사용하여 측정하였더니 투광도(T)이 10%였다. 이 용액을 2 cm의 셀을 써서 측정하였다면 투광도(T)은 얼마가 되겠는가?

① 10%
② 20%
③ 1%
④ 5%
⑤ 0.1%

22-125B. ACHR443흡광도/24경성 추가문제7-2

어떤 시료 0.1g을 물 200mL에 녹여 광로의 길이 1cm인 셀을 이용하여 257nm에서 흡광도를 측정한 결과 투광도(T)가 10%였다. 이 시료 0.2g을 물 200mL에 녹여 광로의 길이 1cm인 셀을 이용하여 측정했다면 용액에 입사되는 빛의 몇 %가 용액을 통과하는가?

① 10%
② 20%
③ 1%
④ 5%
⑤ 0.1%

22-126B. ACHR463(17-A)흡광도/24경성 추가문제7-3

투광도 T가 50%일 때 이에 해당하는 흡광도 A에 가장 가까운 것은? (단, log2=0.3이다.)

① 0.1
② 0.2
③ 0.3
④ 0.5
⑤ 0.7

22-127B. ACHR463(17-A)흡광도/24경성 추가문제7-4

투광도 T가 33%일 때 이에 해당하는 흡광도 A에 가장 가까운 것은? (단, log2=0.3, log3=0.48이다.)

① 0.2
② 0.3
③ 0.4
④ 0.5
⑤ 0.6

22-128B. ACHR463(17-A)흡광도/24경성 추가문제7-5

어떤 파장에서 0.010M 용액이 50%의 T를 나타냈다면, 0.020M 용액에서 백분율 투광도는 얼마인가? (단, log2=0.3이다.)

① 10%
② 15%
③ 20%
④ 25%
⑤ 50%

22-129B. ACYS70-44선광도/24경성 추가문제7-6

d-캄파(camphor)의 비선광도 측정결과는 $[\alpha]_D^{20} = +41.0 \sim +43.0°$ (5 g, 에탄올, 50 mL, 100 mm)와 같이 기록한다. 이에 대한 설명으로 옳은 것은?

① 측정 파장은 254 nm이다.
② 측정 용액의 온도는 25℃이다.
③ 시료를 5 g의 에탄올에 녹인다.
④ 측정 셀의 길이는 100 mm이다.
⑤ 50 mL 플라스틱 용기를 사용한다.

22-130C. ACYS71-45선광도/24경성 추가문제7-7

리보플라빈 400 mg을 묽은수산화나트륨시액에 녹여 총 4 mL를 만든 후, 10 cm 편광계 셀과 Sodium-D line(589 nm)을 사용하여 온도 20℃에서 측정한 선광도 값을 환산한 비선광도 값이 -130°이다. 측정한 선광도(α) 값은?

① -1.30°
② -13.0°
③ -26.0°
④ -130°
⑤ -260°

22-131C. ACYS72-42선광도/24경성 추가문제7-8

1 cm 셀을 사용하여 237 nm에서 암로디핀베실산염 용액의 흡광도를 자외가시부흡광도측정법으로 측정하였더니 0.90이었다. 용액의 몰농도(mol/L)는? [단, 암로디핀베실산염의 몰흡광계수(237 nm): 900 L mol^{-1} cm^{-1}]

① 1.0×10^{-4}
② 2.0×10^{-4}
③ 5.0×10^{-4}
④ 1.0×10^{-3}
⑤ 2.0×10^{-3}

22-132C. ACYS74-44선광도/24경성 추가문제7-9

환산한 무수물로서 이소소르비드 5 g을 취하여 물 50 mL에 녹인 후, 20℃에서 100 mm 길이의 시료관과 나트륨 D선을 사용하여 선광도를 측정하였더니 +4.6°였다. 이소소르비드의 비선광도는?

① +2.3°
② +4.6°
③ +23.0°
④ +46.0°
⑤ +92.0°

22-133B. ACHB100적외선분광법/24경성 기출복원9

다음 중 적외부(IR) 스펙트럼 측정법에 대한 설명으로 옳은 것을 모두 고른 것은?

> 가. 가능한 한 순수하고 충분히 건조된 시료를 이용한다.
> 나. 시료 조제법에는 KBr 디스크법, 용액법, 페이스트법, 액막법(샌드위치법), 박막법, 기체검체측정법 등이 있다.
> 다. 광원으로는 Nernst 램프, 백열선 등을 사용한다.
> 라. 시료 용기로는 석영 용기를 사용한다.

① 가, 나, 다
② 가, 다
③ 나, 라
④ 라
⑤ 가, 나, 다, 라

22-134B. ACBY14-2분광광도법/24경성 추가문제9-1

분광광도법과 관련된 설명이다. 옳은 것이 모두 조합된 것은?

> 가. 시료의 농도는 진할수록 좋다.
> 나. 검출기는 빛의 파장을 측정하는 장치이다.
> 다. 파장선택기는 시료에 의해 흡수된 파장과 투과된 파장을 구별하는 장치이다.
> 라. 시료셀은 사용하는 파장의 빛을 흡수하지 않는 재질을 사용한다.

① 가, 나, 다
② 가, 다
③ 나, 라
④ 라
⑤ 가, 나, 다, 라

22-135A. ACBY14-3분광광도법/24경성 추가문제9-2

다음 분광광도법의 종류와 적용되는 에너지전이 간의 연결이 틀린 것은?

① 적외선분광광도법 – 분자의 진동전이
② 자외선분광광도법 – 분자의 전자전이
③ 가시광선분광광도법 – 분자의 회전전이
④ 형광광도법 – 분자의 전자전이
⑤ 원자분광광도법 – 원자의 전자전이

22-136A. ACBY14-4/분광광도법/24경성 추가문제9-3

다음 중 전자기선 에너지의 세기가 증가하는 경우를 모두 모은 조합은?

> 가. 주파수의 증가
> 나. 파수의 증가
> 다. 진동수의 증가
> 라. 파장의 증가

① 가, 나, 다
② 가, 다
③ 나, 라
④ 라
⑤ 가, 나, 다, 라

22-137D.

다음 내용이 설명하는 방법으로 가장 적절한 것은?

> 3종 이상의 농도가 다른 표준액을 만들고 각각의 흡광도를 측정하여 얻은 값으로부터 검량선을 작성한다.
> 검액의 흡광도를 측정한 다음 검량선으로부터 검액의 농도를 구한다.

① 검량선법
② 표준첨가법
③ 내부표준법
④ 분광광도법
⑤ 외부표준법

22-138B.

분광학에 이용되는 전자파의 특성에 대한 다음 설명 중 옳은 것을 모두 조합한 것은?

> 가. X-선분광광도계는 원자 내부전자(core electron)의 전이를 검출한다.
> 나. 적외선분광광도계는 분자의 진동운동 전이를 검출한다.
> 다. 원자흡광광도계는 원자의 최외각 전자(valence electron)의 전이를 검출한다.
> 라. NMR은 자기장 안에서 분자의 회전운동 전이를 검출한다.

① 가, 나, 다
② 가, 다
③ 나, 라
④ 라
⑤ 가, 나, 다, 라

22-139B.

원자 흡수스펙트럼이 선스펙트럼을 보이는 것과 달리 분자스펙트럼은 폭이 넓은 밴드로 나타나는 이유를 가장 적합하게 설명한 것은?

① 분자의 전이에 필요한 에너지가 매우 작기 때문
② 분자가 원자보다 에너지 준위가 불안정하기 때문
③ 분자가 원자보다 전이되기 어렵기 때문
④ 분자의 전자전이 외에 진동전이와 회전전이 차이가 있기 때문
⑤ 분자 에너지 준위 사이의 간격이 크기 때문

22-140B.

분자의 흡광도에 대한 다음 설명 중 옳은 것을 모두 조합한 것은?

> 가. 몰흡광계수는 빛의 파장과 관계없이 항상 일정하다.
> 나. 일정한 조건에서 흡광도는 농도에 비례한다.
> 다. 흡광도는 분자량에 비례한다.
> 라. 흡광도는 빛이 통과한 거리에 비례한다.

① 가, 나, 다
② 가, 다
③ 나, 라
④ 라
⑤ 가, 나, 다, 라

22-141B. ACACBY14-10분광광도법/24경성 추가문제9-8

분자의 흡광도에 대한 다음 설명 중 잘못된 것은?

① 몰흡광계수는 빛의 파장과 관계없이 항상 일정하다.
② 일정한 조건에서 흡광도는 농도에 비례한다.
③ 흡광도는 파장에 따라 변한다.
④ 흡광도는 빛이 통과한 거리에 비례한다.
⑤ 분석 목적으로 흡광도는 흡수극대파장에서 측정하는 것이 유리하다.

22-142C. ACBY14-11분광광도법/24경성 추가문제9-9

다음 분광광도계의 광원과 그로부터 주로 나오는 빛의 종류에 대한 연결 중 옳은 것을 모두 조합한 것은?

| 가. Globar — IR |
| 나. 텅스텐등(tungsten lamp) — Vis |
| 다. 중수소등(deuterium lamp) — UV |
| 라. 속빈 음극등(hollow cathode lamp) — Near IR |

① 가, 나, 다
② 가, 다
③ 나, 라
④ 라
⑤ 가, 나, 다, 라

22-143C. ACBY14-12분광광도법/24경성 추가문제9-10

다음 분광광도계의 광원과 그로부터 주로 나오는 빛의 종류에 대한 연결 중 잘못된 것은?

① 제논아크등(Xenon arc lamp) — Near IR
② 속빈 음극등(hollow cathode lamp) — UV/Vis
③ 중수소등(deuterium lamp) — UV
④ Globar — IR
⑤ 텅스텐등(tungsten lamp) — Vis

22-144C. ACBY14-13분광광도법/24경성 추가문제9-11

다음 중 UV/Vis 영역의 광원이 아닌 것은?

① 수은램프
② Xe arc 램프
③ D2 램프
④ Nernst 램프
⑤ 텅스텐 램프

22-145A. ACBY14-14분광광도법/24경성 추가문제9-12

다음 중 유기 의약품에 존재하는 특정 관능기를 확인하는데 가장 효과적인 방법은?

① 원자흡광광도법
② 선광도법
③ 자외/가시부 분광광도법
④ 적외선분광광도법
⑤ 형광광도법

22-146A. ACBY14-15분광광도법/24경성 추가문제9-13

다음 중 광학활성이 있는 의약품의 광학적 순도를 측정하는데 가장 효과적인 방법은?

① 원자흡광광도법
② 선광도법
③ 자외/가시부 분광광도법
④ 적외선분광광도법
⑤ 형광광도법

22-147B. ACBY14-16분광광도법/24경성 추가문제9-14

Beer의 흡수법칙 (A=abc)이 잘 적용되지 않는 경우를 모두 모은 것은?

> 가. 굴절률의 변화가 농도의 변화에 따라 심할 경우
> 나. 형광이 있는 물질의 측정시
> 다. 콜로이드 용액의 측정시
> 라. 입사광의 단색성이 떨어질 경우

① 가, 나, 다
② 가, 다
③ 나, 라
④ 라
⑤ 가, 나, 다, 라

22-148A. ACBY14-17분광광도법/24경성 추가문제9-15

흡광도를 바르게 표현한 식은?
(단, A: 흡광도 T: 투광도 Po: 입사광의 세기 P:투과광의 세기)

① $A = T \times Po$
② $A = \log(P/Po)$
③ $A = \log T$
④ $A = -\log(1/T)$
⑤ $A = \log(Po/P)$

22-149A. ACBY14-19분광광도법/24경성 추가문제9-16

전자기파의 종류와 그에 따라 나타나는 상호작용이 바르게 연결된 것은?

① 라디오파 – 전기장에서의 전자의 회전
② 마이크로파 – 전기장에서의 원자핵의 회전
③ 적외선 – 분자의 신축진동의 변화
④ 진공자외선 – 내부전자의 천이
⑤ X-선 – 최외각전자의 천이

22-150A. ACBY14-20분광광도법/24경성 추가문제9-17

UV/ Vis 분광광도법에서 주로 검출하는 에너지 전이는?

① 원자 내부전자의 전이
② 최외각전자의 전이
③ 자기장 속에서 전자스핀의 전이
④ 분자의 진동운동
⑤ 핵스핀의 전이

22-151A. ACBY14-22분광광도법/24경성 추가문제9-18

적외선분광광도법에서 주로 검출하는 에너지 전이는?

① 원자핵 스핀의 전이
② 분자의 진동운동 전이
③ 최외각전자의 전이
④ 원자 내부전자의 전이
⑤ 전자스핀의 전이

22-152B. ACBY14-23분광광도법/24경성 추가문제9-19

흡수법칙에 관한 설명으로 옳은 것이 모두 조합된 것은?

> 가. 빛이 통과한 시료의 길이에 비례하여 흡광도가 얻어진다.
> 나. 입사광의 세기에 비례하여 흡광도가 증가한다.
> 다. 물질 및 빛의 파장에 따라 고유한 흡광계수가 있다.
> 라. 시료의 농도가 높을수록 검출기에 도달하는 빛의 강도는 증가한다.

① 가, 나, 다
② 가, 다
③ 나, 라
④ 라
⑤ 가, 나, 다, 라

22-153B. ACBY14-24분광광도법/24경성 추가문제9-20

흡수법칙에서 벗어나는 경우에 대한 설명으로 옳은 것이 모두 조합된 것은?

> 가. 형광 물질의 경우 흡광도가 실제보다 크게 나타난다.
> 나. Stray 광이 있으면 흡광도는 실제보다 크게 나타난다.
> 다. 시료 용액의 굴절율이 증가하면 흡광도는 감소한다.
> 라. 콜로이드 용액이 경우, 빛의 산란에 의해 흡광도가 증가한다.

① 가, 나, 다
② 가, 다
③ 나, 라
④ 라
⑤ 가, 나, 다, 라

22-154B. ACBY14-29분광광도법/24경성 추가문제9-21

자외선분광광도법을 이용하여 의약품을 분석할 때 응용되는 Beer의 법칙과 관련된 설명이다. 바르게 서술된 것은?

① 흡광도와 농도가 비례한다는 법칙이다.
② 특정 화합물의 몰흡광계수는 농도에 따라 다른 값을 가진다.
③ 흡광도가 2일 때 투광도는 100%이다.
④ 흡광도는 광원의 세기에 비례한다.
⑤ 시료에 의한 자외선의 흡수극대파장은 시료의 농도에 따라 변한다.

22-155B. ACBY14-30분광광도법/24경성 추가문제9-22

일반적인 자외선분광광도계의 장치를 순서대로 나열한 것은?

① 광원 → 파장선택기 → 시료셀 → 검출기 → 기록계
② 광원 → 파장선택기 → 검출기 → 시료셀 → 기록계
③ 광원 → 파장선택기 → 시료셀 → 기록계 → 검출기
④ 검출기 → 광원 → 파장선택기 → 시료셀 → 기록계
⑤ 시료셀 → 광원 → 파장선택기 → 검출기 → 기록계

22-156C. ACBY14-31분광광도법/24경성 추가문제9-23

다음 UV/Vis 분광광도계에 대한 설명 중 옳은 것은?

① 광원은 hollow cathode lamp를 주로 사용한다.
② Monochromator는 빛을 그 세기에 따라 나눈다.
③ 시료 용기(cell)는 측정하고자 하는 빛을 통과시켜서는 안된다.
④ 주로 광전증배관(photomultiplier)을 검출기로 사용한다.
⑤ 시료 용매는 측정파장의 빛을 어느정도 흡수 하여야 한다.

22-157C. ACBY14-33분광광도법/24경성 추가문제9-24

몰흡광계수(ϵ)에 대한 설명 중 잘못된 것은?

① 측정파장에 따라 변하는 값이다.
② 몰농도가 같은 경우 몰흡광계수가 클수록 흡광도가 크다.
③ 묽은 용액에서 측정한 후, 1M 용액의 흡광도로 환산한 값이다.
④ 특정파장에서 1M 용액의 흡광도를 직접 측정한 값이다.
⑤ 용매에 따라 변할 수 있다.

22-158B. ACBY14-37분광광도법/24경성 추가문제9-25

자외-가시부 흡수스펙트럼에 대한 설명으로 옳은 것을 모두 고른 것은?

> 가. 스펙트럼의 폭이 넓다.
> 나. 시료의 용매와 무관하다.
> 다. 흡광도는 농도에 비례한다.
> 라. 흡광도는 광원의 세기에 비례한다.

① 가, 나, 다
② 가, 다
③ 나, 라
④ 라
⑤ 가, 나, 다, 라

22-159B. ACBY14-38분광광도법/24경성 추가문제9-26

자외-가시부 분광광도계에서 단색화장치의 역할은?

① 빛이 한 방향으로 모이도록 한다.
② 시료로부터 불용성 입자에 대한 산란을 방지한다.
③ 검출기의 신호를 증폭한다.
④ 광원에서 나온 빛 중 일정한 파장만을 선택한다.
⑤ 광원을 점멸하여 빛의 진행을 불연속적으로 한다.

22-160B. ACBY14-39분광도법/24경성 추가문제9-27

자외-가시선 분광법에서 극대 흡광도를 나타내는 파장에서 측정하는 것이 유리한 이유를 모두 모은 것은?

> 가. 미세한 파장변화에 따른 흡광도 변화가 작기 때문
> 나. 용액의 pH가 달라져도 흡광도가 변화하지 않기 때문
> 다. 분석의 감도가 좋기 때문
> 라. 시료가 가장 안정하기 때문

① 가, 나, 다
② 가, 다
③ 나, 라
④ 라
⑤ 가, 나, 다, 라

22-161B. ACBY14-40분광도법/24경성 추가문제9-28

다음 중 가장 장파장에서 흡수가 일어날 것으로 예측되는 것은?

① (naphthalene-like, 2 double bonds)
② (tetrahydronaphthalene, 1 ring aromatic)
③ H₂C=CH-CH=CH₂ 구조
④ (CH₃)₂CH-CH=C(CH₃)₂ 구조
⑤ (CH₃)₂C=CH-CH=CH₂ 계열 구조

22-162B. ACBY14-41분광도법/24경성 추가문제9-29

자외-가시부 스펙트럼의 측정용매로서의 요건을 모두 조합한 것은?

> 가. 측정파장의 빛에 대하여 투명해야 한다.
> 나. 시료와 반응하지 않으면서 시료를 녹여야 한다.
> 다. 가급적 높은 순도의 시약이어야 한다.
> 라. 상온에서도 휘발성이 높아야 한다.

① 가, 나, 다
② 가, 다
③ 나, 라
④ 라
⑤ 가, 나, 다, 라

22-163C. ACBY14-46분광도법/24경성 추가문제9-30

형광을 내는 화합물의 일반적인 성질은?

> 가. 일반적으로 방향족환을 갖는 평면구조가 형광 양자수율이 높다.
> 나. 들뜬 삼중항 상태에서 바닥 일중항 상태로 되돌아오면서 빛을 낸다.
> 다. 형광스펙트럼(발광스펙트럼)은 그 화합물의 흡수스펙트럼보다 장파장 쪽에 있다.
> 라. 중금속은 일반적으로 형광의 세기를 증폭시킨다.

① 가, 나, 다
② 가, 다
③ 나, 라
④ 라
⑤ 가, 나, 다, 라

22-164C. ACBY301,14-47분광광도법/24경성 추가문제9-31

적외선분광광도법에 대한 설명이다. 틀린 설명은?

① 광원은 Globar를 사용할 수 있다.
② 용액법에서는 NaCl을 시료용기로 사용할 수 있다.
③ 검출기로 열전기쌍(thermocouple) 또는 볼로미터를 이용할 수 있다.
④ 제습된 환경에서 사용하는 것이 좋다.
⑤ 용액법에 사용하는 용매는 메탄올을 주로 사용한다.

22-165A. ACBY14-48분광광도법/24경성 추가문제9-32

적외선분광광도법으로 얻을 수 있는 시료에 대한 정보 중에서 가장 대표적인 것은 다음 중 어느 것인가?

① 광학활성
② 용융점
③ 분자량
④ 관능기의 종류
⑤ 순도

22-166A. ACBY14-49분광광도법/24경성 추가문제9-33

약 3000 cm^{-1}에 해당하는 파장은?

① 3.33 μm
② 2.5 μm
③ 25 μm
④ 66.7 μm
⑤ 6.67 μm

22-167B. ACBY14-50분광광도법/24경성 추가문제9-34

측정시료의 처리가 잘못되어 다음과같이 스펙트럼 전 영역에 걸쳐 과도한 흡수가 일어나 일부 피크가 잘 나타나지 않았다면, 가장 적절한 해결방법은?

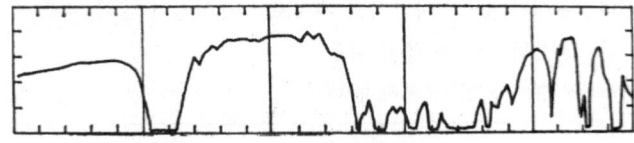

① 시료를 충분히 건조한 후 측정한다.
② 시료량을 줄여 KBr과 섞어 측정한다.
③ 시료를 잘 분쇄하여 측정한다.
④ 적외선 분광계의 광원을 새것으로 교체하여 측정한다.
⑤ 시료를 적절한 용매에 녹여 측정한다.

22-168C. ACBY14-51분광광도법/24경성 추가문제9-35★★

적외선 분광법에 의해서 관찰되는 피크들에 대한 설명으로 옳은 것은?

① 일반적으로 변각진동에 의한 피크가 신축진동에 의한 피크보다 강하게 나타난다.
② 일반적으로 배음의 흡수대가 원래의 흡수대보다 더 강하게 나타난다.
③ 기준진동이란 적외선분광법에 의해서 관찰되는 피크들을 통칭하는 말이다.
④ n개의 원자를 가지는 비선형분자의 경우에는 3n−5개의 피크가 이론적으로 있을 수 있다.
⑤ 비슷한 구조이더라도 대칭인 분자가 비대칭인 분자보다 더 많은 피크를 보인다.

22-169B. ACBY14-52분광광도법/24경성 추가문제9-36

적외선 스펙트럼에 대한 다음의 설명들 중 옳은 것이 모두 조합된 것은?

> 가. 표준물질의 스펙트럼과 비교하여 미지의 물질을 확인할 수 있다.
> 나. 기체크로마토그래피와 적외분광기를 연결해 정성적 확인 가능성을 높일 수 있다.
> 다. 아세트아미노펜과 이부프로펜을 구분할 수 있다.
> 라. 지문영역(1300~900cm^{-1})은 같은 부류의 물질에서 일치하는 패턴을 보인다.

① 가, 나, 다
② 가, 다
③ 나, 라
④ 라
⑤ 가, 나, 다, 라

22-170B. ACBY14-53분광광도법/24경성 추가문제9-37★★

적외부에서의 유기화합물들의 작용기들의 진동 파수(cm^{-1})과 관련한 기술 중 옳은 것이 모두 조합된 것은?

> 가. 같은 차수의 결합에서는 환산질량이 클수록 진동파수는 작아진다.
> 나. 공명구조인 경우, C=O의 진동파수는 증가한다.
> 다. 혼성궤도의 변화에 따라서 sp^3, sp^2, sp순서로 진동파수가 증가한다.
> 라. 결합의 차수가 증가할수록 진동 파수는 감소한다.

① 가, 나, 다
② 가, 다
③ 나, 라
④ 라
⑤ 가, 나, 다, 라

22-171B. ACBY14-54분광광도법/24경성 추가문제9-38

어떤 의약품에 다음과 같은 선광도 자료가 기록되어 있다. 이에 대한 설명 중 잘못된 것은?

$$[\alpha]_D^{20} : -27.0° \text{ (건조 후, 1g, 물, 40mL, 100mm)}$$

① 건조한 이 약 1g을 물에 녹여 40mL로 하여 측정하였다.
② 측정 파장은 589nm이다.
③ 측정시 온도는 20℃이다.
④ 측정시의 온도가 다르면 결과가 달라질 수 있다.
⑤ 시료와 검출기와의 거리는 100mm이다.

22-172B. ACBY14-55분광광도법/24경성 추가문제9-39

선광도로 알 수 있는 일반적인 정보를 모두 조합한 것은?

> 가. 이미 알고 있는 시료와 비교하여 측정시료의 농도를 알 수 있다.
> 나. 분자 내 작용기를 확인할 수 있다.
> 다. 광학 이성질체를 구별할 수 있다.
> 라. 분자량을 알 수 있다.

① 가, 나, 다
② 가, 다
③ 나, 라
④ 라
⑤ 가, 나, 다, 라

22-173C. ACBY14-56분광광도법/24경성 추가문제9-40

원자흡광광도법에 대한 다음 설명 중 옳은 것을 모두 조합한 것은?

> 가. 화염방식에서는 아세틸렌과 같은 가연성 기체가 필요하다.
> 나. 광원으로는 Xe-arc 램프를 사용한다.
> 다. 냉증기방식은 수은의 분석에 이용할 수 있다.
> 라. 전기가열방식에서는 광원램프가 필요없다.

① 가, 나, 다
② 가, 다
③ 나, 라
④ 라
⑤ 가, 나, 다, 라

22-174B. ACBY-64분광광도법/24경성 추가문제9-41

다음은 Beer-Lambert의 흡수법칙에서 벗어나는 경우에 대한 설명이다. 옳은 것이 모두 조합된 것은?

> 가. 입사광의 단색성이 떨어지는 경우에 흡수법칙에서 벗어나게 된다.
> 나. 산란광이 있는 경우에 흡수법칙에서 벗어나게 된다.
> 다. 콜로이드 용액의 경우 산란에 의해 흡수법칙에서 벗어나게 된다.
> 라. 형광이 있는 물질의 경우 발생한 형광은 검출기에 전달되어 투과광의 강도가 증가하는 효과를 가져온다.

① 가, 나, 다
② 가, 다
③ 나, 라
④ 라
⑤ 가, 나, 다, 라

22-175B. ACBY14-66분광광도법/24경성 추가문제9-42

다음 중에서 자외선 영역과 가시광선 영역에 모두 사용할 수 있는 광원은?

① 아르곤등
② 제논(Xe)등
③ 중수소등
④ 텅스텐등
⑤ Nernst 백열등

22-176C. ACBY14-67분광광도법/24경성 추가문제9-43

다음 중 가시광선 영역에서 사용될 수 있는 검출기로서 옳은 것이 모두 조합된 것은?

> 가. 광전증배관
> 나. 광전관
> 다. 규소다이오드
> 라. 열전기쌍

① 가, 나, 다
② 가, 다
③ 나, 라
④ 라
⑤ 가, 나, 다, 라

22-177C. ACBY14-74분광광도법/24경성 추가문제9-44

단색화장치(monochromator)에 대한 설명으로 옳은 것이 모두 조합된 것은?

> 가. 분광기는 다색광에서 단색광을 선택하는 장치이다.
> 나. 거울의 반사각도를 조절하여 파장을 선택할 수 있다.
> 다. 회절격자나 프리즘도 단색화장치의 기능을 할 수 있다.
> 라. 중수소등(deuterium lamp)은 자외선에만 쓰이는 단색화장치이다.

① 가, 나, 다
② 가, 다
③ 나, 라
④ 라
⑤ 가, 나, 다, 라

22-178B. ACBY14-76분광광도법/24경성 추가문제9-45

가시광선(Visible)에 대한 설명 중 옳은 것이 모두 조합된 것은?

> 가. 파장이 적외선(IR)보다는 짧고 자외선(UV)보다는 긴 빛이다.
> 나. 자외선 영역과 아울러 물질의 전자에너지 준위와 밀접한 관계가 있다.
> 다. 물질의 색깔을 이해하는 데에 중요한 역할을 한다.
> 라. 텅스텐 등(tungsten lamp)은 가시광을 만드는 중요한 도구 중 하나이다.

① 가, 나, 다
② 가, 다
③ 나, 라
④ 라
⑤ 가, 나, 다, 라

22-179B. ACBY14-77분광광도법/24경성 추가문제9-46

자외선(UV)과 적외선(IR)분광학의 응용에 대한 설명 중 옳은 것이 모두 조합된 것은?

> 가. 자외선은 신호의 선폭(line width)이 비교적 크기 때문에 정량분석에 많이 이용된다.
> 나. 분자내 이중결합을 갖지 않는 화합물은 자외선분광학으로 분석하기 어렵다.
> 다. 적외선분광학은 신호의 다양성 때문에 유기물의 정성적 구조해석에 주로 이용된다.
> 라. 적외선분광학으로는 정량분석을 할 수 없다.

① 가, 나, 다
② 가, 다
③ 나, 라
④ 라
⑤ 가, 나, 다, 라

22-180A. ACBY14-78흡광도/24경성 추가문제9-47

다음 중 분자의 외각전자를 바닥상태에서 들뜬상태로 올릴 수 있는 전자기파는?

① X-ray
② 적외선
③ 자외선
④ Microwave
⑤ cosmic ray

22-181B. ACBY14-82흡광도/24경성 추가문제9-48

다음 중 Beer-Lambert의 법칙이 적용되기 매우 어려운 경우는?

① 시료의 농도가 너무 높을 때
② 시료의 농도가 너무 낮을 때
③ pH가 염기성인 경우
④ pH가 산성인 경우
⑤ 방해물질이 있는 경우

22-182B. ACBY14-94흡광도/24경성 추가문제9-49

빛의 통과길이가 2.0cm인 측정용기(cell)를 사용하여 어느 용액의 투광도(%T)를 측정한 결과 50이었다. 1.0cm 측정용기를 사용했다면 용액의 투광도(%T)는 얼마가 되겠는가?

① 25
② 71
③ 93
④ 50
⑤ 100

22-183B. ACBY14-95흡광도/24경성 추가문제9-50

분자량이 100인 화합물의 원액을 200배로 희석하여 1.0cm 측정용기(cell)에서 흡광도를 측정한 결과, 0.5이었다. 원래의 용액 1L에는 이 화합물이 1g 녹아있었다. 이 화합물의 몰흡광계수는 얼마인가?

① 100
② 1000
③ 10000
④ 100000
⑤ 1000000

22-184B. ACBY14-101UV-Vis분광법/24경성 추가문제9-51★

다음 중 자외선 흡수스펙트럼의 측정용기의 재질로서 가장 적합한 것은?

① 유리
② 석영
③ polypropylene
④ NaCl
⑤ Teflon

22-185C. ACBY14-102UV-Vis분광법/24경성 추가문제9-52

아스피린을 자외 가시부 분광기로 정량하고자 한다. 이에 적합한 용매를 모두 포함하는 것은?

| 가. Benzene |
| 나. Acetylacetone |
| 다. Toluene |
| 라. Ethanol |

① 가, 나, 다
② 가, 다
③ 나, 라
④ 라
⑤ 가, 나, 다, 라

22-186B. ACBY14-103UV-Vis분광법/24경성 추가문제9-53

다음 중 발색단(chromophore)이 아닌 것은?

① CH_3-
② double bond
③ carbonyl 기 (C=O)
④ benzene ring
⑤ carboxyl기 (COOH)

22-187C. ACBY14-104UV-Vis분광법/24경성 추가문제9-54

다음은 UV spectrum에서 발색단이 장파장 색이동을 나타내는 경우를 설명한 것이다. 옳은 것이 모두 조합된 것은?

> 가. 조색단(auxochrome)을 부가할 경우
> 나. 시료농도를 증가할 경우
> 다. 공액(conjugation) 이중결합이 증가할 경우
> 라. 측정온도를 저온으로 할 경우

① 가, 나, 다
② 가, 다
③ 나, 라
④ 라
⑤ 가, 나, 다, 라

22-188C. ACBY14-105UV-Vis분광법/24경성 추가문제9-55

다음 중 UV 스펙트럼의 최대흡수파장(λ_{max})에 영향을 주는 인자가 아닌 것은?

① 용액의 pH
② 용매의 종류
③ 용질의 농도
④ 착화합물 형성
⑤ 조색단의 첨가

22-189B. ACBY14-106UV-Vis분광법/24경성 추가문제9-56★

다음 중 최대흡수파장이 가장 짧은 화합물은?

① 1,4-pentadiene ($CH_2=CH-CH_2-CH=CH_2$)
② 1,3-butadiene ($CH_2=CH-CH=CH_2$)
③ benzene ring (C_6H_6)
④ 2-cyclohexenone (C_6H_8O)
⑤ toluene (C_7H_8)

22-190C. ACBY14-112흡광도/24경성 추가문제9-57

벤젠용액을 1.000cm 셀을 사용하여 흡광도를 256 nm에서 측정하였더니 0.200이었다. 벤젠의 몰흡광계수가 $200M^{-1}cm^{-1}$이다. 이 벤젠 용액의 농도는?

① 1.00×10^{-3} %
② 1.4×10^{-3} %
③ 1.00×10^{-3} M
④ 0.40×10^{-3} M
⑤ 40 mM

22-191C. ACBY14-115흡광도/24경성 추가문제9-58

다음 중 가장 정확하게 흡광도를 측정할 수 있는 범위는?

① 0.01 ~ 0.05
② 0.05 ~ 0.2
③ 0.3 ~ 0.8
④ 1.0 ~ 1.5
⑤ 1.5 ~ 2.0

분광광도법 - IR 분광법

22-192B. ACHB98IR적외선분광법/24계명 기출복원14

다음 중 적외선 분광법에 대한 설명으로 옳지 않은 것은?

① 결합 세기가 커지면 진동수가 증가한다.
② 쌍극자 모멘트가 있는 물질만 측정 가능하다.
③ 같은 결합에서 신축 진동수는 변각 진동수보다 작다.
④ 같은 차수의 결합에서 환산 질량이 커질수록 진동수는 작아진다.
⑤ 시료는 주로 고체 또는 액체이나 기체도 측정 가능하다.

22-193C. ACHB14-13적외선분광법/24계명 추가문제14-1

적외부스펙트럼측정법에 대한 설명이다. 옳은 것이 모두 조합된 것은?

> 가. 광원-시료용기-파장선택기-검출기의 순으로 구성된다.
> 나. 광원으로 중수소 램프가 사용된다.
> 다. 시료용기로 NaCl을 사용할 수 있다.
> 라. 검출기는 입사광에 대하여 직각 방향에 위치한다.

① 가, 나, 다
② 가, 다
③ 나, 라
④ 라
⑤ 가, 나, 다, 라

22-194B. ACHB14-13적외선분광법/24계명 추가문제14-2★

적외부에서 유기화합물 작용기들의 진동파수(cm^{-1})와 관련된 설명이다. 옳은 것이 모두 조합된 것은?

> 가. 같은 차수의 결합에서 환산질량이 클수록 진동파수는 작아진다.
> 나. C=O 작용기가 공명을 일으킬 경우, 진동파수는 증가한다.
> 다. sp^3, sp^2, sp 순서로 진동파수가 증가한다.
> 라. 결합의 차수가 증가할수록 진동파수는 감소한다.

① 가, 나, 다
② 가, 다
③ 나, 라
④ 라
⑤ 가, 나, 다, 라

22-195B. ACHB103,GG254적외선분광법/24계명 추가문제14-3

적외부스펙트럼측정법에 대한 설명이다. 옳은 것이 모두 조합된 것은?

> 가. 적외부스펙트럼으로 관측되는 것은 시료에 적외선을 조사하였을 때, 분자진동 중 쌍극자모멘트에 변화를 일으키는 진동에 기인한다.
> 나. 적외부스펙트럼법에서 사용되는 시료는 주로 고체 또는 액체이나 기체인 경우에도 측정할 수 있다.
> 다. 시료용기로 유리, 석영 등은 사용될 수 없으며, 수용액 시료는 적합하지 않다.
> 라. 단원자 분자나 동핵 2원자 분자의 고유한 적외부 스펙트럼을 측정할 수 있다.

① 가, 나, 다
② 가, 다
③ 나, 라
④ 라
⑤ 가, 나, 다, 라

22-196B. ACHB98적외선분광법/24계명 추가문제14-4★

적외부스펙트럼측정법에서 특징적인 흡수스펙트럼에 대한 설명이다. 옳은 것이 모두 조합된 것은?

> 가. 카르보닐기(C=O) : $1820 \sim 1660 cm^{-1}$ 근처에서 강한 흡수
> 나. 알코올성 하이드록실기(O-H) : $3400 \sim 2400 cm^{-1}$에서 넓은 흡수
> 다. 아민과 아마이드기(N-H) : $3500 cm^{-1}$ 근처에서 보통강도의 흡수
> 라. C-O : $1300 \sim 1000 cm^{-1}$에서 약하고 날카로운 흡수

① 가, 나, 다
② 가, 다
③ 나, 라
④ 라
⑤ 가, 나, 다, 라

22-197D. ACBY300적외선분광법/24계명 추가문제14-5

다음 설명에 해당하는 적외선분광법에서의 시료 조제법은?

> 고체검체 1~2mg을 잘 갈아 가루로 만들고 여기에 적외부용 브롬화 칼륨 100~200mg을 넣어 습기를 흡수하지 않도록 조심하면서 빨리 잘 갈아 혼합한 다음 정제성형기에 넣고 압력을 가하여 정제를 만들어 측정한다.

① 브롬화칼륨정제법(디스크법)
② 용액법
③ 페이스트법
④ 액막법(샌드위치법)
⑤ 박막법

22-198D. ACBY300적외선분광법/24계명 추가문제14-6

다음 설명에 해당하는 적외선분광법에서의 시료 조제법은?

> 액체 및 고체를 용매에 녹인 시료를 측정하는 방법으로 정량이 가능하다. 두개의 창판사이에 사이띄우개가 고정된 용기에 구멍을 통하여 주사기로 시료를 주입한다. 이 때 용매는 잘 건조되어 있어야 하고 관심있는 적외선 흡수대에서 용매흡수가 없어야 한다. 많이 쓰이는 용매는 사염화탄소(CCl_4)나 이황화탄소(CS_2)이다.

① 브롬화칼륨정제법(디스크법)
② 용액법
③ 페이스트법
④ 액막법(샌드위치법)
⑤ 박막법

22-199D. ACBY300적외선분광법/24계명 추가문제14-7

다음 설명에 해당하는 적외선분광법에서의 시료 조제법은?

> 고체 분말 또는 결정을 반죽오일과 함께 개어서 창판 사이에 넣고 측정하는 방법이다.

① 브롬화칼륨정제법(디스크법)
② 용액법
③ 페이스트법
④ 액막법(샌드위치법)
⑤ 박막법

22-200D. ACBY300적외선분광법/24계명 추가문제14-8

다음 설명에 해당하는 적외선분광법에서의 시료 조제법은?

> 휘발성이 낮은 액체 시료에 많이 사용된다. 셀의 창판상에 시료를 1~2방울 떨어뜨린 후, 다른 창판을 놓고 틀로 고정하여 측정한다.

① 브롬화칼륨정제법(디스크법)
② 용액법
③ 페이스트법
④ 액막법(샌드위치법)
⑤ 박막법

22-201D. ACBY300적외선분광법/24계명 추가문제14-9

다음 설명에 해당하는 적외선분광법에서의 시료 조제법은?

> 수지, 플라스틱 등의 시료에 적합하며 시료를 가온하거나 용매에 녹인 후 유리판 위에서 얇은 막을 만들어 틀에 끼워 측정한다.

① 브롬화칼륨정제법(디스크법)
② 용액법
③ 페이스트법
④ 액막법(샌드위치법)
⑤ 박막법(필름법)

분광광도법 - NMR 분광법

22-202B. ACNMR분광법/24계명 기출복원15

에탄올을 중수(D_2O)로 희석한 후 테트라메틸실레인(TMS)을 주입한 용액으로부터 다음과 같은 ^1H NMR 스펙트럼을 얻었다. x 축의 단위와 맨 오른쪽 (A) 피크에 해당하는 H를 포함하는 물질을 옳게 짝지은 것은?

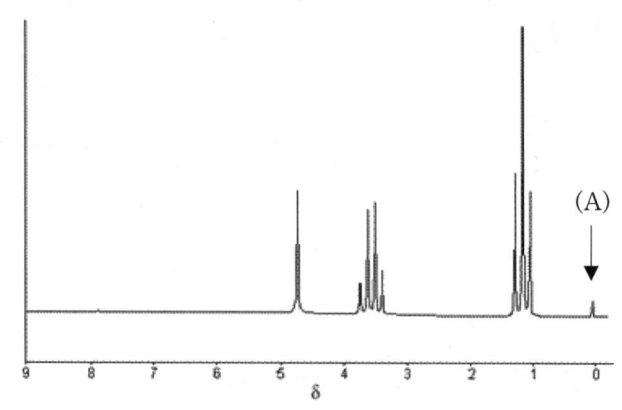

	단위	(A)
①	ppm	에탄올
②	ppm	중수(D_2O)
③	ppm	테트라메틸실레인(TMS)
④	cm^{-1}	테트라메틸실레인(TMS)
⑤	cm^{-1}	중수(D_2O)

22-203B. ACHB15-10NMR분광법/24계명 추가문제15-1

400MHz ^{1}H NMR에서 히드록시아세톤 분자(CH_3COCH_2OH) 내의 히드록시기(-OH)의 공명 주파수가 TMS 기준으로 1320Hz만큼 이동되었을 때 히드록시기의 화학적 이동값은 몇 ppm인가?

① 1.1 ppm
② 2.2 ppm
③ 3.3 ppm
④ 4.4 ppm
⑤ 5.5 ppm

22-204C. ACGM22HB106PV305NMR분광법/24계명 추가문제15-2

핵자기공명분광법으로 유기화합물을 분석할 때, ^{1}H 스펙트럼을 ^{13}C 스펙트럼보다 훨씬 높은 감도로 측정할 수 있는 이유를 모두 고른 것은?

> 가. 핵자기회전비는 ^{1}H가 ^{13}C보다 크다.
> 나. 주어진 자기장 세기에서 핵의 공명 진동수는 ^{1}H가 ^{13}C보다 크다.
> 다. 보통의 유기 화합물 내 상대적인 존재 비율이 ^{1}H가 ^{13}C보다 크다.
> 라. 핵스핀양자수는 ^{1}H가 ^{13}C보다 크다.

① 가, 나, 다
② 가, 다
③ 나, 라
④ 라
⑤ 가, 나, 다, 라

산화-환원 적정법 (과망간산 적정)

22-205C. ACBY231산화환원적정/24계명 기출복원16

다음 중 과망간산 적정법에 대한 설명으로 옳지 않은 것은?

① 적정 온도 60℃ 이하에서는 반응속도가 느리고, 80℃ 이상에서는 $KMnO_4$가 분해된다.
② H_2SO_4 산성조건에서 진행해야 한다.
③ H_2SO_4가 부족하면 갈색 침전이 생성된다.
④ H_2SO_4 대신 HCl 또는 HNO_3를 사용해도 된다.
⑤ 염화물 공존시 Reinhardt-zimmermann 시액을 가하여 Fe^{2+} 정량이 가능하다.

22-206C. ACBY12-1 과망가니즈산 적정/24계명 추가문제16-1★

다음은 과망간산적정법에 대한 설명이다. 옳은 것이 모두 조합된 것은?

> 가. 일정량의 시료용액에 H_2SO_4를 충분히 가하여 산성으로 한 후 적정한다.
> 나. 당량점을 지나 과잉의 MnO_4^-에 의한 연한 분홍색이 나타날 때가 종말점이다.
> 다. 온도가 80℃를 넘으면 MnO_4^-가 분해한다.
> 라. $KMnO_4$ 표준용액은 갈색 유리병에 넣어 어두운 곳에 보관한다.

① 가, 나, 다
② 가, 다
③ 나, 라
④ 라
⑤ 가, 나, 다, 라

22-207C. ACBY12-4과망가니즈산적정/24계명 추가문제16-2

다음 물질 중 H_2SO_4 산성에서 $KMnO_4$ 법으로 적정되는 것은?

① H_2O_2
② NaCl
③ salicylic acid
④ $NaNO_3$
⑤ H_2SO_4

22-208B. ACBY12-5과망가니즈산적정/24계명 추가문제16-3★

$KMnO_4$ 표준액 표정용 기본물질로서 적당한 것은?

① $KHCO_3$
② $AgNO_3$
③ $Na_2C_2O_4$
④ AsO_5
⑤ $HOSO_2NH_4$

22-209A. ACBY12-7과망가니즈산적정/24계명 추가문제16-4

다음 반응에서 종말점은 (　)색이 나타나는 점이다.

$10FeSO_4 + 2KMnO_4 + 8H_2SO_4$
$\rightarrow K_2SO_4 + 2MnSO_4 + 5Fe_2(SO_4)_3 + 8H_2O$

① 무
② 청
③ 황
④ 담록
⑤ 홍자

22-210D. ACBY12-9과망가니즈산적정/24계명 추가문제16-5

$FeCl_2$ 중 Fe의 정량에 있어 필요한 시약은?

① $H_2C_2O_4$
② $K_3Fe(CN)_6$
③ $NaHCO_3$
④ $AgNO_3$
⑤ R-Z 시액(Reinhardt-zimmermann 시액)

22-211D. ACBY12-10과망가니즈산적정/24계명 추가문제16-6

다음 반응을 이용하여 적정할 때 적당한 온도는?

$5Na_2C_2O_4 + 2KMnO_4 + 8H_2SO_4 \rightarrow$
$10CO_2 + 5Na_2SO_4 + K_2SO_4 + 2MnSO_4 + 8H_2O$

① 0 ℃
② 10 ℃
③ 상온
④ 40 ℃
⑤ 60 ℃

22-212B. ACBY12-12과망가니즈산적정/24계명 추가문제16-7

$KMnO_4$ 표준액을 표정할 때 쓰이는 일차표준물질은?

① $Na_2C_2O_4$
② $Na_2S_2O_3 \cdot 5H_2O$
③ $Fe_2(SO_4)_3$
④ $K_2Cr_2O_7$
⑤ $NaHCO_3$

22-213B. ACBY12-13과망가니즈산적정/24계명 추가문제16-8

0.1M−KMnO₄ 1mL는 Na₂C₂O₄(m.w.=134.0) 몇 g을 산화시킬 수 있는가?

① 0.0670 g
② 0.00670 g
③ 0.0134 g
④ 0.00134 g
⑤ 0.0335 g

22-214B. ACBY12-14과망가니즈산적정/24계명 추가문제16-9

0.1M−KMnO₄ 1000mL는 H₂O₂(m.w.=34.01) 몇 g을 산화시킬 수 있는가?

① 3.401 g
② 17.01 g
③ 8.503 g
④ 1.701 g
⑤ 0.3401 g

22-215B. ACBY12-15과망가니즈산적정/24계명 추가문제16-10

H₂SO₄ 산성에서 0.1M−KMnO₄ 20mL에 대응하는 0.1M−FeSO₄의 mL 수는?

① 5 mL
② 10 mL
③ 20 mL
④ 50 mL
⑤ 100 mL

킬레이트 적정법

22-216B. ACBY11-7/킬레이트적정/24계명 기출복원17

금속을 EDTA 표준액으로 적정시 적정곡선에 대한 설명으로 옳은 것을 모두 조합한 것은?

> 가. 안정도상수 값이 클수록 pM 비약이 현저하다.
> 나. 같은 금속이면 적정 pH가 낮을수록 pM 비약이 현저하다.
> 다. 조건상수값이 10^8보다 작으면 pM 비약이 잘 일어나지 않는다.
> 라. 금속의 수산화물이 형성되는 pH에서 pM 비약이 잘 일어난다.

① 가, 나, 다
② 가, 다
③ 나, 라
④ 라
⑤ 가, 나, 다, 라

22-217B. ACBY11-1/킬레이트적정/24계명 추가문제17-1

다음은 킬레이트 적정법에 대한 설명이다. 옳은 것이 모두 조합된 것은?

> 가. 착염적정법의 일종이다.
> 나. 금속지시약을 이용한다.
> 다. 다좌배위자가 반드시 필요하다.
> 라. 침전생성 반응을 이용한다.

① 가, 나, 다
② 가, 다
③ 나, 라
④ 라
⑤ 가, 나, 다, 라

22-218B. ACBY11-2/킬레이트적정/24계명 추가문제17-2

다음은 배위자(리간드)에 대한 설명이다. 옳은 것이 모두 조합된 것은?

> 가. 전자쌍을 내놓는다.
> 나. 1분자가 내놓는 전자쌍의 수에 따라 단좌배위자. 이좌배위자, 삼좌배위자 등으로 부른다.
> 다. 금속이온과 킬레이트 화합물을 만드는 이좌배위자 이상의 다좌배위자를 킬레이트 시약이라고 한다.
> 라. 금속과 항상 1 : 1 몰 비로 결합한다.

① 가, 나, 다
② 가, 다
③ 나, 라
④ 라
⑤ 가, 나, 다, 라

22-219A. ACBY11-3/킬레이트적정/24계명 추가문제17-3

다음은 EDTA에 대한 설명이다. 옳은 것이 모두 조합된 것은?

> 가. EDTA는 다좌배위자에 속한다.
> 나. 유리산은 물에 잘 녹지 않는다.
> 다. 대부분의 금속과 1 : 1 몰비의 킬레이트화합물을 만든다.
> 라. 배위 가능위치가 6군데 있다.

① 가, 나, 다
② 가, 다
③ 나, 라
④ 라
⑤ 가, 나, 다, 라

22-220C. ACBY11-4/킬레이트적정/24계명 추가문제17-4

킬레이트 반응이 정량분석에 이용되기 위해서 요구되는 최소한의 안정도 상수는?

① 10^{-1}
② 10^{3}
③ 10^{5}
④ 10^{8}
⑤ 10^{12}

22-221D. ACBY11-5/킬레이트적정/24계명 추가문제17-5

다음은 조건생성상수에 대한 설명이다. 옳은 것이 모두 조합된 것은?

> 가. 겉보기안정도상수와 같은 의미이다.
> 나. pH에 무관하다.
> 다. 보조리간드의 영향을 받는다.
> 라. 지시약의 영향을 받는다.

① 가, 나, 다
② 가, 다
③ 나, 라
④ 라
⑤ 가, 나, 다, 라

22-222D. ACBY11-6/킬레이트적정/24계명 추가문제17-6

금속-EDTA의 킬레이트에 대한 조건생성상수의 값은 일반적으로 pH가 계속 증가하면 오히려 저하된다. 그 이유로 적당한 것을 모두 조합한 것은?

> 가. 금속이온이 가수분해되므로
> 나. EDTA의 용해도가 감소하므로
> 다. 금속의 수산화물이 침전하므로
> 라. EDTA가 산화되므로

① 가, 나, 다
② 가, 다
③ 나, 라
④ 라
⑤ 가, 나, 다, 라

22-223C. ACBY11-8/킬레이트적정/24계명 추가문제17-7

EDTA로 적정하기 전에 금속이온을 함유하는 용액에 완충액을 가하는 이유 중 옳은 것을 모두 조합한 것은?

> 가. 금속이온이 수산화물로 침전하는 것을 방지하기 위하여
> 나. 금속지시약이 일정한 pH 범위에서만 변색하므로
> 다. 조건상수값이 pH에 따라 변화하므로
> 라. 금속의 산화를 방지하기 위하여

① 가, 나, 다
② 가, 다
③ 나, 라
④ 라
⑤ 가, 나, 다, 라

22-224C. ACBY11-10/킬레이트적정/24계명 추가문제17-8

금속지시약에 대한 설명으로 옳은 것이 모두 조합된 것은?

> 가. 금속이온을 포함하고 있는 지시약이다.
> 나. 킬레이트 시약이다.
> 다. 직접적정시 종말점에서 금속킬레이트를 형성한다.
> 라. erichrome black T는 금속지시약이다.

① 가, 나, 다
② 가, 다
③ 나, 라
④ 라
⑤ 가, 나, 다, 라

22-225C. ACBY11-11/킬레이트적정/24계명 추가문제17-9

킬레이트 적정법에서 금속이온을 선택하여 적정할 수 있는 방법을 모두 조합한 것은?

> 가. pH 조절
> 나. 은폐(masking) 이용
> 다. 추출법
> 라. 침전생성법

① 가, 나, 다
② 가, 다
③ 나, 라
④ 라
⑤ 가, 나, 다, 라

22-226C. ACBY11-12/킬레이트적정/24계명 추가문제17-10

Zn(a.w.=65.4) 130.8mg을 취해 염산에 녹이고 물을 가해 200mL로 하였다. 이 용액 20mL를 정확히 취해 EBT를 지시약으로 하여 새로 제조한 EDTA액으로 적정하였더니 20.00mL가 소비되었다. EDTA액의 농도는 몇 M인가?

① 0.5
② 0.1
③ 0.05
④ 0.02
⑤ 0.01

22-227C. ACBY11-16/킬레이트적정/24계명 추가문제17-11

pH=12에서 0.1M-$MgCl_2$ 100mL를 0.1M-EDTA로 적정시 당량점에서 [Mg^{2+}]를 구하라. 단, 생성상수는 5.0×10^8이다.

① 10^{-5}
② $\sqrt{2} \times 10^{-5}$
③ 2×10^{-10}
④ 10^{-10}
⑤ 2×10^{-9}

22-228C. ACBY11-17/킬레이트적정/24계명 추가문제17-12

0.1M $MgCl_2$ 20.00mL에 0.1M EDTA 40.00mL를 가했을 때 용액 중의 pMg를 구한 것은? (단, 생성상수는 5.0×10^8이며, log2=0.30, log3=0.48, log7=0.85이다.)

① 8.70
② 8.52
③ 9.70
④ 9.52
⑤ 10.15

22-229C. ACBY11-20/킬레이트적정/24계명 추가문제17-13

산화아연(ZnO)시료를 0.8034g 달아 물, 염산을 넣어 녹이고 물을 넣어 100mL로 만든 다음 이 액 10mL를 정확히 취해 물과 완충용액을 넣고 0.05M EDTA로 적정하여 10.15mL를 소비하였다. 산화아연(m.w.=81.37)의 함량은 얼마인가?

① 102.8 %
② 10.3 %
③ 257.0 %
④ 25.7 %
⑤ 51.4 %

22-230D. ACBY11-21/킬레이트적정/24계명 추가문제17-14

다음의 킬레이트적정에 관련된 설명 중 옳은 것을 고르시오.

① 역적정법은 킬레이트시약과의 반응속도가 느리거나, 적당한 지시약이 없을 때 사용한다.
② 적정하려는 pH에서 침전이 생길 때는 직접적정법이 효과적이다.
③ 역적정법에서 정량하려는 금속이온 M_a의 킬레이트 M_aY보다 금속이온 M_b의 킬레이트가 더 안정해야 한다.
④ 치환적정에 사용되는 치환용 금속킬레이트로는 EDTA-Fe 또는 EDTA-Zn이 많이 쓰인다.
⑤ 간접적정법은 역적정법의 일종이다.

22-231D. ACBY11-25/킬레이트적정/24계명 추가문제17-15

다음 중 금속이온의 선택적정을 위하여 이용되는 방법을 모두 모은 것은?

> 가. pH의 조절에 의한 방법
> 나. Masking에 의한 방법
> 다. 침전 및 추출에 의한 방법
> 라. 농축에 의한 방법

① 가, 나, 다
② 가, 다
③ 나, 라
④ 라
⑤ 가, 나, 다, 라

22-232C. ACIY09킬레이트적정/24계명 추가문제17-16★

다음은 Mg^{2+}와 Pb^{2+}를 포함하고 있는 미지 시료에 대한 정량분석 과정이다.

> (가) 미지시료 10.00mL를 완충용액에서 0.0050M EDTA 표준 용액으로 적정하였더니 당량점까지 20.00mL가 소모되었다.
> (나) 이 용액에 가리움제(masking agent)를 과량으로 넣어서 이미 형성된 금속 착화합물에서 EDTA를 유리하였다.
> (이 가리움제는 Mg^{2+}와 착화합물을 형성하지 않는다.)
> (다) 유리된 EDTA를 0.0020M Mg^{2+} 표준용액으로 적정하였더니 당량점까지 30.00mL가 소모되었다.

미지 시료 용액에서 $\dfrac{[Mg^{2+}]}{[Pb^{2+}]}$의 농도비로 옳은 것은?

① 0.40
② 0.67
③ 0.81
④ 1.5
⑤ 1.7

분석화학 통계 - 정규분포, 신뢰구간

22-233B. AC통계,분산분석/24계명대 기출복원18★

신약에 대한 임상시험을 실시하기 위해 남학생 24명을 무작위적으로 뽑아서 3개의 그룹으로 나누었다. 표는 각 그룹별 남학생들의 몸무게 자료(kg)이다.

그룹 A	그룹 B	그룹 C
74	73	64
65	64	65
73	76	76
57	77	83
86	88	62
77	69	77
67	72	73
73	72	74

남학생들의 몸무게가 각 그룹별로 유의미한 차이가 있는지 알기 위해 어떤 분포를 이용하여 무엇을 비교해야 하는지 가장 적절히 나타낸 것은?

① t 분포를 이용하여 그룹간 분산과 그룹내 분산을 비교한다.
② F 분포를 이용하여 그룹간 분산과 그룹내 분산을 비교한다.
③ t 분포를 이용하여 그룹내 평균과 전체 평균을 비교한다.
④ F 분포를 이용하여 그룹내 평균과 전체 평균을 비교한다.
⑤ F 분포를 이용하여 그룹내 분산과 전체 평균을 비교한다.

22-234B. AC통계,가우스 곡선/24계명 추가문제18-1

가우스 분포의 모양은 ( )과 ( )에 의해 결정된다.

① 평균, 정밀도
② 정확도, 표준편차
③ 평균, 표준편차
④ 정확도, 정밀도
⑤ 정밀도, 표준편차

22-235B. ACST70통계,가우스 곡선/24계명 추가문제18-2

다음 중 표준 정규분포 곡선의 평균과 표준편차가 옳게 짝지어진 것은?

	평균	표준편차
①	0	0
②	0	1
③	1	0
④	1	1
④	0	0.5

22-236B. ACHR106통계,가우스 곡선/24계명 추가문제18-3

$\mu \pm \sigma$ 구간 내에 드는 Gauss 집단의 분율로 가장 적절한 것은?

① 34%
② 68%
③ 48%
④ 95%
⑤ 99%

22-237B. ACHR106통계,가우스 곡선/24계명 추가문제18-4

$\mu \pm 2\sigma$ 구간 내에 드는 Gauss 집단의 분율로 가장 적절한 것은?

① 34%
② 68%
③ 48%
④ 95%
⑤ 99%

22-238B. AC통계,가우스 곡선/24계명 추가문제18-5

다음 자료들의 분산(variance)은?

$$2, 3, 4, 5, 6$$

① 1
② 0
③ 2
④ 2.5
⑤ 3

22-239B. AC통계,가우스 곡선/24계명 추가문제18-6

다음 자료들의 표준편차(standard deviation)는?

$$2, 3, 4, 5, 6$$

① 1
② 0
③ $\sqrt{2}$
④ $\sqrt{2.5}$
⑤ $(2.5)^2$

22-240B. ACBY6-6/통계, 표준편차/24계명 추가문제18-7

다음은 표준편차(standard deviation)에 관한 설명이다. 옳은 것이 모두 조합된 것은?

> 가. 표준편차가 작을수록 정밀도(precision)가 높다.
> 나. 측정치들이 가우스 분포로 bell-shape 분포를 나타낼 때, 평균값이란 분포곡선의 중간값을 나타내고 표준편차란 측정치들의 분포의 폭의 크기를 나타낸다.
> 다. 표준편차와 정확도는 상관이 없다.
> 라. 표준편차가 클수록 정확도(accuracy)가 낮다.

① 가, 나, 다
② 가, 다
③ 나, 라
④ 라
⑤ 가, 나, 다, 라

22-241B. ACHB17통계,신뢰구간/24계명 추가문제18-8★

모집단의 평균이 특정한 확률수준으로 포함되어 있으리라 추정되는 표본 평균의 구간을 스튜던트 t-분포로부터 얻을 수 있는데 이를 무엇이라 하는가?

① 신뢰구간
② 표준편차
③ 분산
④ 정규분포
⑤ 일원-분산분석

22-242B. ACHR4-11통계,신뢰구간/24계명 추가문제18-9

가솔린에 있는 어떤 첨가물 X의 함량을 6회 측정하여 0.13, 0.12, 0.16, 0.17, 0.20, 0.11를 얻었다. 첨가물 X의 함량에 대하여 90% 신뢰구간을 계산했더니 0.148 ± 0.028이었다. 6회 측정을 여러 번 반복했을 때, 90% 신뢰구간 안에 참 평균이 놓일 확률은 얼마인가?

① 50%
② 80%
③ 90%
④ 95%
⑤ 99%

22-243B. ACHR85신뢰구간/24계명 추가문제18-10

당단백질 중에 포함되어 있는 탄수화물 함량을 분석한 결과 단백질 100g 중 12.6, 11.9, 13.0, 12.7, 12.5g의 당이 포함되어 있었다. 측정에 대해 50% 신뢰구간은 12.5±0.13%이고, 90% 신뢰구간은 12.5±0.38%였다. 이에 대한 설명으로 옳은 것을 모두 고른 것은?

> 가. 참값이 12.5±0.13% 구간에 놓일 확률은 50%이다.
> 나. 5회 측정을 여러 번 반복하면, 50% 신뢰구간의 절반이 참평균 μ를 포함할 것이라 예상된다.
> 다. 참값이 12.5±0.38% 구간에 놓일 확률은 90%이다.
> 라. 5회 측정을 여러 번 반복하면, 90% 신뢰구간의 10분의 9가 참평균 μ를 포함할 것이라 예상된다.

① 가, 나, 다
② 가, 다
③ 나, 라
④ 라
⑤ 가, 나, 다, 라

22-244B. ACBT6-7,HB15신뢰구간/24계명 추가문제18-11★

다음은 분석치의 통계적 처리에 관한 설명이다. 옳은 것이 모두 조합된 것은?

> 가. 한정된 몇 번의 실험 결과로부터 얻어진 평균값으로부터 'True Population Mean Value'를 구하는 것은 불가능하다.
> 나. 신뢰구간(Confidence Interval)이란 측정된 실험치의 평균과 표준편차의 값을 이용하여, 'True Population Mean Value'가 측정된 실험치(Measured Mean)의 평균값의 일정한 간격 사이에 존재할 확률을 표시하고 있다.
> 다. 신뢰구간이란 true mean, μ의 값이 실험치로부터 구해진 평균값으로부터 얼마쯤에 놓일 확률에 대해서 얘기하는 것으로 $\mu = \bar{x} \pm \dfrac{ts}{\sqrt{n}}$ 이다.
> 라. 위의 식에서 s는 실험치의 표준편차, n은 측정치의 관찰횟수이고 t는 Student' t를 표현한 것이다.

① 가, 나, 다
② 가, 다
③ 나, 라
④ 라
⑤ 가, 나, 다, 라

22-245B. ACBY6-8통계,신뢰구간/24계명 추가문제18-12

t-분포는 실제 분석에 있어 신뢰구간을 나타낼 때와 두 군의 실험 결과를 비교하는 유의성 검정에 자주 쓰이고 있다. 다음 중 신뢰도와 자유도에 대한 t값에 대한 기술로 옳은 것이 모두 조합된 것은?

> 가. 자유도는 자료의 개수가 많으면 커진다.
> 나. 50%의 신뢰도는 99%의 신뢰도에 비해서 신뢰구간의 범위가 좁다.
> 다. 95%의 신뢰도는 자유도가 커질수록 신뢰구간의 값이 줄어든다.
> 라. t-분포는 한정된 수의 측정으로부터 모평균(μ)과 모표준편차(σ)를 구하는 것은 불가능하므로, 측정치의 평균과 표준편차로부터, 모평균이 있으리라 추측되는 측정치의 평균의 구간을 나타내는데 사용된다.

① 가, 나, 다
② 가, 다
③ 나, 라
④ 라
⑤ 가, 나, 다, 라

22-246B. ACBY6-9통계,신뢰구간/24계명 추가문제18-13★

다음은 신뢰구간에 관한 설명이다. 옳은 것이 모두 조합된 것은?

> 가. 신뢰구간(Confidence Interval)은 모평균이 있으리라 추측되는 측정치의 평균의 구간을 나타낸다.
> 나. 모평균의 신뢰구간은 $\bar{x} \pm \dfrac{ts}{\sqrt{n}}$ 와 같이 주어진다.
> 다. 신뢰수준 95%가 신뢰수준 99%에 비해서 $\bar{x}$의 신뢰구간은 좁아지게 된다.
> 라. 신뢰구간의 범위가 넓어질수록 신뢰수준의 값은 높아진다.

① 가, 나, 다
② 가, 다
③ 나, 라
④ 라
⑤ 가, 나, 다, 라

22-247B. ACJB34신뢰구간 계산/24계명 추가문제18-14

비타민 정제 중의 비타민의 함량이 다음과 같았다.

$$0.123, \quad 0.121, \quad 0.127, \quad 0.120, \quad 0.125$$

평균이 0.1232이고 표준편차가 0.0029일 때, 90% 신뢰구간은?

<Student의 t값>

자유도	신뢰수준			
	50%	90%	95%	99%
1	1.000	6.314	12.71	63.66
2	0.816	2.920	4.303	9.925
3	0.765	2.353	3.182	5.841
4	0.741	2.132	2.776	4.604
5	0.727	2.015	2.571	4.032
6	0.718	1.943	2.447	3.707

① $\mu = 0.1232 \pm \dfrac{2.132 \times 0.0029}{\sqrt{5}}$

② $\mu = 0.1232 \pm \dfrac{2.015 \times 0.0029}{\sqrt{5}}$

③ $\mu = 0.1232 \pm \dfrac{2.132 \times 0.0029}{\sqrt{4}}$

④ $\mu = 0.1232 \pm \dfrac{2.015 \times 0.0029}{\sqrt{4}}$

⑤ $\mu = 0.0029 \pm \dfrac{2.132 \times 0.1232}{\sqrt{5}}$

22-248B. ACHB15신뢰구간 계산/24계명 추가문제18-15

당단백질 중에 포함되어 있는 탄수화물 함량을 분석한 결과 단백질 100g 중 12.6, 11.9, 13.0, 12.7, 12.5g의 당이 포함되어 있었다. 측정에 대해 평균이 12.5이고 표준편차가 0.40일 때, 90% 신뢰구간은?

<Student의 t값>

자유도	신뢰수준			
	50%	90%	95%	99%
1	1.000	6.314	12.71	63.66
2	0.816	2.920	4.303	9.925
3	0.765	2.353	3.182	5.841
4	0.741	2.132	2.776	4.604
5	0.727	2.015	2.571	4.032
6	0.718	1.943	2.447	3.707

① $12.5 \pm \dfrac{2.132 \times 0.40}{\sqrt{4}}$

② $12.5 \pm \dfrac{2.132 \times 0.40}{\sqrt{5}}$

③ $12.5 \pm \dfrac{2.015 \times 0.40}{\sqrt{5}}$

④ $12.5 \pm \dfrac{2.132 \times 0.40}{\sqrt{6}}$

⑤ $12.5 \pm \dfrac{1.943 \times 0.40}{\sqrt{6}}$

22-249B. ACHB15신뢰구간 계산/24계명 추가문제18-16

당단백질 중에 포함되어 있는 탄수화물 함량을 분석한 결과 단백질 100g 중 12.6, 11.9, 13.0, 12.7, 12.5g의 당이 포함되어 있었다. 측정에 대해 평균이 12.5이고 표준편차가 0.40일 때, 이에 대한 설명으로 옳은 것을 모두 고른 것은?

<Student의 t값>

자유도	신뢰수준			
	50%	90%	95%	99%
1	1.000	6.314	12.71	63.66
2	0.816	2.920	4.303	9.925
3	0.765	2.353	3.182	5.841
4	0.741	2.132	2.776	4.604
5	0.727	2.015	2.571	4.032
6	0.718	1.943	2.447	3.707

가. 자유도 = 4이다.

나. 90% 신뢰구간 계산에 이용되는 t값은 2.132이다.

다. 90% 신뢰구간은 $12.5 \pm \dfrac{2.132 \times 0.40}{\sqrt{5}}$ 이다.

라. 90% 신뢰구간이 참 평균 μ를 포함할 확률은 90%이다.

① 가, 나, 다
② 가, 다
③ 나, 라
④ 라
⑤ 가, 나, 다, 라

분석화학 통계 - t 시험

22-250B. ACHB16통계, t 시험/24계명 추가문제18-17★★

다음 중 두 그룹의 평균 차이가 우연에 의한 것인지, 통계적으로 유의미한 차이가 있는 것인지 판단하기 위해 사용되는 것은?

① t 시험
② F 시험
③ 분산분석(ANOVA)
④ Grubbs 시험
⑤ Q 시험

22-251B. ACHR87통계, t 시험/24계명 추가문제18-18★

공기 중의 질소 함량을 서로 다른 두 가지 방법으로 측정하여 두 벌의 자료를 얻었다. 두 자료에서의 평균 차이가 우연에 의한 것인지, 통계적으로 유의미한 것인지를 판단하기 위해 쓰이는 시험은?

① t 시험
② F 시험
③ 분산분석(ANOVA)
④ Grubbs 시험
⑤ Q 시험

22-252B. ACHR87통계, t 시험/24계명 추가문제18-19★

공기 중의 질소 함량을 서로 다른 두 가지 방법으로 측정하여 두 벌의 자료를 얻었다. 두 자료에서의 평균에 유의미한 차이가 없다면 t 값은 무엇에 가까워 지는가?

① 0
② 1
③ 2
④ 3
⑤ 4

22-253B. ACST106통계, t 시험/24계명 추가문제18-20

기존 연구 결과에 의하면 경구 피임약 복용이 혈압을 상승시킨다는 사실이 보고된 바 있다. 이번에 새로운 경구 피임약을 개발한 K 제약회사는 성인여자 12명을 대상으로 실험을 실시하여 다음의 결과를 얻었다.

여자	수축기 혈압(mmHg)	
	복용 전	복용 후
1	122	127
2	126	128
3	132	140
4	120	119
5	142	145
6	130	130
7	142	148
8	137	135
9	128	129
10	132	137
11	128	128
12	129	133

경구 피임약이 혈압에 유의미한 영향을 미치는지 판단하기 위해 다음 중 어떤 시험을 수행해야 하는가?

① t 시험
② F 시험
③ 분산분석(ANOVA)
④ Grubbs 시험
⑤ Q 시험

22-254B. ACHR4-16-1통계,t 시험/24계명 추가문제18-21★

두 가지 서로 다른 방법으로 어떤 염료의 형광 수명을 측정하였다.

양	방법 1	방법 2
평균 수명(ns)	9.00	8.00
표준 편차(ns)	1	1
측정수	8	8

두 방법의 평균 차이가 우연에 의한 것인지, 통계적으로 유의미한지를 결정하기 위해 다음 중 어떤 시험을 수행해야 하는가?

① t 시험
② F 시험
③ 분산분석(ANOVA)
④ Grubbs 시험
⑤ Q 시험

22-255B. AC통계,t 시험/24계명 추가문제18-22

정규분포를 따르는 모집단으로부터 적은 수의 표본(일반적으로 30개 이하)을 채취했을 때, 그 표본의 평균은 어떤 분포를 따르는가?

① F-분포
② t-분포
③ Z-분포
④ 표준 정규 분포
⑤ χ^2-분포

22-256B. AC통계,t 시험/24계명 추가문제18-23★

다음 중 t-분포에 대한 옳은 설명을 모두 고른 것은?

<보 기>
ㄱ. t-분포는 좌우 대칭이다.
ㄴ. t-분포의 모양은 자유도에 따라 달라진다.
ㄷ. t 값이 클수록 두 그룹의 평균 차이는 상당하다.

① ㄱ
② ㄴ
③ ㄱ, ㄷ
④ ㄴ, ㄷ
⑤ ㄱ, ㄴ, ㄷ

22-257B. AC통계,t 시험/24계명 추가문제18-24

다음 중 t 분포에 대한 설명으로 옳은 것을 모두 골라라.

가. t 분포는 작은 표본을 다룰 때, 특히 모분산을 모를 때 사용하는 분포이다.
나. t 분포는 평균이 0이고, 좌우 대칭이다.
다. 표본 크기가 커질수록 꼬리가 가늘어지며, 표본의 크기가 충분히 크면 정규 분포에 가까워 진다.
라. t 분포의 모양은 자유도에 따라 달라지며, 자유도는 보통 $n-1$이다.(n=표본의 크기)

① 가, 나, 다
② 가, 다
③ 나, 라
④ 라
⑤ 가, 나, 다, 라

22-258B. AC통계,t 시험/24계명 추가문제18-25★★

(가)~(다)에서 두 집단에 대한 t 값을 각각 구했을 때, t 값의 크기를 가장 적절히 비교한 것은?

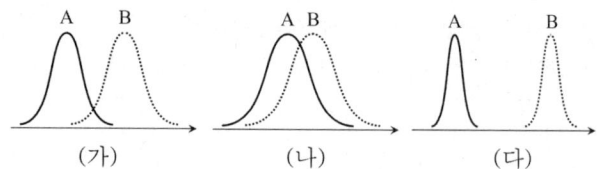

① (가) < (나) < (다)
② (가) < (다) < (나)
③ (나) < (가) < (다)
④ (나) < (다) < (가)
⑤ (다) < (나) < (가)

22-259B. AC통계,t 시험/24계명 추가문제18-26★★

(가)~(다)에서 두 집단에 대한 t 값을 각각 구했을 때, t 값의 크기를 가장 적절히 비교한 것은? (단, 서로 다른 색의 공은 다른 집단 샘플이다.)

① (가) < (나) < (다)
② (가) < (다) < (나)
③ (나) < (가) < (다)
④ (다) < (가) < (나)
⑤ (다) < (나) < (가)

22-260C. ACHR4-14통계,t 시험/24계명 추가문제18-27

여섯 개의 다른 나노결정체 시료의 CdSe 함량(g/L)을 다음과 같이 두 가지 방법으로 측정하였다.

시료	방법 1 (산화전극 벗김)	방법 2 (원자 흡수)
A	0.88	0.83
B	1.15	1.04
C	1.22	1.39
D	0.93	0.91
E	1.17	1.08
F	1.51	1.31

95% 신뢰수준에서 두 방법이 상당히 다른지 알아내려 할 때, 이에 대한 설명으로 옳은 것을 모두 고른 것은?

<보 기>
ㄱ. t 검정을 수행해야 한다.
ㄴ. 자유도는 6이다.
ㄷ. $t_{계산} > t_{표}$라면 방법 1과 방법 2는 유의미하게 다르다.

① ㄱ ② ㄴ ③ ㄱ, ㄷ
④ ㄴ, ㄷ ⑤ ㄱ, ㄴ, ㄷ

22-261C. ACST106통계,t 시험/24계명 추가문제18-28

기존 연구 결과에 의하면 경구 피임약 복용이 혈압을 상승시킨다는 사실이 보고된 바 있다. 이번에 새로운 경구 피임약을 개발한 K 제약회사는 성인여자 12명을 대상으로 실험을 실시하여 다음의 결과를 얻었다.

여자	수축기 혈압(mmHg)	
	복용 전	복용 후
1	122	127
2	126	128
3	132	140
4	120	119
5	142	145
6	130	130
7	142	148
8	137	135
9	128	129
10	132	137
11	128	128
12	129	133

검정 통계량 $t=2.89$이고, 유의수준 5%에서 표의 $t=2.201$일 때, 이에 대한 설명으로 옳은 것을 모두 골라라.

> 가. 자유도는 12이다.
> 나. 귀무가설(H_0)은 기각된다.
> 다. 대립가설(H_1)은 기각된다.
> 다. 경구피임약 복용이 혈압에 영향을 미친다고 95% 확신할 수 있다.

① 가, 나, 다
② 가, 다
③ 나, 라
④ 라
⑤ 가, 나, 다, 라

22-262C. ACHR4-16-1통계,t 시험/24계명 추가문제18-29

두 가지 서로 다른 방법으로 어떤 염료의 형광 수명을 측정하였다.

양	방법 1	방법 2
평균 수명(ns)	10.00	8.00
표준 편차(ns)	1	1
측정수	8	8

<Student의 t값>

자유도	신뢰수준			
	50%	90%	95%	99%
13	0.694	1.771	2.160	3.012
14	0.692	1.761	2.145	2.977
15	0.691	1.753	2.131	2.947
16	0.690	1.746	2.120	2.921

이에 대한 설명으로 옳은 것만을 <보기>에서 있는 대로 고른 것은?

> ─── <보 기> ───
> ㄱ. $t=4$이다.
> ㄴ. 자유도는 14이다.
> ㄷ. 95% 신뢰수준에서 두 방법은 상당히 다르다.

① ㄱ   ② ㄴ   ③ ㄱ, ㄷ
④ ㄴ, ㄷ   ⑤ ㄱ, ㄴ, ㄷ

분석화학 통계 - F 시험

22-263B. ACHB16통계,F시험/24계명 추가문제18-30★★

다음 중 두 그룹의 분산 차이가 우연에 의한 것인지, 통계적으로 유의미한 차이가 있는 것인지 판단하기 위해 사용되는 것은?

① t 시험
② F 시험
③ 분산분석(ANOVA)
④ Grubbs 시험
⑤ Q 시험

22-264B. ACHB16통계,F시험/24계명 추가문제18-31★

다음 중 두 군의 실험치에 대해 분산이 서로 유의미하게 다른지 알기 위해 사용되는 것은?

① t 시험
② F 시험
③ 분산분석(ANOVA)
④ Grubbs 시험
⑤ Q 시험

22-265B. ACHB16통계,F시험/24계명 추가문제18-32★

다음 중 두 그룹의 측정치에서 정밀도가 서로 유의미하게 다른지 알기 위해 사용되는 것은?

① t 시험
② F 시험
③ 분산분석(ANOVA)
④ Grubbs 시험
⑤ Q 시험

22-266B. ACHB15통계,F시험/24계명 추가문제18-33★

만약 두 그룹의 분산이 가까울수록 F 값은 무엇에 가까워지는가?

① 0
② 1
③ 2
④ 3
⑤ 4

22-267B. AC통계, F시험/24계명 추가문제18-34

정규분포를 따르는 두 개의 서로 다른 모집단의 분산 비 $\dfrac{s_1^2}{s_2^2}$는 어떤 분포를 따르는가?

① F-분포
② t-분포
③ Z-분포
④ 표준 정규 분포
⑤ χ^2-분포

22-268B. AC통계, F시험/24계명 추가문제18-35

다음 중 F-분포에 대한 옳은 설명을 모두 고른 것은?

―〈보 기〉―
ㄱ. F-분포는 좌우 대칭이다.
ㄴ. F-분포의 모양은 자유도에 따라 달라진다.
ㄷ. F값은 언제나 0보다 크다.

① ㄱ ② ㄴ ③ ㄱ, ㄷ
④ ㄴ, ㄷ ⑤ ㄱ, ㄴ, ㄷ

22-269B. ACHB16통계, F시험/24계명 추가문제18-36★

(가)~(다)에서 두 집단에 대한 F값을 각각 구했을 때, F값의 크기를 가장 적절히 비교한 것은? (단, 서로 다른 색의 공은 다른 집단 샘플이다.)

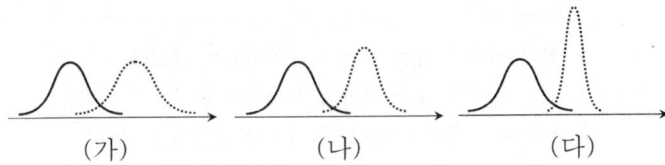

① (가) < (나) < (다)
② (가) < (다) < (나)
③ (나) < (가) < (다)
④ (나) < (다) < (가)
⑤ (다) < (나) < (가)

22-270B. ACHB16통계, F시험/24계명 추가문제18-37★

(가)~(다)에서 두 집단에 대한 F값을 각각 구했을 때, F값의 크기를 가장 적절히 비교한 것은? (단, 서로 다른 색의 공은 다른 집단 샘플이다.)

① (가) < (나) < (다)
② (가) < (다) < (나)
③ (나) < (가) < (다)
④ (나) < (다) < (가)
⑤ (다) < (나) < (가)

22-271B. ACHR4-4JB38통계,F시험/24계명 추가문제18-38

어떤 과학자가 우유의 칼슘 함량을 두 가지 서로 다른 방법으로 측정하였다. 만약 $F_{계산} > F_{표}$일 때, 이에 대한 설명으로 옳은 것을 모두 고른 것은?

<보 기>
ㄱ. 두 가지 방법의 표준 편차는 유의미하게 다르다.
ㄴ. 두 가지 방법의 표준 편차는 유의미하게 다르지 않다.
ㄷ. 분산이 작은 쪽이 분산이 큰 쪽보다 정밀도가 크다.

① ㄱ   ② ㄴ   ③ ㄱ, ㄷ
④ ㄴ, ㄷ   ⑤ ㄱ, ㄴ, ㄷ

22-272B. ACHR4-16,HR89통계,F시험/24계명 추가문제18-39

두 가지 서로 다른 방법으로 어떤 염료의 형광 수명을 측정하였다.

양	방법 1	방법 2
평균 수명(ns)	10	12
표준 편차(ns)	4	2
측정수	4	4

두 방법에 대한 F값은 얼마인가?

① 1
② 2
③ 4
④ $\frac{1}{4}$
⑤ 8

22-273C. ACJB43통계,F시험/24계명 추가문제18-40

오래된 기기를 폐기할 것인가를 결정하기 위하여 새로운 기기와 같은 시료를 가지고 같은 방법으로 비교시험을 하여 다음과 같은 결과를 얻었다. 두 데이터의 정밀도 사이에 95% 신뢰수준으로 유의성 있는 차이를 검정하려 한다.

시험	시료의 함량 (%)	
	오래된 기기	새로운 기기
1	12.7	12.3
2	12.3	12.3
3	12.4	12.5
4	12.0	12.0
5	11.0	12.6

이에 대한 설명으로 옳은 것만을 <보기>에서 있는 대로 고른 것은?

<보 기>
ㄱ. F 검정을 실시한다.
ㄴ. t 검정을 실시한다.
ㄷ. 만약 $F_{계산} > F_{표}$ 일 때, 두 기기의 정밀도는 유의미하게 다르다.

① ㄱ   ② ㄴ   ③ ㄱ, ㄷ
④ ㄴ, ㄷ   ⑤ ㄱ, ㄴ, ㄷ

22-274C. ACHR4-16,HR107통계,F시험/24계명 추가문제18-41

두 가지 서로 다른 방법으로 어떤 염료의 형광 수명을 측정하였다.

양	방법 1	방법 2
평균 수명(ns)	10	12
표준 편차(ns)	4	2
측정수	4	4

<95% 신뢰수준에서 $F = s_1^2/s_2^2$의 임계값>

분모의 자유도	분자의 자유도						
	2	3	4	5	6	7	8
2	19.00	19.16	19.25	19.30	19.33	19.35	19.37
3	9.55	9.28	9.12	9.01	8.94	8.89	8.85
4	6.94	6.59	6.39	6.26	6.16	6.09	6.04
5	5.79	5.41	5.19	5.05	4.95	4.88	4.82
6	5.14	4.76	4.53	4.39	4.28	4.21	4.15
7	4.74	4.35	4.12	3.97	3.87	3.79	3.73
8	4.46	4.07	3.84	3.69	3.58	3.50	3.44

이에 대한 설명으로 옳은 것만을 <보기>에서 있는 대로 고른 것은?

─── <보 기> ───
ㄱ. $F_{계산} = 4$이다.
ㄴ. $F_{표} = 9.28$이다.
ㄷ. 95% 신뢰수준에서 방법 1과 방법 2의 표준편차는 유의미한 차이가 없다.

① ㄱ ② ㄷ ③ ㄱ, ㄴ
④ ㄴ, ㄷ ⑤ ㄱ, ㄴ, ㄷ

분석화학 통계 - 분산분석(ANOVA)

22-275B. ACHB16통계,분산분석/24계명 추가문제18-42★★

다음 중 세 집단 이상의 평균값에 대한 차이의 유의성 검정 방법은?

① t 시험
② F 시험
③ 분산분석(analysis of variance, ANOVA)
④ 4d 규칙
⑤ Q 시험

22-276B. ACHB18통계,분산분석/24계명 추가문제18-43★★

비교 대상이 되는 군집이 3개 이상인 경우에 모집단 평균들 차이가 우연에 의한 것인지, 통계적으로 의미가 있는 것인지를 판단하기 위한 가설검정의 방법은?

① t 시험
② F 시험
③ ANOVA (분산분석)
④ 4d 규칙
⑤ Q 시험

22-277B. ACGM22통계,분산분석/24계명 추가문제18-44★

다음과 같은 3개의 집단이 있다.

마우스 실험군	처리 방법
A	식염수 경구투여
B	저용량 혈압약 경구투여
C	고용량 혈압약 경구투여

투여 1시간 후에 모든 개체의 혈압을 측정할 때, 세 집단의 평균 혈압 사이에 유의한 차이가 있는지 판단하기에 가장 적합한 방법은?

① Q 시험
② 분산분석
③ 최소제곱법
④ 회수시험
⑤ t 시험

22-278B. ACHB16통계,분산분석/24계명 추가문제18-45★★

분산분석(ANOVA)와 $t-$시험의 차이는?

① 평균이 동일하다는 귀무가설
② 비교하고자 하는 그룹의 수
③ 모집단이 정규 분포를 따른다는 가정
④ 모집단이 동일한 분산을 가진다는 가정
⑤ 각 모집단에서 추출된 표본은 각각 상호 독립적이라는 가정

22-279B. AC통계,분산분석/24계명 추가문제18-46

분산분석(ANOVA)에서 귀무가설(H_0)은?

① $H_0 : \mu_1 = \mu_2 = \mu_3 = \mu_4$
② $H_0 : \mu_1 \neq \mu_2 \neq \mu_3 \neq \mu_4$
③ $H_0 : \mu_1 > \mu_2 > \mu_3 > \mu_4$
④ $H_0 : \mu_1 < \mu_2 < \mu_3 < \mu_4$
⑤ $H_0 : \mu_1 = \mu_2 \neq \mu_3 = \mu_4$

22-280B. AC통계,분산분석/24계명 추가문제18-47

분산분석(ANOVA)에서 대립가설은?

① $H_1 : \mu_1 = \mu_2 = \mu_3 = \mu_4$
② $H_1 : \mu_1 \neq \mu_2 \neq \mu_3 \neq \mu_4$
③ $H_1 : \mu_1 > \mu_2 > \mu_3 > \mu_4$
④ $H_1 : \mu_1 < \mu_2 < \mu_3 < \mu_4$
⑤ $H_1 :$ 모집단의 평균들이 모두 같지는 않다.

22-281B.

만약 분산분석(ANOVA)에 대한 영가설(H_0, null hypothesis)이 사실이라면 F 값은 무엇에 가까워지는가?

① 0
② 1
③ 2
④ 3
⑤ 4

22-282B.

일원배치분산분석(one-way ANOVA)에서는 어떤 값들을 비교하는가?

① 그룹간 분산과 그룹내 분산
② 그룹간 분산과 전체 분산
③ 그룹내 분산과 전체 분산
④ 그룹간 분산과 전체 평균
⑤ 그룹내 분산과 전체 평균

22-283B.

그룹간 분산과 그룹내 분산의 비율은 어떤 분포를 따르는가?

① F-분포
② t-분포
③ Z-분포
④ 표준 정규 분포
⑤ χ^2-분포

22-284B.

분산분석에서는 어떤 검정법을 이용하는가?

① F-검정
② t-검정
③ Z-검정
④ 카이제곱 검정
⑤ χ^2-검정

22-285B. AC통계,분산분석/24계명 추가문제18-52★★

(가)~(다)에서 세 집단에 대한 분산분석을 각각 진행했을 때, F 값의 크기를 가장 적절하게 비교한 것은?

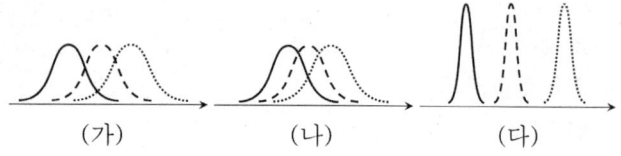

① (가) < (나) < (다)
② (가) < (다) < (나)
③ (나) < (가) < (다)
④ (나) < (다) < (가)
⑤ (다) < (나) < (가)

22-286B. AC통계,분산분석/24계명 추가문제18-53★★

(가)~(다)에서 세 집단에 대한 분산분석을 각각 진행했을 때, F 값의 크기를 가장 적절하게 비교한 것은? (단, 서로 다른 색의 공은 다른 집단 샘플이다.)

① (가) < (나) < (다)
② (가) < (다) < (나)
③ (나) < (가) < (다)
④ (나) < (다) < (가)
⑤ (다) < (나) < (가)

22-287C. ACHB16통계,분산분석/24계명 추가문제18-54★

다음 중 분산분석(ANOVA)에 대한 설명으로 옳은 것을 모두 고른 것은?

> 가. F 분포를 이용한 세 집단 이상의 평균값에 대한 차이의 유의미성 검정 방법이다.
> 나. 요인의 개수가 하나인 일원배치분산분석(one-way ANOVA)과 요인의 개수가 두개인 이원배치분산분석(two-way ANOVA)으로 구분한다.
> 다. 개별자료와 총평균의 차이를 군간평균과 군내에서의 오차로 분리하여 가설을 검정한다.
> 라. 전체 표본자료의 변동량 중에서 급내변동에 비해 급간변동이 차지하는 비중이 높다면 처리의 차이에 따른 자료변동이 크다는 것을 말하며, 이는 처리간의 효과에 유의미한 차이가 있음을 의미한다.

① 가, 나, 다
② 가, 다
③ 나, 라
④ 라
⑤ 가, 나, 다, 라

22-288B. ACST180통계,분산분석/24계명 추가문제18-55

3개의 서로 다른 형태(A~C)의 유리관에 대해 각 형태별로 8개씩 랜덤하게 선택하여, 가열되는 데 걸리는 시간(초)을 측정하여 다음과 같은 결과를 얻었다.

유리관 형태	A 형태	19	20	23	20	26	18	18	35
	B 형태	20	20	32	27	40	24	22	18
	C 형태	16	15	18	26	19	17	19	18

유리관 형태에 따라 가열되는 데 걸리는 시간에 차이가 있는지 알기 위하여 5% 유의수준으로 분산분석을 진행했다. 이에 대한 설명으로 옳은 것만을 모두 고른 것은?

─〈보 기〉─
ㄱ. 그룹간 변동이 커질수록 F값은 증가한다.
ㄴ. 그룹내 변동이 커질수록 F값은 증가한다.
ㄷ. $F_{계산}=2.86$이고 $F_{표}=3.47$일 때, 세 그룹의 모평균 사이에는 유의미한 차이가 없다.

① ㄱ　　② ㄴ　　③ ㄱ, ㄷ
④ ㄴ, ㄷ　　⑤ ㄱ, ㄴ, ㄷ

22-289B. ACST6.3통계,분산분석/24계명 추가문제18-56

16명의 병원 환자를 네 명씩 그룹 지어서 네 개의 치료제(A~D) 그룹에 랜덤하게 할당하였다. 치료한 후 혈압의 변화량이 다음과 같았다. 치료제 사이에 효과 차이가 있는지 알아보기 위한 방법으로 가장 타당한 것은?

치료제			
A	B	C	D
10	12	9	17
8	14	13	14
7	11	10	13
11	15	12	16

① F 분포 이용, 그룹내 분산과 그룹간 분산을 비교한다.
② F 분포 이용, 그룹내 평균과 그룹간 평균을 비교한다.
③ t 분포 이용, 그룹내 분산과 그룹간 분산을 비교한다.
④ t 분포 이용, 그룹내 평균과 그룹간 평균을 비교한다.
⑤ t 분포 이용, 그룹간 분산과 그룹간 평균을 비교한다.

22-290B. ACST6.3통계,분산분석/24계명 추가문제18-57

16명의 병원 환자를 네 명씩 그룹 지어서 네 개의 치료제(A~D) 그룹에 랜덤하게 할당하였다. 치료한 후 혈압의 변화량이 다음과 같았다. 치료제의 효과에 대한 분산분석을 했을 때, 이에 대한 옳은 설명을 모두 고른 것은?

치료제			
A	B	C	D
10	12	9	17
8	14	13	14
7	11	10	13
11	15	12	16

가. 급간변동이 클수록 F 값은 커진다.
나. 급내변동이 클수록 F 값은 커진다.
다. $F_{계산} > F_{표}$일 때, 귀무가설이 기각된다.
라. 귀무가설은 '4개의 치료제 효과가 한 개 이상 다르다.'이다.

① 가, 나, 다
② 가, 다
③ 나, 라
④ 라
⑤ 가, 나, 다, 라

22-291B. ACST6.3통계,분산분석/24계명 추가문제18-58

16명의 병원 환자를 네 명씩 그룹 지어서 네 개의 치료제(A~D) 그룹에 랜덤하게 할당하였다. 치료한 후 혈압의 변화량이 다음과 같았다.

치료제			
A	B	C	D
10	12	9	17
8	14	13	14
7	11	10	13
11	15	12	16

유의수준 0.05에서 치료제 효과에 대한 분산분석을 했을 때, $F_{계산}=8.00$이고, $F_{표}=3.49$이었다. 이에 대한 설명으로 옳은 것을 모두 고른 것은?

<보 기>
ㄱ. 귀무가설이 기각된다.
ㄴ. 네 가지 치료제 중 최소한 하나 이상은 효과 차이가 있다.
ㄷ. 치료제에 따라 치료한 후에 혈압의 변화량은 차이가 있다.

① ㄱ
② ㄴ
③ ㄱ, ㄷ
④ ㄴ, ㄷ
⑤ ㄱ, ㄴ, ㄷ

22-292D. ACST6.3통계,분산분석/24계명 추가문제18-59 ★★

16명의 병원 환자를 네 명씩 그룹 지어서 네 개의 치료제 그룹에 랜덤하게 할당하였다. 치료한 후 혈압의 변화량은 다음과 같았고, 이 자료를 이용하여 아래의 분산분석표를 얻었다.

치료제			
A	B	C	D
10	12	9	17
8	14	13	14
7	11	10	13
11	15	12	16

〈분산분석표〉

요인	제곱합	자유도	평균제곱	F
처리	80	3	(나)	
오차	(가)		(다)	
계	120			

이에 대한 설명으로 옳은 것만을 〈보기〉에서 있는 대로 고른 것은? (단, 유의수준은 0.05이며 $F_{0.05}(3,12) = 3.49$이다.)

―〈보기〉―

ㄱ. (가)는 40이다.

ㄴ. $\dfrac{(나)}{(다)} = 8.0$이다.

ㄷ. $F_{계산} > F_{표}$이므로 귀무가설은 기각된다.

① ㄱ ② ㄴ ③ ㄱ, ㄷ
④ ㄴ, ㄷ ⑤ ㄱ, ㄴ, ㄷ

분석화학 통계 - 기타내용

22-293C. ACST166,HB16통계/24계명 추가문제18-60

3가지 그룹에 대한 분산분석 결과, 95% 신뢰수준에서 모평균들 사이에 유의미한 차이가 있음이 확인되었다. 구체적으로 어떤 그룹 사이에 어느 정도의 차이가 있는지 확인하는 방법은?

① 사후(post hoc) 검정
② Q 시험
③ F 시험
④ t 시험
⑤ 다중비교

22-294C. ACHB16통계/24계명 추가문제18-61

다음 중 같은 조건에서 얻은 여러 개의 측정치 중 그 크기가 동떨어져 있는 이상치가 있을 때 통계적으로 유의성을 가지고 취사 선택하는 방법은?

① t 시험
② F 시험
③ ANOVA (분산분석)
④ 사후 검정
⑤ Q 시험

22-295D. ACHR65상대불확정도/24동덕 추가문제12-7

뷰렛에 담긴 용액의 부피를 10.00 ± 0.02mL라고 읽었을 때, 절대 불확정도와 상대 불확정도가 모두 옳게 짝지어진 것은?

	절대 불확정도	상대 불확정도
①	± 0.02mL	± 0.002
②	± 0.02mL	± 0.02
③	± 10.02mL	± 10.00
④	± 10.02mL	± 0.02mL
⑤	0.002	± 0.02mL

22-296D. ACHR65상대불확정도/24동덕 추가문제12-8

뷰렛을 읽을 때 불확정도가 ± 0.02mL로 일정할 때, 10mL 부피에 대한 상대 불확정도 백분율은 얼마인가?

① 20%
② 2%
③ 0.2%
④ 0.02%
⑤ 0.002%

22-297D. CFHR66YS73-51유효숫자/24동덕 추가문제12-9

원료의약품 A의 함량분석 과정 중 불확정도가 0.01 mL인 10 mL 부피측정 피펫(volumetric pipet)을 4회 사용하여 염산 표준액 40 mL를 비커로 옮겼다. 비커에 있는 염산표준액의 부피에 대한 절대 불확정도(mL)는?

① 0.01
② 0.02
③ 0.03
④ 0.04
⑤ 0.05

22-298D. CFGM14유효숫자/24동덕 추가문제12-11

다음 계산의 답에 대한 불확정도($\pm e$)는 얼마인가?

$$\begin{array}{r} 1.76\,(\pm 0.02) \\ +1.89\,(\pm 0.02) \\ -0.59\,(\pm 0.02) \\ \hline 3.06\,(\pm e) \end{array}$$

① ±0.01
② ±0.02
③ ±0.03
④ ±0.04
⑤ ±0.05

문제번호	정답	문제번호	정답	문제번호	정답	문제번호	정답
1	2	41	3	81	4	121	1
2	4	42	4	82	4	122	1
3	4	43	2	83	1	123	5
4	4	44	4	84	1	124	3
5	2	45	5	85	5	125	3
6	주관식	46	5	86	4	126	3
7	5	47	5	87	5	127	4
8	5	48	1	88	5	128	4
9	2	49	2	89	4	129	4
10	2	50	1	90	4	130	2
11	3	51	3	91	2	131	4
12	5	52	2	92	3	132	4
13	5	53	1	93	1	133	1
14	3	54	5	94	2	134	4
15	5	55	1	95	5	135	3
16	1	56	5	96	3	136	1
17	2	57	1	97	1	137	1
18	1	58	4	98	4	138	1
19	1	59	4	99	1	139	4
20	2	60	5	100	2	140	3
21	1	61	1	101	3	141	1
22	5	62	4	102	2	142	1
23	5	63	2	103	3	143	1
24	1	64	4	104	2	144	4
25	5	65	4	105	4	145	4
26	1	66	4	106	4	146	2
27	1	67	4	107	1	147	5
28	2	68	1	108	3	148	5
29	3	69	5	109	2	149	3
30	1	70	1	110	2	150	2
31	4	71	3	111	3	151	2
32	1	72	2	112	3	152	2
33	3	73	2	113	5	153	4
34	3	74	4	114	3	154	1
35	3	75	3	115	2	155	1
36	4	76	4	116	2	156	4
37	3	77	4	117	1	157	4
38	5	78	4	118	1	158	2
39	1	79	2	119	2	159	4
40	3	80	5	120	5	160	2

문제번호	정답	문제번호	정답	문제번호	정답	문제번호	정답
161	2	201	5	241	1	281	2
162	1	202	3	242	3	282	1
163	2	203	3	243	5	283	1
164	5	204	1	244	5	284	1
165	4	205	4	245	5	285	3
166	1	206	5	246	5	286	4
167	2	207	1	247	1	287	5
168	1	208	3	248	2	288	3
169	1	209	5	249	5	289	1
170	2	210	5	250	1	290	2
171	5	211	5	251	1	291	5
172	2	212	1	252	1	292	5
173	2	213	5	253	1	293	1
174	5	214	3	254	1	294	5
175	2	215	5	255	2	295	1
176	1	216	2	256	5	296	3
177	2	217	1	257	5	297	2
178	5	218	1	258	3	298	3
179	1	219	5	259	4		
180	3	220	4	260	3		
181	1	221	2	261	3		
182	2	222	2	262	5		
183	3	223	1	263	2		
184	2	224	3	264	2		
185	4	225	5	265	2		
186	1	226	5	266	2		
187	2	227	1	267	1		
188	3	228	1	268	4		
189	1	229	5	269	1		
190	3	230	1	270	3		
191	3	231	1	271	3		
192	3	232	2	272	3		
193	2	233	2	273	3		
194	2	234	3	274	5		
195	1	235	2	275	3		
196	5	236	2	276	3		
197	1	237	4	277	2		
198	2	238	4	278	2		
199	3	239	4	279	1		
200	4	240	1	280	5		

22장 해설 링크 모음

편입 일반화학 기출 올인원

2024년 10월 22일 초판 발행

저　　　자	박인규
발　행　인	김은영
발　행　처	오스틴북스
주　　　소	경기도 고양시 일산동구 백석동 1351번지
전　　　화	070)4123-5716
팩　　　스	031)902-5716
등 록 번 호	제396-2010-000009호
e - m a i l	ssung7805@hanmail.net
홈 페 이 지	www.austinbooks.co.kr
ISBN	979-11-93806-27-2
정　　　가	43,000원

* 이 책은 저작권법에 따라 보호받는 저작물이므로 무단 전재와 무단 복제를 금합니다.
* 파본이나 잘못된 책은 교환해 드립니다.
※ 저자와의 협의에 따라 인지 첨부를 생략함.